U0199939

全国高等院校数字化课程规划教材

供高职高专护理、助产等相关专业使用

药 理 学

（第二版）

主　编　马瑜红　叶宝华
副主编　马俊利　汪海英
编　者　（按姓氏汉语拼音排序）

常维纬（广西医科大学护理学院）

陈　琼（长沙卫生职业学院）

黄传辉（信阳职业技术学院）

李天民（运城护理职业学院）

刘　伟（黑龙江农垦职业学院）

马俊利（唐山职业技术学院）

马瑜红（南阳医学高等专科学校）

汪海英（河西学院医学院）

王晋蕊（许昌学院）

吴　晶（鄂尔多斯应用技术学院）

叶宝华（镇江市高等专科学校）

张红霞（南阳医学高等专科学校）

科学出版社

北京

内 容 简 介

药理学是护理、助产专业的一门重要专业基础课程，是基础医学与护理专业课程之间的应用型桥梁学科，是研究常用药物的药理作用、临床应用、不良反应及用药护理的一门应用学科。本课程的前修课程包括人体解剖学、生理学、医学免疫学与微生物学、病理学、生物化学等医学基础课，后续课程包括内科、外科、妇产科、儿科等护理学各专业课程。通过学习药物作用及作用机制、临床应用及不良反应，药物的体内过程及常用药动学参数对合理用药的意义，影响药物作用的因素，训练学生基本的用药护理能力和技能，如用药注意事项、不良反应监测和防治措施、合理用药咨询和宣教等，使护理人员承担起药物治疗实施者和监护者的重任，在确保用药的安全性、有效性和合理性中发挥重要作用。

本教材可供高职高专护理、助产等相关专业使用。

图书在版编目（CIP）数据

药理学 / 马瑜红，叶宝华主编. —2 版. —北京：科学出版社，2018.1
全国高等院校数字化课程规划教材
ISBN 978-7-03-055303-4

Ⅰ. 药… Ⅱ. ①马… ②叶… Ⅲ. 药理学–高等职业教育–教材 Ⅳ. R96

中国版本图书馆 CIP 数据核字（2017）第 277615 号

责任编辑：张映桥 / 责任校对：赵桂芬
责任印制：赵　博 / 封面设计：张佩战

科学出版社 出版
北京东黄城根北街 16 号
邮政编码：100717
http://www.sciencep.com

天津文林印务有限公司 印刷
科学出版社发行 各地新华书店经销
*

2013 年 1 月第 一 版　开本：787×1092　1/16
2018 年 1 月第 二 版　印张：21
2021 年 7 月第十八次印刷　字数：498 000

定价：49.80 元
（如有印装质量问题，我社负责调换）

全国高等院校数字化课程规划教材
评审委员会名单

主 任 委 员

　　　　单伟颖　屈　刚　孙国兵

副主任委员

　　　　梁　勇　刘更新　马　莉

　　　　黎　梅　夏金华　吴丽文

　　　　司　毅

委　　　　员（按姓氏汉语拼音排序）

　　　　范　真　高云山　韩新荣

　　　　李希科　刘　琳　武新雅

　　　　叶宝华　张彩霞　周恒忠

前　言

　　根据《国务院关于大力推进职业教育改革与发展的决定》和《教育部　卫生部关于加强医学教育工作提高医学教育质量的若干意见》的要求，组建编写团队，积极调研临床护理岗位对药理学知识、能力和技能的实际需求，紧密结合护理专业人才培养目标，编写了基于护理、助产专业工作过程的医学高职创新教材。

　　教材内容选择以"岗位需求、实用为先、够用为度"为原则，注重能力和技能的培养，条理清晰、文字精练，图文并茂、重点突出、主次分明，与护理、助产岗位紧密结合，以方便师生使用。本教材大胆创新，各章节以"引言"统领教学内容，提出学习目标；突出"案例"，联系实际，模拟护理工作场景，培养学生临床思维，提高学生主动学习、积极探究的能力。在正文中插入"链接"，介绍与正文相关的背景知识、相关事件及学科发展和前沿知识。每章精选"护考链接"和"自测题"，精选与护士执业资格考试相关的知识点和习题，针对护理、助产岗位，促进"课证融合"。

　　在教材编写过程中，我们得到了各参编单位及编委的大力配合和支持，在此表示诚挚的感谢！也参考了国内本科、专科层次的相关教材，在此一并向各教材的参编人员表示崇高的敬意！

　　由于学识和水平有限，难免有不足之处，恳请专家、同行和广大读者赐教、指正，以便总结经验，修订完善。

马瑜红　叶宝华

2017 年 12 月

目 录
CONTENTS

第1章 药理学绪言

引言：药理学是护理、助产等专业课程体系中的一门重要的专业基础课程。什么是药物？药理学是一门什么样的学科？药理学研究的主要内容是什么？护理人员在用药护理中的职责是什么？药物的基本知识有哪些？本章通过学习药理学绪言，掌握药物、药理学的概念及药理学研究的主要内容，明确护理人员在用药护理中所肩负的重任，熟悉药物的基本知识。

● 案例 1-1

刘某，女，某三甲医院呼吸内科护士。收治一位肺部感染的患者，医嘱为静脉滴注头孢曲松钠。

问题：1. 刘护士在用药护理中的职责有哪些？
2. 如何运用药理学知识提高用药护理质量？

一 药理学的研究内容和学科任务

药物（drug）是指能影响机体组织器官生理功能和（或）细胞代谢过程，可用于预防、诊断、治疗疾病及用于计划生育的物质。按其来源可分为天然药物、合成药物和基因工程药物三类。

> **链接**
>
> ### 药品与药物的区别
>
> 药品是经过国家食品药品监督管理部门审批，允许其上市生产、销售、可供临床直接使用的医药商品，一般是必须有明确的剂型、剂量、适应证、用法和用量的化学物质。药物范围更大，包括所有具有药理活性和治疗功效的化学物质，不一定经过审批，也不一定是市场销售的化学物质。

药理学（pharmacology）是研究药物与机体（包括病原体）间相互作用的规律及其机制的学科。其研究内容：①药物效应动力学（pharmacodynamics，简称药效学），研究药物对机体的作用，包括药物的作用、作用机制、临床应用及不良反应等；②药物代谢动力学（pharmacokinetics，简称药动学），研究机体对药物的处置过程，包括药物在体内的吸收、分布、生物转化和排泄过程，以及血药浓度随时间变化的规律等。

药理学以生理学、病理学、病理生理学、生物化学、微生物学与免疫学等基础医学课程为基础，为防治疾病、合理用药提供基本理论、基础知识和科学思维方法，是基础医学、临床医学及医学和药学之间的桥梁学科。药理学的学科任务：①阐明药效学和药动学的基础上，为临床合理用药、发挥药物最佳疗效和防治不良反应提供理论依据；②研究开发新药，发现药物新用途；③为其他生命学科的发展提供重要的科学依据。

 药理学在护理、助产专业的研究内容

药理学是护理、助产等专业课程体系中的一门重要的专业基础课程。其以人为研究对象，主要研究临床如何合理用药及护理人员在临床用药中的地位和作用。其研究内容除了基本理论和基本概念、药物的作用机制、药理作用和临床应用，尤其重要的是常见不良反应及防治措施、禁忌证、药物相互作用和用药护理知识，为提高临床用药护理质量奠定基础。

 护理人员在用药护理中的职责

护理人员在药物临床应用过程中，既是用药的实施者，又是用药前后的监护者，对发挥药物的最佳疗效和减少不良反应的发生起着重要作用。当今护理工作正向"以人的健康为中心"的全人护理模式转变，因此要求护理人员在工作中不但要熟悉药理学的基础理论，还应掌握如何运用护理程序来评价药效及时发现药物的不良反应，防止药源性疾病的发生，并承担起用药咨询的重任，以确保用药的安全、有效、合理。

（一）提高执行医嘱的质量

1. 用药前　①掌握患者的病情、诊断结果和辅助检查结果；②询问病史、用药史，尤其是药物过敏史；③对于老人、儿童、妊娠期妇女、哺乳期妇女、经期妇女、肝肾功能不良等特殊患者，了解药物对患者是否有禁忌证；④明确用药目的，熟悉医嘱中所用药物的药理作用、临床应用、不良反应、用药护理、用药方法、药品保管知识和外观质量检查方法等；⑤如果对医嘱有疑义，应及时与医生沟通，经医生同意后方可调整给药方案。

2. 用药时　①严格遵照医嘱，准确执行给药方案。②严格执行"三查""八对""一注意"。"三查"即操作前查、操作中查、操作后查，"八对"即对床号、姓名（包括性别、年龄）、药名、规格（浓度）、剂量（数量）、用药方法、用药时间、有效期（批号），"一注意"即注意用药后的反应。③静脉给药时应认真查对静脉滴注药物配伍禁忌表和药品说明书，分析药物之间是否存在配伍禁忌，在未明确是否有配伍禁忌时应尽量分别给药。④提前向患者说明和解释用药后可能出现的不良反应和防治措施，缓解患者紧张情绪，提高用药依从性。⑤注重人文关怀，加强与患者的沟通，增强其战胜疾病的信心。

3. 用药后　①密切观察用药后患者的病情变化，客观评价临床药效；②密切观察并主动询问患者有无不适反应，及时发现并采取相应的护理措施；③如发现未达到预期目的，应建议医生调整治疗方案，以免延误治疗时机。

（二）加强用药宣教

1. 护理人员应向患者及其家属交代疾病及相关药物的基本知识，主要包括用药方案（药名、剂量、给药途径和给药时间等）、药物的外观检查、保存方法和有效期、药物的预期效应和起效时间、可能出现的药物不良反应及防治措施、药物之间及药物与食物间的相互作用等。

2. 告知患者应保持良好心态积极配合治疗。

3. 告知血脂异常、糖尿病、高血压等慢性病患者采取控制体重、加强锻炼、健康饮食、戒烟限酒等健康的生活方式，以助于疾病的康复。

四 药品的基本知识

（一）药物的名称

药物的名称可分为通用名、化学名、商品名三类。

1. **通用名** 我国药典委员会按照"中国药品命名原则"制定的药品名称为中国药品通用名称（CADN）；《中华人民共和国药典》（简称《中国药典》）或药品标准采用的通用名称为法定名称。通用名的特点是具有通用性，不论何处生产的同种药品都可使用该药品的通用名称。通用名不可以用作商标注册。

2. **化学名** 较少使用，按化学结构命名，如吗啡的化学名是 7，8-二脱氢-4，5-环氧-17-甲基吗啡-3，6-二醇。

3. **商品名** 也称专用名、商标名，是指经国家药品监督管理部门批准的特定企业使用的商品名称。不同厂家生产的同一药物制剂可以有不同的名称，有专利性。

> **链接**
>
> **药品名称在药品说明书和标签中的标识规定**
>
> 药品通用名称应当显著、突出，其字体、字号和颜色必须一致，并符合以下要求：①对于横版标签，必须在上 1/3 范围内显著位置标出；对于竖版标签，必须在右 1/3 范围内显著位置标出。②不得选用草书、篆书等不易识别的字体，不得使用斜体、中空、阴影等形式对字体进行修饰。③字体颜色应当使用黑色或者白色，与相应的浅色或者深色背景形成强烈反差。④除因包装尺寸的限制而无法同行书写的，不得分行书写。
>
> 药品商品名称不得与通用名称同行书写，其字体和颜色不得比通用名更突出和显著，其字体以单字面积计不得大于通用名称所用字体的1/2。

（二）药品的分类

1. **按药品的使用分类** 包括处方药与非处方药。

（1）处方药（prescription drug）：是指需凭执业医师或执业助理医师的处方才可调配、购买和使用的药品。处方药一般包括国际管制的特殊药品（麻醉药品、精神药品、医疗用毒性药品和放射性药品）；新上市的新药（对其活性、副作用还要进一步观察）；药物本身毒性较大（如抗癌药物等）；治疗借助于医生实验分析等诊断手段来确诊疾病的用药；专属性强、病情严重而又需要医护人员监督指导使用的药品（如治疗心血管疾病的药品等）；非肠道给药的制剂（主要是粉针剂、大输液及其他各类注射剂）。

（2）非处方药（nonprescription drug）：是指不需凭医师处方，消费者可以自行判断、购买和使用的药品。国际通用的非处方药的英文缩写是 OTC（over the counter）。非处方药的遴选原则是应用安全、疗效确切、质量稳定、使用方便。

> **链接**
>
> **非处方药的分类**
>
> 根据非处方药的安全性，我国将其分为甲、乙两类（图1-1）。甲类非处方药必须在药店出售，并在执业药师指导下使用；乙类非处方药的安全性更高，可在经食品药品监督管

理部门批准的超市、宾馆、百货商店等处销售。"甲类非处方药目录"由国家统一制定，各地不得调整，其标识为红色椭圆形底阴文；"乙类非处方药目录"由国家制定，各地可适当调整，其标识为绿色椭圆形底阴文。

甲类非处方药

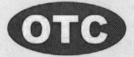

须在药店在执业药师指导下购买和使用

乙类非处方药

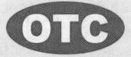

除可在药店出售外，还可在经食品药品监管部门批准的超市、宾馆、百货商店等处销售

图 1-1 甲类及乙类非处方药标识

2. **按药品管理分类** 按药品管理的不同将药物分为普通药品和特殊药品两类。特殊药品按国家制定的特殊药品管理办法严格管理，包括以下四类。

（1）麻醉药品：是指连续使用后易产生生理依赖性（成瘾性）的药品。主要有阿片酊、盐酸吗啡、磷酸可待因、福尔可定、盐酸可卡因、哌替啶、阿法罗定、枸橼酸芬太尼、美沙酮等。

（2）精神药品：是指直接作用于中枢神经系统，使之兴奋或抑制、连续使用能产生依赖性的药品，分为两类。第一类精神药品不得零售，只限供应县以上卫生行政部门指定的医疗单位使用，如氯胺酮、哌甲酯、三唑仑、司可巴比妥、咖啡因等；经所在地区的市级药品监督管理部门批准，实行统一进货、统一配送、统一管理的药品零售连锁企业可以凭执业医师出具的处方，按规定剂量销售第二类精神药品，并将处方保存2年备查；第二类精神药品禁止超剂量或者无处方销售，不得向未成年人销售，如地西泮、氯硝西泮、阿普唑仑、硝西泮、劳拉西泮、苯巴比妥等属于第二类精神药品。

（3）医疗用毒性药品：是指毒性剧烈，治疗剂量与中毒剂量相近，使用不当会致人中毒或死亡的药品。常用的西药毒性药品有去乙酰毛花苷丙、洋地黄毒苷、阿托品、氢溴酸后马托品、氢溴酸东莨菪碱、毛果芸香碱、水杨酸、毒扁豆碱等。

（4）放射性药品：是指用于临床诊断或者治疗的放射性核素制剂及其标记药物。医疗单位使用放射性药品，必须符合国家放射性同位素卫生防护管理的有关规定。其主要品种有碘[131I]化钠、镓[67Ga]胶体、磷[32P]酸铬、氯化亚铊[201Tl]等。

3. **按药物的来源分类** 包括天然药物、合成药物和基因工程药物。天然药物是指存在于自然界的有防治疾病作用的植物、矿物等。合成药物是指人工合成或半合成的具有药理作用的化学物质或从某些天然药中提取的单一成分的药物。基因工程药物就是先确定对某种疾病有预防和治疗作用的蛋白质，然后将控制该蛋白质合成过程的基因提取出来，通过基因工程技术将该基因放入可以大量生产的受体细胞中（包括细菌、酵母菌等），在受体细胞不断繁殖中，大规模生产具有防治这些疾病的蛋白质，如基因疫苗、促红细胞生成素（EPO）等。

（三）药品的生产日期、批号、有效期和批准文号

《药品说明书和标签管理规定》中规定，在药品内标签和外标签上都必须标注药品的生产日期、批号和有效期。

1. 生产日期 是该药品生产的具体日期，一般按照"年+月+日"顺序编制。药品批号不等同于生产日期。

2. 药品批号 指同一次投料、用一生产工艺所生产的药品。一般是按照"年+月+流水顺序号"进行编制的。国内多采用6位数表示，前两位数字代表年份，此后两位代表月份，最后两位表示为流水序号或代号或日期，如药品批号160715，表示该药品为2016年7月生产的第15批或为2016年7月15日生产。

3. 药品的有效期 指药品在一定的储存条件下，能够保持质量的期限。药品有效期一般在包装标签上注明，药品过期不能使用。有些稳定性差的药品，若保管不当容易变质，变质的药品在有效期内也不可再用。《药品说明书和标签管理规定》指出：药品标签中的有效期应当按照年、月、日的顺序标注，年份用四位数字表示，月、日用两位数表示。有效期的标示方法有三种。①直接标明有效期：如某药标明的有效期为2018年7月，即表示该药可使用到2018年7月31号；②标明有效年限：如药品标明有效期为2年，根据药品批号20160818推算该药可用至2018年8月17号；③直接标明失效期：国外进口药品有采用EXP，Date或Use before标明失效期。例如，某药标明EXP，Date：Jul2018，即表示该药可使用到2018年6月30号。

4. 药品批准文号 指国家食品药品监督管理总局核发的药品生产批准文号，相当于药品的身份证。药品批准文号为国药准字+1位字母+8位数字（如国药准字H20020506）。字母的含义："H"代表化学药品，"Z"代表中药，"S"代表生物制品，"J"代表进口分包装药品等。数字分别代表批准文号的来源代码（第1、2位数字）、换发批准文号的公元年号（第3、4位数字）和顺序号（第5～8位数字）。

链接

溶液浓度换算

护理人员在临床输液配制时经常会遇到稀释溶液的问题，可按下式计算：稀释溶液浓度（C_1）×稀释溶液量（V_1）=原溶液浓度（C_2）×原溶液量（V_2）。

如：需配1000ml 75%乙醇溶液，目前只有95%乙醇，需用95%乙醇多少毫升？

按公式得 $0.75×1000=0.95×X$ $X=789.5ml$

因此取95%乙醇789.5ml加蒸馏水至1000ml即可。

自 测 题

一、选择题

A_1型题

1. 药物的概念描述较全面的是（ ）
   A. 是一种化学物质
   B. 能干扰细胞代谢活动的化学物质
   C. 能影响机体生理功能的物质
   D. 是用以防治、诊断疾病或计划生育的化学物质
   E. 是具有滋补营养、保健康复作用的物质

2. 关于药物的描述，错误的是（ ）
   A. 药物均有一定的生物活性
   B. 毒物不能成为药物
   C. 多数药物作用于受体

D. 临床用药均有一定的剂量范围

E. 药物均有一定的不良反应

3. 药理学研究的中心内容是（　　）

A. 药物与机体相互作用规律

B. 药物的不良反应和给药方法

C. 临床合理用药

D. 药物的用途、用量和给药方法

E. 药物作用和作用机制

4. 药物代谢动力学（药动学）研究的重点是（　　）

A. 药物作用的类型

B. 药物的作用机制

C. 药物的体内过程和血药浓度随时间变化的规律

D. 药物的毒性与血药浓度的关系

E. 药物作用强度随剂量、时间变化的规律

5. 药物效应动力学（药效学）研究的重点是（　　）

A. 药物的临床疗效

B. 药物的作用机制

C. 药物对机体的作用规律及其机制

D. 影响药物疗效的因素

E. 药物在体内的变化

6. 护士小王，在用药护理中不正确的做法是（　　）

A. 用药前询问病史、用药史，尤其是药物过敏史

B. 用药时严格遵照医嘱，准确执行给药方案

C. 给药时严格执行"三查""八对""一注意"

D. 关心患者，加强沟通，增强患者战胜疾病的信心

E. 用药后发现未达到预期目的，擅自增加药物剂量

7. 按药品管理分类，其中特殊药品不包括（　　）

A. 毒性药品　　　　B. 血液制品

C. 麻醉药品　　　　D. 精神药品

E. 放射性药品

8. 关于非处方药的描述不正确的是（　　）

A. 英文缩写是 OTC

B. 不需凭医师处方，可以购买和使用的药品

C. 绝对没有不良反应

D. 应用安全、疗效确切

E. 质量稳定、使用方便

二、名词解释

1. 药物

2. 药理学

3. 药物效应动力学

4. 药物代谢动力学

（马瑜红）

第2章 药物效应动力学

> 引言：药物效应动力学（pharmacodynamics，简称药效学）是研究药物对机体作用及作用机制的一门科学。通过本章内容的学习，掌握药物的基本作用、副作用、毒性反应、二重感染、反跳现象、变态反应、耐受性、耐药性、药物依赖性、效能、效价强度、半数有效量、半数致死量、治疗指数、受体激动药、受体拮抗药等概念，为进行合理用药护理、减少药物不良反应的发生奠定基础。

第1节 药物作用的基本规律

● 案例 2-1

患者，女，36岁。连日来低热，关节红、肿、疼痛，活动不便。心跳较快，并有血沉及抗"O"增高，诊断为风湿热。为消除溶血性链球菌的感染及预防风湿热的复发，可首选青霉素治疗。

问题：1. 青霉素最常见的不良反应是什么？

2. 为避免青霉素的这一不良反应，如何做好用药监护？

药物作用（drug action）是指药物对机体的初始作用，是药物与机体大分子间的相互作用。药理效应（pharmacological effect）是继发于药物作用之后的机体生理、生化功能或形态的变化。例如，毛果芸香碱对眼的初始作用是激动 M 受体，而药理效应是引起瞳孔缩小、眼压降低。药物作用与药理效应之间有因果关系，由于二者意义相近，习惯上并不加以区别，但二者并用时要注意先后顺序。

 药物的基本作用

虽然药物的作用有许多，但基本作用却是相同的，即使机体组织器官原有的功能水平发生改变。

药物的基本作用可分为两类，即兴奋和抑制。前者是指使机体原有功能增强，如肾上腺素使血压升高，新斯的明使骨骼肌收缩等；后者是指使机体原有功能减弱，如地西泮的镇静、催眠作用，普萘洛尔的降压作用等。

同一药物对机体不同组织的作用不同，如阿托品对心脏有兴奋作用，对胃肠道平滑肌、腺体等却有抑制作用。兴奋和抑制在一定条件下可相互转化，如中枢兴奋药用量过大，可使中枢神经过度兴奋导致惊厥，长时间惊厥又可转入衰竭性抑制。

 药物作用的类型

1. 直接作用和间接作用　直接作用是指药物在分布的组织器官直接产生的作用。间接作用是指由药物的直接作用引发的其他作用。例如，酚妥拉明阻断血管平滑肌上的α受体，使血管扩张、血压下降是直接作用，而血压下降反射性兴奋心脏，使心率加快、心排血量增加为间接作用。

2. 局部作用和吸收作用　局部作用是指药物在进入血液循环前，在用药部位直接产生的作用，如局部注射普鲁卡因的局部麻醉作用、口服氢氧化铝的中和胃酸作用和乙醇对皮肤的消毒作用等。吸收作用是药物吸收入血后经血液循环分布到各组织器官所产生的作用，如地高辛的强心作用，阿托品的解痉、抑制腺体分泌作用等。

 药物作用的选择性

选择性（selectivity）是药物在治疗剂量时，只对某些组织、器官产生作用，而对其他组织、器官无作用或无明显作用，也称为药物的选择作用。例如，地高辛对心肌选择性高，较小剂量就可产生正性肌力作用，而对平滑肌、骨骼肌即使较大的剂量也无作用。一般说来，选择性高的药物针对性强、不良反应较少、应用范围窄，而选择性低的药物针对性差、不良反应较多、应用范围广。产生选择性的原因有药物在体内的分布不均匀、药物与组织亲和力不同、组织结构的差异和细胞代谢的差异等。

药物作用的选择性是相对的，随剂量的增大，作用范围也增大，选择性会降低。例如，治疗量的呼吸兴奋药主要兴奋延髓呼吸中枢，用于呼吸衰竭的抢救；大剂量时选择范围扩大，可兴奋整个中枢神经系统引起惊厥。药物作用的选择性是药物分类和临床选药的依据，也是药物产生副作用的药理学基础。

药物作用的两重性

药物的作用具有两重性，既有符合用药目的的防治作用，也有对机体不利的不良反应。

1. 防治作用　药物的防治作用指符合用药目的、能达到防治疾病效果的作用。根据用药目的不同可分为以下两种。

（1）预防作用（preventive effect）：是在疾病发生之前用药，以防止疾病或症状发生的作用。例如，接种疫苗以预防疾病的发生。

（2）治疗作用（therapeutic effect）：是指符合临床用药目的并对疾病进行治疗的作用。通过药物的治疗作用，可改变患者机体的机能、代谢或病理过程，使患病的机体恢复正常。按治疗效果可分为以下三类。①对因治疗（etiological treatment），是指能够消除原发致病因子，彻底治愈疾病的治疗，又称治本。例如，抗生素杀灭体内的病原微生物，用于感染性疾病的治疗。②对症治疗（symptomatic treatment），是指能够改善疾病症状或减轻患者的痛苦的治疗，又称治标。例如，利尿药消除水肿，平喘药用于解除支气管哮喘等。③补充治疗（supplement therapy），用药的目的在于补充营养或代谢物质的不足，也称替代治疗。临床上对因治疗固然重要，但对诊断未明或病因未明暂时无法根治的疾病，对症治疗却是必不可少的，尤其对某些重危急症如休克、惊厥、心力衰竭、高热、剧痛而言，此时对症治疗显得更为迫切。因此，在治疗疾病的过程中，对因治疗与对症治疗相辅相成、不可偏废。祖国医学提出的"急则治其标，缓则治其本，标本兼治"的理论，是临床实践应遵循的原则。

2. 不良反应　药物的不良反应（adverse drug reaction，ADR）是指不符合用药目的并给患者带来病痛或危害的反应。多数不良反应与药物作用相关，少数严重的不良反应较难恢复，称为药源性疾病。例如，庆大霉素引起的神经性耳聋、肼屈嗪造成的红斑狼疮等。药物的不良反应主要有以下几类。

（1）副作用（side effect）：是指药物在治疗剂量时出现的与治疗目的无关的作用。副作用一般较轻微，是可逆性的功能变化。其原因是药物作用的选择性低、作用范围广。当药物的其中一种作用为治疗作用时，其他作用就成为副作用。副作用和治疗作用随用药目的不同可相互转化。例如，阿托品有松弛内脏平滑肌、抑制腺体分泌、兴奋心脏等作用，当阿托品用于解除胃肠痉挛时，可引起口干、心悸、便秘等副作用；当阿托品用于麻醉前给药时，抑制腺体分泌是治疗作用，其他作用如引起的腹胀气、尿潴留等就是副作用。

由于副作用是在治疗量时出现的，是药物本身固有的作用，通常是可以预料，却难以避免的，但有些药物的副作用可以设法纠正。例如，用麻黄碱治疗支气管哮喘时产生的中枢兴奋作用可引起患者失眠，可同时服用地西泮等催眠药纠正。

（2）毒性反应（toxic reaction）：是用药量过大、用药时间过长或机体对药物敏感性过高时，药物对机体产生的损害性反应，包括急性毒性（acute toxicity）和慢性毒性（chronic toxicity）。前者是指用药后立即发生的毒性反应，主要形成对中枢神经、消化、血液及循环系统等的损害；后者是指长期用药，药物在体内蓄积而缓慢发生的毒性反应，多形成对肝、肾、骨髓及内分泌系统的损害。

致突变、致畸和致癌作用是特殊的毒性反应，也属于慢性毒性范畴。药物作用于 DNA，导致 DNA 损伤、干扰 DNA 复制，引起基因变异或染色体畸变称为致突变。突变发生在体细胞，使原癌基因激活或抑癌基因失活，导致肿瘤形成，称为致癌。例如，环磷酰胺、己烯雌酚等有致癌作用；突变发生在胚胎细胞，影响胚胎正常发育，导致胎儿发育异常称为致畸。

毒性反应虽然对人体的危害较大，却是可以预知的，也是可以预防的。药物的毒性反应与用药剂量呈正相关，因此在临床用药时要注意掌握用药剂量和用药间隔时间，并在用药期间注意检查肝、肾功能及检验血液和尿液的生物化学指标，必要时减量或停药，尽量避免毒性反应的发生，以确保临床用药的安全。

（3）后遗效应（after effect）：停药后血浆药物浓度已降至阈浓度以下时残存的药理效应称为后遗效应。例如，服用苯巴比妥钠后，次晨出现的乏力、困倦现象；长期应用肾上腺皮质激素，停药后会出现持久的肾上腺皮质功能低下。

（4）停药反应（withdrawal reaction）：长期应用某些药物，突然停药使原有的疾病症状重现或加剧的现象，也称反跳现象。例如，长期服用普萘洛尔降血压，突然停药可致血压骤升。

（5）变态反应（allergic reaction）：药物作为抗原或半抗原刺激机体产生的病理性免疫反应，也称过敏反应。变态反应与药物固有的效应和剂量无关，一般是不可预知。该反应常发生于过敏体质者。引起变态反应的致敏物质可能是药物本身，也可以是药物的代谢物或是药剂中的杂质。变态反应常见的临床表现有皮疹、发热、哮喘、血管神经性水肿等，严重时可引起肝肾功能的损害、造血系统的抑制、过敏性休克等。患者可能只出现一种症状，也可能多种症状同时出现。停药后反应逐渐消失，再用时可能再发。为预防变态反应的发生，在用药前应详细询问过敏史、用药史，按有关规定确定是否做皮肤过敏试验，凡有药物过敏史者或药物皮肤过敏试验阳性反应者，应禁用相关药物。

（6）特异质反应（idiosyncrasy）：少数患者因遗传异常而对某些药物特别敏感所产生的反应称特异质反应。反应性质可能与常人不同，但与药物固有的药理作用基本一致，反应程度与剂量成正比，以拮抗药救治可能有效。例如，对骨骼肌松弛药琥珀胆碱发生的特异质反应，是由于先天性血浆胆碱酯酶缺乏所致；葡萄糖-6-磷酸脱氢酶（G-6-PD）缺乏者，在应用磺胺类药物、伯氨喹、多柔比星（阿霉素）时可发生溶血反应。

（7）继发反应（secondary reaction）：直接由药物治疗作用所引起的不良后果，又称治疗矛盾。例如，长期应用广谱抗生素引起的二重感染。

（8）耐受性（tolerance）和耐药性（resistance）：机体在连续多次用药后，对药物的反应性降低，必须加大剂量才可达到原有的疗效，称为耐受性。耐受性在停药后即可消失，再次连续用药后又可产生。其分为先天耐受性和后天获得耐受性两种，前者很少见，是患者初次用药后即可产生的耐受性，目前认为与遗传引起的酶系统异常有关；后者较多见，是在反复使用某种药物后出现的耐受性，可能与酶诱导作用、人体组织对药物产生适应等因素有关。若在短时间内连续数次用药所致的耐受性，称快速耐受性。例如，催眠药、麻黄碱等连续应用后作用减弱。耐药性是指长期应用化学治疗药物后，病原体或肿瘤细胞对药物的敏感性降低，也称抗药性。滥用抗菌药物是病原体产生耐药性的主要原因。

（9）药物依赖性（drug dependence）：指长期用药后，机体对药物产生的精神性或生理性的依赖和需求，包括精神依赖性（psychic dependence）和生理依赖性（physical dependence）。

精神依赖性也称心理依赖性（psychological dependence）或习惯性（habituation），是指长期用药后患者产生的一种愉快满足感，并在精神上产生连续用药的欲望，有强迫性连续用药行为，以获得满足或避免停药引起的不适。精神依赖性表现为停药后有主观上的不适感觉，但无客观上的不适。易产生精神依赖性的药物有中枢兴奋药、镇静催眠药等。

生理依赖性也称躯体依赖性（physiological dependence）或成瘾性（addiction），是指长期用药时产生欣快感，停药后不仅出现主观上的不适，还会出现严重的生理功能紊乱的戒断症状，如疼痛、恶心、呕吐、烦躁不安甚至危及生命。易产生躯体依赖性的药物有吗啡、哌替啶等麻醉药品及毒品。

患者产生药物依赖性后，不仅影响其自身的身心健康，而且还对社会产生极大的危害。药物依赖性产生的主要原因是药物的滥用。为严格管理和使用麻醉药品和精神药品，我国颁布实施了《麻醉药品和精神药品管理条例》，医务工作者应严格执行规章制度，除治疗需要外，防止滥用，并妥善保管和使用该类药物。

第2节　药物的量效关系

药物剂量与效应之间的关系称为剂量-效应关系（dose-effect relationship，简称量效关系）。研究量效关系可定量分析和阐明药物剂量与效应之间的规律，了解药物作用的特点，为临床安全用药提供重要的依据。

一　药物的剂量

剂量（dose）就是用药的分量。在一定范围内，血药浓度的高低取决于用药剂量的大小，剂量越大，血药浓度越高，作用越强（图2-1），但超过一定范围，则可能发生中毒甚至死亡。

故临床用药时应严格掌握用药的剂量，充分发挥药物的疗效，减少不良反应的发生。

药物剂量分类：①无效量，即药物剂量过小，在体内达不到有效浓度，不出现任何药理效应的剂量。②最小有效量，即开始出现药理效应的药物剂量。③极量，指能够引起最大效应，但尚未出现毒性反应的剂量，又称最大治疗量，即治疗疾病时允许使用的最大剂量。《中国药典》对药物的极量有明确规定，除非特殊情况需要，用药剂量不得超过极量。④治疗量，是指最小有效量和极量之间的剂量范围。⑤常用量，临床上为保障用药的安全及有效，常采用比最小有效量大

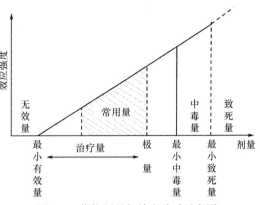

图 2-1 药物剂量与效应关系示意图

些、比极量小些的剂量范围作为常用量。⑥最小中毒量，能引起药物毒性反应的最小剂量。⑦最小致死量，能引起人或动物死亡的最小剂量。介于最小中毒量与最小致死量之间的剂量范围为中毒量。⑧安全范围，最小有效量与最小中毒量之间的剂量范围，该范围越大则药物的安全性越好。

二 量效关系

以横坐标表示药物剂量或浓度，纵坐标表示药物效应，绘制出的曲线，称为量效关系曲线（dose-effect curve）。

（一）量反应量效关系

药物效应的强度随着剂量的增加而连续变化，称为量反应，可用具体的数量或最大效应的百分率来表示，如心率、血压、尿量、血糖浓度等。其研究对象为单一的生物个体。

当横坐标以实际给药剂量（或浓度）表示，纵坐标表示药物效应时，随着药物剂量的增加，效应强度相应增加，当增至最大效应之后，即使剂量再增加，效应也不再增强，见图 2-2A。当横坐标以对数剂量（或浓度）表示时，量效关系曲线呈对称的长尾"S"形，常用这种半对数坐标图表示量效关系曲线，见图 2-2B。

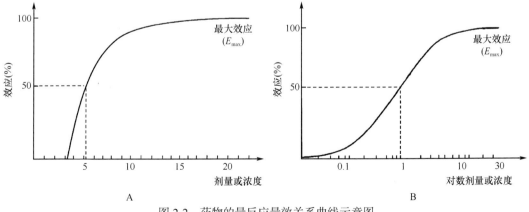

图 2-2 药物的量反应量效关系曲线示意图

药物所能产生的最大效应（maximal effect, E_{max}）称为效能（efficacy）。在量反应中，随着药物剂量（或浓度）的增加，效应强度也相应增强，但达到一定极限时，即使剂量（或浓度）

继续增加，效应也不再增加，此时的效应强度也就是效能。效能反映药物本身的内在活性，效能低的药物无论如何增大剂量也不可能达到药物的最大效应，如吗啡是阿片受体激动药，而阿司匹林属于解热镇痛药，后者剂量再大也无法达到前者的镇痛效果。

药效性质相同的药物引起等效反应时的相对剂量或浓度，称为效价（potency），也称效价强度。产生同等效应所需的药物剂量越小，该药物的效价越强，如吗啡的一般镇痛剂量是 10mg，而哌替啶是 100mg，即吗啡的效价是哌替啶的 10 倍。

效能和效价均为评价药物药效学的重要指标，分别反映药物性质的两个不同方面，临床用药时须根据病情需要，综合考虑效能与效价，选择适宜的药物。例如，以每日排钠量作为衡量利尿药效应强度的指标，呋塞米的效能明显大于氢氯噻嗪，而氢氯噻嗪的效价则远远高于呋塞米（图 2-3）。

（二）质反应量效关系

药理效应强度不是随着药物剂量或浓度的增减呈现出连续性量的变化，而表现为反应性质（全或无，阳性或阴性）的变化，称为质反应，如存活与死亡、清醒与睡眠等。药理效应以反应的阳性百分率或阴性百分率来表示，其研究对象为生物群体。

若以阳性反应发生频数为纵坐标，对数剂量（或浓度）为横坐标，作出的质反应量效曲线呈现对称的"倒钟"形曲线，即正态分布曲线。若以累加阳性反应率为纵坐标，其曲线亦呈现出对称的长尾"S"形，见图 2-4。

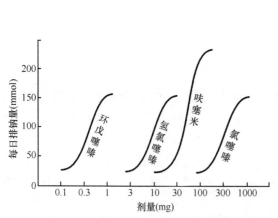

图 2-3　几种利尿药的效能与效价比较

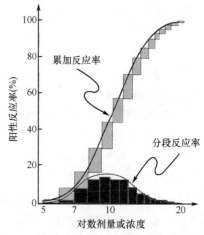

图 2-4　药物的质反应量效关系曲线示意图

在动物实验中，将引起 50%最大效应（量反应）或 50%阳性反应（质反应）时的给药剂量称为半数有效量（50% effective dose，ED_{50}），是反映药物治疗效应的重要参数；将引起 50%实验动物死亡时的给药剂量称为半数致死量（50% lethal dose，LD_{50}），是反映药物毒性大小的重要参数。将药物的 LD_{50} 与 ED_{50} 的比值称为治疗指数（therapeutic index，TI），表示药物的安全性，一般而言，此值越大表示该药物越安全。有时也用 1%致死量（LD_1）与 99%有效量（ED_{99}）的比值，或者 5%致死量（LD_5）与 95%有效量（ED_{95}）之间的差值来衡量药物的安全性。

第 3 节　药物作用机制

药物作用机制（mechanism of drug action）是研究药物效应产生的原理。绝大多数药物首先与机体生物大分子间相互作用，继而引起机体产生功能、代谢的变化，呈现出药物效应。药物效应的出现实际上是药物分子与机体靶细胞间相互作用的结果。药物作用机制的研究是药物效应动力学的重要内容，其有利于了解药物的治疗作用和不良反应产生的本质，为临床提高药物疗效、防止不良反应、合理用药、安全用药提供理论依据。

一 药物作用的受体机制

（一）受体的定义与特性

1. 受体与配体　受体是指存在于细胞膜或细胞内的具有识别、特异性结合配体并产生特定生理效应的蛋白质。按受体的结构和功能特点，受体可分为离子通道型受体、G蛋白偶联受体、酪氨酸激酶受体和细胞内受体。配体是指能与受体特异性结合的生物活性物质。配体可分为内源性配体和外源性配体，前者包括激素、神经递质等，后者有药物和毒物。

2. 受体的特性　受体的特性包括特异性、灵敏性、饱和性、可逆性和多样性。受体只能与特异性的配体结合，产生特定的生理效应，此为受体的特异性；受体与很低浓度的配体结合就能产生显著的生理效应，为灵敏性；由于受体的数量有限，其与配体的结合具有饱和性，作用于同一受体的配体可产生竞争现象；受体既可以与配体结合，也可以与配体解离，此为受体的可逆性；同一受体广泛分布到不同的细胞，产生不同的效应为受体的多样性，是受体亚型的基础。

（二）药物与受体

1. 亲和力和内在活性　亲和力是指药物与受体结合的能力。内在活性是指药物与受体结合后药物产生效应的能力。

2. 作用于受体的药物分类　根据药物与受体结合产生的效应不同，将作用于受体的药物分为激动药、部分激动药和阻断药三类。

（1）受体激动药：该类药既有较强的亲和力又有较强的内在活性。

（2）受体阻断药：该类药有较强的亲和性，但无内在活性，其本身不引起效应，但在占据受体后可影响受体激动药与受体的结合，产生拮抗受体激动药的效应。根据药物与受体结合是否可逆又分为竞争性阻断药和非竞争性阻断药，前者与受体的结合是可逆的，通过增加激动药的剂量，与阻断药竞争受体，使量效关系曲线右移，而最大效应不变，如α受体阻断药酚妥拉明；后者与受体的结合却是不可逆的，或其能引起受体构型的改变，从而影响激动药与受体的结合，此时增加激动药剂量也不能达到最大效应，如α受体阻断药酚苄明。

（3）部分激动药：该类药有较强的亲和性，但内在活性较弱。其单独使用时，只有较弱的激动效应，与激动药合用时可拮抗激动药的部分效应。

（三）受体调节

受体的数量、亲和力及效应力受生理、病理、药理等因素的影响而发生改变，称受体的调节。

1. 向上调节（up-regulation）　向上调节是指受体数量增多、亲和力增强或效应力增强，又称受体增敏（receptor hypersensitization）。常因长期使用受体阻断药所致，此时受体对药物的敏感性升高，一旦突然停药会出现停药反应。

2. 向下调节（down-regulation）　向下调节是指受体数量减少、亲和力减弱或效应力降低，又称受体脱敏（receptor desensitization）。常因长期使用受体激动药所致。受体对药物的敏感性降低，是产生耐受性的原因之一。

二 药物作用的其他机制

1. 影响体液理化环境　该机制主要与药物的理化性质如解离度、溶解度、表面张力、pH

等有关，通过渗透压改变、酸碱中和、络合反应等，改变细胞周围的理化条件而发挥疗效。例如，口服氢氧化铝等抗酸药中和胃酸，治疗消化性溃疡；静脉注射碳酸氢钠碱化血液、尿液，促进巴比妥类等酸性药物的排泄；静脉注射20%的甘露醇溶液，提高血浆渗透压而产生脱水作用，以消除脑水肿等。

2. 参与或干扰细胞代谢 补充参与机体代谢的物质，如铁剂治疗缺铁性贫血、维生素 D 治疗佝偻病等。有些药物虽然化学结构与正常代谢物质极为相似，但无生理效应，作用于机体时可影响代谢，此类药物称为抗代谢药（antimetabolite）。例如，氟尿嘧啶结构与尿嘧啶相似，可以干扰癌细胞的核酸和蛋白质代谢而发挥抗癌作用。

3. 影响酶的活性 例如，卡托普利可抑制血管紧张素转化酶，使血管紧张素 II 生成减少，达到降低血压的作用；新斯的明竞争性抑制胆碱酯酶，产生拟胆碱作用；解磷定能使胆碱酯酶复活，用于有机磷酸酯类中毒的解救等。

4. 影响物质转运 物质（如无机离子、神经递质、激素等）的跨膜转运，对于维持机体的内环境稳态有着重要的作用，影响生理物质转运可产生药理效应。例如，利尿药抑制肾小管 Na^+ - K^+、Na^+ - H^+ 交换而发挥排钠、利尿作用；麻黄碱可促进交感神经末梢释放去甲肾上腺素，产生拟肾上腺素的作用。

5. 影响核酸代谢 核酸（DNA 及 RNA）有控制蛋白质合成及细胞分裂的作用，是机体中重要的生命物质，影响核酸的代谢可导致细胞死亡。例如，喹诺酮类抗菌药可抑制细菌 DNA 回旋酶，从而影响 DNA 复制和 mRNA 的转录，起到杀菌作用。

6. 影响离子通道 Na^+、Ca^{2+}、K^+、Cl^- 等离子通过细胞膜上的离子通道跨膜转运，对于维持细胞的兴奋性起着非常重要的作用。影响离子通道必然会影响细胞兴奋性和功能，从而产生药理效应。例如，影响钠、钙和钾通道的药物可用于心律失常的治疗；普鲁卡因可抑制钠通道，影响神经冲动的产生和传导而产生局部麻醉作用。

护考链接

患者，男，32岁。高热、咳嗽，诊断为大叶性肺炎。拟以青霉素进行治疗，做青霉素皮试时出现阳性反应。

1. 患者青霉素皮试阳性，提示患者使用青霉素时会发生下列哪项不良反应（　　）

A. 副作用　　　　　　　B. 变态反应　　　　　　　C. 毒性反应

D. 后遗效应　　　　　　E. 继发反应

分析：青霉素最常见的不良反应是变态反应，故选 B。

2. 这种不良反应引起的休克，应首选何种药物进行治疗（　　）

A. 去甲肾上腺素　　　　B. 肾上腺素　　　　　　　C. 多巴胺

D. 阿托品　　　　　　　E. 异丙肾上腺素

分析：以上药物均能用于休克的治疗，但过敏性休克首选肾上腺素，故选 B。

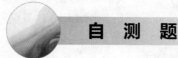

自 测 题

一、选择题

A_1 型题

1. 符合用药目的，或能达到防治疾病效果的作用称为（　　）

A. 治疗作用　　　　　　B. 不良反应

C. 副作用　　　　　　　D. 毒性反应

E. 变态反应

2. 药物产生副作用的药理基础是（　　）
   A. 药物安全范围小
   B. 用药时间过久
   C. 患者肝肾功能差
   D. 药物作用的选择性低
   E. 用药剂量过大

3. 反复多次用药后，人体对药物的敏感性降低称为（　　）
   A. 习惯性　　B. 成瘾性　　C. 耐药性
   D. 依赖性　　E. 耐受性

4. 药物作用的两重性是指（　　）
   A. 治疗作用和副作用
   B. 对因治疗和对症治疗
   C. 治疗作用和不良反应
   D. 防治作用和不良反应
   E. 局部作用和吸收作用

5. 属于后遗效应的是（　　）
   A. 磺胺引起的皮疹
   B. 地高辛引起的心律失常
   C. 呋塞米引起的电解质紊乱
   D. 保泰松引起的肝肾损伤
   E. 苯巴比妥催眠后次晨的宿醉现象

6. 药物与受体结合后兴奋还是抑制受体，主要取决于（　　）
   A. 内在活性　　　B. 亲和力
   C. 药物作用强度　　D. 药物的剂量
   E. 药物的安全性

7. 副作用发生在（　　）
   A. 治疗量，少数患者
   B. 低于治疗量，多数患者
   C. 治疗量，多数患者
   D. 低于治疗量，少数患者
   E. 大剂量，长期应用

8. 磺胺类药物在某些人身上产生的溶血性贫血属于（　　）
   A. 变态反应　　　　B. 特异质反应
   C. 停药反应　　　　D. 后遗效应
   E. 快速耐受性

9. 抗生素连续用药较长时间，药效逐渐减弱的现象称为（　　）
   A. 耐受性　　B. 耐药性　　C. 成瘾性
   D. 习惯性　　E. 快速耐受性

A₂型题

10. 患者，女，67岁。患有顽固性失眠伴焦虑，长期服用地西泮，开始每晚服5mg即可入睡，半年后每晚服用10mg仍不能入睡，这是因为机体对药物产生了（　　）
    A. 耐受性　　　　B. 个体差异
    C. 依赖性　　　　D. 耐药性
    E. 首关效应

A₃/A₄型题

（11～14题共用题干）

患者，男，50岁。因尿路感染，医生给该患者开具了复方新诺明。

11. 该患者服药后出现的溶血性贫血属于（　　）
    A. 毒性反应　　　　B. 副作用
    C. 特异质反应　　　D. 过敏反应
    E. 后遗效应

12. 该患者在长期使用复方新诺明的过程中，出现了剂量增大但抗菌效果却减弱的现象属于（　　）
    A. 耐受性　　B. 副作用　　C. 耐药性
    D. 依赖性　　E. 后遗效应

13. 该患者服药后出现了皮疹、药热等现象属于（　　）
    A. 耐受性　　B. 副作用　　C. 耐药性
    D. 依赖性　　E. 过敏反应

14. 该患者服药后出现的恶心、呕吐等现象属于（　　）
    A. 耐受性　　B. 副作用　　C. 耐药性
    D. 依赖性　　E. 过敏反应

二、简答题

1. 怎样理解药物作用的两重性？其对指导临床用药的意义是什么？

2. 从受体角度解释药物耐受性及反跳现象产生的机制。

3. 简述受体激动药和受体阻断药的特点。

三、名词解释

1. 耐受性　　2. 耐药性　　3. 依赖性
4. 变态反应　5. 后遗效应　6. 副作用
7. 停药反应　8. 毒性反应

（汪海英）

第3章 药物代谢动力学

引言：制订合理的用药方案，以提高药物疗效并减少药物不良反应，需要我们掌握并运用药物代谢动力学知识来实现。药物在体内跨膜转运的主要方式及影响因素有哪些？影响药物吸收、分布、代谢和排泄的因素有哪些？临床重要的药动学参数及其临床意义是什么？本章要求掌握影响药物吸收、分布、代谢和排泄的因素、重要的药动学参数及其临床意义。

● 案例 3-1

患者，男，63 岁。因心慌、气短、呼吸困难，心率加快，口唇发绀，颈静脉怒张，肝脾肿大，下肢水肿入院。诊断慢性心功能不全。给予地高辛治疗。

问题：1. 请为该患者选择最佳的药物制剂、给药途径，确定给药剂量、给药间隔和疗程并阐述依据。

2. 地高辛半衰期为 36 小时，患者用药几日症状可得到有效改善，为什么？

3. 地高辛排泄时约 7% 可形成肝肠循环。什么是肝肠循环？其对药物作用有什么影响？

药物代谢动力学（pharmacokinetics，简称药动学）的研究内容包括药物在体内吸收、分布、生物转化和排泄的过程（图 3-1），以及机体内血药浓度随时间变化的动态规律。

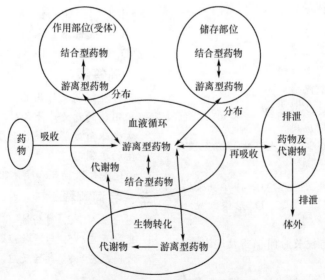

图 3-1 药物的体内过程示意图

第1节 药物的跨膜转运

药物在体内的吸收、分布、生物转化和排泄过程都必须要通过各种生物膜。药物通过生物膜的过程为药物的跨膜转运。其方式有被动转运和主动转运。

 被动转运

1. 简单扩散（simple diffusion） 又称脂溶扩散，是指药物以其脂溶性溶于生物膜脂质层而完成的扩散方式，是大多数药物在体内转运的主要方式。简单扩散的特点：①以药物的浓度梯度为动力，药物从生物膜高浓度一侧向低浓度一侧进行转运；②不消耗能量；③不需要载体；④当膜两侧浓度达平衡时，转运保持动态稳定。

影响药物简单扩散的因素主要有药物的理化性质（如分子量、脂溶性、极性及解离度）和体液的 pH。分子量小、脂溶性大、极性小和解离度小的药物易通过生物膜，反之则不易透过。多数药物是弱酸性或弱碱性化学物质，在体液 pH 环境中均有一定程度的解离。离子型的药物极性高，不易跨膜转运，而非离子型（分子型）的药物疏水而亲脂易通过生物膜。弱酸性药物在碱性体液中易于解离，不易透过生物膜，而在酸性体液中不易解离，容易透过生物膜；弱碱性药物在酸性体液中易于解离，不易透过生物膜，在碱性体液中不易解离，容易透过生物膜。

2. 滤过（filtration） 又称水溶性扩散，是指小分子水溶性药物通过生物膜上的膜孔进行扩散，如肾小球对药物的滤过。其扩散速度受药物分子大小、静水压的影响。

3. 易化扩散（facilitated diffusion） 指通过特异的载体或离子通道，顺浓度差或电化学差、不耗能的跨膜转运，有饱和现象，可出现竞争性抑制。例如，葡萄糖进入红细胞内、维生素 B_{12} 经胃肠道吸收等均以此方式转运。

 主动转运

许多细胞膜上存在特殊的跨膜蛋白（载体），能控制体内一些重要的内源性生理物质（如糖、氨基酸、神经递质等）和药物进出细胞。主动转运（active transport）是指要依靠载体、逆浓度差、需消耗能量的转运方式。其特点：①需要载体；②消耗能量；③药物从生物膜低浓度一侧向高浓度一侧转运；④有饱和现象；⑤有竞争性抑制作用。例如，甲状腺细胞通过碘泵主动摄取血液中的碘化物。

第2节 药物的体内过程

 药物的吸收

吸收（absorption）是指药物从用药部位通过跨膜转运进入血液循环的过程。药物吸收的速度和程度，直接影响药效出现的快慢和作用的强弱。不同给药途径有不同的吸收过程和特点。

（一）口服

口服是最常用、方便、经济、安全的给药途径。药物主要通过胃肠吸收，小肠黏膜薄、血流丰富、pH 适宜且吸收面积大，是药物的主要吸收部位。大多数药物在胃肠道以简单扩散的方式被吸收，影响药物胃肠吸收的因素主要有以下几种。

1. 胃排空速度 加速胃排空可使药物较快进入小肠，药物吸收快；反之则吸收慢。

2. 固体药物的溶出速度 固体药物制剂必须经崩解，药物溶解释放后才可被吸收。

3. 胃肠液的 pH 胃液 pH 为 0.9～1.5，弱酸性药物不易解离易被胃黏膜吸收；弱碱性药物易解离不易吸收。小肠内的 pH 为 4.8～8.2，弱酸性药物和弱碱性药物均易被吸收。抗酸药等可改变胃肠液的 pH，影响其他药物的吸收。

4. 胃肠道内容物间的相互影响 有些药物如胰岛素、青霉素 G 等可被消化酶或胃酸破坏，故不能口服；食物可影响某些药物的吸收，如牛奶可影响枸橼酸铋钾的吸收；药物相互间也可引起理化性质的改变，影响吸收，如治疗消化性溃疡药复方氢氧化铝与四环素类药物合用时，Mg^{2+}、Al^{3+} 与四环素发生络合，药物吸收均减少。

经胃肠道吸收的药物，需先经门静脉入肝后才能进入体循环。某些药物在通过肠黏膜和肝脏时被代谢灭活，使进入体循环的药量减少，药效降低，这种现象称为首关效应（first pass effect）。例如，硝酸甘油口服后，受首关效应的影响可使约 90% 的药物灭活。

（二）舌下给药

舌下给药可通过舌下静脉直接吸收，避免首关效应。例如，硝酸甘油口服后 90% 以上被肝脏破坏，采取舌下给药吸收完全，可迅速缓解心绞痛的急性发作。但舌下给药吸收面积小，药物不易溶出，只适用于少数脂溶性高且用量小的药物。

（三）直肠给药

直肠给药时，药物以简单扩散方式吸收，吸收面积虽小，但血流供应丰富，吸收较迅速，并可部分避开首关效应。主要用于少数刺激性强的药物或不能口服给药的患者，尤其适用于小儿、老人。

（四）注射给药

1. 静脉注射或静脉滴注 可使药液迅速、准确进入体循环，起效快，特别适用于危重患者的抢救。但静脉注射危险性较大，尤其是药液浓度高或注射速度过快时，可引起严重的不良反应。

2. 肌内注射 肌肉组织血流量相对丰富，药物水溶液既以简单扩散方式通过毛细血管上皮细胞膜的脂质层，又以滤过方式经其较大的上皮细胞间隙进入血液，故吸收速度快。将药物溶于油内注射可减慢药物吸收，作用维持时间较长，如苄星青霉素一次肌内注射 120 万 U，作用可维持 15 日。

3. 皮下注射 将药液注射于皮下组织，吸收速度快于口服、慢于肌内注射，吸收缓慢、均匀，药效维持时间较长。皮下注射药量较小，刺激性强的药物、油剂不宜做皮下注射。

4. 皮内注射 皮肤内神经末梢丰富而血流量少，主要用于所需药量较小的皮内试验、预防接种等。

（五）吸入给药

肺泡总面积较大且血流丰富，气体、挥发性液体或分散在空气中的固体药物都可穿过肺泡壁迅速吸收。例如，平喘药沙丁胺醇等通过吸入给药，能够在肺部达到比其他组织更高的浓度，

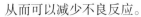

从而可以减少不良反应。

（六）皮肤给药

完整的皮肤吸收能力较差，只有脂溶性较高的药物才能通过皮肤吸收，如有机磷酸酯类经皮肤吸收可引起中毒反应。在药物制剂中加入促皮吸收剂如氮酮等，可使吸收能力增强。例如，硝酸甘油贴剂贴于胸前区或前臂内侧可预防心绞痛发作。

 药物的分布

药物吸收入血后，从血液跨膜转运到各组织、器官的过程，称为药物的分布（distribution）。药物在各组织的分布并不均匀，浓度亦不相同。影响药物分布的因素主要有以下几个方面。

（一）药物与血浆蛋白结合

大多数药物在血浆中可与血浆蛋白产生不同程度的可逆性结合，与血浆蛋白结合的药物称为结合型药物，未与血浆蛋白结合的药物称为游离型药物。结合型药物的分子量大，不易跨膜转运，暂时失去药理活性，不易被代谢或排泄，消除速度慢，以储存型暂留在血液中。游离型药物可透过毛细血管壁分布到组织、器官，具有药理活性。结合型药物和游离型药物始终处在动态平衡的状态，当血液中游离型药物的浓度随着分布、消除而降低时，结合型药物可随时释出游离药物。

药物的血浆蛋白结合率影响药物在体内的分布和转运速度及作用强度和消除速率。药物的血浆蛋白结合率高，游离型药物少，发挥作用越慢，但维持时间越长。反之，药物的血浆蛋白结合率低，游离型药物多，发挥作用快，但维持时间短。药物与血浆蛋白的结合是非特异性的，同时应用血浆蛋白结合率均高的药物，可发生竞争性置换，一种药物可将另一种药物从血浆蛋白结合部位置换出来，使游离型药物浓度增加，效应增强或毒性增大。例如，抗凝血药华法林的血浆蛋白结合率高达99%，当与保泰松合用时，华法林从血浆蛋白结合位点被置换下来，使血浆内游离型药物浓度增加，抗凝血作用增强，可造成严重的出血。老年人或某些病理状态下的患者（如慢性肾炎、肝硬化、营养不良等）血浆蛋白含量降低，结合型药物减少，游离型药物浓度增加，药效增强。

（二）体液 pH 与药物的理化性质

药物在体内的分布受体液 pH 的影响。在生理情况下，细胞内液 pH 为 7.0，细胞外液 pH 为 7.4。弱酸性药物在细胞外液的解离增多，不易由细胞外液转运到细胞内液。相反，弱碱性药物在细胞外液的解离减少，药物在细胞内液浓度较高。因此改变体液的 pH，可影响药物的分布。例如，弱酸性药物巴比妥类中毒时，可用碳酸氢钠碱化血液和尿液，可促进巴比妥类药物从脑组织向血液转运，并可减少药物自肾小管重吸收，加速药物自尿排出。

（三）器官血流量

药物吸收后，首先在高血流量的器官（如肝、肾、脑、心等）中迅速达到较高浓度，而血流灌注量较低的器官（如肌肉、皮肤、脂肪和其他多数内脏器官）药物浓度较低。脂肪组织的血流量少但面积大，是脂溶性药物的巨大储库。例如，麻醉药硫喷妥钠静脉注射后，首先到达脑组织发挥作用，由于脂溶性大，随后可迅速转运至脂肪组织中储存起来，以致麻醉作用持续时间较短，此现象称为药物在体内的再分布（redistribution）。

（四）药物与组织的亲和力

有些药物对某些组织有特殊的亲和力，使药物集中分布在这些组织中。例如，碘对甲状腺组织有较高的亲和力，在甲状腺中的浓度比血浆中高 25 倍；氯喹在肝内浓度比血浆中的浓度高 200～700 倍。有的药物与组织可发生不可逆结合而引起毒性反应，如四环素类抗生素可与骨骼及牙齿中新沉积的钙质形成络合物，影响骨骼及牙齿的正常生长发育。

（五）特殊屏障

药物在体内转运过程中可遇到一些特殊的屏障，这些屏障对药物的分布产生一定的影响。

1. 血脑屏障　大多数药物难以通过血脑屏障，只有分子量小、脂溶性高及少数水溶性药物可以通过，有利于维持中枢神经系统内环境的相对稳定。炎症可增加其通透性。例如，对健康人即使注射大剂量青霉素也难以在脑脊液中达到有效浓度，而脑脊髓膜炎患者的血脑屏障通透性增加，青霉素在脑脊液中可达到有效治疗浓度。在治疗脑部疾患时，应选择容易通过血脑屏障的药物；反之，为减少药物对中枢神经的不良反应，则应选择难以通过血脑屏障的药物。

2. 胎盘屏障　是胎盘绒毛和子宫血窦之间的屏障，其通透性和一般生物膜没有明显区别。脂溶性较高的药物，如全身麻醉药、镇痛药、巴比妥类等药物均可通过胎盘屏障而抑制胎儿的中枢神经系统发育。妊娠期妇女禁用有潜在的致畸作用或对胎儿有毒性作用的药物，如苯妥英钠、糖皮质激素等。

3. 血眼屏障　包括血房水屏障及血视网膜屏障。与血脑屏障相似，脂溶性或小分子药物比水溶性或大分子药物容易通过血眼屏障。治疗眼部疾病，如采用全身给药很难在眼内达到有效浓度。若采用结膜囊内给药、结膜下注射或球后注射给药，既能提高眼内药物浓度，又可减少不良反应。

 三　药物的生物转化

药物的生物转化（biotransformation）又称药物代谢（metabolism），是指药物在体内发生的化学变化。药物生物转化的主要器官是肝脏，小肠、肺及肾脏也参与代谢。生物转化是药物终止作用、促进排泄的重要环节。极性小、脂溶性大的药物经过生物转化，生成极性大、水溶性大的代谢产物，有利于排泄。并非所有的药物均需通过肝脏代谢，极性大、脂溶性低的药物（如庆大霉素、青霉素 G 等）无需经过代谢便可直接随尿液排泄。

（一）药物转化的方式

药物在体内生物转化的方式有氧化（oxidation）、还原（reduction）、水解（hydrolysis）和结合（combination）。多数药物的转化步骤分为两个时相，Ⅰ相反应（phase Ⅰ reactions）包括氧化、还原和水解反应。Ⅱ相反应（phase Ⅱ reactions）为结合反应，是指药物经转化后的代谢产物或少部分药物原形可与体内的某些基团，如葡糖醛酸、硫酸、乙酰基、甲基等结合，结合后的产物一般药理活性降低或消失，水溶性增大，容易经肾排出。

大多数药物经生物转化后其药理活性减弱或消失，称为灭活，如巴比妥类被氧化、氯霉素被还原、普鲁卡因被水解等；但也有一些药物经生物转化后其代谢产物仍有药理活性，如地西泮的代谢产物仍有药理活性；还有少数药物本身无活性，须经生物转化后才具有活性，这一过程称为活化，如可的松须转化为氢化可的松后才能发挥作用，环磷酰胺必须在体内羟基化后才能发挥抗肿瘤作用等。

（二）药物转化的酶系

药物转化过程需要各种酶的参与并进行催化，其中与药物转化有关的酶系主要有微粒体酶和非微粒体酶两类。微粒体酶主要指存在于肝细胞滑面内质网的细胞色素 P_{450} 酶系（cytochrome P_{450}，简称 CYP_{450}），是催化药物转化的主要酶系统，称为"肝微粒体药物代谢酶"，简称"肝药酶"或"药酶"。其特点：①选择性低，为非专一性酶系，能催化多种药物代谢；②变异性大，受种族、遗传、年龄、营养状况、疾病等因素的影响，个体间存在明显的差异；③活性可变，某些化学物质（包括药物）可增强或减弱其活性。非微粒体酶主要指存在于细胞质、线粒体和血浆中的多种酶系，包括单胺氧化酶、醇和醛脱氢酶、胆碱酯酶、乙酰转移酶等。酶的专一性强，如胆碱酯酶水解乙酰胆碱，单胺氧化酶氧化单胺类药物。

（三）药酶的诱导和抑制

1. 药酶诱导剂 能增强肝药酶活性或促进肝药酶合成的药物称药酶诱导剂。常见的药酶诱导剂有巴比妥类、苯妥英钠、利福平等。例如，苯巴比妥反复使用能加速其自身代谢，产生耐受性，还可使经肝药酶转化的其他药物的代谢加速，血药浓度降低，药效减弱。

2. 药酶抑制剂 能降低肝药酶活性或抑制肝药酶合成的药物称药酶抑制剂。常见的药酶抑制剂有异烟肼、氯霉素、西咪替丁等。例如，氯霉素因抑制肝药酶活性而减慢苯妥英钠的代谢，两药合用后使苯妥英钠的代谢减少，血药浓度升高，疗效增强，甚至产生毒性反应。

肝脏是参与药物生物转化的最重要的器官，临床用药时应根据患者的肝功能状况选择药物、制订给药方案。当肝功能不全时，肝脏的生物转化功能也相应降低，尽量不选择以肝脏代谢为主要消除途径的药物，必须选用时应适当降低给药剂量、延长给药间隔时间。

四 药物的排泄

排泄（excretion）是指药物及其代谢产物经不同途径排出体外的过程。多数药物自肾脏排泄，有的也经胆道、汗腺、乳腺、唾液腺、肺及胃肠道等途径排泄。

（一）肾脏排泄

肾脏对药物的排泄方式为肾小球滤过和肾小管分泌，肾小管重吸收是对已进入尿液中药物的回收再利用过程。

肾小球毛细血管膜孔较大，血流丰富，滤过压较高，故通透性大。除了与血浆蛋白结合的结合型药物外，未结合的游离型药物及其代谢产物均可经肾小球滤过。滤过速度取决于药物分子量和血浆内药物浓度。

肾小管分泌是有非特异性载体参与的主动转运过程，弱酸类和弱碱类药物可分别通过近曲小管的有机酸和有机碱转运系统向管腔内分泌。分泌机制相同的两种药物合用时，经同一载体转运可产生竞争性抑制。例如，青霉素和丙磺舒合用，丙磺舒竞争性抑制青霉素的分泌，可使青霉素的血药浓度提高，作用时间延长。

药物及其代谢产物主要以简单扩散的方式在肾脏远曲小管被重吸收，肾小管重吸收能力是影响药物排泄的主要因素。由于原尿99%的水分被肾小管重吸收，尿中药物浓度高于血浆浓度时，一些脂溶性大、极性低、解离度小的药物被重吸收回血浆，而水溶性大、极性高、解离度大的药物不易被重吸收而随尿液排泄。改变尿液 pH，可改变药物的解离度而影响药物排泄（表3-1）。例如，弱酸性药物（巴比妥类、磺胺类及水杨酸类等）中毒时，常用碳酸氢钠静脉滴注碱化尿液，加速药物排泄。

表 3-1 尿液 pH 改变对药物排泄的影响

	弱酸性药物				弱碱性药物			
	解离度	脂溶性	重吸收	排泄	解离度	脂溶性	重吸收	排泄
碱性尿液	增大	减小	减少	加快	降低	增大	增加	变慢
酸性尿液	降低	增大	增加	变慢	增大	减小	减少	加快

肾脏功能影响药物经肾脏的排泄。当肾功能不全时，以肾脏为主要排泄途径的药物消除率减慢，此时应尽量不选择以肾脏排泄为主要消除途径的药物。必须选用时，应相应降低给药剂量和（或）延长给药间隔时间。

（二）胆汁排泄

某些药物及其代谢物可随胆汁排入肠道，经胆汁排泄的药物，因在胆道内浓度较高，可用于胆道疾病的治疗，如红霉素、四环素、利福平等可治疗胆道感染。经胆汁排入肠腔的药物部分可再经小肠上皮细胞吸收经肝脏进入血液循环，称为肝肠循环（hepato-enteric circulation）。有肝肠循环的药物，排泄缓慢，易引起蓄积中毒；若中断其肝肠循环，则半衰期和作用时间均可缩短。例如，洋地黄毒苷口服吸收后约有 27% 形成肝肠循环，使药物作用时间明显延长；若中毒时，口服考来烯胺可与洋地黄毒苷在肠内结合，阻断肝肠循环，加快其自粪便排泄。

（三）乳汁排泄

乳汁偏酸性，碱性药物（如吗啡、奎宁、阿托品等生物碱）易经乳汁排泄，故哺乳期妇女用药时应谨慎。

第 3 节 药物代谢动力学的重要参数

在药物的吸收、分布、生物转化和排泄的过程中，随时间变化始终伴随着血浆药物浓度的动态变化过程。这一过程与药物起效的快慢、维持时间的长短等密切相关。熟悉药动学的基本概念及血药浓度随时间变化的动态规律，对临床合理用药具有重要的参考意义。

  血药浓度－时间曲线

血药浓度-时间曲线（药-时曲线）是指在单次非静脉给药后，在不同时间采集血液样本，测定血药浓度。以时间为横坐标，以血药浓度为纵坐标，绘制出的血药浓度随时间变化而升降的曲线（图 3-2）。由坐标轴与药-时曲线围成的面积称为曲线下面积（area under the curve, AUC），AUC 反映药物进入体循环的相对量。

单次非血管给药后的药-时曲线，一般可分为潜伏期（latent period）、持续期（persistent period）、残留期（residual period）三个时期。潜伏期是指给药后到达最小有效血药浓度的时期，主要反映药物的吸收和分布情况；持续期是药物维持最小有效血药浓度或基本疗效的时

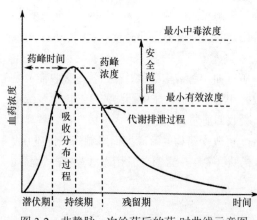

图 3-2 非静脉一次给药后的药-时曲线示意图

间，其长短与药物的吸收及消除速率有关；残留期指体内药物降至最小有效浓度以下，但尚未完全从体内消除的时期，其长短与药物的消除速率有关。药峰浓度（peak concentration，C_{max}）是指用药后所能达到的最高浓度。达峰时间（peak time，T_{max}）是指用药后达到最高血药浓度的时间。C_{max} 和 T_{max} 等指标可反映药物药效的强弱及起效快慢。若将图 3-2 纵坐标的血药浓度改为药物效应，该曲线可表示药物效应随时间变化的过程，即为时-效曲线，曲线的形态和分期不变。

 生物利用度

生物利用度（bioavailability，F）是指药物吸收和利用的程度，即一种药物制剂进入体循环的相对数量和速度，是评价制剂吸收程度的重要指标。生物利用度可分为绝对生物利用度和相对生物利用度，分别表示如下：

$$绝对生物利用度 = \frac{非血管给药的AUC}{血管内给药的AUC} \times 100\%$$

$$相对生物利用度 = \frac{被测制剂的AUC}{标准制剂的AUC} \times 100\%$$

不同厂家同一种制剂或同一厂家不同批号的药品之间的生物利用度可能存在差异，从而影响药物疗效。为了保证用药的有效性和安全性，生物利用度被列为药物制剂质量控制标准的重要指标。

 药物的消除

药物在体内经转化或排泄，使药理活性降低或消失的过程称为药物的消除。按药物消除速率与血药浓度之间的关系特征，药物的消除分为恒比消除（一级动力学消除）和恒量消除（零级动力学消除）两种形式。

1. 恒比消除 指单位时间内药物按恒定的比例消除。消除速率与血药浓度成正比，血药浓度越高，单位时间内消除药物的量越多。绝大多数药物按恒比消除。

2. 恒量消除 指单位时间内药物按恒定的量进行消除。药物的消除速率与血药浓度无关，单位时间内消除的药量相等。当机体消除功能低下或用药量超过机体最大消除能力时，机体按恒量消除。当药物浓度降低到一定程度时，则按恒比消除。

四 血浆半衰期

半衰期（half-life，$t_{1/2}$）是指血浆药物浓度下降一半所需要的时间，反映了药物的消除速率。按恒比消除的药物其 $t_{1/2}$ 恒定不变，不受给药途径和血药浓度的影响。但当肝、肾功能不全时，药物消除减慢，$t_{1/2}$ 延长。可根据患者的肝、肾功能调整用药剂量及给药间隔时间。

$t_{1/2}$ 意义：①药物分类的依据，根据 $t_{1/2}$ 长短可将药物分为短效类、中效类和长效类等；②确定给药间隔时间，$t_{1/2}$ 短则给药间隔时间短，$t_{1/2}$ 长则给药间隔时间长；③预测药物基本消除的时间，一次给药后经过 4～5 个 $t_{1/2}$，即可认为药物基本消除；④预测药物达到稳态血药浓度的时间，恒比消除的药物，如果每隔一个半衰期恒速恒量给药，经 4～5 个 $t_{1/2}$，药物在体内基本可达到稳态血药浓度（表 3-2）。

表 3-2 恒比消除药物的消除与蓄积

时间（$t_{1/2}$）	一次给药		恒速恒量给药	
	消除药量（%）	体内存量（%）	消除药量（%）	蓄积药量（%）
1	50.00	50.00	50.00	50.00
2	75.00	25.00	75.00	75.00
3	87.50	12.50	87.50	87.50
4	93.75	6.25	93.75	93.75
5	96.87	3.13	96.87	96.87
6	98.44	1.56	98.44	98.44

五 稳态血药浓度

　　临床治疗常采用连续多次给药以维持有效血药浓度。恒比消除的药物在恒速恒量给药的过程中，体内的药量逐渐增多，血药浓度逐渐增高，直至从体内消除的药量和进入体内的药量相等时，血药浓度不再增加而维持在一个基本稳定的水平，称为稳态血药浓度（steady state concentration，C_{ss}），又称为坪值（plateau concentration）。其波动的峰值为峰浓度，谷值为谷浓度，二者之间的相对距离为波动幅度（图 3-3）。

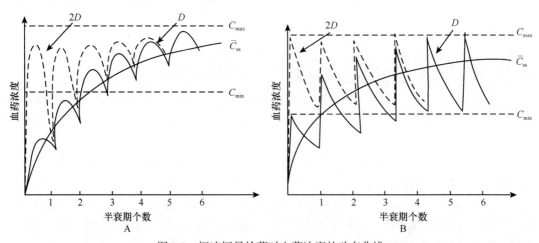

图 3-3 恒速恒量给药时血药浓度的动态曲线

A：血管外恒速恒量给药时血药浓度的动态曲线；B：恒速恒量静脉注射时血药浓度的动态曲线。D：每个 $t_{1/2}$ 的给药量；2D：首剂加倍量；C_{max}：血药峰浓度；C_{min}：血药谷浓度；$\overline{C}_{ss}$：稳态浓度均值

　　稳态血药浓度的高低取决于恒量给药时连续给药的剂量，剂量大则稳态血药浓度高，剂量小则稳态血药浓度低。若病情需要迅速达到稳态血药浓度时，可于开始给药时采用负荷剂量。以 $t_{1/2}$ 为给药间隔的非血管内分次给药，采用首剂加倍的方法，即可在第一个 $t_{1/2}$ 内达到稳态血药浓度。

| 链接 |

治疗药物监测

　　治疗药物监测（therapeutic drug monitoring，简称 TDM）是指在药动学原理的指导下，应用灵敏快速的现代化分析技术，测定血液中或其他体液中药物浓度，分析药物浓度与疗效及毒性间的关系，用于药物治疗的指导与评价，使给药方案个体化，以提高疗效，避免或减少毒性反应；同时也为药物过量中毒的诊断和处理提供有价值的实验室依据。目前在符合一定临床指征的情况下需进行 TDM 的药物有洋地黄毒苷、地高辛、普鲁卡因胺、利多卡因、奎尼丁、胺碘酮、苯妥英钠、丙戊酸钠、卡马西平、碳酸锂、万古霉素、妥布霉素、茶碱、甲氨蝶呤、环孢素、水杨酸等。

 表观分布容积

表观分布容积（apparent volume of distribution，V_d）是指假定药物均匀分布于机体所需要的理论容积。计算公式为：$V_d=D/C$，D 为给药量，C 为药物在体内分布达到平衡时的血药浓度。因实际上药物在体内的分布并不均匀，因此 V_d 值并不是真正意义的容积空间，而是一假定值。

V_d 的临床意义在于：①推测药物的分布范围。例如，一位 70kg 体重的正常成人，V_d 为 5L 左右时表示药物大部分分布于血浆；V_d 为 10~20L 时则表示药物分布于全身体液中；V_d 为 40L 左右时则表示药物分布到组织器官中；V_d 为 100~200L 时则表明药物在体内某些组织中有蓄积。②推测给药剂量。根据药物的 V_d 值，可以计算预期血浆药物浓度所需要的给药剂量；也可根据测得的血药浓度来推算体内的药量。③推测药物的消除速率。一般而言，药物的 V_d 值越大，消除越慢，V_d 值较小的药物自体内的消除较快。

 护考链接

患者，女，63 岁。15 年前罹患 2 型糖尿病。患者口服甲苯磺丁脲，同时注重饮食管理，并加强体育锻炼，血糖控制良好。今年体检时发现患轻症肺结核，加服异烟肼抗结核。用药期间患者常出现心悸、头晕、面色苍白、出冷汗、震颤等症状，补充糖水后缓解。

1. 如何解释甲苯磺丁脲和异烟肼合用后患者出现的症状（   ）

A. 异烟肼加速甲苯磺丁脲的代谢　　　　　B. 患者对甲苯磺丁脲的敏感性提高

C. 异烟肼有降低血糖作用　　　　　　　　D. 异烟肼抑制甲苯磺丁脲的代谢

E. 患者的个体差异性

分析：异烟肼属于药酶抑制剂，使甲苯磺丁脲的代谢减弱、血药浓度升高，降糖作用增强引起低血糖症状，故选 D。

2. 如需与肝药酶抑制剂合用，应如何调整给药剂量（   ）

A. 增加剂量　　　　　　　　B. 剂量不变　　　　　　　　C. 减少剂量

D. 根据患者的性别调整　　　E. 以上都不对

分析：肝药酶抑制剂可使合用药物的作用增强，甚至引起毒性反应，应适当减少药物剂量，故选 C。

 # 自测题

一、选择题

A_1 型题

1. 大多数药物在体内跨膜转运的方式是（   ）

A. 主动转运　　　　　　　　B. 易化扩散

C. 简单扩散　　　　　　　　D. 膜孔滤过

E. 胞饮

2. 药物自给药部位进入血液循环的过程称为（   ）

A. 吸收　　　　　　　B. 分布
C. 生物转化　　　　　D. 排泄
E. 消除

3. 药物通过血液进入组织器官的过程称为（　　）
   A. 吸收　　　　　　　B. 分布
   C. 生物转化　　　　　D. 排泄
   E. 消除

4. 药物在体内的转化和排泄统称为（　　）
   A. 代谢　　　　B. 分布　　　C. 消除
   D. 灭活　　　　E. 氧化

5. 弱酸性药物在酸性尿液中（　　）
   A. 解离多，再吸收多，排泄慢
   B. 解离少，再吸收多，排泄慢
   C. 解离多，再吸收少，排泄快
   D. 解离少，再吸收少，排泄快
   E. 解离多，再吸收多，排泄多

6. 药物首关效应可发生于下列哪种给药后（　　）
   A. 舌下　　　B. 吸入　　　C. 肌内注射
   D. 口服　　　E. 皮下注射

7. 药物产生作用的快慢取决于（　　）
   A. 药物的吸收速度
   B. 药物的排泄速度
   C. 药物的转运方式
   D. 药物的代谢速度
   E. 药物分布的速度

8. 体液的 pH 影响药物转运是由于它改变了药物的（　　）
   A. 水溶性　　　B. 脂溶性　　　C. pK_a
   D. 解离度　　　E. 溶解度

9. 酸化尿液，可使弱碱性药物经肾排泄时（　　）
   A. 解离多、再吸收多、排出少
   B. 解离少、再吸收多、排出少
   C. 解离少、再吸收少、排出多
   D. 解离多、再吸收少、排出多
   E. 解离多、再吸收少、排出少

10. 药物肝肠循环影响了药物在体内的（　　）
    A. 起效快慢　　　　B. 代谢快慢
    C. 分布　　　　　　D. 作用持续时间
    E. 与血浆蛋白结合

11. 药物在血浆中与血浆蛋白结合后（　　）
    A. 药物作用增强　　　B. 药物代谢加快
    C. 药物转运加快　　　D. 药物排泄加快
    E. 暂时失去药理活性

12. 硝酸甘油口服，经门静脉进入肝，最终进入体循环的药量约有 10%，这说明该药（　　）
    A. 活性低　　　　　B. 效能低
    C. 首关效应显著　　D. 排泄快
    E. 以上均不是

13. 某药在体内可被肝药酶代谢，与酶抑制剂合用时比单独应用的效应（　　）
    A. 增强　　　B. 减弱　　　C. 不变
    D. 相反　　　E. 无关

14. 苯巴比妥中毒时应用碳酸氢钠的目的是（　　）
    A. 加速药物从尿液的排泄
    B. 加速药物从尿液的代谢灭活
    C. 加速药物由脑组织向血浆的转移
    D. 加速药物的吸收
    E. A+C

15. 某药半衰期为 8 小时，一次给药后，药物在体内基本消除时间为（　　）
    A. 10 小时左右　　　B. 20 小时左右
    C. 1 日左右　　　　D. 2 日左右
    E. 5 日左右

A₂型题

16. 患者，患上呼吸道感染，服用复方新诺明，以 $t_{1/2}$ 为时间间隔口服给药，为迅速达到稳态血浓度发挥药效，则给药时应（　　）
    A. 增加每次给药量
    B. 首次剂量加倍
    C. 增加 2 倍
    D. 增加 3 倍
    E. 以上都不是

17. 某镇静催眠药 $t_{1/2}$=3 小时，当血中药物降至 12.5mg 以下时患者苏醒，当给药 100mg 和 200mg 时患者各能睡（　　）
    A. 6 小时，8 小时
    B. 9 小时，12 小时
    C. 9 小时，18 小时
    D. 8 小时，16 小时
    E. 8 小时，10 小时

18. 患者，男，服用 $t_{1/2}$ 为 8 小时的某药，间隔一个 $t_{1/2}$ 给药一次，达到稳态血药浓度的时间为（　　）
    A. 28 小时　　　　　B. 40 小时
    C. 72 小时　　　　　D. 78 小时
    E. 24 小时

19. 某药经口服连续给药，剂量为 0.25mg/kg，按 $t_{1/2}$ 间隔给药，欲立即达到稳态血药浓度，首次剂量应为（　　）
    A. 0.25mg/kg　　　B. 0.5mg/kg
    C. 0.75mg/kg　　　D. 1.0mg/kg
    E. 1.2mg/kg

20. 患者，男，因药物中毒抢救，试验发现当酸化尿液时，药物肾清除率小于肾小球滤过率，碱化尿液时则相反，该药物的性质是（　　）
    A. 强碱性　　　　　B. 弱碱性
    C. 非解离型　　　　D. 弱酸性
    E. 强酸性

21. 患者，服用过量苯巴比妥致中毒。测定药动学指标：表现分布容积 35L，血中药物浓度 100mg/L，$t_{1/2}$ 为 4 日，清除率 6.1L/d，计算该患者体内药量是多少（　　）
    A. 1g　　　　B. 3.5g　　　　C. 7g
    D. 10.5g　　　E. 14g

22. 已知某药按一级动力学消除，上午 8 时测得的血药浓度为 100mg/L，晚 5 时测得的血药浓度为 12.5mg/L，这种药的 $t_{1/2}$ 为（　　）
    A. 2 小时　　　　　B. 3 小时
    C. 4 小时　　　　　D. 5 小时
    E. 6 小时

23. 患者，男，48 岁。应用双香豆素治疗血栓栓塞性疾病，后因失眠加用苯巴比妥，结果患者的凝血酶原时间比未加苯巴比妥时缩短，这是因为（　　）
    A. 苯巴比妥对抗双香豆素的作用
    B. 苯巴比妥诱导肝药酶使双香豆素代谢

加速
    C. 苯巴比妥抑制凝血酶
    D. 患者对双香豆素产生了耐药性
    E. 苯巴比妥抗血小板聚集

24. 患者，女，62 岁。心慌、气短、呼吸困难，心率 120 次/分，口唇发绀，颈静脉怒张，肝脾肿大，下肢水肿。每日给予 0.25mg 地高辛口服，已知地高辛 $t_{1/2}$ 为 36 小时，估计患者约需经几日上述症状可得到改善（　　）
    A. 3 日　　　　B. 5 日　　　　C. 7 日
    D. 10 日　　　E. 12 日

25. 患者，需要维持药物有效血浓度时，正确的恒量给药的间隔时间是（　　）
    A. 每 4 小时给药 1 次
    B. 每 6 小时给药 1 次
    C. 每 8 小时给药 1 次
    D. 每 12 小时给药 1 次
    E. 根据药物的半衰期确定

二、简答题

1. 简述血浆半衰期的临床意义。
2. 简述影响药物吸收、分布、生物转化和排泄的因素。

三、名词解释

1. 吸收
2. 首关效应
3. 分布
4. 生物转化
5. 肝肠循环
6. 生物利用度
7. 血浆半衰期
8. 稳态血药浓度
9. 药酶诱导剂
10. 药酶抑制剂

（马瑜红）

第4章　影响药物作用的因素

引言：影响药物作用的因素有很多，诸多的因素可使药物作用增强或减弱，也可使作用性质发生改变。但归纳起来主要有两个方面，一是药物方面的因素，二是机体方面的因素。因此，通过本章的学习，掌握影响药物作用的因素，在用药护理时结合患者的具体情况，选择合适的药物和剂量，做到用药个体化，使药物达到最佳防治效果，并避免或减少药物不良反应的发生。

第1节　药物方面的因素

● 案例4-1

患者，女，22岁。1日前出现高热、头痛、呕吐，1小时前突然晕倒，意识丧失约5分钟，无抽搐，血培养有脑膜炎球菌生长，诊断为流行性脑脊髓膜炎。医生考虑选用药物是磺胺类药物磺胺嘧啶。

问题：1. 临床上常将磺胺类药物与甲氧苄啶合用，为什么？
2. 为什么服用磺胺嘧啶时常加服等量碳酸氢钠？
3. 什么是联合用药？联合用药的目的是什么？

 药物的化学结构

一般来说药物的化学结构决定药物的作用性质。药物的化学结构影响药物的作用有以下几个方面。

1. 结构相似，作用相似　如磺胺类药物的化学结构相似，其作用也相似。

2. 结构相似，作用相反或拮抗　如螺内酯和醛固酮，二者结构相似，但作用相反。

3. 光学异构体现象　某些药物分子结构相似，光学异构体不同，其药理作用不同。例如，左旋体的奎宁有抗疟作用，而右旋体的奎尼丁有抗心律失常作用。

 药物的剂量

药物剂量的大小是决定药物在体内的浓度和药物效应强弱的重要因素，详见第2章第2节。

三 药物的剂型

每种药物都有与其不同给药途径相适应的制剂，以供临床应用。同一药物的不同制剂影响药物的体内过程，使药物吸收程度和速度不同，药物作用的强弱和起效的快慢也不同。口服给药时，液体制剂比固体制剂吸收快，依次是合剂、散剂、片剂；肌内注射时，水溶液比混悬液和油剂吸收快。

近年来生物制剂学的发展为临床提供了许多新的剂型，如控释制剂、缓释制剂等，能按要求缓慢而非恒速或恒速地释放有效成分，以便较长时间维持有效血药浓度，产生持久药效。对于半衰期短且需要长期给药的药物，既减少了用药次数，保证了疗效，又可避免血药浓度波动所致的不良反应。例如，目前临床降压多主张用硝苯地平缓释片等长效降压药，可减少血压波动引起的心、脑、肾等靶器官的损伤。

四 给药途径

不同的给药途径，不仅影响药物吸收快慢和多少，而且还可以改变药物作用的性质。例如，硫酸镁口服有导泻和利胆作用，而硫酸镁注射给药则产生抗惊厥和降低血压作用。因此，临床用药时，医护人员应熟悉各种给药途径的特点，以选择恰当的给药途径，按照需要，使药物及时、准确和有效地发挥作用。

五 给药时间和间隔

给药的时间是决定药物能否发挥应有作用的重要因素。用药时间可根据具体药物和病情需要而定，一般来说，饭前服药吸收好，起效快；饭后服药吸收差，起效慢，故大多数药物应空腹服药。但有刺激性的药物宜饭后服药，避免药物对胃的刺激；催眠药应在睡前服；降血糖药、胰岛素应在餐前给药；硝酸甘油抗心绞痛的作用是早上强，下午弱，故早晨给药更有效；有明显生物节律变化的药物则应按其节律用药，如糖皮质激素早上一次给药对肾上腺皮质分泌的抑制作用比其他时间给药都要弱。

六 联合用药和药物的相互作用

药物之间的相互作用是指两种或两种以上的药物同时或先后使用，使药物产生了与单独应用时不同的药理作用。联合用药时常会发生体内或体外药物之间的相互影响。

当药物联合应用时，若使药物原有作用增强者称为协同作用；若使药物原有作用减弱称为拮抗作用。联合用药的目的是利用药物间的协同作用提高疗效，利用药物间拮抗作用减少不良反应，避免或延缓病原体产生耐药性。例如，磺胺类药物与甲氧苄啶合用使抗菌作用增强，且不良反应减轻，并减少耐药菌株的产生。

但是不恰当的联合用药常因药物间相互作用而使疗效降低，不良反应的发生率提高，甚至发生毒性反应。例如，呋塞米和氨基糖苷类药物合用，可使耳毒性增加。药物在体外配伍直接发生物理或化学反应而影响药物作用称为配伍禁忌，在静脉滴注时尤应注意。例如，青霉素和庆大霉素配伍，可使抗菌作用减弱。

第2节 机体因素

机体方面的因素包括年龄、体重、性别、疾病状态、心理状态、遗传等，可使药理效应发生差异。

 一 年龄

给药剂量通常是指 18～60 岁成年人的平均用药剂量。小儿及老年人处于生长发育或衰老过程的不同时期，其生理特点有所不同，对药物的处置过程也可能存在差异性。

1. 小儿 医学上一般以 14 岁以下为小儿。小儿正处于生长、发育阶段，尤其是新生儿、早产儿和婴幼儿，组织器官的发育尚不完善，对药物的处置及反应与成年人有很大差别，如小儿肝、肾功能发育不成熟，对药物的代谢和排泄能力较低，药物在体内存留时间延长，血药浓度升高，易发生毒性反应；小儿血浆蛋白总量较少，药物血浆蛋白结合率较低，因而血浆中游离药物浓度升高，药物作用增强；小儿血脑屏障发育不完善，药物容易穿过而对脑组织产生影响，尤其是对有中枢作用的药物（如中枢抑制药和中枢兴奋药）更敏感；小儿处于生长发育阶段，易受一些药物的影响，可发生一些成人没有的反应，如四环素类药物能与新形成的骨骼、牙齿中所沉积的钙结合，可使小儿骨骼障碍、牙齿黄染；小儿体液占的体重比例较大，水盐转换率较快，但对水盐的调节能力差，易发生水、电解质紊乱。

> **链接**
>
> **小儿用药剂量的计算**
>
> 1. 根据体表面积计算（多用，较合理和精确）
>
> 小儿剂量＝成人剂量×小儿体表面积（m^2）／1.73 m^2
>
> 小儿体表面积：①体重≤30kg，小儿体表面积（m^2）＝体重（kg）×0.035+0.1；②30kg＜体重≤50kg，每增 5kg 体重，增加 0.10m^2 体表面积；③体重＞50kg，每增 10kg 体重，增加 0.10m^2 体表面积。
>
> 2. 根据体重计算（对特殊性体型应相应增减）
>
> 小儿剂量＝成人剂量×小儿体重／70kg

2. 老人 医学上一般以 60 岁以上为老人。随年龄增长，老年人的器官功能日渐衰退，特别是肝、肾功能衰退，对药物的代谢和排泄功能下降，用药剂量一般为成人剂量的 3/4。某些老年性疾病造成的病理状态，如心脑血管病、糖尿病、阿尔茨海默病、骨代谢疾病、前列腺增生、胃肠疾病等也可导致老年人的药动学和药效学发生变化，使药物代谢和排泄速率明显减慢；老年人血浆蛋白减少，且与药物的亲和力明显降低，使血浆中游离药物浓度升高，药物作用增强；体液减少、脂肪增多，使水溶性药物血药浓度升高，脂溶性药物血药浓度降低；对作用于中枢神经系统的药物、心血管系统的药物敏感性增加等。还要注意的是老年人常同时患有多种疾病，常需联合用药，因此，用药时既要考虑药物对其所治疾病的疗效，又要考虑该药对其他疾病的影响及与其他药物间的相互影响。此外，一些老年人由于记忆力减退等方面的原因，用药依从性较差，容易发生漏服、误服和过量服药，故应尽量简化治疗方案，医务人员需耐心交代用药方法。

性别

性别对药物作用的影响不大。但女性有月经期、妊娠期、分娩期和哺乳期等特殊生理时期，用药时必须慎重。例如，月经期或妊娠期不宜应用泻药和抗凝血药，以免引起盆腔充血和月经过多，导致流产或早产的可能；在妊娠期用药更宜慎重，既要考虑药物是否对正常妊娠有不利影响，更要考虑药物是否对胎儿产生不利影响，尤其是在受孕后 3～12 周内，某些药物可导致胎儿某些系统和器官畸形；临产妇女不能应用影响正常分娩的药物，也不能应用半衰期较长、会随胎儿娩出在新生儿体内发生不良反应的药物；哺乳期妇女不能应用影响泌乳或能从乳汁排泄而能对婴儿产生不利影响的药物。

 遗传因素

不同个体对药物反应的差异受遗传因素的影响，遗传变异可引起药物的药动学和药效学的改变，使药物作用表现因人而异。遗传因素对药动学的影响主要表现在药物体内代谢的异常，可分为快代谢型和慢代谢型，前者使药物快速灭活，后者使药物灭活较慢，因此影响药物血浆浓度及效应强弱久暂。遗传因素对药效学的影响是在不影响血药浓度的条件下，而使机体对药物的反应异常，如葡萄糖-6-磷酸脱氢酶缺乏者应用磺胺类、伯氨喹等药物，易发生溶血反应。

 疾病状态

机体处于不同的病理状态常对药物的反应不同。例如，阿托品对正常状态的胃肠平滑肌影响小，当胃肠平滑肌处于痉挛状态时松弛作用明显；在肝、肾功能减退时，药物的消除减少，半衰期延长，必须适当减少剂量或延长给药间隔时间；因某些疾病引起血浆蛋白减少时，血浆中游离型药物浓度升高，药物效应增强，甚至发生毒性反应；有些药物因机体的某种病理状态而不能应用，如当机体发热时，多数疫苗不适合应用。因此，临床用药时应充分注意机体伴有的病理状态可能对药物作用的影响，根据具体情况，适当选择药物和剂量，以求达到最佳治疗效果。

五 心理因素

心理因素对药效的影响主要发生在慢性病、功能性疾病及症状较轻的疾病。患者的情绪、对药物的信赖程度及医护人员的语言、态度、暗示等因素均可对药物的治疗效果产生影响。安慰剂（placebo）是指不含有任何药物成分、无药理活性、但外形与药品相同的制剂。安慰剂对心理因素控制的自主神经系统功能影响较大，如血压、心率、呕吐、性功能等。临床研究发现，对于头痛、心绞痛、手术后痛、感冒咳嗽、神经官能症等，安慰剂能获得 30%～50% 的疗效。因此，临床用药时不仅要重视药物的固有效应，同时要重视患者的心理因素对药物的影响。医护人员应运用各种措施，鼓励患者树立战胜疾病的信心和乐观的人生观，增强战胜疾病的意志，建立良好的医患、护患关系，取得患者的信任，以充分发挥药物的心理效应，取得满意的治疗效果。

六 长期用药引起的机体反应性变化

机体对药物的反应性可因人、因时及用药时间的长短等而异。机体连续用药后可发生耐受性。病原体及肿瘤细胞等对化学治疗药物可发生耐药性。长期连续使用某种药物，发生精神依赖和（或）生理依赖。生理依赖停药会出现严重的生理功能紊乱，对机体产生危害（以上内容详见第 2 章第 1 节）。无病情需要而大量长期应用药物称药物滥用。麻醉药品的滥用不仅对用药者危害大，对社会危害也极大。

护考链接

患者，男，4 岁。高热发生四肢抽搐。诊断为惊厥。需用地西泮紧急抢救。

1. 该患者选用的给药途径是（　　）

A. 口服　　　　　　B. 皮下注射　　　　　　C. 肌内注射

D. 静脉注射　　　　E. 外敷

分析：静脉注射没有吸收过程，药物起效迅速，常用于危重患者的抢救，故选 D。

2. 决定药物起效快慢的因素是（　　）

A. 生物利用度　　　B. 血浆蛋白结合率　　　C. 消除速率常数

D. 剂量　　　　　　E. 吸收速度

分析：决定药物起效快慢的因素是吸收速度，故选 E。

 自 测 题

一、选择题

A₁型题

1. 正确选择药物用量的规律有（　　）

A. 老年人年龄大，用量应大

B. 小儿体重轻，用量应小

C. 妊娠期妇女体重重，用量应增加

D. 对药物有高敏性者，用量应减少

E. 以上均错

2. 药物滥用是指（　　）

A. 医生用药不当

B. 大量长期使用某种药物

C. 未掌握药物适应证

D. 无病情需要而长期自我用药

E. 采用不恰当的剂量

3. 先天性遗传异常对药物代谢动力学的影响主要表现在（　　）

A. 口服吸收速度改变

B. 药物体内生物转化异常

C. 药物体内分布变化

D. 肾脏排泄速度改变

E. 以上都对

4. 连续用药后，机体对药物反应的改变不包括（　　）

A. 药物慢代谢型　　B. 耐受性

C. 耐药性　　　　　D. 快速耐药性

E. 依赖性

5. 关于合理用药，叙述正确的是（　　）

A. 为了充分发挥药物疗效

B. 以治愈疾病为标准

C. 应用统一的治疗方案

D. 采用多种药物联合应用

E. 在化学治疗中，除对因治疗外不需要对症治疗

A₂型题

6. 患者，因食物中毒入院，医生拟给该患者进行导泻，开具了硫酸镁，请问为达到导泻目的，硫酸镁的给药途径应该是（　　）

A. 静脉注射　　　　B. 吸入给药

C. 口服　　　　　　D. 皮下注射

E. 舌下含服

A₃/A₄型题

（7、8题共用题干）

患者，男，65岁。因心绞痛入院，医生给该患者开具了硝酸甘油。

7. 为控制该患者的病情，应采取何种给药方法（　　）

A. 皮肤给药 　　 B. 吸入给药

C. 口服 　　 D. 皮下注射

E. 舌下含服

8. 该患者心绞痛的症状得到控制后，因焦虑无法入眠，医生又给该患者开具了地西泮。地西泮的服药时间是（　　）

A. 晨起 　　 B. 饭前 　　 C. 饭后

D. 睡前 　　 E. 任何时候

二、简答题

1. 试述药物剂量对药物作用的影响。

2. 试述机体方面影响药物作用的因素。

3. 给药途径对药物作用有何影响？

（汪海英）

第5章 传出神经系统药理学概述

引言：传出神经是传递来自中枢神经冲动以支配效应器官活动的神经。能直接或间接影响传出神经的化学传递而改变效应器官活动的药物，称为传出神经系统药物。通过本章学习，重点掌握传出神经系统受体分类、分布及效应，并能熟悉传出神经系统药物的基本作用原理与分类。

● 案例 5-1

患者，男，36岁。在某城市国际半程马拉松比赛中，突然倒地，心搏骤停、呼吸微弱、瞳孔放大，现场医疗点医护人员立即开展心肺复苏、静脉注射肾上腺素、电除颤等抢救措施。

问题：1. 为什么患者在比赛过程中发生心搏骤停？

2. 抢救过程中为什么选择肾上腺素？

第1节 传出神经的分类和递质

传出神经的解剖学分类

按照解剖学分类，传出神经包括自主神经和运动神经（图5-1）。

1. 自主神经　包括交感神经与副交感神经，自中枢发出后，中途在神经节处更换神经元，然后到达所支配效应器，将其分为节前纤维与节后纤维，主要支配心脏、血管、平滑肌、腺体和眼等效应器。

2. 运动神经　自运动中枢发出后，中途不更换神经元，直接到达骨骼肌支配其运动。

传出神经的递质

神经末梢与效应器细胞或次一级神经元的相互交接处称为突触，突触由突触前膜、突出间隙和突触后膜三部分构成。当神经冲动到达神经末梢时，神经末梢所释放的化学传递物质称递质。通过递质与效应器上受体结合产生效应，从而完成神经冲动传递，此过程即为化学传递。传出神经的主要递质有乙酰胆碱（acetylcholine，ACh）、去甲肾上腺素（noradrenaline，NA；norepinephrine，NE）。

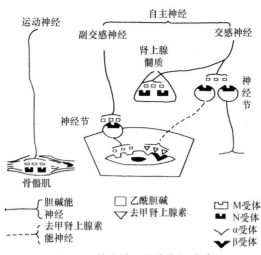

图 5-1　传出神经的分类与递质

传出神经按递质分类

根据神经末梢释放递质的不同，可将传出神经分为胆碱能神经和去甲肾上腺素能神经。

1. 胆碱能神经　兴奋时神经末梢释放的递质为 ACh。其包括以下几类：①全部的交感神经和副交感神经的节前纤维；②全部的副交感神经的节后纤维；③运动神经；④少数交感神经（支配汗腺分泌和骨骼肌血管舒张的神经）节后纤维。

2. 去甲肾上腺素能神经　兴奋时神经末梢释放的递质为 NA，大部分交感神经节后纤维均属于去甲肾上腺素能神经。

此外，某些效应器官组织中还存在着多巴胺能神经，兴奋时其末梢释放的递质为多巴胺（dopamine，DA）。近年来发现，在一些效应组织中，存在非肾上腺素能非胆碱能（non-adrenergic and non-cholinergic，NANC）传递，其递质称 NANC 递质，NANC 递质除参与 NANC 传递外，尚可作为辅助递质参与功能调节。

第 2 节　传出神经递质的生物合成与代谢

乙酰胆碱的生物合成与代谢

1. 合成　ACh 主要在胆碱能神经末梢合成，由胆碱和乙酰辅酶 A，在胆碱乙酰化酶（也称胆碱乙酰转移酶）作用下合成，储存于囊泡内。

2. 释放　当神经冲动到达神经末梢，突触前膜去极化，Ca^{2+} 内流，促使囊泡向突触前膜移动并融合形成裂孔，ACh 通过裂孔排入突触间隙，此过程为胞裂外排。释放出的 ACh 与受体结合产生效应。

3. 消除　释放出的 ACh 在数毫秒内即可被突触间隙内的乙酰胆碱酯酶（acetylcholinesterase，AChE）水解，水解产物胆碱被突触前膜再摄取供合成 ACh 用（图 5-2）。

去甲肾上腺素的生物合成与代谢

1. 合成　NA 主要在去甲肾上腺素能神经末梢合成，由酪氨酸在酪氨酸羟化酶（限速酶）

催化作用下形成多巴，再经多巴脱羧酶催化合成多巴胺，多巴胺进入囊泡，并在多巴胺 β-羟化酶催化下变为 NA，与 ATP 和嗜铬颗粒蛋白结合，储存于囊泡。

2. 释放　以胞裂外排的方式将 NA 释放到突触间隙。

3. 消除　包括摄取和降解两种方式，摄取包括摄取 1 和摄取 2 两种方式。摄取 1 即神经摄取，释放出的 75%～90% 的 NA 通过这种方式消除，这些 NA 再摄取进入神经末梢，部分进入囊泡储存起来，等待新的冲动传导过来释放，部分未进入囊泡的 NA 则被胞质中的单胺氧化酶（monoamine oxidase，MAO）破坏。摄取 2 即非神经摄取，NA 被非神经组织，如心肌、血管和肠道平滑肌等摄取，被细胞内的儿茶酚氧位甲基转移酶（catechol-*O*-methyl-transferase，COMT）和 MAO 破坏。还有一部分 NA 在突触间隙扩散入血，在肝、肾等组织中，被 MAO、COMT 降解破坏（图 5-3）。

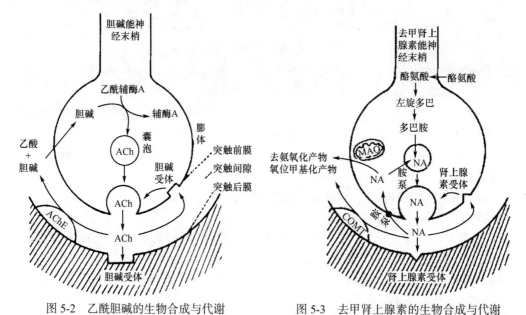

图 5-2　乙酰胆碱的生物合成与代谢　　　　图 5-3　去甲肾上腺素的生物合成与代谢

第 3 节　传出神经受体的分类、分布及生理效应

根据与受体选择性结合的递质不同，传出神经系统的受体可分为胆碱受体和肾上腺素受体。

 传出神经受体的分类及分布

（一）胆碱受体的分类及分布

胆碱受体指能选择性与 ACh 结合的受体，包括 M 受体和 N 受体两类。

1. M 受体（muscarine receptor，毒蕈碱型受体）　指能选择性地与毒蕈碱结合的胆碱受体，包括 M_1、M_2、M_3、M_4、M_5 五种亚型。M 受体主要分布于副交感神经节后纤维所支配效应器（如心脏、平滑肌、腺体和眼等部位）的细胞膜上。

2. N 受体（nicotine receptor，烟碱型受体）　指能选择性地与烟碱结合的胆碱受体，包括

N_M（nicotinic muscle）受体和 N_N（nicotinic neuronal）受体两种亚型。N_M 受体分布于骨骼肌细胞膜上，N_N 受体分布于自主神经节和肾上腺髓质细胞膜上。

（二）肾上腺素受体的分类及分布

肾上腺素受体指能选择性与 NA 或肾上腺素结合的受体，包括 α 受体和 β 受体两类。

1. α 受体　分为 $α_1$、$α_2$ 两种亚型。$α_1$ 受体主要分布于交感神经节后纤维所支配效应器官（如皮肤黏膜血管、内脏血管、瞳孔开大肌等）的突触后膜上；$α_2$ 受体分布于去甲肾上腺素能神经末梢突触前膜上。

2. β 受体　分为 $β_1$、$β_2$、$β_3$ 三种亚型。$β_1$ 受体主要分布于心脏和肾小球旁细胞；$β_2$ 受体主要分布于支气管平滑肌、骨骼肌血管、冠状血管和肝脏等处；$β_3$ 受体主要分布于脂肪组织。

 传出神经系统的生理效应

1. 胆碱能神经的效应

（1）M 样作用：为激动 M 受体所呈现的作用，主要表现为心脏抑制、血管扩张、腺体分泌增加、瞳孔缩小、平滑肌收缩等。

（2）N 样作用：为激动 N 受体所呈现的作用，N_N 受体兴奋时表现为自主神经节兴奋、肾上腺髓质分泌增加；N_M 受体兴奋时表现骨骼肌收缩。

2. 去甲肾上腺素能神经的效应

（1）α 型作用：为激动 α 受体所呈现的作用，主要表现为血管收缩、瞳孔扩大等。去甲肾上腺素能神经突触前膜上的 $α_2$ 受体兴奋时，产生负反馈作用，抑制递质 NA 的释放。

（2）β 型作用：为激动 β 受体所呈现的作用。$β_1$ 受体兴奋时，表现为心脏兴奋（心肌收缩力增强，心率加快，传导加速）、肾素释放量增加；$β_2$ 受体被激动时可引起支气管平滑肌松弛，血管平滑肌舒张、糖原分解、血糖升高等；$β_3$ 受体兴奋时可引起脂肪分解。

机体大多数器官受胆碱能神经与去甲肾上腺素能神经共同支配，它们的作用效果相互对立，但在中枢神经系统调节下又相互统一，有主次之分。通常情况下，心脏、血管以去甲肾上腺素能神经支配为主，胃肠道、膀胱等处内脏平滑肌以胆碱能神经支配为主。如果两类神经同时兴奋或抑制，则优势神经效应增强或减弱（表5-1）。

表 5-1　传出神经的受体与效应

效应器		胆碱能神经兴奋		去甲肾上腺素能神经兴奋	
		受体	效应	受体	效应
心脏	心肌	M_2	收缩力减弱	$β_1$	收缩力加强*
	窦房结		心率减慢		心率加快
	传导系统		传导减慢		传导加快
血管平滑肌	皮肤黏膜	M_3	扩张（交感神经）	α	收缩*
	内脏			α，$β_2$	收缩*
	骨骼肌			α，$β_2$	扩张*
	冠状动脉			α，$β_2$	扩张*
内脏平滑肌	支气管	M_3	收缩*	α，$β_2$	松弛
	胃肠壁		收缩*	$β_2$	松弛
	膀胱逼尿肌		收缩*	$β_2$	松弛
	胃肠括约肌		松弛*	$α_1$	收缩

续表

效应器		胆碱能神经兴奋		去甲肾上腺素能神经兴奋	
		受体	效应	受体	效应
内脏平滑肌	膀胱括约肌		松弛*	α_1	收缩
	子宫（妊娠）		收缩*	α，β_2	收缩，松弛
眼睛平滑肌	虹膜	M_3	瞳孔括约肌收缩*	α_1	收缩
	睫状肌		收缩（近视）*	β	松弛
腺体	汗腺	M_3	分泌（交感神经）	α	手、脚心分泌
	唾液腺	M	分泌	α	分泌
	胃肠、呼吸道	M	分泌		
代谢	糖原			β_2	分解
	脂肪组织			β_3	分解
其他	自主神经节肾上腺髓质	N_N	兴奋（交感神经节前纤维）		
	骨骼肌	N_M	收缩	β_2	收缩（运动神经）

注：*表示占优势。

此外，能选择性地与多巴胺结合的受体称为多巴胺受体（简称 DA 受体或 D 受体），分为 D_1 和 D_2 两种亚型。外周为 D_1 受体，兴奋时扩张肾血管、肠系膜血管及冠状动脉血管。D_2 受体主要分布于中枢。

第4节 传出神经系统药物的作用方式和分类

 传出神经系统药物的作用方式

1. 直接与受体结合 这类药物直接与相应的受体结合而发挥作用,结合后能激动受体者称受体激动药,能产生与 ACh 或 NA 相似作用的药物,分别称为拟胆碱药或拟肾上腺素药。结合后阻断受体,拮抗递质或受体激动药作用者称受体阻断药,产生与 ACh 或 NA 相反作用的药物,分别称为抗胆碱药或抗肾上腺素药。

2. 影响神经递质 这类药物通过影响神经递质的生物转化（合成、储存、释放、摄取）而产生效应。例如，麻黄碱可促进 NA 释放而发挥拟肾上腺素作用，利血平可抑制 NA 再摄取而发挥抗肾上腺素作用，新斯的明抑制胆碱酯酶从而减少乙酰胆碱的水解而发挥拟胆碱作用等。

 传出神经系统药物的分类

传出神经系统药物可根据其作用方式和对受体及其亚型作用的选择性进行分类（表 5-2）。

表 5-2 传出神经系统药物分类

拟似药	拮抗药
（一）胆碱受体激动药	（一）胆碱受体阻断药
1. M、N 受体激动药（卡巴胆碱）	1. M 受体阻断药
2. M 受体激动药（毛果芸香碱）	（1）非选择性 M 受体阻断药（阿托品）
3. N 受体激动药（烟碱）	（2）M_1 受体阻断药（哌仑西平）

续表

拟似药	拮抗药
（二）抗胆碱酯酶药（新斯的明）	2. N 受体阻断药
（三）肾上腺素受体激动药	（1）N_N 受体阻断药（美卡拉明）
1. α、β 受体激动药（肾上腺素）	（2）N_M 受体阻断药（泮库溴铵）
2. α 受体激动药	（二）肾上腺素受体阻断药
（1）$α_1$、$α_2$ 受体激动药（去甲肾上腺素）	1. α 受体阻断药
（2）$α_1$ 受体激动药（去氧肾上腺素）	（1）$α_1$、$α_2$ 受体阻断药（酚妥拉明）
（3）$α_2$ 受体激动药（可乐定）	（2）$α_1$ 受体阻断药（哌唑嗪）
3. β 受体激动药	（3）$α_2$ 受体阻断药（育亨宾）
（1）$β_1$、$β_2$ 受体激动药（异丙肾上腺素）	2. β 受体阻断药
（2）$β_1$ 受体激动药（多巴酚丁胺）	（1）$β_1$、$β_2$ 受体阻断药（普萘洛尔）
（3）$β_2$ 受体激动药（沙丁胺醇）	（2）$β_1$ 受体阻断药（阿替洛尔）
	3. α、β 受体阻断药（拉贝洛尔）

自 测 题

一、选择题

A_1 型题

1. 与毒蕈碱结合的胆碱受体是（   ）
   A. N 受体   B. M 受体   C. α 受体
   D. DA 受体   E. β 受体

2. 外周去甲肾上腺素主要激动的受体是（   ）
   A. α 受体   B. H_1 受体   C. M 受体
   D. DA 受体   E. N 受体

3. 激动外周 M 受体可引起（   ）
   A. 瞳孔扩大   B. 支气管松弛
   C. 黏膜血管舒张   D. 睫状肌松弛
   E. 糖原分解

4. 乙酰胆碱消除的主要方式是（   ）
   A. 被突触前膜再摄取
   B. 被单胺氧化酶破坏
   C. 被胆碱酯酶水解
   D. 被 COMT 破坏
   E. 进入血液

5. β 受体兴奋可引起（   ）
   A. 心脏兴奋   B. 血管收缩
   C. 平滑肌收缩   D. 骨骼肌收缩
   E. 瞳孔散大

6. N_M 受体分布于（   ）
   A. 骨骼肌   B. 神经节
   C. 心肌   D. 血管平滑肌
   E. 腺体

7. 外周多巴胺受体主要分布于（   ）
   A. 眼虹膜括约肌
   B. 汗腺和唾液腺
   C. 皮肤和骨伤肌血管
   D. 肾脏、肠系膜和冠状血管
   E. 窦房结、房室结、传导系统和心肌

8. α 受体兴奋时可引起（   ）
   A. 胃肠平滑肌收缩   B. 心脏兴奋
   C. 瞳孔缩小   D. 腺体分泌减少
   E. 皮肤、黏膜血管收缩

9. 传出神经系统药物的作用方式是（   ）
   A. 直接作用于受体
   B. 影响递质的合成与释放
   C. 影响递质的转化
   D. 影响递质的转运与储存
   E. 以上均是

10. 用药后可出现大汗淋漓、瞳孔缩小、腹痛等反应的是（   ）
    A. α 受体激动药   B. β 受体激动药
    C. M 受体激动药   D. N_N 受体激动药
    E. N_M 受体激动药

二、简答题

1. 简述传出神经系统药物的基本作用方式及分类。
2. 简述胆碱受体阻断药的分类及其代表药。

（马俊利）

第6章 胆碱受体激动药和抗胆碱酯酶药

引言：胆碱受体激动药可激动胆碱受体，使效应器产生与乙酰胆碱相似的作用；抗胆碱酯酶药可抑制胆碱酯酶活性，抑制乙酰胆碱的水解，从而增强其胆碱受体效应。临床常用药物有毛果芸香碱和新斯的明。通过本章学习，掌握毛果芸香碱与新斯的明的药理作用、临床应用和不良反应。

第1节 胆碱受体激动药

● 案例6-1

患者，男，54岁。右眼间断胀痛2年余，过度劳累或情绪激动时加重，休息后缓解。2日前夜间因失眠自服地西泮2片，凌晨因右眼剧烈胀痛而醒，视物模糊，在电灯泡周围可见彩虹，遂来急诊。检查：瞳孔中等散大，对光反射迟钝，眼底视网膜血管阻塞，眼压65mmHg。诊断：急性闭角型青光眼。

问题：1. 青光眼可用何种药物治疗，为什么？

2. 应用药物时应注意哪些事项？

 M、N 受体激动药

乙酰胆碱（acetylcholine，ACh）

ACh为胆碱能神经递质，能直接激动M、N受体，从而呈现M样与N样作用。因其性质不稳定，极易被乙酰胆碱酯酶水解破坏，维持时间短暂，同时因为其选择性差，作用范围广泛，故而没有临床价值，主要用于药理实验研究。

卡巴胆碱（carbamylcholine）

卡巴胆碱的作用与乙酰胆碱相似，化学性质稳定，不易被胆碱酯酶水解，作用时间较长。本药对胃肠和膀胱平滑肌作用强，可用于术后腹气胀和尿潴留，仅用于皮下注射，禁用静脉注射给药。因副作用多，毒性大，且阿托品对其解毒效果差，故目前主要用于局部滴眼治疗青光眼。

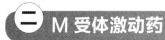

二 M 受体激动药

毛果芸香碱（pilocarpine，匹鲁卡品）

毛果芸香碱是从毛果芸香属植物中提取的生物碱，现已人工合成。常用其硝酸盐，水溶液性质稳定。

【药理作用】 选择性激动 M 受体，产生 M 样作用。对眼和腺体作用最明显。

对眼的作用 滴眼后可引起缩瞳、降低眼压和调节痉挛等作用。

（1）缩瞳：虹膜内有两种平滑肌，一种是瞳孔括约肌，受动眼神经的副交感神经纤维（胆碱能神经）支配，兴奋时瞳孔括约肌收缩，瞳孔缩小；另一种是瞳孔开大肌，受去甲肾上腺素能神经支配，兴奋时瞳孔开大肌向外周收缩，瞳孔扩大。毛果芸香碱可直接激动瞳孔括约肌上的 M 受体，使瞳孔括约肌向瞳孔中心收缩，瞳孔缩小（图 6-1）。

（2）降低眼压：房水由睫状体上皮细胞分泌及血管渗出而产生，经瞳孔流入前房，经前房角通过小梁网，流入巩膜静脉窦，进入血液循环。毛果芸香碱通过缩瞳使虹膜向中心拉紧，虹膜根部变薄，前房角间隙扩大，有利于房水通过巩膜静脉窦进入血液循环，眼压下降（图 6-2）。

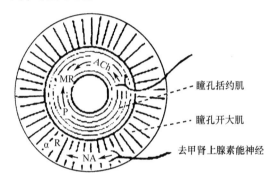

图 6-1 虹膜平滑肌与毛果芸香碱作用点

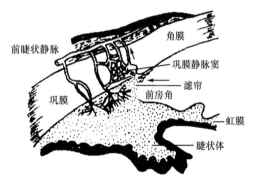

图 6-2 房水出路（箭头示房水回流方向）

（3）调节痉挛（导致近视）：眼睛可通过调节晶状体的屈光度，使物体成像于视网膜上，从而看清物体的作用称为眼的调节。晶状体富有弹性，有略呈球形的倾向，但由于受到悬韧带的外向牵拉，使晶状体维持在较为扁平的状态。悬韧带又受到睫状肌的控制，睫状肌由环状和辐射状两种平滑肌纤维组成，其中以动眼神经支配的环状肌纤维为主。毛果芸香碱能激动睫状肌环状纤维上的 M 受体，使睫状肌向瞳孔中心方向收缩，造成悬韧带松弛，晶状体因自身弹性而变凸，屈光度增加，导致视近物清楚，而视远物模糊，这种作用称为调节痉挛（图 6-3）。

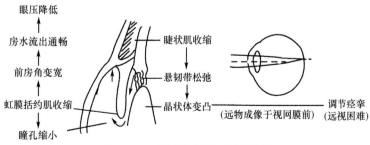

图 6-3 M 受体激动药对眼的作用

青 光 眼

青光眼是一组以视神经凹陷性萎缩和视野缺损为共同特征的疾病,病理性眼压增高是其主要危险因素。青光眼视神经萎缩和视野缺损的发生和发展与眼压升高程度和视神经对压力损害的耐受性有关。青光眼是主要致盲眼病之一,其有一定的遗传趋向。青光眼分为闭角型和开角型,闭角型青光眼由于周边虹膜堵塞小梁网,或与小梁网发生永久性粘连,房水回流受阻,引起眼压升高;开角型青光眼则因为小梁网及巩膜静脉窦变性、硬化,阻碍房水回流,引起眼压升高。

【临床应用】

1. 青光眼　临床上常用 1%~2%毛果芸香碱溶液滴眼,作用迅速温和,10~30 分钟缩瞳,降低眼压作用可持续 4~8 小时。对闭角型青光眼较好;对早期开角型青光眼也有一定疗效。

2. 虹膜睫状体炎　毛果芸香碱与扩瞳药交替滴眼,以防止虹膜与晶状体发生粘连。

3. 其他　口服毛果芸香碱可用于治疗口腔干燥,但在增加唾液分泌的同时,汗液分泌液明显增加。采用皮下注射,可用于对抗 M 受体阻断药(阿托品)中毒引起的外周症状。

【不良反应及用药护理】　应用本药长期滴眼,可因睫状肌收缩出现假性近视和眼部不适感。全身用药或滴眼吸收后可引起 M 受体过度兴奋,如流涎、多汗、恶心、呕吐、腹痛、腹泻、支气管痉挛、呼吸困难等,可用 M 受体阻断药阿托品拮抗。

滴眼前应洗净双手,头后仰,眼球向上,中指向下轻拉下眼睑,滴入眼药后压迫内眦 1~2 分钟,防止药液流入鼻腔,通过鼻黏膜血管吸收进入血液循环,引起 M 样作用。

第 2 节　抗胆碱酯酶药

案例6-2

患者,女,47 岁。患者 1 年前无明显诱因出现双眼睑下垂,晨轻暮重,不伴复视,活动后加剧,休息可略缓解,未予特殊治疗。近 1 个月来,症状明显加重,伴有咀嚼无力,胸闷憋气,四肢乏力。急入院,诊断为重症肌无力。

问题: 1. 治疗重症肌无力的药物有哪些?为什么?

2. 用药时应注意哪些事项?

抗胆碱酯酶药能和 AChE 结合,使酶失活,导致 ACh 水解减少,在突触间隙大量堆积而持续激动胆碱受体,呈现出 M 样与 N 样作用。抗胆碱酯酶药分为两类:一类是易逆性抗胆碱酯酶药,如新斯的明、毒扁豆碱;一类是难逆性抗胆碱酯酶药,如有机磷酸酯类(详见第 45 章第 1 节)。

新斯的明(neostigmine)

新斯的明是人工合成品,脂溶性低,口服吸收少且不规则,45~75 分钟可起效,静脉注射 4~8 分钟起效,肌内注射、皮下注射 20~30 分钟起效,达峰时间 1~2 小时。新斯的明不易透过血脑屏障,几乎无中枢作用;滴眼时不易透过血眼屏障,对眼作用较弱。

【药理作用】　新斯的明通过抑制 AChE 的活性,使 ACh 蓄积,激动 M、N 受体,呈现 M

样作用和 N 样作用，还能直接激动骨骼肌运动终板上的 N_M 受体，亦能促进运动神经末梢释放 ACh，因此新斯的明对骨骼肌兴奋作用强大；对胃肠平滑肌和膀胱平滑肌的作用较强；对腺体、眼、心血管及支气管平滑肌兴奋作用较弱。

【临床应用】

1. 重症肌无力　新斯的明通过兴奋骨骼肌，可改善肌无力症状。一般口服给药，即可使症状改善；重症患者或病情紧急时，可皮下注射或肌内注射。此外，新斯的明也用于非去极化型肌松药如筒箭毒碱过量中毒时的解救。

2. 腹气胀和尿潴留　新斯的明可增强胃肠道平滑肌和膀胱逼尿肌的张力，促进排气和排尿，常用于缓解术后腹气胀和尿潴留。

3. 阵发性室上性心动过速　新斯的明通过拟胆碱作用，抑制心脏，使心率减慢，用于阵发性室上性心动过速的治疗。

> **链接**
>
> ### 重症肌无力
>
> 　　重症肌无力是乙酰胆碱受体抗体介导的，细胞免疫依赖的及补体参与的一种神经-肌肉接头处传递障碍的自身免疫性疾病，病变主要累及神经-肌肉接头突触后膜上乙酰胆碱受体。临床表现为部分或全身骨骼肌容易疲劳，呈现波动性肌无力，常具有活动后加重、休息后减轻和晨轻暮重等特点。患者可见于任何年龄组，女性多于男性。病症若累及呼吸肌与膈肌，可造成患者出现呼吸困难，或因继发性吸入性肺炎而死亡。患者如急骤发生肌肉和呼吸肌严重无力，可致不能维持换气功能出现危象，若抢救不及时，可危及患者生命，是重症肌无力常见死因。

【不良反应及用药护理】　治疗量时不良反应较少，过量可引起恶心、呕吐、心动过缓、呼吸困难、肌肉震颤等症状，严重者使骨骼肌由兴奋转入抑制而导致肌无力症状加重，称"胆碱能危象"，此时应停用新斯的明，同时用阿托品、胆碱酯酶复活剂对抗。

用药前应注意监测患者心率、呼吸、吞咽能力、握力等情况，做到用药个体化，防止出现"胆碱能危象"。新斯的明可口服、肌内注射、皮下注射，一般少选择静脉注射，应用新斯的明时应备好阿托品，以防应用过量出现不良反应。

机械性肠梗阻、尿路梗阻、支气管哮喘患者禁用。

吡斯的明（pyridostigmine）

吡斯的明为人工合成药，作用较新斯的明弱，起效缓慢，作用维持时间较长。临床主要用于重症肌无力，也可用于腹气胀和尿潴留。不良反应较轻，很少引起胆碱能危象。禁忌证同新斯的明。

加兰他敏（galantamine）

加兰他敏是从石蒜科植物提取的生物碱，其抑制胆碱酯酶作用较弱，但作用维持时间较长，可透过血脑屏障。临床主要用于治疗重症肌无力、脊髓灰质炎后遗症。本药也可用于阿尔茨海默病的治疗。

安贝氯铵（ambenonium）

安贝氯铵作用与新斯的明相似，作用维持时间较长。用于重症肌无力，尤其是不能很好耐受新斯的明或吡斯的明的患者。

毒扁豆碱（physostigmine）

毒扁豆碱是从毒扁豆种子中提取的生物碱，现已可人工合成。毒扁豆碱具有与新斯的明相似的可逆性抑制 AChE 的作用，产生 M 样及 N 样作用。口服及注射均易吸收，易透过血脑屏障，产生中枢作用。因选择性较差，作用广泛，且毒性大，临床上主要局部使用治疗青光眼。与毛果芸香碱相比，其缩瞳、降低眼压作用强而持久。滴眼后约 5 分钟起效，降眼压作用可持续 1～2 日，其收缩睫状肌作用较强，常引起眼痛、头痛。滴眼时应压迫内眦，避免药液流入鼻腔后吸收，引起中毒。

本品水溶液性质不稳定，应放置于棕色瓶内避光保存。应用过程中注意观察药液，如氧化成红色，则药效降低，刺激性增大，不可使用。

 护考链接

患者，女，50 岁。患有青光眼多年，一直使用 1% 毛果芸香碱滴眼剂治疗。在治疗过程中，该患者不会出现（　　　）

A. 缩瞳　　　　　　　B. 眼压降低　　　　　　　C. 导致近视
D. 导致远视　　　　　E. 调节痉挛

分析： 毛果芸香碱属于 M 受体激动药，滴眼之后可产生缩瞳、眼压降低、调节痉挛，导致近视，故选 D。

 自 测 题

一、选择题

A₁ 型题

1. 毛果芸香碱的缩瞳作用是因为（　　　）
   A. 激动虹膜 α 受体
   B. 阻断虹膜 α 受体
   C. 激动虹膜 M 受体
   D. 阻断虹膜 M 受体
   E. 抑制胆碱酯酶活性

2. 毛果芸香碱的作用机制是（　　　）
   A. 阻断 M 受体
   B. 激动 M 受体
   C. 抑制胆碱酯酶
   D. 复活胆碱酯酶
   E. 兴奋胆碱能神经末梢

3. 新斯的明最强的作用是（　　　）
   A. 增加腺体分泌
   B. 缩瞳
   C. 兴奋骨骼肌
   D. 兴奋胃肠道平滑肌
   E. 减慢心率

4. 治疗重症肌无力应选用（　　　）

A. 新斯的明　　　　　B. 毒扁豆碱
C. 毛果芸香碱　　　　D. 乙酰胆碱
E. 阿托品

5. 毒扁豆碱可用于治疗（　　　）
   A. 重症肌无力　　　　B. 青光眼
   C. 尿潴留　　　　　　D. 腹气胀
   E. 肠麻痹

6. 新斯的明在临床使用中不可治疗（　　　）
   A. 有机磷酸酯中毒
   B. 肌松药过量中毒
   C. 阿托品中毒
   D. 手术后腹胀气
   E. 重症肌无力

7. 治疗闭角型青光眼应可选用（　　　）
   A. 乙酰胆碱　　　　　B. 新斯的明
   C. 阿托品　　　　　　D. 毛果芸香碱
   E. 加兰他敏

8. 新斯的明禁用于（　　　）
   A. 青光眼　　　　　　B. 重症肌无力
   C. 机械性肠梗阻　　　D. 术后尿潴留
   E. 高血压

A₂型题

9. 患者，男，32岁。近来常感到四肢无力，活动后加重，经检查被诊断为重症肌无力，应选择下述何药治疗（　　）
   A. 乙酰胆碱　　　　　B. 卡巴胆碱
   C. 新斯的明　　　　　D. 毛果芸香碱
   E. 毒扁豆碱

10. 患者，女，25岁。因胃溃疡进行手术，术后出现肠胀气，应选用下述何药治疗（　　）

   A. 新斯的明　　　　　B. 乙酰胆碱
   C. 毒扁豆碱　　　　　D. 毛果芸香碱
   E. 加兰他敏

二、简答题

1. 简述毛果芸香碱的药理作用及其临床应用。
2. 简述毛果芸香碱降低眼压的作用机制。
3. 简述新斯的明的药理作用及其临床应用。

（马俊利）

第7章　胆碱受体阻断药

引言：胆碱受体阻断药能与胆碱受体结合而不产生拟胆碱作用，并能妨碍ACh或胆碱受体激动药与胆碱受体结合，从而拮抗拟胆碱作用。按照药物作用选择性不同，此类药物包括M受体阻断药和N受体阻断药两类，N受体阻断药包括阻断 N_N 受体的神经节阻滞药，还包括阻断 N_M 受体的骨骼肌松弛药，简称肌松药。通过本章学习，重点掌握阿托品类生物碱（阿托品、东莨菪碱、山莨菪碱）的作用、临床应用、不良反应和用药护理。

第1节　M受体阻断药

● 案例7-1

患者，男，5岁。因高热、腹泻、四肢抽动入院，入院时面色及皮肤苍黄，口唇及指甲轻度发绀。经检查诊断为感染性休克早期。

问题： 1. 可选用哪些药物抗休克，何药使用更安全？

2. 用药护理时必须注意哪些问题？

本类药物包括植物中提取的阿托品类生物碱及阿托品的合成代用品。

 阿托品类生物碱

阿托品（atropine）

阿托品为颠茄、莨菪或曼陀罗等植物中提取的生物碱，现已人工合成。口服易吸收，1小时后作用达高峰，持续 3～4 小时；吸收后广泛分布于全身各组织，可透过血脑屏障及胎盘屏障。主要经肾排泄。

【药理作用】　阿托品为非选择性M受体阻断药，作用广泛，不同效应器上的M受体对阿托品的敏感性不同，故阿托品对其作用各异。

1. 抑制腺体分泌　阿托品抑制汗腺和唾液腺作用最强，小剂量即可使其分泌减少，引起口干和皮肤干燥；对支气管腺体抑制作用较强；较大剂量也能抑制胃液分泌，但对胃酸分泌影响较小。

2. 对眼的作用　阿托品对眼的作用与毛果芸香碱相反，表现为扩瞳、升高眼压和调节麻痹。无论局部滴眼或全身给药均可出现，且维持时间较长。

（1）扩瞳：阿托品能阻断瞳孔括约肌上的 M 受体，松弛瞳孔括约肌，使去甲肾上腺素能神经支配的瞳孔开大肌的功能占优势而引起瞳孔扩大。

（2）升高眼压：由于瞳孔扩大，虹膜退向四周边缘，使前房角间隙变窄，房水流通不畅，导致眼压升高，故青光眼患者禁用。

（3）调节麻痹：阿托品能阻断睫状肌上的 M 受体，使睫状肌松弛而退向边缘，悬韧带被拉紧，晶状体变扁，其屈光度减少，不能将近物清晰地成像在视网膜上，导致视远物清楚，视近物模糊不清，此作用称为调节麻痹。

3. 松弛内脏平滑肌　阿托品能阻断内脏平滑肌上的 M 受体，松弛多种内脏平滑肌，对处于过度活动或痉挛状态的平滑肌作用尤为明显。其中对胃肠平滑肌松弛作用最强，表现为降低其蠕动收缩的幅度和频率；对膀胱逼尿肌作用次之，对输尿管、胆管和支气管平滑肌松弛作用较弱，对子宫平滑肌影响很小。

4. 对心血管作用

（1）兴奋心脏：较大剂量的阿托品能阻断窦房结的 M_2 受体，解除迷走神经对心脏的抑制，使心率加快，传导加速。

（2）扩张血管：此作用与阻断 M 受体无关。较大剂量阿托品可引起血管扩张，解除小血管痉挛，增加血管的灌流量，改善微循环。尤以皮肤血管扩张明显，可产生潮红、温热感觉。

5. 兴奋中枢　治疗量（0.5～1mg）的阿托品对中枢作用不明显；较大剂量（1～2mg）可轻度兴奋延髓和大脑；更大剂量（3～5mg）中枢兴奋作用明显加强，出现焦虑不安、多言、谵妄等反应；中毒量（10mg 以上）可产生幻觉、定向障碍、运动失调和惊厥等，严重中毒时由兴奋转入抑制，出现昏迷及延髓麻痹而死亡。

【临床应用】

1. 全身麻醉前给药　皮下注射 0.5mg 阿托品，可减少呼吸道腺体及唾液腺分泌，防止分泌物阻塞呼吸道及吸入性肺炎的发生。还可用于严重盗汗及流涎症等治疗。

2. 眼科应用

（1）虹膜睫状体炎：应用 0.5%～1%阿托品局部滴眼，可使瞳孔括约肌和睫状肌松弛而得以充分休息，有利于炎症消退。常与缩瞳药交替使用，也可预防虹膜与晶状体的粘连及瞳孔闭锁。

（2）验光配镜：阿托品滴眼后使睫状肌松弛产生调节麻痹，使晶状体充分固定，可准确测定晶状体的屈光度。但由于阿托品对眼的作用持续时间过长，视力恢复较慢，现已少用。因儿童的睫状肌调节功能较强，故儿童验光时仍需使用阿托品。

（3）检查眼底：利用阿托品的扩瞳作用，可进行眼底检查。但由于阿托品调节麻痹作用可维持 2～3 日，扩瞳作用可持续 1～2 周，视力恢复过于缓慢，现已被作用时间较短的后马托品或托吡卡胺所取代。

3. 缓解内脏绞痛　对胃肠绞痛及膀胱刺激征等疗效较好；对胆绞痛、肾绞痛单用阿托品疗效较差，常与镇痛药如吗啡或哌替啶合用。此外，也可用于治疗遗尿症。

4. 治疗缓慢性心律失常　用于迷走神经过度兴奋所致的窦性心动过缓、传导阻滞等缓慢性心律失常。

5. 抗休克　在补足血容量的基础上，大剂量阿托品可用于抢救严重感染（暴发型流行性脑脊髓膜炎、中毒性菌痢、中毒性肺炎等）所致的中毒性休克。对于休克伴有高热或心率过快者，一般不宜使用。由于阿托品副作用较多，目前多用山莨菪碱取代。

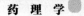

6. 解救有机磷酸酯类中毒　阿托品可迅速有效地缓解有机磷酸酯类中毒的 M 样症状，是特效的对症治疗药物（见第 45 章解毒药）。

【不良反应】

1. 副作用　治疗量的阿托品常表现出口干、视近物模糊、畏光、心悸、皮肤干燥潮红、排尿困难和体温升高等不良反应。停药后可自行消失，无需特殊处理。

2. 中毒反应　过量中毒时除上述外周症状加重外，还可出现中枢中毒症状如焦虑、失眠、不安、幻觉、谵妄、躁狂甚至惊厥等以兴奋为主的症状；严重中毒者可由兴奋转入抑制，出现昏迷、呼吸麻痹而死亡。

【用药护理】

1. 因本药副作用较多，用药前应告知患者，以免患者紧张。

2. 应及时提醒患者，用药前排便排尿，用药后多食含纤维素的食物，以减少尿潴留及便秘的发生。

3. 使用较大剂量阿托品时尤应注意观察心率、皮肤及体温等变化，如心率高于 100 次/分、体温高于 38℃的患者，不宜使用。夏季用药，要注意防暑降温，尤其是婴幼儿。

4. 用药期间，如出现呼吸加快、瞳孔散大、中枢兴奋症状及猩红热样皮疹，多提示阿托品中毒，应立即报告医生，以便及时处理。

5. 局部滴眼使用时应压迫内眦，以免吸收。本药扩瞳作用可持续 1～2 周，应告诉患者避免光线刺激，采取戴墨镜等措施保护眼睛，视近物模糊期间不要做用眼的精细工作。

6. 阿托品中毒时的外周症状可用毛果芸香碱或新斯的明对抗（但有机磷酸酯类中毒使用阿托品过量时不宜用抗胆碱酯酶药），中枢兴奋症状可用地西泮对抗。

7. 青光眼、前列腺增生、幽门梗阻患者禁用。老年人、妊娠期、哺乳期妇女慎用。

山莨菪碱（anisodamine）

山莨菪碱是从茄科植物唐古特莨菪中提取的生物碱，其天然品称 654-1，人工合成品为称 654-2。其脂溶性低，口服给药吸收差，多肌内注射给药。山莨菪碱具有与阿托品相似的药理作用，但较其弱。其作用特点：①对胃肠平滑肌、血管平滑肌的解痉作用选择性高，强度与阿托品相似或略低；②对眼和腺体的作用仅为阿托品的 1/20～1/10；③不易透过血脑屏障，中枢作用不明显。临床上替代阿托品用于感染性休克和内脏绞痛的治疗。禁忌证同阿托品。

东莨菪碱（scopolamine）

东莨菪碱是从洋金花、颠茄或莨菪等植物中提取的生物碱。与阿托品相比，其作用特点为①抑制腺体分泌、扩瞳和调节麻痹作用强于阿托品，而对心血管及内脏平滑肌作用较弱。②对中枢作用强且表现为抑制作用，大剂量可引起意识消失，进入浅麻醉状态。主要用于麻醉前给药，作用效果优于阿托品。此外，可用于预防晕动病和抗帕金森病。防晕止吐作用可能与其抑制前庭神经内耳功能或大脑皮质功能及抑制胃肠蠕动有关。对帕金森病可缓解流涎、震颤和肌肉强直，与其中枢抗胆碱作用有关。不良反应与阿托品相似。

二　阿托品的合成代用品

因阿托品作用广泛，副作用较多，通过对其结构进行改造，合成了一些副作用较小的代用品，目前主要有合成扩瞳药、合成解痉药。

（一）合成扩瞳药

扩瞳药作用的比较见表 7-1。

表 7-1 扩瞳药作用的比较

药物	浓度（%）	扩瞳作用		调节麻痹作用	
		高峰（分钟）	消退（日）	高峰（分钟）	消退（日）
阿托品	1.0	30～40	7～10	1～3	7～12
后马托品	1.0～2.0	40～60	1～2	0.5～1	1～2
托吡卡胺	0.5～1.0	20～40	0.25	0.5	<0.25
环喷托酯	0.5	30～50	1	1	0.25～1
尤卡托品	2.0～5.0	30	1/12～1/4	无作用	

（二）合成解痉药

溴丙胺太林（propantheline bromide，普鲁本辛）

溴丙胺太林为人工合成品，其作用与阿托品相似，对胃肠道平滑肌上的 M 受体选择性高。本药作用特点：①治疗量即可明显解除胃肠道平滑肌痉挛，作用强而持久，较大剂量还能抑制胃酸分泌；②不易透过血脑屏障，中枢作用不明显。临床上主要用于胃、十二指肠溃疡、胃肠绞痛及妊娠呕吐。不良反应较轻，中毒量可因神经肌肉接头传递阻断而致呼吸肌麻痹。

第 2 节　N 受体阻断药

 神经节阻断药

神经节阻断药又称 N_N 受体阻断药，可阻断交感神经节，使血管扩张，血压下降，曾作为降压药，但因其同时阻断副交感神经节，不良反应较多，现已少用。

 骨骼肌松弛药

骨骼肌松弛药是一类能与神经肌肉接头后膜的 N_M 受体结合，阻断神经冲动的正常传递，使骨骼肌松弛的药物，又称为 N_M 受体阻断药。主要作为外科麻醉的辅助用药。应用肌松药后，可在较浅的全身麻醉下，获得外科手术所需要的肌肉松弛度，因此能减少全麻药的用量。根据其作用机制的不同，可将本类药物分为去极化型肌松药和非去极化型肌松药两类。

（一）去极化型肌松药

琥珀胆碱（succinylcholine）

琥珀胆碱由琥珀酸和两个分子的胆碱组成，是临床常用的去极化型肌松药。其进入体内后约 98% 迅速被假性胆碱酯酶水解为琥珀酰单胆碱，肌松作用明显减弱，然后进一步水解为琥珀酸和胆碱，肌松作用消失。约 2% 药物以原形经肾排泄。

【药理作用】 琥珀胆碱与神经肌肉接头后膜的 N_M 受体结合后，其被胆碱酯酶的水解速率较 ACh 缓慢，故产生与 ACh 相似但较为持久的去极化作用，神经肌肉接头后膜失去了对乙酰胆碱的反应性，从而导致骨骼肌松弛。琥珀胆碱的肌松作用起效快而短暂，静脉注射 10～30mg，即可出现短暂的肌束颤动，尤以胸腹部肌肉明显。1 分钟内即转变为肌肉松弛，约 2 分钟肌肉松弛作用达高峰，5 分钟作用即消失，静脉滴注可延长其作用时间。

【临床应用】

1. 气管内插管及气管镜等短时检查　静脉注射起效快而短暂，对喉肌麻痹力强，可减轻患者痛苦，有利于插管操作进行。

2. 辅助麻醉　静脉滴注可维持较长时间的肌肉松弛作用，便于在浅麻醉下进行外科手术，可减少麻醉药的用量，增加手术的安全性。适用于较长时间的外科手术需要。

【不良反应及用药护理】

1. 呼吸肌麻痹　常见于剂量过大、静脉滴注过快或遗传性胆碱酯酶活性低下者，导致自主呼吸停止。应进行人工呼吸，直至自主呼吸完全恢复。

2. 肌束颤动　琥珀胆碱产生肌肉松弛前有短暂的肌束颤动，有 25%～50%患者出现术后肩胛部及胸部肌肉疼痛，一般 3～5 日可自愈。

3. 眼压升高　琥珀胆碱使眼外肌短暂收缩、脉络膜血管扩张而引起眼压升高，故禁用于青光眼、白内障晶状体摘除术。

4. 血钾升高　由于肌肉的持续去极化而释放大量钾离子，使血钾升高。故大面积软组织损伤、大面积烧伤、偏瘫、脑血管意外等血钾升高患者应禁用，以免产生高血钾性心搏骤停。

5. 应注意与以下药物的合用　①琥珀胆碱在碱性溶液中易分解，故不宜与硫喷妥钠混合使用；②氨基糖苷类和多黏菌素类抗生素也有肌肉松弛作用，与琥珀胆碱合用易致呼吸肌麻痹，应避免合用；③抗胆碱酯酶药、酯类局部麻醉药、环磷酰胺等能抑制假性胆碱酯酶活性，使琥珀胆碱的作用增强，应予注意。

（二）非去极化型肌松药

本类药物能竞争性阻滞神经肌肉接头后膜的 N_M 受体，使骨骼机松弛，又称为竞争性肌松药。作用特点：①肌松前无肌束颤动；②抗胆碱酯酶药可对抗其肌肉松弛作用，故药物过量中毒可用新斯的明解救；③吸入性全身麻醉药能增强此类药物的作用，故合用时要减少麻醉药的剂量。

筒箭毒碱（tubocurarine）

筒箭毒碱是从南美洲防己科等植物箭毒中提取的生物碱，是临床应用最早的典型非去极化型肌松药。本药口服难以吸收，静脉注射 4～6 分钟起效，临床上可作为麻醉辅助用药。因来源有限且副作用较多，现已少用。

泮库溴铵类

泮库溴铵类是近年来研制的一类较安全的新型非去极化型肌松药，目前已基本取代了筒箭毒碱的使用。临床应用较多，用于各种手术维持肌松、气管插管等。常用药物有泮库溴铵（pancuronium bromide）、维库溴铵（vecuronium）、阿曲库铵（atracurium）等。

护考链接

患者，男，50 岁。患有甲状腺功能减退症，最近因晕厥就诊。心电图示：窦性心动过缓，心率 46 次/分。

1. 该患者除应积极治疗甲减外，还宜用下述何种药物对症治疗（　　）

A. 毒扁豆碱　　B. 后马托品　　C. 阿托品　　D. 新斯的明　　E. 毛果芸香碱

分析：阿托品通过阻断 M 受体，兴奋心脏，使心率加快，传导速度加快，这有助于缓解该患者出现的窦性心动过缓，故选 C。

护考链接

2. 下列哪项不属于本药的药理作用（　　　）
A. 抑制腺体分泌　　　　B. 收缩血管　　　C. 升高眼压
D. 松弛内脏平滑肌　　　E. 兴奋中枢

分析：阿托品的药理作用有抑制腺体分泌、升高眼压、扩张血管、松弛内脏平滑肌、兴奋中枢等，故选 B。

 自 测 题

一、选择题

A₁ 型题

1. 阿托品用于麻醉前给药的目的是（　　　）
A. 增强麻醉作用
B. 减少呼吸道腺体分泌
C. 预防心动过速
D. 松弛胃肠道平滑肌
E. 兴奋呼吸中枢

2. 阿托品无缓解作用的症状是（　　　）
A. 内脏绞痛　　B. 流涎出汗　　C. 便秘
D. 心动过缓　　E. 大小便失禁

3. 对阿托品的叙述错误的是（　　　）
A. 常用于感染性休克
B. 用于麻醉前给药
C. 治疗缓慢性心律失常
D. 治疗胆绞痛常与哌替啶合用
E. 常用于缓解支气管哮喘

4. 东莨菪碱的临床应用不包括（　　　）
A. 麻醉前给药　　　　B. 帕金森病
C. 晕动病　　　　　　D. 过敏反应
E. 妊娠呕吐

5. 阿托品的哪种作用与阻断 M 受体无关（　　　）
A. 扩大瞳孔，调节麻痹
B. 抑制腺体分泌
C. 扩张血管，改善微循环
D. 松弛内脏平滑肌
E. 兴奋心脏，加快心率

6. 阿托品禁用于（　　　）
A. 前列腺增生　　　B. 胃肠痉挛
C. 支气管哮喘　　　D. 心动过缓
E. 休克

7. 有中枢抑制作用的 M 受体阻断药是（　　　）
A. 阿托品　　　　B. 后马托品

C. 东莨菪碱　　　　D. 山莨菪碱
E. 溴丙胺太林

8. 阿托品抗休克机制是（　　　）
A. 扩张小血管、改善微循环
B. 解除迷走神经对心脏的抑制
C. 升高血压　　　D. 兴奋中枢神经
E. 解除胃肠绞痛

9. 阿托品最适合以下哪种休克的治疗（　　　）
A. 失血性休克　　　B. 感染性休克
C. 疼痛性休克　　　D. 过敏性休克
E. 心源性休克

10. 阿托品治疗胃肠绞痛时一般不会出现（　　　）
A. 皮肤干燥　　　　　B. 视物模糊
C. 心肌收缩力减弱　　D. 口干
E. 心悸

A₂ 型题

11. 患者，男，40 岁。因手术需要进行蛛网膜下腔阻滞麻醉，麻醉过程中出现心动过缓，应选用下述何药处理（　　　）
A. 阿托品　　　　B. 毛果芸香碱
C. 新斯的明　　　D. 山莨菪碱
E. 麻黄碱

12. 患者，7 岁，近来视力下降明显，经检查需要重新验光配镜，宜选用下述哪种药物（　　　）
A. 后马托品　　　　B. 溴丙胺太林
C. 阿托品　　　　　D. 山莨菪碱
E. 东莨菪碱

二、简答题

1. 简述阿托品的作用及其临床应用。
2. 比较山莨菪碱、东莨菪碱与阿托品各有哪些特点。

（马俊利）

第8章 肾上腺素受体激动药

引言：早在1895年医学工作者即发现了肾上腺的提取物具有升血压的作用，1899年从中提取出了肾上腺素。肾上腺素是肾上腺髓质分泌的激素，除了升高血压，对于人体的其他系统还会产生什么样的作用，在临床上有哪些应用？通过本章节学习，重点掌握肾上腺素、去甲肾上腺素、异丙肾上腺素的药理作用、临床应用、不良反应及用药护理；了解其他肾上腺素受体激动药的作用特点与临床应用。

肾上腺素受体激动药是能与肾上腺素受体结合并激动受体，产生与肾上腺素相似的作用，也称为拟肾上腺素药。它们在化学结构上多属于胺类，作用与交感神经兴奋时表现相似，故而也称为拟交感胺类。按照对肾上腺素受体选择性分类，拟肾上腺素药包括三类：α、β受体激动药，如肾上腺素、麻黄碱、多巴胺；α受体激动药，如去甲肾上腺素、间羟胺；β受体激动药，如异丙肾上腺素。

第1节 α、β受体激动药

● 案例8-1

患者，女，35岁，因急性肺炎入院。青霉素皮试阴性，给予青霉素静脉滴注治疗。在滴注过程中，患者自觉胸闷、手足麻木，继而出现面色苍白，四肢冰冷，脉搏不能扪及，神智模糊不清。诊断：青霉素过敏性休克。

问题：1. 在抢救该患者时，应首选何药进行抢救，为什么？
2. 用药过程中应该注意哪些事项？

肾上腺素（adrenaline，AD）

肾上腺素是肾上腺髓质中的嗜铬细胞合成与分泌的激素，药用肾上腺素从家畜肾上腺提取或人工合成。其化学性质不稳定，见光或与空气接触易变质，应注意避光保存。在中性尤其是碱性溶液中，易氧化变色而失效。

肾上腺素口服在碱性肠液、肠黏膜及肝内易被氧化失效，不能达到有效血药浓度。皮下注射因能收缩黏膜血管，导致吸收缓慢，6～15分钟起效，维持1～2小时作用。肌内注射吸收速度较皮下注射快，作用维持80分钟。静脉给药，立即起效，仅维持数分钟即被代谢，适用于急症治疗。吸入给药，1～5分钟起效，作用可维持1～3小时。

【药理作用】 肾上腺素通过激动 α 受体和 β 受体而发挥药理作用。

1. 兴奋心脏 肾上腺素通过激动心肌、窦房结和传导系统的 $β_1$ 受体，从而增强心肌收缩力、加速心率和加快传导，使心排血量增加，这是肾上腺素作为强心针兴奋心脏的有利之处。但当患者处于心肌缺血、缺氧及心力衰竭时，或当使用剂量过大或静脉注射速度过快时，肾上腺素的兴奋心脏作用会提高患者的心肌代谢率及耗能耗氧量，可能使病情加重或引起快速性心律失常，甚至导致心室颤动。

2. 舒缩血管 不同部位血管肾上腺素受体分布的密度不同，当肾上腺素的用量不同时，对血管的作用亦有不同。皮肤、内脏血管 α 受体占优势，尤其皮肤、黏膜的血管收缩作用最为强烈，内脏血管中肾血管收缩也较为显著。骨骼肌血管和冠状动脉血管以 $β_2$ 受体为主，呈现舒张血管作用。

3. 影响血压 肾上腺素对于血压的影响取决于应用的剂量。皮下注射治疗量（0.5～1mg）或低浓度静脉滴注（每分钟滴入 10μg）时，因心脏兴奋性增强，心排血量增加，而使收缩压升高；同时由于骨骼肌血管的舒张，抵消或超过皮肤黏膜等血管的收缩作用的影响，故舒张压不变或下降；此时身体各部位血液重新分配，使适合于紧急状态下机体能量供应的需要。较大剂量肾上腺素则对血管平滑肌 α 受体的选择性较强，表现为全身血管的收缩，同时因为心脏的兴奋性增强，表现为收缩压与舒张压均升高。

4. 扩张支气管 激动支气管平滑肌的 $β_2$ 受体，发挥强大舒张作用，并能抑制肥大细胞释放过敏性物质，还可激动 α 受体使支气管黏膜血管收缩，降低毛细血管的通透性，有于消除支气管黏膜水肿。

5. 促进代谢 肾上腺素能促进机体代谢，在治疗剂量即可使机体耗氧量提高 20%～30%。肾上腺素通过激动 α 受体和 $β_2$ 受体，使肝糖原分解，同时因降低外周组织对葡萄糖的摄取利用，使得血糖升高。肾上腺素还能兴奋脂肪组织的 $β_3$ 受体，激活三酰甘油脂肪酶，加速脂肪分解，使血液中游离脂肪酸升高。

【临床应用】

1. 心搏骤停 肾上腺素用于抢救因溺水、麻醉意外、药物中毒、急性传染病和心脏传导阻滞等原因引起的心搏骤停。对电击所致的心搏骤停也可用肾上腺素配合心脏除颤器或利多卡因等进行抢救，一般用肾上腺素或心脏复苏三联针（肾上腺素、阿托品各 1mg 及利多卡因 50～100mg）心室内注射，同时必须进行有效的人工呼吸、心脏按压和纠正酸中毒等。

2. 过敏性休克 肾上腺素是抢救过敏性休克的首选药物。肾上腺素具有兴奋心脏、收缩血管、舒张支气管、抑制过敏性物质释放和减轻支气管黏膜水肿等作用，可迅速缓解过敏性休克所致的循环衰竭和呼吸衰竭。常采用皮下注射或肌内注射，成人用量初始量为 0.5mg，随后 0.025～0.05mg 静脉注射，如需要可每隔 5～15 分钟重复给药一次。

3. 支气管哮喘 皮下注射或肌内注射肾上腺素可以控制支气管哮喘的急性发作，但本药引起的心血管不良反应较多，目前已被高选择性的 $β_2$ 受体激动药（如沙丁胺醇、特布他林等）所取代。

4. 与局部麻醉药配伍 一般在局部麻醉药中加入少量肾上腺素（浓度 1：250 000），可使注射部位血管收缩，延缓局部麻醉药的吸收，延长局部麻醉药作用时间，并减少局部麻醉药吸收中毒的发生。但需要注意肢体末端（如手指、脚趾、阴茎等处）的手术，局部麻醉药中不可加入肾上腺素，以免组织缺血坏死。

5. 局部止血 可将浸有 0.1%浓度肾上腺素的棉球或纱布压迫在受伤部位，如鼻黏膜和齿龈，可使血管收缩从而止血。

【不良反应及用药护理】

1. 治疗剂量时不良反应为心悸、烦躁、头痛和血压升高等，停药后可缓解。大剂量使用或皮下、肌内注射时误入血管，或静脉注射速度过快，可引起搏动性头痛、心律失常（甚至是心室纤颤）或是血压骤升，有发生脑出血的危险，因此使用时严格掌握剂量和正确注射方法。

2. 高血压、脑动脉硬化、器质性心脏病、甲状腺功能亢进症和糖尿病等患者禁用。老年人、妊娠期妇女慎用。

3. 本药不宜与氧化物、碱性药物合用，以免失效。与日光或空气接触易变质，应注意避光保存。

多巴胺（dopamine，DA）

多巴胺是去甲肾上腺素生物合成的前体物质，药用多巴胺为人工合成品。口服易在肠和肝脏被破坏而无效；皮下、肌内注射，因血管收缩，难以发挥作用；一般采用静脉滴注给药。多巴胺不易通过血脑屏障。

【药理作用】 多巴胺能激动 α 受体、β_1 受体和 DA 受体。

1. 兴奋心脏 多巴胺能激动心脏 β_1 受体，使心肌收缩力增强、心排血量增加。治疗量对心率影响不明显，大剂量也可加快心率，但较少引起心律失常。

2. 舒缩血管 治疗量多巴胺激动 α 受体，使皮肤、黏膜血管收缩；激动 D_1 受体，使肾、肠系膜血管舒张。大剂量时则以 α 受体的兴奋作用占优势，皮肤、黏膜、肾及肠系膜血管均收缩。

3. 对血压的影响 治疗量时，多巴胺在兴奋心脏和舒缩血管共同作用下，收缩压升高，脉压加大，但对舒张压无明显影响；大剂量时因血管 α 受体的兴奋作用占优势，血管收缩，外周阻力增大，收缩压与舒张压均升高。

4. 改善肾功能 治疗量多巴胺激动肾血管 D_1 受体，使肾血管舒张，肾血流量和肾小球滤过率增加。同时多巴胺还具有排钠利尿的功能，有助于改善肾功能。但大剂量多巴胺对肾血管表现为收缩作用，会减少肾血流量，加重肾衰竭。

【临床应用】

1. 休克 可用于各种休克，对于伴有心肌收缩力减弱及尿量减少而血容量不足的休克患者疗效好。

2. 急性肾衰竭 与利尿药合用，通过舒张肾血管，增加尿量，改善肾功能，可用于治疗急性肾衰竭。

【不良反应及用药护理】 一般较轻，偶见恶心、呕吐。大剂量或静脉滴注过快可出现心律失常和肾血管收缩导致肾功能下降，一旦发生，应减慢滴注或停药。未纠正的快速性心律失常、嗜铬细胞瘤或心室纤颤禁用。妊娠期妇女慎用。

静脉滴注时药液不得外漏，以免引起局部组织坏死。应注意观察局部有无外漏现象，一旦发生应及时处理。

麻黄碱（ephedrine）

麻黄碱是从中药麻黄中提取的生物碱，药用麻黄碱为人工合成的盐酸盐。

【药理作用】 麻黄碱能激动 α 受体和 β 受体，又能促进去甲肾上腺素能神经末梢释放去甲肾上腺素。与肾上腺素相比，本药具有如下特点：①性质稳定，口服有效；②兴奋心脏、收缩血管、升高血压和舒张支气管作用缓慢、温和、持久；③中枢兴奋作用强，易致失眠；④短期内反复应用可产生快速耐受性。

【临床应用】

1. 防治低血压 主要用于防治硬膜外麻醉和蛛网膜下腔麻醉（腰麻）所引起的低血压。

2. 鼻黏膜充血所致鼻塞 可用 0.5%～1% 麻黄碱溶液滴鼻，通过收缩鼻黏膜血管减少黏膜充血与肿胀，缓解鼻塞现象。但小儿禁用。

3. 支气管哮喘 可用于预防支气管哮喘发作和轻症患者的治疗，对于重症急性哮喘发作疗效较差。

4. 缓解荨麻疹和血管神经性水肿的皮肤黏膜症状。

【不良反应及用药护理】 剂量过大或敏感者可引起震颤、焦虑、失眠、心悸、血压升高等，为防止失眠，睡前 2 小时应避免服用。连续滴鼻治疗患者，可产生反跳性鼻黏膜充血和快速耐受。禁忌证同肾上腺素。老年人、妊娠期妇女、哺乳期妇女慎用。

伪麻黄碱（pseudoephedrine）

伪麻黄碱是麻黄碱的立体异构体，作用与麻黄碱相似，但升压作用和中枢作用较弱。口服易吸收，主要用于鼻黏膜充血。不良反应参见麻黄碱。

美芬丁胺（mephentermine）

美芬丁胺为 α、β 受体激动药，药理作用与麻黄碱相似，通过直接作用于肾上腺素受体和间接促进递质释放两种机制发挥作用。其兴奋心脏的作用比异丙肾上腺素弱而持久。加快心率的作用不明显，较少引起心律失常。与麻黄碱相似，也具有中枢兴奋作用。主要用于腰麻时预防血压下降；也可用于心源性休克或其他低血压，此外尚可用 0.5% 溶液滴鼻治疗鼻炎。

> 链接
>
> **麻黄碱与冰毒**
>
> 　　麻黄碱是合成冰毒（去氧麻黄碱）的最主要原料，目前世界各国已有的麻黄碱及含麻黄碱的复方制剂多达 300 种以上，为了防止含麻黄碱类复方制剂流入非法渠道而用于制毒，国家食品药品监督管理局 2008 年下发了《关于进一步加强含麻黄碱类复方制剂管理的通知》，通知明确要求药品零售企业限售含麻黄碱类复方制剂，一次不得超过 5 个最小包装。

第2节 α受体激动药

去甲肾上腺素（noradrenaline，NA）

去甲肾上腺素是去甲肾上腺素能神经末梢释放的主要神经递质，也可由肾上腺髓质少量分泌。药用去甲肾上腺素为人工合成品，性质不稳定，见光、遇热易分解，在中性尤其在碱性溶液中迅速氧化变色而失效，在酸性溶液中较稳定，临床常用其重酒石酸盐。

去甲肾上腺素口服后会收缩胃肠黏膜血管而难以吸收；皮下注射会导致血管强烈收缩，吸收少且容易发生局部组织坏死，故一般常采用静脉滴注给药，由于去甲肾上腺素可迅速被再摄取和代谢，故作用维持时间较短暂，停止静脉给药后 1～2 分钟作用消失，代谢产物经肾脏排泄。

【药理作用】　去甲肾上腺素为 α 受体激动药，对 $α_1$、$α_2$ 受体无选择性。对 $β_1$ 受体作用较弱，对 $β_2$ 受体几无作用。

1. 舒缩血管　去甲肾上腺素能激动血管平滑肌 $α_1$ 受体，使血管收缩，尤其皮肤、黏膜血管最为显著，其次是肾血管，对脑、肝、肠系膜及骨骼肌血管也有收缩作用。但冠状动脉舒张，可能是因为激动心肌 $β_1$ 受体，使心肌代谢产物（如腺苷）增加所致；同时因为外周血管收缩引起血压升高，提高冠状动脉的灌注压，故而冠脉血流量增加，冠状动脉扩张。

2. 兴奋心脏　去甲肾上腺素对心肌 $β_1$ 受体有较弱激动作用，可使心肌收缩力增强，心率加快，传导加速。但整体情况下，因为血压升高引起降压反射，导致迷走神经兴奋，心率减慢，且该作用胜过去甲肾上腺素直接兴奋心脏引起的心率加快，故心率减慢。因为外周血管收缩，阻力增大，心排血量增加不明显或略下降。大剂量使用或静脉给药速度过快，可引起心律失常，但较肾上腺素少见。

3. 升高血压　小剂量静脉滴注去甲肾上腺素，可兴奋心脏，使收缩压升高，但血管收缩不剧烈，因此舒张压升高不明显，脉压加大；大剂量静脉滴注时血管强烈收缩，收缩压与舒张压均升高，脉压减小。

【临床应用】

1. 休克和低血压　目前去甲肾上腺素在休克治疗中已不占重要地位，仅用于神经源性休克早期、过敏性休克、应用血管扩张药无效的感染性休克及药物中毒（如氯丙嗪、酚妥拉明）引起的低血压等，切忌大剂量或长时间应用，否则会因血管剧烈收缩而加重微循环障碍。

2. 上消化道出血　去甲肾上腺素 $1\sim3mg$，用生理盐水适当稀释后口服，可收缩食管或胃黏膜血管，产生止血作用。

【不良反应及用药护理】

1. 局部组织缺血坏死　静脉滴注时间过长、浓度过高或药液外漏，使局部血管剧烈收缩，组织缺血坏死。如发现注射部位苍白、发凉、水肿，应立即停止注射或更换注射部位，局部热敷，并用普鲁卡因或 α 受体阻断药（如酚妥拉明）局部浸润注射以扩张局部血管。

2. 急性肾衰竭　静脉滴注时间过长或剂量过大，可使肾血管剧烈收缩，肾血流量急剧减少，出现少尿、无尿和肾实质损伤，因此用药期间要严密检测尿量、血压、末梢循环状况等，尿量至少保持每小时 25ml 以上。

3. 高血压、动脉硬化症、器质性心脏病及少尿、无尿、严重微循环障碍患者禁用。妊娠期妇女慎用。

间羟胺（metaraminol，阿拉明）

间羟胺主要激动 α 受体，对 $β_1$ 受体作用较弱。与去甲肾上腺素比较，其收缩血管、升高血压的作用较弱而持久，对肾血管收缩作用较弱，不易引起急性肾衰竭；对心率影响不明显，不易引起心律失常。此外，本药给药方便，既可静脉滴注，也可肌内注射。常作为去甲肾上腺素的良好代用品，用于各种休克早期或低血压。

去氧肾上腺素（phenylephrine，新福林）

去氧肾上腺素为 $α_1$ 受体激动药，通过收缩血管，升高血压，反射性减慢心率。本药既可静脉滴注，也可肌内注射。用于防治脊髓麻醉或全身麻醉的低血压，也可用于阵发性室上性心动过速。此外，去氧肾上腺素滴眼后可激动瞳孔开大肌的 $α_1$ 受体，产生扩瞳作用，其扩瞳作用相对于阿托品较弱，起效快，维持时间较短，且不会升高眼压和调节麻痹，可作为眼底检查的快速短效扩瞳药。

第3节 β受体激动药

异丙肾上腺素（isoprenaline，喘息定）

异丙肾上腺素为人工合成品，口服无效，气雾吸入或舌下给药吸收较快，亦可静脉滴注。在体内主要被COMT代谢，代谢速度较慢，故作用维持时间较肾上腺素略长。

【药理作用】 主要激动β受体，对β_1、β_2受体选择性低，对α受体几乎无作用。

1. 兴奋心脏 激动心脏β_1受体，增强心肌收缩、加快心率、加速房室传导，增加心排血量。与肾上腺素相比，本品对窦房结的兴奋性较强，应用大剂量也可引起心律失常，但较少发生心室纤颤。

2. 舒张血管 通过激动β_2受体而舒张血管，尤其是骨骼肌血管及冠状动脉血管，总外周阻力降低。

3. 对血压的影响 因心脏的兴奋与血管的舒张，故而收缩压轻度升高而舒张压略下降，脉压增大。

4. 扩张支气管 可激动支气管平滑肌上β_2受体，支气管扩张，且其作用比肾上腺素强。

5. 促进代谢 其促进代谢作用与肾上腺素相似，可使血糖升高，游离脂肪酸增加，能量代谢增加。

【临床应用】

1. 心搏骤停 心室内注射，用于抢救各种原因引起的心搏骤停，使心脏恢复跳动，且较少诱发心室纤颤。

2. 房室传导阻滞 舌下给药或静脉滴注，可明显改善房室传导阻滞程度。

3. 支气管哮喘 气雾吸入或舌下给药，可迅速控制支气管哮喘急性发作，疗效快而强。

4. 休克 适用于中心静脉压高、心排血量低、外周阻力高的感染性休克，现已少用。

【不良反应及用药护理】

1. 常见的不良反应有心悸、头痛等，过量可致心律失常甚至心室纤颤。气雾吸入时，应严格掌握剂量，以防引起心律失常；长期用药者注意耐受性的产生。

2. 心绞痛、心肌梗死、甲状腺功能亢进、嗜铬细胞瘤患者禁用。妊娠期妇女慎用。

多巴酚丁胺（dobutamine）

口服给药无效，一般静脉滴注给药。主要选择性激动β_1受体。与肾上腺素相比，本药的正性肌力作用比正性频率作用显著，很少引起心肌耗氧量增加和心律失常。临床主要用于治疗心肌梗死并发心力衰竭，治疗量可明显增加心排血量，改善心功能。因其可加速房室传导，梗阻性肥厚型心肌病禁用。心房颤动患者禁用。

护考链接

患者，女，55岁。因肝硬化门静脉高压、呕血、黑便入院。

下述药物中，可用于该患者止血的是（ ）

A. 异丙肾上腺素　　　　B. 间羟胺　　　　C. 肾上腺素

D. 多巴胺　　　　　　　E. 去甲肾上腺素

分析：去甲肾上腺素稀释后口服，在食管或胃内因局部作用收缩黏膜血管，产生止血效果，故正确选项为E。

自 测 题

一、选择题

A₁型题

1. 抢救过敏性休克的首选药是（　　）
   A. 麻黄碱　　　　　　　B. 肾上腺素
   C. 异丙肾上腺素　　　　D. 多巴胺
   E. 间羟胺

2. 肾上腺素与局部麻醉药配伍的目的是
   （　　）
   A. 防止过敏性休克
   B. 局部血管收缩，促进止血
   C. 防止出现低血压
   D. 延长局部麻醉药作用时间及防止吸收
   中毒
   E. 增强中枢镇静作用

3. 因可致局部组织缺血坏死而禁止皮下和肌
   内注射的药物是（　　）
   A. 间羟胺　　　　　　　B. 肾上腺素
   C. 麻黄碱　　　　　　　D. 多巴胺
   E. 去氧肾上腺素

4. 防治硬膜外和蛛网膜下腔麻醉引起的低血
   压可选用（　　）
   A. 去甲肾上腺素　　　B. 肾上腺素
   C. 酚妥拉明　　　　　D. 多巴胺
   E. 麻黄碱

5. 用于扩瞳检查眼底的药物是（　　）
   A. 间羟胺　　　　　　B. 肾上腺素
   C. 麻黄碱　　　　　　D. 去氧肾上腺素
   E. 多巴胺

6. 治疗房室传导阻滞应选用（　　）
   A. 间羟胺　　　　　　B. 麻黄碱
   C. 肾上腺素　　　　　D. 多巴胺
   E. 异丙肾上腺素

7. 少尿或无尿的休克患者应禁用（　　）
   A. 肾上腺素　　　　　B. 间羟胺
   C. 多巴胺　　　　　　D. 麻黄碱
   E. 去甲肾上腺素

8. 伴有心收缩力减弱及尿量减少的休克患者
   应选用（　　）
   A. 麻黄碱　　　　　　B. 肾上腺素

C. 间羟胺　　　　　　D. 多巴胺
E. 去甲肾上腺素

9. 治疗支气管哮喘急性发作应选用（　　）
   A. 多巴胺　　　　　　B. 麻黄碱
   C. 肾上腺素　　　　　D. 去氧肾上腺素
   E. 间羟胺

10. 去甲肾上腺素持续静脉滴注的主要危险
    是（　　）
    A. 肝衰竭　　　　　　B. 局部组织坏死
    C. 心肌缺血　　　　　D. 心律失常
    E. 急性肾衰竭

A₂型题

11. 某精神分裂症患者，误服大剂量氯丙嗪，
    出现严重的低血压症状，应选用下述何种
    药升压（　　）
    A. 肾上腺素　　　　　B. 麻黄碱
    C. 阿托品　　　　　　D. 多巴胺
    E. 去甲肾上腺素

A₃/A₄型题

（12、13 题共用题干）

患者，女，12 岁。因畏寒、发热、咽痛
两日，由母亲陪同就医。诊断急性扁桃体炎。
给青霉素等治疗，青霉素皮试阴性。静脉滴注
青霉素后约 5 分钟，患者出现面色苍白、四肢
厥冷，血压测不到。

12. 除了停用青霉素外，应立即给予哪种药物
    抢救（　　）
    A. 去甲肾上腺素　　　B. 麻黄碱
    C. 阿托品　　　　　　D. 多巴胺
    E. 肾上腺素

13. 下列哪项不属于本药的作用（　　）
    A. 兴奋心脏　　　　　B. 扩张支气管
    C. 利尿　　　　　　　D. 升高血糖
    E. 收缩血管

二、简答题

1. 简述肾上腺素的药理作用和临床应用。
2. 去甲肾上腺素有哪些临床应用？用药时应
   注意哪些问题？

（马俊利）

第9章　肾上腺素受体阻断药

> 引言：肾上腺素受体阻断药包括 α 受体阻断药和 β 受体阻断药。通过本章学习，重点掌握 β 受体阻断药的药理作用、临床应用、不良反应与用药护理；熟悉酚妥拉明等其他药物的作用特点与临床应用。

肾上腺素受体阻断药是一类能与肾上腺素受体结合，本身不激动或较少激动肾上腺素受体，却能阻断去甲肾上腺素能神经递质或拟肾上腺素药与肾上腺素受体结合，从而产生抗肾上腺素作用的药物。根据药物对受体的选择性不同，本类药物可分为 α 受体阻断药和 β 受体阻断药。

第 1 节　α 受体阻断药

● 案例 9-1

患者，男，39 岁。在给予去甲肾上腺素治疗早期神经源性休克过程中，滴注部位皮肤苍白，患者诉局部疼痛。

问题：1. 此时除了应及时更换注射部位、局部热敷外，还应给予什么药物处理？

2. 此药物在临床上还有哪些应用？应用期间应注意哪些事项？

α 受体阻断药能选择性地与 α 受体结合，阻断去甲肾上腺素能神经递质及肾上腺素受体激动药与 α 受体结合而发挥作用。它们能将肾上腺素的升压作用翻转为降压作用，这种现象称为"肾上腺素升压作用的翻转"，这是因为 α 受体阻断药选择性地阻断了与血管收缩有关的 α 受体，但不影响与血管舒张有关的 β_2 受体，使肾上腺素的血管收缩作用被取消，而血管舒张作用得以充分表现出来。

根据对受体亚型的选择性不同，α 受体阻断药可分为三类：①非选择性 α 受体阻断药，如酚妥拉明；②选择性 α_1 受体阻断药，如哌唑嗪；③选择性 α_2 受体阻断药，如育亨宾。

（一）非选择性 α 受体阻断药

酚妥拉明（phentolamine）

酚妥拉明又名立其丁（regitine），为短效 α 受体阻断药，对 α_1、α_2 受体没有选择性。口服生物利用度低，常采用肌内注射或静脉给药，肌内注射作用维持 30～45 分钟，静脉注射 2～3

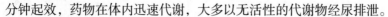

分钟起效，药物在体内迅速代谢，大多以无活性的代谢物经尿排泄。

【药理作用】

1. 扩张血管　酚妥拉明具有阻断血管平滑肌 α_1 受体和直接舒张血管作用。静脉注射能使血管舒张，血压下降，降低肺动脉压和外周血管阻力。

2. 兴奋心脏　可因血管舒张、血压下降，反射性兴奋交感神经，使心脏收缩力增强，心率加快，心排血量增加。同时，酚妥拉明还能阻断神经末梢突触前膜 α_2 受体，促进去甲肾上腺素释放，激动心脏 β_1 受体，从而兴奋心脏。

3. 其他　拟胆碱作用使胃肠平滑肌兴奋；组胺样作用使胃酸分泌增加，皮肤潮红等。

【临床应用】

1. 外周血管痉挛性疾病　治疗肢端动脉痉挛的称雷诺综合征、血栓闭塞性脉管炎及冻伤后遗症。

2. 去甲肾上腺素静脉滴注外漏　静脉滴注去甲肾上腺素应用过量或速度过快或去甲肾上腺素外漏，可致皮肤黏膜缺血、苍白和剧痛，甚至坏死，可用酚妥拉明 10mg 溶于生理盐水 10～20ml，做皮下浸润性注射。

3. 肾上腺嗜铬细胞瘤　用于嗜铬细胞瘤的诊断、嗜铬细胞瘤所致的高血压危象及手术前准备。

4. 抗休克　通过舒张血管，降低外周阻力，使心排血量增加，有效改善微循环障碍，并能有效降低肺动脉压，防止肺水肿，但应用之前必须补足血容量。

｜链接｜

嗜铬细胞瘤

嗜铬细胞瘤起源于肾上腺髓质、交感神经节或其他部位的嗜铬组织，以位于肾上腺者多见（80%～90%），多见于儿童与家族性患者。肿瘤持续或间断地释放大量儿茶酚胺（去甲肾上腺素、肾上腺素），引起持续性或阵发性高血压和多个器官功能及代谢紊乱。

---

5. 急性心肌梗死与顽固性充血性心力衰竭　通过扩张血管，降低外周阻力，使心排血量增加，降低肺动脉压，防止肺水肿产生，降低心肌耗氧量，减轻心脏负担。

【不良反应及用药护理】

1. 心血管反应　常见直立性低血压，静脉给药可引起心率加快、心律失常和心绞痛，故冠心病患者慎用。用药过程中注意监测血压、脉搏变化。

2. 胃肠反应　可引起腹痛、腹泻、呕吐、胃酸分泌增多等，甚至可诱发或加剧溃疡，故溃疡患者慎用。

妥拉唑啉（tolazoline）

妥拉唑啉作用与酚妥拉明相似，但对 α 受体阻断作用较弱，而拟胆碱作用和组胺样作用较强。主要用于外周血管痉挛性疾病，局部浸润注射可用于去甲肾上腺素静脉滴注时药液外漏。不良反应与酚妥拉明相似，发生率较高。

酚苄明（phenoxybenzamine）

酚苄明为长效 α 受体阻断药，阻断 α 受体作用强大而持久。因局部刺激性强，不做肌内注射或皮下注射，主要采用静脉给药和口服给药，但口服吸收少而不规则，起效缓慢，静脉注射1 小时后达到最大效应。本药脂溶性高，大剂量用药可蓄积于脂肪组织中，然后缓慢释放，故作用持久。一次用药其作用可持续 3～4 日。

【药理作用和临床应用】　酚苄明能阻断血管平滑肌的 α 受体,使血管舒张,降低外周阻力,改善微循环。其特点是起效慢、作用强而持久。主要用于治疗外周血管痉挛性疾病,也可用于休克和嗜铬细胞瘤的治疗,还可用于良性前列腺增生引起的阻塞性排尿困难,可明显改善症状。

【不良反应及用药护理】　常见直立性低血压、反射性心动过速、心律失常及鼻塞,口服可致恶心、呕吐、嗜睡、乏力等。静脉注射必须缓慢并密切监测血压、脉搏等变化。一旦发生直立性低血压,应嘱咐患者平卧,采用头低足高位,必要时给予去甲肾上腺素,禁用肾上腺素。

（二）选择性 α$_1$ 受体阻断药

常用的 α$_1$ 受体阻断药有哌唑嗪（prazosin）、特拉唑嗪（terazosin）、多沙唑嗪（doxazosin）等,主要用于良性前列腺增生及高血压的治疗（见第 24 章抗高血压药）。

第 2 节　β 受体阻断药

β 受体阻断药能选择性与 β 受体结合,竞争性阻断去甲肾上腺素能神经递质或肾上腺素受体激动药与 β 受体结合,从而拮抗 β 受体激动后所产生的作用。根据 β 受体阻断药对受体亚型的选择性不同,可将其分为三类:①非选择性 β 受体阻断药,如普萘洛尔;②选择性 β$_1$ 受体阻断药,如阿替洛尔、美托洛尔;③α、β 受体阻断药,如拉贝洛尔、卡维地洛。

【药理作用】

1. β 受体阻断作用

（1）影响心血管系统:阻断心脏 β$_1$ 受体,减弱心肌收缩力,减慢心率,减慢房室传导,降低心肌耗氧量,血压略降。阻断 β$_2$ 受体和心脏功能抑制共同引起交感神经反射性兴奋,使得血管收缩,外周阻力增加,减少肝、肾、骨骼肌等组织器官血流量,减少冠状动脉的血流量。

（2）收缩支气管:阻断 β$_2$ 受体,收缩支气管,支气管哮喘患者可能诱发或加重哮喘。

（3）减慢代谢:抑制交感神经兴奋所引起的脂肪、糖原分解。

（4）抑制肾素释放:阻断肾小球旁细胞 β$_1$ 受体,抑制肾素释放,降低血压。

2. 内在拟交感活性　某些 β 受体阻断药（如吲哚洛尔、阿普洛尔、普拉洛尔等）与 β 受体结合时,产生激动效应,即内在拟交感活性,但其激动作用比拮抗作用弱,因此,药物对心脏抑制作用和支气管平滑肌收缩作用较弱,但在增加药物剂量或体内儿茶酚胺类物质处于低水平时,可加快心率和增加心排血量等。

3. 膜稳定作用　某些 β 受体阻断药（如普萘洛尔、吲哚洛尔、倍他洛尔等）高浓度时具有局部麻醉作用和奎尼丁样作用,通过降低细胞膜对 Na$^+$ 通透性,提高心肌细胞膜稳定性,可用于治疗快速性心律失常。

4. 其他作用　普萘洛尔有抗血小板聚集作用;噻吗洛尔可减少房水形成,降低眼压。

【临床应用】

1. 高血压　是治疗高血压的基础药物,可单独用,也可与其他类型降压药合用,减少其他药物引起的心率过快、心排血量增加等不良反应。

2. 快速性心律失常　对多种原因引起的快速性心律失常均有效,对交感神经兴奋性过高、甲状腺功能亢进引起的窦性心动过速疗效较好，也可用于运动或情绪变化所引起的室性心律失常。

3. 心绞痛和心肌梗死　β受体阻断药可降低心肌耗氧量，对心绞痛有良好的疗效。心肌梗死患者早期应用普萘洛尔、美托洛尔，可降低心肌梗死的复发与猝死率。

4. 充血性心力衰竭　合理有效应用β受体阻断药（如卡维地洛、美托洛尔、比索洛尔等）可改善心功能，降低猝死及心律失常发生率。但此类药观察时间较长（一般需要 3 个月），慢性效果比较显著，且从小剂量开始，逐渐增加剂量。

5. 甲状腺功能亢进　阻断β受体，减轻交感神经兴奋症状；如普萘洛尔可抑制外周 T_4 转化为 T_3，减弱甲亢症状。

6. 其他　治疗嗜铬细胞瘤和肥厚型心肌病；普萘洛尔可治疗偏头痛、肌震颤、肝硬化引起的上消化道出血；噻吗洛尔常局部滴眼，治疗青光眼。

【不良反应及用药护理】

1. 一般不良反应　恶心、呕吐、轻度腹泻等消化道症状，偶见过敏性皮疹和血小板减少。

2. 心脏抑制　心动过缓、房室传导阻滞、严重心功能不全、肺水肿或心搏骤停等严重后果。

3. 外周血管收缩或痉挛　四肢发冷、皮肤苍白或发绀，出现雷诺症状或间歇性跛行，甚至引起肢端溃疡和坏死。

4. 诱发或加重支气管哮喘　阻断 β_2 受体可收缩支气管平滑肌，引起支气管收缩，可诱发或加重支气管哮喘，但选择性阻断 β_1 受体及有内在拟交感活性药物不会引起。

5. 反跳现象　长期应用β受体阻断药，如果突然停药，可使原来症状重复，甚至病情加重。因此，长期用药患者不能突然停药，应逐渐减量停药。

6. 其他　严重左心室功能不全、窦性心动过缓、重度房室传导阻滞、支气管哮喘等患者禁用。

普萘洛尔（propranolol，心得安）

普萘洛尔是临床常用的非选择性β受体阻断药。口服易吸收，但首关效应明显，生物利用度仅为 30%。吸收后容易通过血脑屏障和胎盘屏障，也可分泌于乳汁中，主要经过肝脏代谢，肾脏排泄。临床应用普萘洛尔应注意剂量个体化，从小剂量开始，逐渐增加到适当剂量。

用药后心率减慢、心肌收缩力下降、心排血量降低，心肌耗氧量减少，可用于治疗心律失常（尤其交感神经兴奋引起的快速性心律失常）、高血压、心绞痛、甲状腺功能亢进等。

噻吗洛尔（pindolol）

噻吗洛尔是已知的作用最强的β受体阻断药，其无内在拟交感活性和膜稳定作用。本药能阻断血管平滑肌 β_2 受体，减少房水的形成，降低眼压，常用其滴眼剂治疗青光眼，噻吗洛尔疗效与毛果芸香碱相近或较优，且前者无缩瞳和调节痉挛等不良反应。

美托洛尔（metoprolol）

美托洛尔对 β_1 受体有选择性阻断作用，缺乏内在拟交感活性，对呼吸道阻力影响轻微，适用于哮喘症患者，但仍须慎用。

卡维地洛（carvedilol）

卡维地洛是新型 α_1、β_1 和 β_2 受体阻断药，还兼有抗氧化作用。1995 年被 FDA 批准用于治疗原发性高血压，1997 年被批准用于治疗充血性心力衰竭，是此类药物中第一个被正式批准用于治疗心力衰竭的β受体阻断药，可明显改善患者心力衰竭症状，提高生命质量，降低病死率。

护考链接

患者,男,55岁。因肺炎诱发感染性休克急诊住院。当即给青霉素抗感染,因血压过低用去甲肾上腺素静脉滴注。治疗中发现滴注局部皮肤苍白、发凉,患者述疼痛。

1. 此时应给何种药物治疗( )

A. 酚妥拉明　　　　　　B. 普萘洛尔　　　　　　C. 普鲁卡因胺

D. 阿托品　　　　　　　E. 卡维地洛

分析:患者滴注局部皮肤苍白、发凉,可能是去甲肾上腺素外漏引起局部血管收缩导致,除了更换注射部位,局部热敷,还可浸润注射酚妥拉明来缓解,故选A。

2. 所使用药物的常见不良反应是( )

A. 高血糖　　　　　　　B. 低血压　　　　　　　C. 哮喘

D. 头痛　　　　　　　　E. 肝功能异常

分析:酚妥拉明能阻断血管 α_1 受体和直接舒张血管,常见不良反应为低血压等,故选B。

自 测 题

一、选择题

A_1 型题

1. 酚妥拉明的临床应用不包括( )

A. 外周血管痉挛性疾病

B. 肾上腺嗜铬细胞瘤

C. 支气管哮喘

D. 难治性充血性心力衰竭

E. 休克

2. 肾上腺素的升压作用可被下列何药所翻转( )

A. 阿托品　　B. 酚妥拉明　　C. 新斯的明

D. 普萘洛尔　　E. 毛果芸香碱

3. 可用于诊治嗜铬细胞瘤的药物是( )

A. 哌唑嗪　　　　　B. 去甲肾上腺素

C. 肾上腺素　　　　D. 阿托品

E. 酚妥拉明

4. 兼有 α 和 β 受体阻断作用的药物是( )

A. 美托洛尔　　B. 普萘洛尔　　C. 吲哚洛尔

D. 卡维地洛　　E. 阿替洛尔

5. 下列哪项不是普萘洛尔的临床应用( )

A. 高血压　　　　　B. 窦性心动过速

C. 心绞痛　　　　　D. 窦性心动过缓

E. 甲亢

6. 具有降低眼压作用的β受体阻断药的是( )

A. 美托洛尔　　　　B. 阿替洛尔

C. 普萘洛尔　　　　D. 噻吗洛尔

E. 卡维地洛

7. 可用于治疗青光眼的药物是( )

A. 噻吗洛尔　　　　B. 普萘洛尔

C. 吲哚洛尔　　　　D. 卡维地洛

E. 阿替洛尔

A_2 型题

8. 患者,男,60岁。患高血压已20年,经常感到烦躁不安、精神紧张、心率快,宜选用( )

A. 哌唑嗪　　B. 普萘洛尔　　C. 肾上腺素

D. 阿托品　　E. 噻吗洛尔

A_3/A_4 型题

(9、10题共用题干)

患者,女,56岁。近日出现心悸、乏力、眩晕等症状,休息时心率 110 次/分,血压 165/110mmHg,心电图提示窦性心动过速。

9. 该患者可选用下述何药治疗( )

A. 阿托品　　B. 酚妥拉明　　C. 新斯的明

D. 普萘洛尔　　E. 拉贝洛尔

10. 下列哪项不属于本药的临床应用( )

A. 高血压　　　　　B. 心绞痛

C. 支气管哮喘　　　D. 甲亢

E. 快速性心律失常

二、简答题

1. 简述酚妥拉明临床应用和不良反应。

2. 简述β受体阻断药的临床应用。

(马俊利)

第10章 局部麻醉药

引言：随着现代手术方式的改进和发展，越来越多的手术均可在局部麻醉下实施，虽然局麻药有确切的麻醉效果，但操作不当也会造成严重后果。应如何正确选择、合理使用局麻药？如何加强用药护理和指导，提高用药安全性？本章学习局部麻醉药的分类、作用部位和作用机制，掌握丁卡因、利多卡因、普鲁卡因、布比卡因等药物的临床应用及不良反应，并进行合理的用药护理，为临床合理使用局部麻醉药奠定基础。

第1节　局部麻醉药的基本药理作用

● 案例 10-1

患者，女，52 岁。因不慎滑倒致左下肢骨折，须行左下肢手术。麻醉医生行腰部硬膜外麻醉，给予利多卡因和丁卡因混合麻醉后 5 分钟，患者出现烦躁不安、谵妄、挣扎，伴呼吸困难，面色苍白，出汗。查体：心率 150 次/分，血压 80/55mmHg，脉搏细速，诊断为局部麻醉药吸收中毒。

问题：1. 分析局部麻醉药毒性反应发生的主要原因。
2. 简述局部麻醉药吸收中毒后对机体的影响。
3. 如何预防和治疗局部麻醉药吸收中毒？

局部麻醉药（local anaesthetics），简称局麻药，是一类局部应用于神经末梢或神经干周围的药物，能暂时、完全和可逆性地阻断神经冲动的产生和传导，在意识清醒的条件下，使局部痛觉暂时消失。局部应用对各类组织都无损伤性影响，但吸收后也可干扰重要器官的功能。按化学结构不同分为酯类和酰胺类，前者有普鲁卡因、丁卡因，后者有利多卡因、布比卡因。

一　局麻药的药理作用

1. 局麻作用　局麻药主要作用于神经细胞膜，局麻药两端的氨基与神经细胞膜内侧钠通道的磷酸基结合，阻断电压门控性钠通道，阻滞 Na^+ 内流，使细胞膜不能去极化，导致神经细胞丧失兴奋性和传导性，引起局麻作用。细的无髓鞘神经纤维比粗的有髓鞘神经纤维更敏感，更容易被阻断。因此混合神经作用时，首先痛觉消失，继之冷觉、温觉、触觉、压觉消失，最后是运动麻痹，恢复时顺序相反。

2. 吸收作用

（1）中枢神经系统作用：表现为先兴奋后抑制。首先抑制敏感的中枢抑制性神经，初期表现为头晕、焦虑不安、多言、抽搐甚至惊厥等兴奋现象；随后抑制兴奋性神经元，最后转入昏迷、呼吸麻痹。

（2）心血管系统作用：局麻药可直接抑制心脏，表现为心肌收缩力减弱、不应期延长、传导减慢等。通过抑制交感神经致血管扩张，加速局麻药的吸收而减弱局麻作用，并增加中毒机会。局麻药过量或误入血管可引发虚脱，突发心室纤颤而致死。

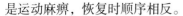
二 局麻药的不良反应及用药护理

1. **毒性反应** 多因局麻药用药量过大或是误入血管而引起全身作用，即吸收作用。在局麻药中应加入微量肾上腺素（1/20 万～1/10 万），收缩局部血管，可防止局麻药吸收中毒，并延长局麻作用时间。但以下情况忌合用肾上腺素：高血压、冠心病、甲状腺功能亢进、周围血管疾病、肢体末梢部位（手指、脚趾、耳垂等）麻醉、服用三环类抗抑郁药期间。使用局麻药时需严格把握好用药时间和剂量，若出现中毒症状，应及时给予吸氧、补液升压、用地西泮控制中枢兴奋症状等措施。

2. **过敏反应** 较少见。表现为荨麻疹、皮肤红斑、呼吸困难、过敏性休克等。酯类局麻药如普鲁卡因较多出现，同类局麻药之间可出现交叉过敏反应，两类局麻药之间无交叉过敏反应。用药前应询问过敏史，并做皮试。

第2节 局部麻醉药的给药方法

1. **表面麻醉** 也称黏膜麻醉，是指将穿透性较强的局麻药喷洒或涂于黏膜表面，使黏膜下神经末梢麻醉。适用于眼、鼻、咽喉、气管、尿道等黏膜部位的浅表手术。常选用穿透力强的利多卡因、丁卡因。

2. **浸润麻醉** 将局麻药注入皮下或手术野附近组织，使局部神经末梢麻醉。适用于浅表手术。常选用毒性较小的普鲁卡因、利多卡因。

3. **传导麻醉** 又称阻滞麻醉，是将局麻药注入神经干或神经丛周围，阻断神经冲动的传导，使该神经支配的区域麻醉。适用于四肢和牙科手术。可选用普鲁卡因、利多卡因、布比卡因，注射时要注意不可误入血管内。

4. **硬脊膜外麻醉** 简称硬膜外麻醉，将局麻药注入硬膜外腔麻醉脊神经。此麻醉方法适用的手术范围广，特别适用于腹部手术。硬膜外麻醉用药量较腰麻大 5～10 倍，如误入蛛网膜下腔，可引起呼吸、心跳停止等严重毒性反应，故应谨慎使用。可选用普鲁卡因、利多卡因、丁卡因、布比卡因。

5. **蛛网膜下腔麻醉** 简称腰麻，将局麻药注入腰椎蛛网膜下腔，使该部位的脊神经根阻滞，适用于下腹部和下肢手术。应注意局麻药的比例与患者的体质，否则药液扩散进入脑室可抑制延髓，导致呼吸麻痹。

腰麻和硬膜外麻醉时由于交感神经传导亦被阻断，引起血管扩张、血压下降及心脏抑制，可用麻黄碱防治。

第3节 常用局部麻醉药

普鲁卡因（procaine，奴佛卡因）

普鲁卡因毒性较小，是常用药之一，属酯类短效局麻药，亲脂性低，不易穿透黏膜，故只作注射用药。其盐酸盐水溶液不稳定，久储、光照或受热后易变黄，局麻效价降低，宜避光保存。

【药理作用和临床应用】

1. 局麻作用　因其穿透力弱，一般不用于表面麻醉，主要用于浸润麻醉、传导麻醉、腰麻和硬膜外麻醉。注射后1～3分钟起效，维持30～60分钟，局麻作用弱而短；加用肾上腺素后维持时间可延长1～2小时。

2. 局部封闭作用　用0.25%～0.5%的普鲁卡因溶液注射于局部做封闭治疗，以促进炎症消退和症状缓解。此外，本品吸收后有一定的镇痛、镇静和抗心律失常作用，可用于复合麻醉。

> **链接**
>
> ### 镇 痛 泵
>
> 麻醉科使用的术后镇痛泵可使镇痛药物在血浆中能保持一个及时的、稳定的浓度，并且可让患者自行按压给药以迅速加强效果，治疗更加个体化。低浓度局麻药通过硬膜外导管输入硬膜外腔，或连接腰麻管进入蛛网膜下腔，阻滞机体感觉神经的传导而减少疼痛。

【不良反应及用药护理】

1. 毒性反应　大量吸收中毒时可引起中枢神经系统先兴奋后抑制，心血管系统被抑制，这时应维持呼吸和循环功能。

2. 过敏反应　极少数人用药后出现荨麻疹、支气管痉挛、喉头水肿及过敏性休克等过敏反应。用前应做皮试，对本药过敏者可用利多卡因。

利多卡因（lidocaine，塞罗卡因）

利多卡因是目前应用最多的局麻药，属中效酰胺类局麻药，起效快，穿透力强，水溶液稳定，局麻强度、持续时间及毒性介于普鲁卡因和丁卡因之间，可广泛用作多种局部麻醉。由于其扩散能力快而强，麻醉范围不易控制，一般不用作腰麻。还有抗心律失常作用。过敏反应罕见，与酯类局麻药无交叉过敏，故对酯类局麻药过敏者可选用此药。

丁卡因（tetracaine，地卡因）

丁卡因属酯类局麻药，化学结构与普鲁卡因相似。对皮肤、黏膜穿透力强，起效缓慢，作用可持续2～3小时。其作用强度、毒性均比普鲁卡因大10倍左右。主要用于表面麻醉；也可用于传导麻醉、腰麻和硬膜外麻醉，但需严格控制剂量；因其毒性大，一般不用于浸润麻醉。

布比卡因（bupivacaine，麻卡因）

布比卡因属于长效、强效的酰胺类局麻药，其麻醉强度比利多卡因强4～5倍，作用持续时间达5～10小时。但穿透力弱，可用于除表面麻醉外的各种麻醉。心脏毒性较强，且复苏困难，特别在酸中毒、低氧血症时尤为严重，应予警惕。

临床使用的局麻药还有氯普鲁卡因（chlorprocaine）、甲哌卡因（mepivacaine）、罗哌卡因（ropivacaine）、依替卡因（etidocaine）和辛可卡因（dibucaine）等。

护考链接

　　患者，男，45岁。腰麻注药后，先感胸闷，继而心慌、烦躁、恶心、呕吐，血压下降，随后呼吸困难。

　　1. 以上症状产生的原因可能是（　　）

A. 中毒反应　　　　　　　　B. 过敏反应　　　　　　　　C. 注射药物过快

D. 剂量过小　　　　　　　　E. 麻醉平面过高

分析：本题考查局麻药的毒性反应。故选 A。

　　2. 局部麻醉药通过影响神经细胞膜上的哪种离子发挥作用（　　）

A. 阻滞 Na^+ 内流　　　　　　B. 阻滞 Na^+ 外流　　　　　　C. 促进 K^+ 外流

D. 抑制 K^+ 外流　　　　　　E. 抑制 Ca^{2+} 内流

分析：本题考查局麻药的作用机制。故选 A。

 自 测 题

一、选择题

A_1 型题

1. 可用于各种局麻方法的局麻药是（　　）

A. 普鲁卡因　　　　　　　　B. 丁卡因

C. 利多卡因　　　　　　　　D. 布比卡因

E. 普鲁卡因胺

2. 既用于局麻又用于抗心律失常的药物是（　　）

A. 普鲁卡因　　　　　　　　B. 利多卡因

C. 丁卡因　　　　　　　　　D. 布比卡因

E. 阿托品

3. 应该做皮试的局麻药是（　　）

A. 丁卡因　　　　　　　　　B. 利多卡因

C. 普鲁卡因　　　　　　　　D. 布比卡因

E. 罗哌卡因

4. 蛛网膜下腔麻醉时合用麻黄碱的目的是（　　）

A. 预防麻醉时出现低血压

B. 延长局麻时间

C. 缩短起效时间

D. 防止中枢抑制

E. 防止过敏反应

5. 普鲁卡因一般不用于（　　）

A. 蛛网膜下腔麻醉　　　　　B. 硬膜外麻醉

C. 传导麻醉　　　　　　　　D. 浸润麻醉

E. 表面麻醉

6. 浸润麻醉时，在局麻药中加入少量肾上腺素的目的是（　　）

A. 减少吸收中毒，延长局麻时间

B. 抗过敏

C. 预防心搏骤停

D. 预防术中低血压

E. 用于止血

二、简答题

1. 简述常用局部麻醉药局麻方法。

2. 局麻药中加入微量肾上腺素有何临床意义？

（王晋蕊）

第11章　镇静催眠药

引言：中枢神经系统由脑和脊髓组成，在机体生理活动中发挥着主导和协调作用。中枢神经兴奋时，表现为烦躁、不安、失眠，甚至惊厥；抑制则表现为镇静、嗜睡、昏迷等。镇静催眠药是一类对中枢神经系统具有抑制作用的药物。临床常用镇静催眠药有哪些？如何正确使用，加强用药护理和指导，提高药物治疗质量？本章学习苯二氮䓬类和巴比妥类镇静催眠药，掌握地西泮的作用、临床应用及不良反应，能正确判断药效并进行合理的用药护理，熟练解救巴比妥类药物的中毒。

正常的生理性睡眠可以分为非快动眼睡眠（NREMS）与快动眼睡眠（REMS）。在完整的夜间睡眠过程中，非快动眼睡眠和快动眼睡眠反复循环，一般先经过大概 80～120 分钟的非快动眼睡眠，此过程生长激素分泌明显升高，对促进生长发育、恢复体力有利；然后进入 20～30 分钟的快动眼睡眠，此阶段各种代谢功能明显增高，对神经系统发育及功能维持、学习记忆活动和创新思维等形成有利。整个夜晚有 3～4 个周期循环。

镇静催眠药的种类很多，根据其化学结构的不同可分为苯二氮䓬类、巴比妥类和其他类。其中苯二氮䓬类有较好的抗焦虑和镇静催眠作用，不产生广泛的中枢抑制，安全范围大，目前临床常用。镇静催眠药长期使用均可产生依赖性，突然停药可出现戒断症状，应按精神药品严格管理。

第 1 节　苯二氮䓬类

● 案例 11-1

患者，男，17 岁。一直体健，酷爱网游，暑假期间当了一个月游戏代练，每天凌晨 3～4 时才睡。开学后辞去代练，但是晚上 11 时上床后依然到凌晨 3～4 时才能睡着，多梦、易醒，早上 6～7 时醒后无法入睡。初步诊断：失眠症。

问题：1. 可以给予哪些药物治疗？

2. 药物有哪些不良反应，如何进行用药护理？

苯二氮䓬类（benzodiazepines，BZs）多为 1，4-苯并二氮䓬的衍生物，目前已在临床应用的有 20 余种。苯二氮䓬类与苯二氮䓬受体结合，促进 γ-氨基丁酸（GABA）与其受体结合，增加氯通道开放频率从而增加 Cl⁻内流，引起细胞膜超极化，使神经元兴奋性降低，增强 GABA

的中枢抑制作用（图 11-1）。各药的作用基本相似，但抗焦虑、镇静催眠、抗惊厥、中枢性肌肉松弛作用各有侧重。现以地西泮为代表介绍。

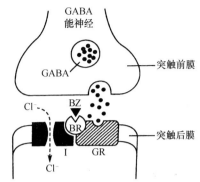

图 11-1 苯二氮䓬类药物作用机制示意图

链接

镇静催眠药发展史

第一代镇静催眠药为巴比妥类药，主要包括苯巴比妥、异戊巴比妥和司可巴比妥等，其不良反应大，安全范围小，抑制呼吸，过量可致死。从 20 世纪 60 年代开始，以地西泮、艾司唑仑、阿普唑仑等为代表的苯二氮䓬类镇静催眠药逐渐取代巴比妥类药物。苯二氮䓬类吸收迅速，不良反应小，尤在治疗慢性失眠等方面效果明显，但仍有宿醉、反跳性失眠、记忆损害、耐药性、依赖性等不良反应。20 世纪后期，以唑吡坦、佐匹克隆、扎来普隆、茚地普隆等为代表的非苯二氮䓬类镇静催眠药和褪黑素（melatonin，MT）受体激动药等新型镇静催眠药问世，该类药具有起效快、作用明显、不良反应少、无耐受性及成瘾性较低等特点，正逐渐成为治疗失眠的主要药物。

地西泮（diazepam，安定）

地西泮为长效镇静催眠药。口服吸收迅速而完全，肌内注射吸收慢而不规则。血浆蛋白结合率高达 98.7%，可通过胎盘屏障，主要在肝代谢为多种活性代谢产物。经肾排泄，也可经胆汁排泄，加之其活性代谢产物消除慢，故作用持久，$t_{1/2}$ 为 30～60 小时。

【药理作用和临床应用】 地西泮随着剂量增大依次呈现抗焦虑、镇静催眠、抗惊厥、抗癫痫和中枢性肌肉松弛作用。

1. 抗焦虑 小剂量即有明显的抗焦虑作用，此作用选择性高，可显著改善患者的恐惧、紧张、忧虑、不安、心悸等症状。用于治疗各种原因引起的焦虑症。

2. 镇静催眠 剂量稍大，可产生镇静催眠作用。对快动眼睡眠时相影响小，停药后代偿性反跳较轻，已成为目前临床最常用的镇静催眠药。本类药物还可以用于麻醉前给药，能缓和患者对手术的恐惧情绪，减少麻醉药用量并增加安全性，使患者术后对手术中的不良刺激不复记忆。

3. 抗惊厥、抗癫痫 临床用于辅助治疗破伤风、子痫、小儿高热惊厥和药物中毒性惊厥。静脉注射地西泮是目前治疗癫痫持续状态的首选药。

4. 中枢性肌肉松弛 大剂量有较强的肌肉松弛作用，临床用于缓解中枢神经病变（如脊髓损伤、脑血管意外）引起的中枢性肌肉强直和腰肌劳损及内镜检查等所致的肌肉痉挛。

【不良反应】

1. 后遗效应 亦称宿醉反应,治疗量连续服药后次晨可出现头晕、困倦、精神不振等现象。大剂量可导致共济失调。

2. 呼吸及循环抑制 剂量过大或静脉注射过快对呼吸、心血管有抑制作用,一般不危及生命,一旦出现昏迷及呼吸、循环抑制等急性中毒症状需尽快对症、对因治疗。

3. 依赖性和耐受性 长期服用可产生耐受性和依赖性,突然停药可出现反跳现象和戒断症状(如失眠、焦虑、激动、震颤等)。与巴比妥类相比,本类药物戒断症状发生较迟、症状较轻。

4. 其他 偶致畸胎,可使新生儿出现肌张力降低、体温降低等。

【用药护理】

1. 用药期间注意观察心血管系统反应,出现急性中毒应尽快排出毒物、阻止吸收并使用苯二氮草受体阻断药氟马西尼解救。一般采用小剂量短期给药和间断给药,若用药超过2周应逐渐减量停药。

2. 有"宿醉"现象,故驾驶员或高空作业者应慎用;老年人、小儿慎用,青光眼、重症肌无力、妊娠期和哺乳期妇女禁用。

其他苯二氮草类药物作用及临床应用见表11-1。

表 11-1 其他苯二氮草类药物作用及临床应用

药物	作用和临床应用
长效	
氟西泮(氟安定)	催眠作用强而持久,临床用于各种失眠症,不易产生耐受性
氯氮草	作用类似地西泮。临床主要用于抗焦虑、催眠及治疗乙醇戒断症状
中效	
硝西泮	催眠作用显著,抗惊厥作用强。临床用于催眠和各种癫痫
劳拉西泮	抗焦虑作用强,催眠作用较弱。临床用于焦虑症、单纯性失眠
艾司唑仑	有强的镇静催眠、抗惊厥、抗焦虑作用,肌松作用较弱。催眠作用强于硝西泮,临床用于各种失眠,还用于癫痫、惊厥、焦虑症及麻醉前给药
氯硝西泮	抗惊厥作用强。用于癫痫小发作、婴儿痉挛性发作及肌阵挛性发作。静脉注射可治疗癫痫持续状态
短效	
三唑仑	起效快,镇静催眠、肌松作用强。临床用于焦虑症、失眠及神经紧张

第2节 巴比妥类

巴比妥类药物是巴比妥酸衍生物。根据作用维持时间长短,将药物分为四类:长效类(苯巴比妥、巴比妥)、中效类(戊巴比妥、异戊巴比妥)、短效类(司可巴比妥)和超短效类(硫喷妥钠)。各药特点见表11-2。

表 11-2 常用巴比妥类药物作用和用途

药物	显效时间(小时)	作用维持时间(小时)	主要用途
苯巴比妥	0.5~1.0	6~8	抗惊厥
巴比妥	0.5~1.0	6~8	镇静、催眠
戊巴比妥	0.25~0.5	3~6	抗惊厥

续表

药物	显效时间（小时）	作用维持时间（小时）	主要用途
异戊巴比妥	0.25～0.5	3～6	镇静、催眠
司可巴比妥	0.25	2～3	抗惊厥、镇静、催眠
硫喷妥钠	静脉注射，立即	0.25	静脉麻醉

巴比妥类药物的脂溶性与其体内过程关系密切。口服或肌内注射均易吸收，可通过胎盘屏障，脂溶性低的苯巴比妥不易通过血脑屏障。巴比妥类清除方式为肝微粒体酶代谢和肾脏排泄。主要经肝代谢的巴比妥类如戊巴比妥和硫喷妥钠，作用时间短；部分肝脏代谢和部分肾代谢的巴比妥类如苯巴比妥，经肾排泄时部分可被肾小管重吸收，故作用时间长。

【药理作用】 巴比妥类对中枢神经系统有普遍抑制作用。剂量由小到大相继出现镇静催眠、抗惊厥、抗癫痫、麻醉等作用。安全范围小，10 倍催眠剂量则可抑制呼吸，甚至致死。其机制主要与增强 GABA 功能有关，与苯二氮䓬类不同，是通过延长氯通道开放时间而增加 Cl⁻内流。镇静催眠作用已被苯二氮䓬类取代，目前主要用于抗惊厥、抗癫痫（苯巴比妥）、诱导麻醉（硫喷妥钠）及麻醉前给药。

【临床应用】

1. 镇静催眠 本类药物小剂量可产生镇静作用，中等剂量可缩短入睡时间，减少觉醒次数和延长睡眠持续时间。但安全性不及苯二氮䓬类，久用停药后，REMS 可反跳性延长，伴有噩梦、多梦，引起睡眠障碍，故少用。

2. 抗惊厥、抗癫痫 苯巴比妥有强的抗惊厥、抗癫痫作用。临床可用于癫痫大发作和癫痫持续状态的治疗。对多种原因（破伤风、脑炎、子痫、中枢兴奋药过量等）引起的惊厥也有较好的疗效。危急病例可应用起效迅速的异戊巴比妥钠等中、短效药物。

3. 麻醉及麻醉前给药 静脉注射硫喷妥钠用于诱导麻醉。长效及中效巴比妥类可作为麻醉前给药，消除患者手术前紧张情绪，但效果不及地西泮。

【不良反应及用药护理】

1. 后遗效应 服药次晨可出现头晕、困倦、嗜睡、精神萎靡及定向障碍等。

2. 耐受性和依赖性 长期使用可产生耐受性和依赖性，采用小剂量短程给药或间歇给药可避免。若连续用药超过 2 周，应考虑逐渐减量停药，以免发生戒断症状。

3. 急性中毒 大剂量（5～10 倍催眠量）服用或静脉注射过量、过速，可引起急性中毒，表现为昏迷、呼吸抑制、血压下降和反射消失，其中呼吸抑制是致死的主要原因。中毒后采用支持疗法以维持呼吸、循环功能，同时应以生理盐水或高锰酸钾溶液洗胃，用硫酸钠（禁用硫酸镁）导泻，并用碳酸氢钠等弱碱性药物碱化血液、尿液以加速药物排出。

4. 其他 少数人可发生皮疹、血管神经性水肿等过敏反应；禁用于严重肺功能不全、支气管哮喘、颅脑损伤所致的呼吸功能障碍者及过敏体质者。慎用于肝、肾功能不全者。

第 3 节 其 他 类

水合氯醛（chloral hydrate）

水合氯醛口服易吸收。15 分钟起效，维持 6～8 小时。治疗量催眠作用强而可靠，无后遗效应，可用于顽固性失眠及其他催眠药无效的失眠；大剂量可有抗惊厥作用，用于子痫、破伤风、小儿高热惊厥的治疗，但不安全。

水合氯醛对胃刺激性强，须稀释后口服或灌肠使用，胃炎及胃溃疡者不宜使用。过量可损害心、肝、肾等器官，故严重心、肝、肾病患者禁用。久用可产生耐受性和依赖性。

唑吡坦（zolpidem）

唑吡坦选择性激动 $GABA_A$ 受体上的 BZ_1 受点，调节氯通道而产生中枢抑制作用，其药理作用类似苯二氮䓬类，但抗焦虑、中枢性肌肉松弛和抗惊厥作用较弱，主要表现为镇静和催眠。口服给药，用于各种失眠症。不良反应轻，但剂量过大可引起记忆丧失、运动障碍。15 岁以下儿童、妊娠期和哺乳期妇女禁用。老年人应以常用量的半量开始服用。

佐匹克隆（zopiclone，唑吡酮）

佐匹克隆口服吸收迅速，与苯二氮䓬类相比具有高效、低毒、成瘾性小的特点。缩短入睡潜伏期，延长睡眠时间，提高睡眠质量，对记忆功能几乎无影响，适用于各种类型的失眠症。

扎来普隆（zaleplon）临床显示能缩短入睡时间，适用于入睡困难的失眠的短期治疗，属第二类精神药品。甲丙氨酯（meprobamate，眠尔通）临床主要用于失眠及神经官能症的治疗，尤其适用于老年患者。本品有依赖性，偶见过敏反应，癫痫患者禁用。格鲁米特（glutethimide，导眠能）、甲喹酮（methaqualone）也都有镇静催眠作用，但久用都可产生依赖性。

 护考链接

患者，男，38 岁。1 小时前口服过量苯巴比妥钠，由家人急送入院，呼之无应答。神志昏迷，护士迅速给予洗胃等支持治疗。

患者此情况洗胃和导泻应选用的药物是（　　　）

A. 碳酸氢钠溶液和硫酸镁　　　B. 生理盐水和硫酸镁　　　C. 葡萄糖和硫酸钠

D. 葡萄糖和硫酸镁　　　E. 生理盐水和硫酸钠

分析：洗胃可用生理盐水或高锰酸钾溶液，导泻宜用硫酸钠，因硫酸镁有中枢抑制作用，镇静催眠药中毒不宜选用。故选 E。

 自 测 题

一、选择题

A_1 型题

1. 下列哪项不是地西泮的不良反应（　　　）

A. 急性中毒　　　B. 耐受性

C. 呼吸抑制　　　D. 血压升高

E. 后遗效应

2. 苯二氮䓬类药物没有下列哪项作用（　　　）

A. 抗惊厥作用　　　B. 麻醉作用

C. 抗焦虑作用　　　D. 镇静催眠作用

E. 抗癫痫作用

3. 苯二氮䓬类药物中毒可选用的特效解毒药是（　　　）

A. 氟马西尼　　　B. 尼可刹米

C. 卡马西平　　　D. 水合氯醛

E. 阿托品

4. 增强 GABA 抑制效应是由于增加氯通道开放频率的是（　　　）

A. 苯二氮䓬类　　　B. 巴比妥类

C. 苯妥英钠　　　D. 卡马西平

E. 水合氯醛

5. 具有抗癫痫作用的镇静催眠药是（　　　）

A. 苯巴比妥　　　B. 巴比妥

C. 司可巴比妥　　　D. 硫喷妥钠

E. 异戊巴比妥

6. 苯巴比妥急性中毒时，为加速其从肾排泄，应采取的措施是（　　　）

A. 静脉滴注生理盐水

B. 静脉滴注碳酸氢钠溶液

C. 静脉滴注 5% 葡萄糖溶液

D. 静脉滴注甘露醇

E. 静脉滴注低分子右旋糖酐

7. 下列巴比妥类药物中，速效、短效药物是（ ）

A. 苯巴比妥
B. 司可巴比妥
C. 硫喷妥钠
D. 异戊巴比妥
E. 地西泮

A₂型题

8. 患者，男，38 岁。股骨骨折手法复位外固定不良，将于次日进行固定手术，而患者表现出忧虑，紧张，难以入睡。医生给予地西泮治疗，该患者可能出现的不良反应下列哪一项除外（ ）

A. 嗜睡
B. 白细胞减少
C. 呼吸抑制
D. 依赖性
E. 后遗效应

9. 患者，女，56 岁。患焦虑、失眠症伴腰肌劳损、肌强直等，应选择下列何药治疗（ ）

A. 苯巴比妥
B. 司可巴比妥
C. 硫喷妥钠
D. 水合氯醛
E. 地西泮

A₃/A₄型题

（10、11 题共用题干）

患者，女，18 岁，高三学生。学习压力特别大，今年 3 月份开始至 6 月份，持续 3 个多月，夜里翻来覆去睡不着，脑子里总是浮现白天学习的功课。刚开始是失眠，后来发展为白天上课精神不足、注意力不集中、情绪焦躁、学习成绩下降，诊断为失眠症。

10. 可选下列何药治疗（ ）

A. 地西泮
B. 苯妥英钠
C. 氯丙嗪
D. 碳酸锂
E. 哌替啶

11. 下列哪项不是该药的适应证（ ）

A. 焦虑症
B. 高热惊厥
C. 重症肌无力
D. 癫痫持续状态
E. 失眠

二、简答题

1. 试述苯二氮䓬类药物的药理作用。

2. 苯二氮䓬类与巴比妥类相比，在镇静催眠作用方面有哪些优点？

（王晋蕊）

第12章 抗癫痫药和抗惊厥药

引言：癫痫是一组由大脑神经元异常放电所引起的以短暂中枢神经系统功能失常为特征的慢性脑部疾病，具有突然发生、反复发作的特点。惊厥是各种原因引起的中枢神经过度兴奋的一种症状，表现为全身骨骼肌不自主的强烈收缩。抗癫痫药和抗惊厥药有哪些？如何正确选择、安全使用本类药品？如何加强用药护理和指导，提高药物治疗质量？本章要求掌握苯妥英钠、卡马西平、丙戊酸钠、硫酸镁等重点药物的临床应用和不良反应，并能正确判断药效、进行合理的用药护理。

第1节 抗癫痫药

● 案例 12-1

患者，女，19岁。癫痫，突然意识丧失，全身强制性痉挛，口吐白沫，持续3分钟，随后进入沉睡状态。

问题： 1. 该患者可能是哪种类型的癫痫？

2. 应该首选何药治疗？

3. 治疗过程中应如何进行用药护理？

癫痫的病理基础是大脑皮质病灶神经元的异常放电。发作时多伴有异常的脑电图（EEG），临床表现为不同的运动、感觉、意识、行为和自主神经等不同程度的障碍。根据临床症状、脑电图的不同可将癫痫分为以下类型。

1. 局限性发作

（1）单纯局限性发作（局限性发作）：又称局灶性癫痫，面部或一侧肢体或某肌群痉挛、抽搐，多无意识障碍。

（2）复杂部分性发作：又称精神运动性发作，伴有意识障碍，即对环境接触不良，对别人言语无反应，做出无意识动作且事后不能回忆。

2. 全身性发作

（1）强直-阵挛性发作：又称大发作，以意识丧失和全身强直性阵挛性抽搐为特征。自发作开始到意识恢复一般持续5～10分钟。

（2）癫痫持续状态：大发作持续状态，一次发作持续30分钟以上或连续多次发作，发作间期意识或神经功能未恢复至正常水平。

（3）失神性发作：以意识障碍为主，可分为典型和非典型发作。前者又称为小发作，意识丧失，突然发作和突然停止（持续 5～30 秒）。清醒后对发作无记忆。后者意识障碍的发生和休止比典型者缓慢，肌张力改变则较明显。

（4）肌阵挛性发作：突然、短暂、快速的肌肉收缩，可能遍及全身，也可能限于面部、躯干或肢体。

目前癫痫的治疗方法主要是长期服用抗癫痫药，目的是减少或阻止发作。抗癫痫药主要是抑制病灶神经元异常放电的产生或抑制异常放电向正常脑组织扩散，作用机制多与增强 GABA 的作用或干扰 Na^+、K^+、Ca^{2+} 等离子通道有关。

 常用抗癫痫药

苯妥英钠（phenytoin sodium，大仑丁，dilantin）

口服吸收缓慢且不规则，连续服用需经 6～10 日才能达到有效血药浓度。刺激性大，不宜做肌内注射。脂溶性较高，吸收后可迅速分布到脑组织中。血浆蛋白结合率为 90%。60%～70% 经肝脏代谢，由肾脏排泄。

【药理作用和临床应用】

1. 抗癫痫 对强直-阵挛性发作（大发作）疗效好，为首选药，具有疗效高、无催眠作用等优点；其次是局限性发作和精神运动性发作；对小发作和肌阵挛性发作无效，甚至使小发作恶化。作用机制与其膜稳定作用和增强中枢抑制性递质 γ-氨基丁酸的功能有关。

2. 抗外周神经痛 外周神经痛时神经元放电与癫痫有相似的发作机制。感觉通路神经元在轻微刺激下即产生强烈放电，引起剧烈疼痛。可用于三叉神经痛、舌咽神经痛和坐骨神经痛等。一般服药 1～2 日见效，疼痛减轻、发作次数减少甚至完全消失。

3. 抗心律失常 对强心苷中毒所致室性心律失常的疗效较好，为首选药（见第 26 章）。

【不良反应】

1. 局部刺激性 本品碱性较强，口服可刺激胃肠引起食欲减退、恶心、呕吐等，宜饭后服用，静脉注射可引起静脉炎。

2. 神经系统反应 血药浓度大于 20μg/ml 可出现眼球震颤、共济失调等，大于 40μg/ml 可引起精神病变，大于 50μg/ml 可致昏迷、昏睡。

3. 慢性毒性反应 长期应用可产生慢性毒性反应：①牙龈增生，多见于青少年，与部分药物从唾液排出刺激胶原组织增生有关；②维生素 D 缺乏，本药诱导肝药酶，加速维生素 D 代谢，引起低钙血症、软骨症和佝偻病等；③巨幼红细胞贫血，与其抑制二氢叶酸还原酶有关；④男性乳房增大、女性多毛、淋巴结肿大。

4. 过敏反应 表现为皮肤瘙痒、皮疹、粒细胞缺乏、再生障碍性贫血、肝损害等。

5. 致畸反应 妊娠初期服药偶致畸胎，胎儿苯妥英钠综合征，妊娠期妇女禁用。

【用药护理】

1. 本药宜餐后服用，减轻胃肠道反应。避免用药量过大，以免出现神经系统反应。长期用药的青少年患者注意口腔卫生，经常按摩牙龈以防止牙龈增生，停药 3～6 个月可自行恢复。

2. 苯妥英钠为肝药酶诱导剂，可加速多种药物的代谢。长期用药者在用药期间定期检查肝功能，检查血常规，避免出现慢性毒性反应，如出现巨幼细胞贫血宜选用甲酰四氢叶酸治疗。

3. 静脉注射过快引起心律失常及心脏抑制,故应在心电监控下缓慢注射。幼年患者出现复视及共济失调等急性毒性反应难以察觉,应避免用本药。

苯巴比妥(phenobarbital)

除镇静、催眠作用外,还有抗癫痫作用。其优点是起效快、广谱、低毒和价廉。因起效快、疗效好、毒性小、价廉而广泛用于临床,对强直-阵挛性癫痫发作疗效好,也可治疗精神运动性发作和局限性发作,但因其中枢抑制作用明显,一般不作首选药。

扑米酮(primidone)

本品化学结构与药理作用同苯巴比妥。口服吸收迅速完全,3 小时达稳态血药浓度,$t_{1/2}$ 为 7~14 小时,药物原形及其代谢产物均有抗癫痫作用。主要用于癫痫强直-阵挛性发作,也可用于部分性发作。常见不良反应为中枢神经系统症状(镇静、嗜睡、共济失调等),还可发生血液系统反应,用药期间应注意检查血常规。严重肝、肾功能不全者禁用。

链接

抗癫痫药的发展史

癫痫的现代药物治疗始于 1857 年,即溴化钾。虽有一定疗效,但不良反应明显,不宜久用。1912 年发现巴比妥类药(如苯巴比妥),取代了溴剂。1938 年苯妥英钠开始用于临床,无明显镇静作用,是第一个根据动物模型研制的药物,是抗癫痫药物的里程碑。后又开发出扑米酮(1952 年)、乙琥胺(1960 年)、卡马西平(1963 年)等药物,广谱抗癫痫药丙戊酸钠 1974 年应用于临床,疗效较其他药物高,不良反应较轻。1987 年以后,国外有关学者充分运用临床药理学技术,研制出一些疗效较好而不良反应相对较少的新型药物,如奥卡西平(1999 年)、氨己烯酸(1989 年)、唑尼沙胺(1989 年)、拉莫三嗪(1991 年)、加巴喷丁(1993 年)、托吡酯(1995 年)、左乙拉西坦(2000 年)等,使临床医师有了更多的选择。

卡马西平(carbamazepine,酰胺咪嗪)

口服吸收慢而不规则,血浆蛋白结合率为 75%~80%,在肝中代谢为环氧化物,仍有抗癫痫作用。单次给药 $t_{1/2}$ 为 30~36 小时。本药有肝药酶诱导作用,长期用药 $t_{1/2}$ 缩短至 10~12 小时。

【药理作用和临床应用】

1. 抗癫痫 对精神运动性发作最有效,为首选药;对强直-阵挛性发作和单纯局限性发作也是首选药之一。其抗癫痫机制与苯妥英钠相似,稳定细胞膜,抑制癫痫病灶放电及扩散。

2. 抗外周神经痛 对三叉神经痛和舌咽神经疗效优于苯妥英钠。

3. 抗躁狂、抗抑郁 尤其治疗对锂盐无效的躁狂症患者有效,能减轻或消除精神分裂症的躁狂、妄想症状。

【不良反应及用药护理】 常见眩晕、恶心、呕吐和共济失调等,也有皮疹和心血管反应。一般不需停药,1 周左右渐消退;大剂量可致甲状腺功能低下,房室传导阻滞。偶见再生障碍性贫血和粒细胞减少等。

乙琥胺(ethosuximide)

口服吸收迅速而完全,可通过血脑屏障。主要经肝代谢灭活,约 25%以原形经肾排出。$t_{1/2}$ 为 30~60 小时。仅对失神性发作为首选药,对其他类型癫痫无效。常见胃肠道反应,其次为中枢神经系统反应,如头痛、头晕、嗜睡等。易引起精神行为异常,有精神病史者慎用。偶见嗜酸粒细胞增多症、粒细胞缺乏症，长期用药应定期查血常规。

丙戊酸钠（sodium valproate）

口服吸收良好，达峰时间为 1～4 小时，血浆蛋白结合率为 80%～94%，小部分经肝代谢，大部分以原形经肾排泄，$t_{1/2}$ 为 15 小时。本药是广谱抗癫痫药，对失神性发作疗效优于乙琥胺，但因其肝毒性不作首选药。对精神运动性发作，疗效近似于卡马西平，对非典型小发作的疗效不及氯硝西泮。本药是强直-阵挛性发作合并失神性发作的首选药，对其他药物未能控制的顽固性癫痫可能奏效。不良反应常见有嗜睡、乏力、共济失调等。多发生肝损害，40%患者在最初几个月出现无症状性肝功能异常。用药期间应定期检查肝功能。少数患者出现皮疹、脱发、血小板减少和血小板聚集障碍所致出血时间延长。可致畸，妊娠期禁用。

氟桂利嗪（flunarizine）

本药是强效钙通道阻滞药。口服易吸收，血浆蛋白结合率 99%，$t_{1/2}$ 为 19～22 日。近年来发现其有较强的抗惊厥作用，可用于各型癫痫，尤其对局限性癫痫、强直-阵挛性癫痫效果好。常见不良反应为困倦和体重增加。

此外，地西泮、硝西泮、氯硝西泮和劳拉西泮等苯二氮䓬类药物可用于抗癫痫。地西泮为癫痫持续状态首选药，氯硝西泮对各型癫痫均有效。

抗癫痫药的应用原则

1. 合理选药 根据癫痫类型合理选择药物，单纯类型癫痫常选用一种药物，癫痫大发作首选苯妥英钠；癫痫小发作首选乙琥胺；精神运动性发作首选卡马西平；癫痫持续状态首选地西泮静脉注射；混合型癫痫宜联合用药或选用广谱抗癫痫药。

2. 个体化给药 抗癫痫药有效剂量个体差异大，应从小剂量开始逐渐加量至控制发作、又无严重不良反应，再维持给药。单用药物效果不好时，可换药或二联、三联用药，调整剂量，同时注意药物相互作用。

3. 过渡换药 长期用药待症状控制后，需至少维持治疗 3 年左右再逐渐停药。为防止诱发或加重癫痫发作，不可突然停药或更换药物。必须换药时，在递减原药基础上，待后者发挥疗效后逐渐换掉原药。

4. 定期检查 抗癫痫药不良反应多，且需长期用药，期间应定期做神经系统、血常规和肝、肾功能检查。

第2节 抗 惊 厥 药

● 案例12-2

患者，女，32 岁。妊娠 39^{+2} 周，因发现血压增高 2 周，见红 1 日入院。口服降压药治疗中。入院第 2 日入产房给予分娩镇痛继续待产观察。血压波动于 140～150/90～95mmHg，无头晕、头痛、眼花等。患者于 14 时查宫口开全自述有排便感。推入分娩室用力 20 分钟后，患者自述头痛明显，随即出现抽搐，面部充血，口吐白沫，意识丧失。诊断为子痫惊厥。

问题：1. 此时应用何药给予治疗？

2. 用药期间注意哪些问题？应如何护理？

惊厥是由疾病或药物等多种原因引起的中枢神经过度兴奋,导致全身骨骼肌不自主地强烈收缩。多见于小儿高热、破伤风、子痫、癫痫发作和中枢兴奋药中毒等。常用的抗癫痫药有巴比妥类、苯二氮䓬类、水合氯醛和硫酸镁。本节重点介绍硫酸镁。

硫酸镁（magnesium sulfate）

【药理作用和临床应用】 硫酸镁给药途径不同,药理作用则不相同。

1. 胃肠道用药 口服不吸收,可迅速提高肠腔内渗透压而增加肠腔容积,促进肠推进性蠕动,故口服 5%硫酸镁溶液能产生快而强的导泻作用。将高浓度（33%）硫酸镁溶液口服或灌肠给药,刺激肠黏膜,反射性引起胆囊收缩以促进胆囊排空,产生利胆作用,临床用于阻塞型黄疸和慢性胆囊炎。

2. 注射给药 硫酸镁进入体内特异性地竞争 Ca^{2+} 结合位点,拮抗 Ca^{2+} 的作用,使运动神经末梢 ACh 释放减少,可产生强大的骨骼肌松弛和中枢抑制作用;还可直接松弛血管平滑肌,呈现快而强的降压作用。临床用于多种原因（子痫、破伤风）引起的惊厥和高血压危象、高血压脑病、妊娠高血压综合征。

3. 外用 50%的硫酸镁溶液热敷患处,可改善局部血液循环,消肿止痛。

【不良反应及用药护理】

1. 硫酸镁安全范围小,注射给药过快或过量可引起急性中毒,表现为中枢抑制、血压骤降、呼吸抑制等。腱反射消失是呼吸停止的先兆,出现急性中毒应立即缓慢静脉注射钙盐（葡萄糖酸钙、氯化钙）抢救,必要时进行人工呼吸。

2. 硫酸镁导泻作用一般于服药 1～6 小时出现,所以宜清晨空腹服用,并大量饮水以加速导泻和防止脱水。中枢抑制药中毒须用硫酸钠导泻,禁用硫酸镁,因其有中枢抑制作用。

3. 肠道出血患者、妊娠期妇女禁用本药导泻。肾功能不全者、老年患者慎用。

 护考链接

患者,女,9 岁。因癫痫大发作入院,其母叙述曾服苯巴比妥 10 个月,疗效不佳,2日前停掉苯巴比妥,改服治疗量苯妥英钠。

1. 服用苯妥英钠后,患者病情反而加重,是因为（   ）

A. 苯妥英钠剂量太小

B. 苯妥英钠对大发作无效

C. 苯妥英钠诱导了肝药酶,加速自身代谢

D. 苯妥英钠的血药浓度尚未达到有效血药浓度

E. 苯妥英钠剂量过大而中毒

分析:抗癫痫药应遵循过渡换药的原则,为防止诱发或加重癫痫发作,不可突然停药或更换药物。必须换药时,递减原药基础上,待后者发挥疗效后逐渐换掉原药。故选 D。

2. 这种做法违背了抗癫痫药的哪项用药原则（   ）

A. 长期用药　　　　B. 定期检查　　　　C. 对症选药

D. 过渡换药　　　　E. 剂量渐增

分析:抗癫痫药的用药原则为合理选药、个体化给药、过渡换药、定期检查。故选 D。

自 测 题

一、选择题

A₁型题

1. 治疗癫痫持续状态的首选药是（ ）

    A. 静脉注射苯巴比妥

    B. 静脉注射地西泮

    C. 口服水合氯醛

    D. 静注硫喷妥钠

    E. 静注苯妥英钠

2. 下列各药中常用的广谱抗癫痫药是（ ）

    A. 乙琥胺   B. 丙戊酸钠

    C. 卡马西平   D. 苯巴比妥

    E. 扑米酮

3. 苯妥英钠不用于治疗何种癫痫（ ）

    A. 大发作   B. 持续状态

    C. 小发作   D. 局限性发作

    E. 精神运动性发作

4. 可引起牙龈增生的抗癫痫药是（ ）

    A. 卡马西平   B. 苯巴比妥

    C. 丙戊酸钠   D. 扑米酮

    E. 苯妥英钠

5. 硫酸镁的抗惊厥作用机制是（ ）

    A. 抑制大脑皮质

    B. 抑制网状结构上行激活系统

    C. 抑制脊髓

    D. Mg^{2+} 与 Ca^{2+} 相互拮抗

    E. 阻断 N_2 受体

A₂型题

6. 患者，女，23岁。癫痫大发作3年余，某日大发作后持续处于痉挛、昏迷状态，医生诊断为癫痫持续状态，宜选用下列何药治疗（ ）

    A. 服地西泮   B. 服硝西泮

    C. 静脉注射地西泮   D. 服阿普唑仑

    E. 服劳拉西泮

7. 患者，女，16岁。癫痫史19年，有明确的抽搐和发作后意识蒙眬，精神异常表现，有幻觉，初诊为精神运动性发作，应该首选下列何种药物（ ）

    A. 扑米酮   B. 卡马西平

    C. 地西泮   D. 苯妥英钠

    E. 氯硝西泮

8. 患者，女，8岁。近来常有手拿物品落地、两眼凝视等表现，结合脑电图检查，医生诊断为癫痫小发作，可选何药治疗（ ）

    A. 氟西泮   B. 乙琥胺

    C. 奥沙西泮   D. 氯氮卓

    E. 氯硝西泮

A₃/A₄型题

（9～11题共用题干）

患者，男，21岁。5岁时开始发病，主要表现为双手前伸抖动，眼上翻，意识并没有完全丧失。近期发作频繁，最短间隔5～10分钟不等再次发作，发作的时间极短，发作时如电击样，初诊为癫痫小发作。

9. 应首选下列何种药物治疗（ ）

    A. 扑米酮   B. 苯巴比妥

    C. 苯妥英钠   D. 乙琥胺

    E. 地西泮

10. 对上述选用药物的叙述，正确的是（ ）

    A. 为广谱抗癫痫药

    B. 仅对小发作有效

    C. 对大发作也有效

    D. 对单纯局限性发作疗效好

    E. 静脉注射可用于癫痫持续状态

11. 对所选用的药物用药护理叙述错误的是（ ）

    A. 久服骤停可使癫痫加重

    B. 对可能诱发癫痫的因素及早预防和治疗

    C. 长期用药应注意检查血常规

    D. 切忌随便停药、漏服或换药

    E. 要经常按摩齿龈，防止齿龈增生

二、简答题

1. 苯妥英钠的临床应用和不良反应及用药护理有哪些？

2. 抗癫痫药的应用原则是什么？

（王晋蕊）

第13章 治疗中枢神经系统退行性疾病药

引言：中枢神经系统退行性疾病是一组由慢性、进行性中枢神经组织退行性变性而产生的疾病的总称。主要包括帕金森病、阿尔茨海默病、亨廷顿病、肌萎缩侧索硬化等，多发于老年人。其确切病因和机制尚不清楚。随着人口老龄化问题的日益突出，本组疾病将是严重威胁人类健康和生活质量的因素，有关本组疾病的发病原因、发病机制、相应药物及治疗手段在未来几年内将会有新的突破。通过本章的学习，掌握左旋多巴、卡比多巴、溴隐亭、苯海索等重点药物的临床应用和不良反应，并能正确判断药效并进行合理的用药护理。

第 1 节　抗帕金森病药

● 案例 13-1

患者，男，71 岁。2 年来无诱因逐渐出现行动缓慢，行走时上肢无摆动，前倾屈曲体态。双手有震颤，双侧肢体张力增高。无智能和感觉障碍，无锥体束损害征。诊断为帕金森病。

问题：1. 最适当的治疗药物有哪些？

　　　 2. 左旋多巴的作用机制和临床用途是什么？

帕金森病（Parkinson's disease，PD）又称震颤麻痹，是一种由多种原因引起的慢性进行性中枢神经系统退变疾病。常见症状为震颤、肌肉强直、运动迟缓等。临床上按不同病因分为原发性、动脉硬化性、脑炎后遗症性和化学药物中毒性（如 Mn^{2+}、CO、抗精神病药物中毒）四类。它们均出现相同的主要症状，总称为帕金森综合征（Parkinsonism）。帕金森病主要病变在锥体外系黑质-纹状体神经通路。已知黑质中多巴胺能神经元发出上行纤维至纹状核，与纹状体神经元形成突触，释放多巴胺（DA），最终对脊髓前角运动神经元起抑制作用；纹状体内有乙酰胆碱能神经元释放乙酰胆碱递质（ACh），对脊髓前角运动神经元起兴奋作用。正常时两种递质互相拮抗，处于平衡状态，共同作用于脊髓前角运动神经元，参与运动神经调节。原发性帕金森病由于黑质中多巴胺能神经元变性，数目减少，多巴胺能神经功能低下而胆碱能神经功能相对亢进，从而产生肌张力增高等一系列临床症状。

链接

帕金森病的主要症状

帕金森病起病缓慢，症状因人而异，以震颤、僵直、少动、姿势反射障碍为四大特征。①震颤：多自一侧上肢远端开始，后扩展至同侧下肢及对侧的上下肢，最后逐渐扩展至下颌、口唇、舌头和头部。上肢的震颤比下肢重，手指的节律性震颤形成所谓的"搓丸样"动作。早期震颤仅在肢体静止时出现，晚期变为经常性，情绪激动时可使震颤加重。②肌肉强直：由于锥体外系肌张力增高所引起的肌肉僵直，包括四肢、躯干、颈部、面部肌肉都可发生。③运动迟缓：上肢不能做精细动作，书写困难（字越写越小，称为小字症），日常生活不能自理，坐下时不能起来，卧床时不能翻身，面部无表情，双目凝视，大量流涎，吞咽困难。④姿势反射障碍：由于肌肉僵直，出现特殊姿势，如头部前倾、躯干俯屈、上肢肘关节屈曲，腕关节伸直，前臂内收，下肢的髋及膝关节弯曲。病情进展时，特殊姿势障碍加重，严重者有时腰部前弯几乎成直角。肌强直严重者可有疼痛。

抗帕金森病药可分为中枢拟多巴胺类药和中枢抗胆碱药两类。通过增强中枢多巴胺能神经功能或降低中枢胆碱能神经功能控制或缓解症状，改变患者的预后，减少并发症，提高生活质量及延长寿命，但不能根治。

一 拟多巴胺药

本类药按其作用机制可分为四类：①多巴胺前体药物，如左旋多巴；②左旋多巴增效剂，如外周脱羧酶抑制药卡比多巴、单胺氧化酶B抑制药司来吉兰、儿茶酚氧位甲基转移酶抑制药硝替卡朋；③多巴胺受体激动药，如溴隐亭等；④促多巴胺释放药，如金刚烷胺。

（一）多巴胺的前体药

左旋多巴（levodopa）

左旋多巴（L-dopa）口服吸收迅速，大部分（95%以上）在肝和胃肠黏膜被外周多巴脱羧酶脱羧，转变成多巴胺，后者不易透过血脑屏障，可在外周引起不良反应；左旋多巴仅有少量（1%）进入中枢神经系统，在脑内脱羧转变为多巴胺，发挥中枢作用，因此显效较慢。若同时服用外周脱羧酶抑制剂，可使进入中枢的左旋多巴增多，提高疗效，减轻外周不良反应。左旋多巴生成的产物多巴胺一部分被多巴胺能神经再摄取，另一部分被MAO和COMT代谢后，经肾排泄。

【药理作用和临床应用】

1. 抗帕金森病　进入中枢的左旋多巴，在中枢脱羧酶作用下，脱羧后转变为多巴胺，补充纹状体中的多巴胺递质，使DA和ACh两种递质重新达到平衡，从而改善帕金森病症状。不论年龄、性别和病程长短，均可获得疗效。其特点：①显效慢，服药2～3周开始起效，1～6个月以上才获得最大的疗效，作用持久。②对轻症及年轻患者疗效好，对重症及老年患者较差。③改善肌肉强直、运动困难效果好，但改善肌肉震颤效果差。④对吩噻嗪类抗精神失常药所引起的帕金森综合征无效。

2. 治疗肝性脑病　左旋多巴在脑内可转变成去甲肾上腺素，取代因疾病产生的伪递质，恢复正常神经功能，从而暂时使肝性脑病患者的意识清醒。因对肝功能不产生影响，故不能根治。

【不良反应】

1. 胃肠反应　约80%患者治疗初期有恶心、呕吐、食欲减退等，与DA刺激延髓催吐化学感受器有关，多潘立酮可治疗。用量过大或过快更易引起，餐前用药可减轻。偶见溃疡、出血或穿孔。

2. 心血管反应　约30%患者治疗初期出现轻度直立性低血压，严格控制药量可避免。老年患者亦可引起心律失常，如心动过速，冠心病患者禁用。

3. 神经系统反应　①不自主异常运动：为长期用药所引起的不随意运动，多见于面部肌群，如口-舌-颊抽搐、皱眉和头颈扭动等。也可累及肢体或躯体肌群引起摇摆运动，偶见喘息呼吸或过度呼吸。②开关现象：即患者突然多动不安（开），而后又出现全身肌肉强直性运动不能（关），两种现象可交替出现，严重妨碍患者正常活动，适当减少用量可减轻。

4. 精神障碍　可出现失眠、噩梦、焦虑、幻觉、躁狂、妄想或抑郁等。需减量或停药，精神病患者慎用。此反应可能与DA作用于边缘系统有关，应用中脑-边缘系统DA受体选择性阻断药氯氮平可对抗该不良反应。

【用药护理】

1. 维生素B_6与左旋多巴合用，可增加其外周不良反应。

2. 不宜与抗精神病药（阻断中枢多巴胺受体，故对抗左旋多巴的中枢作用）和利血平（耗竭中枢多巴胺，甚至引起帕金森综合征）等合用。

3. 因多潘立酮是外周DA受体阻断剂，合用可减少L-dopa的不良反应。

（二）左旋多巴增效剂

卡比多巴（carbidopa，α-甲基多巴肼）

卡比多巴是较强的多巴脱羧酶抑制剂。由于不易通过血脑屏障，故仅能抑制外周多巴脱羧酶的活性，减少左旋多巴在外周组织中脱羧，减轻外周不良反应，使进入脑中的左旋多巴增多，增强左旋多巴的作用。卡比多巴单独应用基本无药理作用，临床上将卡比多巴与左旋多巴以1∶10的剂量比例配伍，制成的复方制剂，作为治疗帕金森病的首选药。

苄丝肼（benserazide）

苄丝肼作用与卡比多巴相似，它与左旋多巴按1∶4剂量比例制成的复方制剂为美多巴（madopar）。

司来吉兰（selegiline）

司来吉兰是选择性较高的MAO-B抑制剂，在脑内抑制纹状体中的多巴胺代谢，使纹状体中多巴胺增多，是治疗帕金森病的辅助药，与左旋多巴合用减少后者剂量和毒副作用，使左旋多巴的"开-关现象"消失。长期临床实验表明，两者合用有利于缓解症状、延长患者寿命。近期发现司来吉兰可延迟神经元变性和帕金森病发展，临床上还把此药和抗氧化剂维生素E联合应用治疗帕金森病。

硝替卡朋（nitecapone）

硝替卡朋只抑制外周COMT，增加左旋多巴的生物利用度，使纹状体中左旋多巴和DA增加来发挥抗帕金森病作用。因不易通过血脑屏障，而不影响脑内COMT。

托卡朋（tolcapone）和恩他卡朋（entacapone）

托卡朋、恩他卡朋为新型COMT抑制药，能延长左旋多巴半衰期，稳定血药浓度，使更多的左旋多巴进入脑组织；托卡朋还可抑制中枢 COMT，是唯一能同时抑制外周和中枢 COMT 的药物。两药均能明显改善病情，尤其适用于伴有症状波动的患者，常见不良反应为腹泻。

（三）多巴胺受体激动药

溴隐亭（bromocriptine）

溴隐亭为一种半合成的麦角生物碱。口服吸收迅速，血药浓度个体差异大（5 倍之多），故剂量应个体化。选择性激动黑质-纹状体通路的 DA 受体，对外周 DA 受体作用弱，临床上主要用于治疗帕金森病，其特点为对左旋多巴和复方制剂疗效不佳甚至无效（严重的黑质病变，缺乏多巴脱羧酶）或发生异常的不自主运动者，溴隐亭用后可使症状改善。因也可激动结节-漏斗部位多巴胺受体，抑制催乳素和生长激素的释放，用于产后回乳、催乳素分泌过高引起的闭经及溢乳；也可治疗垂体瘤伴有的肢端肥大症。

不良反应与左旋多巴相似，胃肠道反应及"开-关现象"较左旋多巴少见，而精神症状较左旋多巴多见。过敏者、心脏病、周围血管性疾病及妊娠期妇女禁用。

培高利特（pergolide）

培高利特为混合型 DA 受体激动药，疗效与溴隐亭相似，作用强而持久，可用于不能耐受左旋多巴者，特别适用于复方制剂疗效逐渐减退者，对左旋多巴所致"开-关现象"有较好的防治作用，肌肉强直和运动迟缓症状也见改善。但近来报道其不良反应有心脏瓣膜的损害，应予注意。

（四）促多巴胺释放药

金刚烷胺（amantadine）

金刚烷胺抗帕金森病机制：①促进纹状体中残存的多巴胺能神经元释放多巴胺。②抑制多巴胺的再摄取，使突触间隙中多巴胺递质增高。③直接激动多巴胺受体。④有较弱的中枢抗胆碱作用。其抗帕金森病作用不及左旋多巴，但优于抗胆碱药。特点为见效快而维持时间短，用药数日即可获得最大效应，6～8 周后逐渐减弱，与左旋多巴合用，有协同作用。

长期用药常见的不良反应有下肢皮肤出现网状青斑、踝部水肿、失眠、精神不安、运动失调，偶致惊厥，故癫痫、精神病患者禁用。

二 中枢性抗胆碱药

传统胆碱受体阻断药东莨菪碱抗帕金森病有效，但因外周抗胆碱副作用大，因此应用中枢性胆碱受体阻断药，常用者为苯海索。

苯海索（trihexyphenidyl，安坦）

苯海索外周抗胆碱作用弱，为阿托品的 1/10～1/2，对中枢胆碱受体有明显阻断作用，临床主要用于不能耐受或禁用左旋多巴的患者。疗效不及左旋多巴，与之合用可提高疗效。其特点：①对肌震颤疗效好，对流涎、多汗及情感抑郁也可使之好转，但对肌肉强直、运动困难效果差；②对抗精神病药引起的帕金森综合征有效。

不良反应与阿托品相似而较轻，闭角性青光眼、前列腺增生患者慎用。中枢神经系统不良反应有精神错乱、谵妄及幻觉等，使其应用受到一定的限制。久用突然停药，可使病情恶化。

丙环定（procyclidine，开马君）

丙环定药理作用、临床应用及不良反应与苯海索相似。

布地品（budipine）

布地品对震颤效果好，疗效优于苯海索；除有抗胆碱作用外，尚有调节多巴胺和 5-HT 的作用。

第 2 节 治疗阿尔茨海默病药

阿尔茨海默病（Alzheimer's disease，AD）是一种与年龄高度相关的、以进行性认知障碍和记忆损害为主的中枢神经系统退行性疾病。表现为记忆力、判断力、抽象思维等一般智力的丧失，但视力、运动能力等则不受影响。

由于阿尔茨海默病的发病机制尚未完全明了，故无法研制出特效的治疗药物。目前采用的比较有特异性的治疗措施是增加中枢胆碱能神经功能，其中胆碱酯酶（AChE）抑制药效果相对肯定，M 受体激动药、神经细胞生长因子增强药、代谢激活药等也正逐渐推广应用，本节主要介绍胆碱酯酶抑制药和 M 受体激动药。

 胆碱酯酶抑制药

他克林（tacrine）

他克林可口服或注射给药，个体差异较大。口服食物可明显影响口服药物的吸收。药物脂溶性高，极易通过血脑屏障，体内分布广泛，肝、脑、肾中浓度较高，主要在肝脏代谢灭活，$t_{1/2}$ 为 2～4 小时。

【药理作用和临床应用】 他克林是第一代可逆性胆碱酯酶抑制药，通过抑制 AChE 而增加 ACh 的含量，还可激动 M 受体、N 受体和促进 ACh 的释放，间接增加兴奋性氨基酸（NMDA）、5-HT 等递质的浓度。该药还可促进脑组织对葡萄糖的利用，改善由药物、缺氧、老化等引起的实验动物学习记忆能力的降低。因此，他克林对 AD 的治疗作用是多方面共同作用的结果，是美国 FDA 批准的第一个治疗 AD 的药物，也是目前最有效的 AD 治疗药。

多和卵磷脂合用治疗阿尔茨海默病，可延缓病程 6～12 个月，提高患者的认知能力和自理能力。但由于其不良反应较大，限制其临床应用。

【不良反应】

1. 肝脏毒性 为最常见的不良反应，是患者终止治疗的主要原因。尤其是引起谷丙转氨酶（ALT）升高。因其有严重的肝脏毒性，现临床已基本不用。

2. 胃肠道反应 出现胃肠痉挛、恶心、呕吐、厌食、腹泻等。

3. 其他反应 如尿频、流涎、多汗、眩晕和皮疹等。

【用药护理】

1. 与茶碱合用可改变茶碱的体内过程。

2. 与西咪替丁合用可升高本药的血药浓度。

3. 与磷脂类合用可增强本药的药效。

多奈哌齐（donepezil）

多奈哌齐口服吸收好，吸收不受进食和服药时间的影响，生物利用度高，半衰期长，约为70小时，故每天服用1次。代谢产物或原形经肾脏排泄。与他克林相比，外周不良反应很少，患者耐受性较好。

【药理作用】 对中枢 AChE 有更高的选择性和专属性，对丁酰胆碱酯酶无作用。能改善轻、中度阿尔茨海默病患者的认知能力和临床综合功能。

【临床应用】 用于改善患者的认知功能，延缓病情发展。用于轻、中度阿尔茨海默病患者治疗，具有剂量小、毒性低等优点。用药6～8周效果开始明显，本品有望成为阿尔茨海默病治疗的首选药。

【不良反应】 肝毒性及外周抗胆碱副作用较同类药他克林轻：①全身反应，较常见的有流感样胸痛、牙痛等；②心血管系统反应，如高血压、血管扩张、低血压，心房颤动等；③大便失禁、胃肠道出血、腹部胀痛等；④神经系统反应，如谵妄、震颤、眩晕、易怒、感觉异常等；⑤其他，如尿失禁、呼吸困难、视物模糊等。

加兰他敏（galantamine）

加兰他敏对神经元的 AChE 有高度选择性，是第二代 AChE 竞争性抑制药。不受食物和同时服药的影响。主要用于治疗轻、中度 AD，其疗效与他克林相似，但没有肝脏毒性。因此，本品目前在许多国家被推荐为治疗阿尔茨海默病的首选药。主要不良反应表现为治疗早期（2～3周）出现恶心、呕吐和腹泻等，稍后即消失。

利斯的明（rivastigmine）

利斯的明属于第二代 AChE 抑制药。它对 AChE 及 BuChE（在中枢由胶质细胞产生）降解 ACh 皆有明显抑制作用。本品可改善 AD 患者胆碱能神经介导的认知功能障碍，提高认知能力，如记忆力、注意力和方位感，尚可减慢淀粉样蛋白前体（APP）的形成。具有安全性高、耐受性好、无外周活性、不良反应轻等优点，尤其适用于伴有心脏、肝脏及肾脏等疾病的 AD 患者，是极具前途的阿尔茨海默病治疗药。

主要的不良反应有恶心、呕吐、乏力、眩晕、精神错乱、嗜睡、腹痛腹泻等，继续服药一段时间或减量后可消失。

石杉碱甲（huperzine A）

石杉碱甲是我国学者从中药千层塔中分离得到的一种新生物碱，是一种强效、高选择性胆碱酯酶抑制药。石杉碱甲对改善老年性记忆障碍及老年痴呆患者的记忆功能有良好的作用。在改善认知功能方面，与高压氧治疗效果相比效果显著。可用于老年性记忆功能减退及老年痴呆者，改善其记忆和认知能力。

常见不良反应为恶心、腹痛、多汗、头晕、视物模糊等，一般可自行消失，严重者可用阿托品对抗。有严重心动过缓、低血压及心绞痛、哮喘、肠梗阻患者慎用。

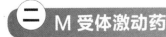

二 M 受体激动药

占诺美林（xanomeline）

占诺美林是目前发现的选择性最高的 M_1 受体激动药之一，对 M_2、M_3、M_4 受体作用很弱。口服易吸收，容易透过血脑屏障，且皮质和纹状体摄取率较高。高剂量口服可明显改善阿尔茨海默病患者的认知功能和动作行为，但因胃肠道反应和心血管反应，现拟改为皮肤给药。本药为第一个有效治疗阿尔茨海默病的 M 受体激动药。

护考链接

患者，男，55 岁。有精神病史 8 余年，服用氯丙嗪治疗。1 个月前患者无明显诱因出现肢体颤动、行走困难、少动等表现。经 MRI 检查，诊断：帕金森病。

1. 该患者的帕金森病应选用何药进行治疗（　　）

A. 左旋多巴　　　　B. 卡比多　　　　C. 溴隐亭　　D. 金刚烷胺　　E. 苯海索

分析：根据病史，该患者是由于长期服用抗精神失常药引起的帕金森综合征，如果选用了拟多巴胺类药物进行治疗，会诱发和加重精神失常，所以只能选中枢性抗胆碱药，故选 E。

2. 不是长期使用左旋多巴引起的不良反应是（　　）

A. 恶心、呕吐　　　　　　B. 心动过速　　　　　　C. 下肢皮肤网状青斑

D. 失眠、焦虑　　　　　　E. "开-关现象"

分析：下肢皮肤网状青斑是金刚烷胺的不良反应，故选 C。

自 测 题

一、选择题

A₁ 型题

1. 能增加左旋多巴抗帕金森病疗效，减少不良反应的药物是（　　）

A. 卡比多巴　　　　B. 维生素 B_6

C. 利血平　　　　　D. 苯乙肼

E. 苯海索

2. 下列关于卡比多巴的叙述，错误的是（　　）

A. 卡比多巴是 α-甲基多巴肼的左旋体

B. 能减少外周 DA 的生成

C. 单用亦有较强的抗震颤麻痹作用

D. 与左旋多巴合用可使后者有效剂量减少 75%

E. 与左旋多巴合用可减少不良反应

3. 下列关于金刚烷胺的叙述，错误的是（　　）

A. 起效快，用药数日即可获最大疗效

B. 与左旋多巴合用有协同作用

C. 促进 DA 释放，抑制 DA 再摄取

D. 提高 DA 受体的敏感性

E. 抗胆碱作用较弱

4. 溴隐亭能治疗帕金森病是由于（　　）

A. 中枢抗胆碱作用

B. 激动 DA 受体

C. 激动 GABA 受体

D. 提高脑内 DA 浓度

E. 使 DA 降解减少

5. 下列关于苯海索的叙述，错误的是（　　）

A. 阻断中枢胆碱受体，减弱 ACh 作用

B. 减少黑质-纹状体通路中 ACh 的释放

C. 抗震颤效果好，改善僵直效果差

D. 对心脏的影响较阿托品弱

E. 能致尿潴留，前列腺增生者慎用

6. 左旋多巴治疗肝性脑病的机制是（　　）

A. 减少伪递质的生成

B. 使脑内多巴胺浓度增高

C. 使苯乙醇胺和羟苯乙胺降解增加

D. 使脑内 NA 浓度增高，恢复正常神经活动

E. 减弱胆碱能神经功能

7. 维生素 B_6 与左旋多巴合用可（　　）

A. 增强左旋多巴的作用

B. 减少左旋多巴的副作用

C. 抑制多巴脱羧酶的活性，增高左旋多巴的血药浓度

D. 是多巴脱羧酶的辅基，增强左旋多巴外周副作用

E. 增强多巴脱羧酶的活性，增高左旋多巴的血药浓度

8. 只有透过血脑屏障在脑内变为多巴胺才能起作用的是（　　）

A. 左旋多巴　　　　B. 卡比多巴

C. 金刚烷胺　　　　D. 苯海索

E. 司来吉兰

9. 单用无抗帕金森病作用的是（　　）

A. 左旋多巴　　　　B. 卡比多巴

C. 溴隐亭　　　　　D. 丙环定

E. 苯海索

10. 用于治疗AD的可逆性胆碱酯酶抑制药是
（　　）

A. 新斯的明　　　　B. 毛果芸香碱

C. 毒扁豆碱　　　　D. 多奈哌齐

E. 占诺美林

11. 能明显改善AD患者认知功能的M受体激
动药是（　　）

A. 占诺美林　　　　B. 多奈哌齐

C. 毛果芸香碱　　　D. 乙酰胆碱

E. 他克林

A₃/A₄型题

（12、13题共用题干）

患者，男，70岁。右侧肢体动作缓慢伴
震颤半年。查体：右侧肢体静止性震颤，肌张
力齿轮样增高。诊断：帕金森病。

12. 该患者宜用下述何种药物消除症状
（　　）

A. 左旋多巴　　　　B. 卡比多巴

C. 他克林　　　　　D. 占诺美林

E. 乙酰胆碱

13. 下列哪项不属于本药的不良反应（　　）

A. 胃肠道反应　　　B. 直立性低血压

C. 不随意运动　　　D. 升高血糖

E. 精神障碍

二、简答题

简述左旋多巴和卡比多巴联合用药的意义。

（汪海英）

第14章　抗精神失常药

引言：精神失常是一种由多种原因引起的精神活动障碍性疾病，表现为思维、精神活动、情感和行为的异常。常见的类型有精神分裂症、躁狂症、抑郁症和焦虑症等。临床常用的抗精神失常药有四类：抗精神病药、抗躁狂药、抗抑郁药和抗焦虑药。通过本章的学习，掌握抗精神病药氯丙嗪的药理作用、临床应用、不良反应和用药护理；熟悉抗躁狂药及抗抑郁药的作用特点和用药护理；了解其他抗精神病药的作用特点。能正确判断药效，并为进行合理的用药护理奠定基础。

第1节　抗精神病药

● 案例14-1

患者，男，75岁。因肺部肿瘤，用抗肿瘤药物后出现多次呕吐，用多潘立酮、维生素 B$_6$ 及山莨菪碱治疗无效。对于这种重症呕吐患者，口服氯丙嗪，一次 12.5～50mg 治疗。

问题：1. 氯丙嗪还可用于哪些情况所导致的呕吐？

2. 氯丙嗪能否用于治疗晕动病所导致的呕吐？

3. 使用氯丙嗪应注意哪些问题？

抗精神病药主要用于治疗精神分裂症（schizophrenia），也可用于其他精神失常，如躁狂抑郁症的躁狂症状的治疗。精神分裂症是以思维、情感、行为之间不协调，精神活动与现实脱离为主要特征的一种最常见的精神疾病。根据临床症状，精神分裂症分为Ⅰ型和Ⅱ型，Ⅰ型以阳性症状（幻觉和妄想）为主，Ⅱ型以阴性症状（情感淡漠、主动性缺乏等）为主。本章涉及的药物大多对Ⅰ型治疗效果较好，对Ⅱ型效果较差甚至无效。根据化学结构，将抗精神分裂药分为四类：吩噻嗪类（phenothiazines）、硫杂蒽类（thioxanthenes）、丁酰苯类（butyrophenones）和其他类。

一　吩噻嗪类

吩噻嗪类药物基本结构相同，侧链被不同的基团取代获得不同药物。此类的代表药氯丙嗪，是临床最早应用的抗精神病药。

氯丙嗪（chlorpromazine）

氯丙嗪口服吸收慢而不规则，个体差异较大。食物及药物（如抗胆碱药）可显著影响其吸收，有首关效应。肌内注射吸收迅速，因局部刺激性强宜做深部肌内注射。体内分布广泛，易透过血脑屏障，故脑组织内浓度可达血浆浓度的 10 倍，并可通过胎盘屏障进入胎儿体内。主要由肝脏代谢，经肾排泄，脂溶性高，易在脂肪组织中蓄积，故排泄缓慢，停药数月后尿中仍可检出原形药物和代谢产物。老年患者应减量。

【药理作用】　主要阻断中枢多巴胺（D_2）受体，也可阻断外周 α 受体和 M 受体，因此药理作用广泛。

1. 对中枢神经系统的作用

（1）镇静、安定：氯丙嗪对中枢神经系统有较强的抑制作用，也称神经安定作用。正常人服用治疗量氯丙嗪后，出现安定、镇静、注意力下降、感情淡漠和对周围事物不感兴趣，活动减少，在安静环境下易诱导入睡，醒后神志清楚，加大剂量也不引起麻醉，长期应用可产生耐受性。氯丙嗪能明显减少动物的攻击性行为，使之驯服，易于接近。其机制为阻断脑干网状结构上行激活系统外侧部位的 α 受体，抑制特异性感觉传入冲动沿侧支向网状结构传导，使大脑皮质兴奋性降低。

（2）抗精神病作用：精神病患者用药后呈现良好的抗精神病作用，可迅速控制兴奋、躁动症状，使患者情绪安定，大剂量连续用药 6 周至 6 个月，可使幻觉、妄想、躁狂及精神运动性兴奋等症状逐渐消失，思维逐渐正常，理智恢复，生活自理。且长期应用，不产生耐受性。

目前认为脑内多巴胺神经功能亢进是精神分裂症的病因。氯丙嗪通过阻断与精神、情绪及行为等活动有关的中脑-边缘系统和中脑-皮质系统多巴胺通路的多巴胺受体，从而发挥抗精神病作用。

> **链接**
>
> ### 脑内多巴胺能神经通路及功能
>
> 脑内多巴胺能神经通路主要有四条：①中脑-边缘系统通路，主要控制情绪反应；②中脑-皮质通路，主要参与认知、思想、感觉、理解和推理能力的控制；③黑质-纹状体通路，主要与锥体外系的运动功能有关；④结节-漏斗通路，与神经内分泌活动和体温调节有关。脑内多巴胺受体有 D_1、D_2 两种亚型，D_1 受体在外周引起血管扩张、心肌收缩力增强；D_2 受体则与精神、情绪、内分泌和行为活动有关。目前认为氯丙嗪能竞争性地阻断脑内 D_2 受体，阻断前两条通路产生抗精神病作用，阻断黑质-纹状体通路、结节-漏斗通路则分别产生锥体外系反应和内分泌紊乱。

（3）镇吐作用：氯丙嗪具有强大的镇吐作用。小剂量抑制延髓催吐化学感受区（CTZ）的多巴胺受体，对抗多巴胺受体激动药如阿扑吗啡所致的呕吐；大剂量能直接抑制呕吐中枢，产生镇吐作用。但对刺激前庭引起的呕吐无效。

（4）对体温调节中枢的影响：氯丙嗪对下丘脑的体温调节中枢有很强的抑制作用，使体温调节功能减退，机体体温随环境温度的变化而变化。配合物理降温措施，不仅能使发热患者体温降低，而且也能使正常人的体温降低至正常水平以下；若在高温条件下，则可使患者体温高于正常水平。

（5）加强中枢抑制药的作用：氯丙嗪对中枢神经系统有较强的抑制作用，与镇静催眠药、镇痛药、麻醉药等中枢抑制药合用时，应适当减少合用药物的剂量，以免加重对中枢神经系统功能的抑制作用。

2. 对自主神经系统的影响

（1）降压作用：氯丙嗪能阻断肾上腺素α受体，翻转肾上腺素的升压作用，同时抑制血管运动中枢，故能引起血管扩张，血压降低。但反复用药可产生耐受性，且有较多的副作用，故不用于高血压的治疗。

（2）M受体阻断作用：有较弱的M受体阻断作用，引起口干、便秘、视物模糊等不良反应。

3. 对内分泌系统的影响　本药通过阻断结节-漏斗通路的D_2受体，可使催乳素抑制因子释放减少，使催乳素分泌增加，可致乳腺肿大、溢乳；抑制促性腺激素释放，使卵泡刺激素和黄体生成素分泌减少，出现排卵延迟和停经等；抑制促肾上腺皮质激素分泌，可致肾上腺皮质功能减退；抑制生长激素分泌，可影响儿童生长发育，可用于治疗巨人症。

【临床应用】

1. 治疗精神分裂症　氯丙嗪对急、慢性精神分裂症均有效。主要用于Ⅰ型精神分裂症，尤其对急性患者疗效显著。能显著缓解或消除患者的兴奋、躁狂、攻击行为及幻觉、妄想症状，有效改善异常的思维、情感和行为，使之理智恢复，生活自理。但不能根治，需长期用药维持疗效；对慢性精神病患者疗效较差，甚至可加重病情。对其他精神病伴有的兴奋、躁动、紧张、幻觉和妄想等症状也有显著疗效。对各种器质性精神病（如脑动脉硬化性精神病、感染中毒性精神病等）和症状性精神病的兴奋、幻觉、妄想症状也有效，但剂量要小，症状控制后应立即停药。

2. 呕吐和顽固性呃逆　氯丙嗪对多种药物（如吗啡、抗恶性肿瘤药、洋地黄类药、四环素等）、疾病（胃肠炎、尿毒症、癌症、放射性疾病）和妊娠等原因所致的呕吐有显著的作用。对顽固性呃逆具有显著疗效，可能与其抑制位于延髓催吐化学感受器旁的呃逆调节中枢有关。但对晕动病所致的呕吐无效。

3. 人工冬眠和低温麻醉　氯丙嗪配合物理降温（冰袋、冰浴）可使体温降至正常以下，可使患者基础代谢、组织耗氧量均降低，并进入"人工冬眠"状态，有利于提高机体对缺氧的耐受力，降低机体对病理性刺激的反应性，可扩张血管、改善微循环，保护心、肝、肾等重要器官。临床常用氯丙嗪50mg、异丙嗪50mg、哌替啶100mg组成"冬眠合剂"，为严重创伤、感染性休克、妊娠毒血症、高热惊厥及甲状腺危象等危重疾病的主要辅助治疗措施，为治疗争取时间，也可用于低温麻醉。

【不良反应】

1. 一般不良反应　有中枢抑制引起的嗜睡、乏力、表情淡漠；M受体阻断引起的口干、无汗、便秘、视物模糊、眼压升高等；α受体阻断引起的鼻塞、血压下降、直立性低血压及反射性心率过快等；静脉注射可引起血栓性静脉炎。

2. 锥体外系反应　是长期使用氯丙嗪最常见的不良反应，为阻断黑质-纹状体通路的多巴胺受体所致。常见有以下三种表现：①帕金森综合征。表现为肌张力增高、面容呆板（即面具脸）、动作迟缓、肌肉震颤和流涎等，发生率约30%。多见于中老年人，发生于用药2～3个月。②急性肌张力障碍。表现为舌、面、颈及背部肌肉痉挛，患者可出现强迫性张口、伸舌、斜颈、呼吸运动障碍及吞咽困难。一般出现在用药后1～5日，多见于青少年。③静坐不能。表现为坐立不安、反复徘徊，多出现在用药后5～6日，以中年人多见。以上三种症状是因为药物阻断了黑质-纹状体通路的D_2受体，与多巴胺的功能减弱及乙酰胆碱功能增强有关。减少用药量或停药后症状可减轻甚至消失，严重时可选用中枢抗胆碱药东莨菪碱或苯海索治疗。④迟发性运动障碍：约1/5患者出现，表现为口-面部不自主的刻板运动，如吸吮、舔舌、咀嚼为表现的口-舌-颊三联症及广泛性舞蹈样手足徐动症。发生的原因可能与氯丙嗪长期阻断 D_2 受体，使其敏感性增加或反馈性促进突触前膜释放 DA 增加有关。出现后应及时停药可减轻，部分患者可恢复。应用中枢抗胆碱药不但无效，反而使其加重。目前尚无特效治疗方法，长期用药时采用小剂量，一旦发生诸如唇肌、眼肌抽搐等先兆症状，应及时停药。

3. 药源性精神异常 表现为兴奋、躁动、恐惧、妄想、意识障碍或抑郁、焦虑等，应注意与原有疾病鉴别。一旦发生，应立即减量、停药或换用其他药物。

4. 惊厥与癫痫 少数患者用药过程中出现局部或全身抽搐，脑电图显示有癫痫样放电，有惊厥或癫痫史患者更易发生，应慎用，必要时加用抗癫痫药物。

5. 过敏反应 常见有皮疹、接触性皮炎等。

6. 心血管反应 多见于老年伴动脉硬化或高血压患者，患者多出现直立性低血压、持续性低血压休克、心律失常。冠心病患者易猝死，应慎用。

7. 内分泌紊乱 长期用药引起内分泌紊乱，如男性出现乳房增大，女性出现泌乳、月经停止，儿童生长抑制等。

8. 其他 偶见肝脏损害、粒细胞减少和再生障碍性贫血等。

9. 急性中毒 氯丙嗪大剂量（1～2g）可致急性中毒，表现为昏睡、低血压、休克、心动过速和心电图异常等，应立即停药并进行对症治疗。

【用药护理】

1. 用药期间应注意不宜从事驾车、操纵机器等作业。

2. 为预防直立性低血压，注射或大剂量给药后，应嘱咐患者卧床休息1～2小时。如出现低血压症状，应使用去甲肾上腺素纠正血压。

3. 应以0.9%氯化钠溶液或葡萄糖溶液稀释后缓慢注射，以免引起血栓性静脉炎。

4. 氯丙嗪能升高眼压，青光眼患者禁用。

5. 乳腺增生和乳腺癌患者禁用。

6. 与抗酸药、止泻药同服时，氯丙嗪的吸收减少，应避免合用。

奋乃静（perphenazine）、氟奋乃静（fluphenazine）和三氟拉嗪（trifluoperazine）三者作用与氯丙嗪相似而较缓和，共同特点是抗精神病、镇吐作用较氯丙嗪强，镇静作用较弱，锥体外系反应较易发生且严重。其他不良反应（心血管系统、肝脏、造血系统）较氯丙嗪轻。奋乃静对慢性精神病疗效高于氯丙嗪。氟奋乃静和三氟拉嗪对中枢抑制作用较弱，有明显的抗幻觉、妄想作用，对行为退缩、情感淡漠等症状也有较好疗效，适用于精神分裂症偏执型和慢性精神分裂症。

硫利达嗪（thioridazine，甲硫达嗪）

硫利达嗪作用类似氯丙嗪，但锥体外系反应在本类药中较轻，故应用广泛。常用于老年患者，也可用于儿童多动症和行为障碍。

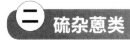 **硫杂蒽类**

氯普噻吨（chlorprothixene，泰尔登）

氯普噻吨药理作用与氯丙嗪相比，调整情绪、控制焦虑抑郁的作用较强，而抗幻觉妄想的作用较弱，镇静作用强。适用于伴有抑郁、焦虑症状的精神分裂症、更年期抑郁症及焦虑症等。不良反应较氯丙嗪轻，锥体外系反应少。

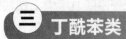

三 丁酰苯类

氟哌啶醇（haloperidol，氟哌丁苯）

氟哌啶醇的药理作用及临床应用与氯丙嗪相似，其特点：①抗精神病作用强于氯丙嗪，对以兴奋、幻觉和妄想为主要表现的各种精神病症状有较好疗效，故常用于治疗精神运动性兴奋为主的精神分裂症和躁狂症；②镇吐作用亦强于氯丙嗪，可用于呕吐和顽固性呃逆的治疗；③镇静、降压、调节体温和抗胆碱作用弱；④锥体外系不良反应发生率高，程度严重，以急性肌张力障碍和静坐不能常见；⑤大量长期应用可致心肌损伤，妊娠期妇女禁用。

氟哌利多（droperidol）

氟哌利多体内代谢快，故作用更快、更强、更短。临床常与强效镇痛药如芬太尼联合静脉注射，使患者处于精神恍惚、活动减少、反应淡漠的特殊麻醉状态，称"神经安定镇痛术"。可用于外科小手术、大面积烧伤换药和某些特殊检查，也可用于麻醉前给药，具有较好的镇痛、安定、镇吐和抗休克作用。

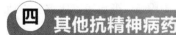

四 其他抗精神病药

五氟利多（penfluridol）

五氟利多口服吸收缓慢，8～16小时血药浓度达峰值，作用强而持久，一次给药疗效可维持一周。大部分以原形从粪便中排出，少量经尿排出。

【药理作用和临床应用】 抗精神病作用与其阻断脑内多巴胺受体有关。亦有镇吐作用，对心血管功能影响较轻。临床应用和不良反应与氟哌啶醇相似，但镇静作用较弱，适用于慢性患者的维持与巩固治疗，尤其适用于以幻觉、妄想、孤僻、淡漠和退缩症状为主的精神分裂症的维持与巩固治疗。

【不良反应】 锥体外系反应最常见，如静坐不能、急性肌张力障碍和帕金森综合征，长期大量使用可发生迟发性运动障碍。亦可发生嗜睡、乏力、口干、月经失调、溢乳、焦虑或抑郁反应等。偶见过敏性皮疹、心电图异常、粒细胞减少等。

舒必利（sulpiride）

舒必利镇静作用弱，镇吐作用强，并有一定的抗抑郁作用，对以木僵、退缩、幻觉和妄想症状为主的精神症状有较好疗效。常作为强效中枢性镇吐药应用，也可用于抑郁症的治疗。锥体外系不良反应较少。

氯氮平（clozapine）

氯氮平属于苯二氮䓬类，系新型口服抗精神病药。其特点：①抗精神病作用强，起效快，对其他抗精神病药无效的精神分裂症的阳性和阴性症状都有治疗作用，也适用于慢性患者；②作用机制可能是阻断 D_2 受体和 5-HT_2 受体，协调这两个系统的相互作用和平衡；③具有抗胆碱、抗组胺和 α 受体阻断作用；④可减轻长期应用氯丙嗪等抗精神病药物引起的迟发性运动障碍；⑤几乎没有锥体外系和内分泌系统的不良反应；⑥可引起粒细胞减少，严重者可致粒细胞缺乏症，用药期间应做血常规检查。

利培酮（risperidone）

利培酮是新一代抗精神病药，常口服给药。其特点：①对精神分裂症的阳性症状和阴性症状均有良效；②明显阻断 5-HT 受体和多巴胺受体；③对精神分裂症患者的认知功能障碍和继发性抑郁亦有治疗作用；④用量小、见效快、易被患者耐受，用药依从性优于其他抗精神病药；⑤抗胆碱和镇静作用弱；⑥锥体外系反应轻。适用于治疗初发急性患者和慢性患者，也用于强迫症、抽动障碍及某些脑器质性精神障碍如痴呆合并的精神症状的治疗。

第 2 节　抗躁狂药

躁狂症是一种情感性精神障碍，主要表现是情绪高涨、联想敏捷、言语动作增多。躁狂症的病因可能与患者脑内 5-HT 缺乏、NA 功能亢进有关。抗精神病药常用于躁狂症治疗，抗癫痫药如卡马西平和丙戊酸钠对躁狂症也有效，目前临床最常用的是碳酸锂。

碳酸锂（lithium carbonate）

碳酸锂口服吸收快而完全，用药后 2～4 小时血药浓度达高峰，$t_{1/2}$ 为 18～36 小时，体内分布广泛，但通过血脑屏障进入脑组织和神经细胞需要一定时间，因此显效较慢。主要经肾排泄，在近曲小管可与 Na^+ 竞争重吸收，故增加钠盐摄入可促进其排泄，而缺钠或肾小球滤过率降低时，可导致体内锂盐蓄积，引起中毒。

【药理作用和临床应用】　碳酸锂治疗量对正常人的精神行为没有明显影响，对躁狂症有显著疗效，能安定情绪，改善思维过速和动作过多行为。主要治疗躁狂症，有效率达 80%。对抑郁症和精神分裂症的兴奋躁动也有效，与氯丙嗪联应合用，产生协同作用。

锂盐抗躁狂作用的机制尚未完全阐明，可能是锂盐抑制脑内 NA 和 DA 释放并促进其再摄取，使脑内 NA 浓度降低，从而产生抗躁狂作用。

【不良反应及用药护理】

1. 一般反应　用药早期出现恶心、呕吐、腹泻、乏力、肌无力、手微细震颤、口渴、多尿等。继续用药多数症状能减轻或消失。若呕吐、腹泻次数多，可能是中毒先兆，立即测血锂，并减药或停药。

2. 抗甲状腺作用　锂盐可引起碘代谢异常，导致甲状腺功能低下或甲状腺肿。一般停药后可恢复。

3. 中枢神经系统症状　安全范围较窄，适宜浓度为 0.8～1.2mmol/L，超过 2.0mmol/L 即可中毒，表现为中枢神经系统症状，包括意识障碍、反射亢进、肌张力增强、明显震颤、共济失调、癫痫发作甚至昏迷、休克。目前锂盐中毒尚无特殊解毒药，因此，及时发现至关重要，当血药浓度升高至 1.6mmol/L，应立即停药。锂盐中毒时应立即停药并同时静脉滴注生理盐水，以促进锂盐排泄。

第 3 节　抗抑郁药

抑郁症的主要特征是情绪低落、活动和言语减少、自责自罪感严重。目前认为抑郁症的病因可能与脑内缺乏 NA 和 5-HT 有关。抗抑郁药主要通过提高患者脑内 NA 或 5-HT 功能而改善患者的抑郁症状。抗抑郁药能使抑郁症的患者精神振奋、活动增多。

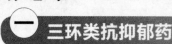

一 三环类抗抑郁药

三环类抗抑郁药属于非选择性单胺类物质摄取抑制药。通过抑制 NA 和 5-HT 的再摄取，增加突触间隙这两种神经递质的浓度，从而改善抑郁症患者的抑郁症状。

丙米嗪（imipramine，米帕明）

丙米嗪口服吸收良好，2～8 小时血药浓度达高峰，$t_{1/2}$ 为 10～20 小时，广泛分布于全身各组织，以心、肝、肾及心肌分布较多。经肝脏代谢，其代谢产物地昔帕明仍有显著抗抑郁作用。最终代谢产物与葡糖醛酸结合，经肾排泄。

【药理作用】

1. 对中枢神经系统的作用　正常人服药后，表现为安静、头晕、困倦、口干、视物模糊、血压略降。而抑郁症患者连续用药后，可使抑郁症患者精神振奋、情绪提高、思维敏捷、言语增多、注意力集中和抑郁消除。但本药起效较慢，用药 2～3 周后疗效才显著。

2. 对自主神经系统的作用　治疗量的丙米嗪有明显阻断 M 胆碱受体的作用，患者出现阿托品样作用。

3. 对心血管系统的作用　治疗量的丙米嗪通过抑制支配心肌组织的神经突触间隙 NA 的再摄取，使心肌中的 NA 的含量增高，从而引起心动过速甚至心律失常，心电图表现为 T 波倒置或低平。此外，本药对心肌尚有奎尼丁样作用。

【临床应用】

1. 抑郁症　适用于各种原因引起抑郁症的治疗，对内源性、更年期抑郁症疗效较好，对反应型抑郁症疗效次之，对精神病的抑郁状态较差。还可用于强迫症的治疗。

2. 焦虑和恐怖症　对伴有焦虑的抑郁症效果明显，也可用于恐怖症。

3. 遗尿症　用于儿童遗尿症，剂量依年龄而定，疗程一般为 3 个月。

【不良反应】

1. M 受体阻断作用　治疗量可出现口干、眼压升高、便秘、视物模糊、排尿困难等。

2. 心血管系统反应　可引起直立性低血压、心动过速、心律失常，严重时可因心肌梗死而致死亡。

3. 中枢神经系统反应　头晕、失眠、乏力、共济失调、反射亢进等，大剂量可致癫痫发作。

4. 过敏反应　极少数患者用药后可出现皮疹、粒细胞减少及黄疸。

【用药护理】

1. 三环类抗抑郁药与单胺氧化酶抑制药合用，可升高血压、引起高热或惊厥。

2. 与抗精神病药、抗帕金森病药合用时，能增强中枢抑制药的作用，其抗胆碱作用也可增强。

3. 心血管病患者、5 岁以下小儿慎用。肝肾功能不全、前列腺增生、青光眼、妊娠期妇女、甲状腺功能亢进者禁用。长期用药应定期复查血常规和肝功能。

阿米替林（amitriptyline，依拉维）

阿米替林治疗作用与丙米嗪相似，起效快，镇静和抗胆碱作用较强，有抗焦虑作用。用于各种抑郁症和抑郁状态，对伴有焦虑、不安的患者疗效更好。也可用于小儿遗尿症。不良反应较丙米嗪严重。

多塞平（doxepin，多虑平）

多塞平作用与丙米嗪类似，抗抑郁作用弱，抗焦虑作用和镇静作用强，对心脏影响较小。

治疗伴有焦虑症状的抑郁症患者效果最佳，用药数日后症状即可缓解。不良反应及用药护理与丙米嗪类似。

 去甲肾上腺素再摄取抑制药

地昔帕明（desipramine，甲丙米嗪）

地昔帕明为一种强效的 NA 再摄取抑制药，也可抑制 5-HT、DA 的摄取，对轻、中度抑郁症疗效较好。不良反应较少，过量可致血压降低、心律失常、惊厥、便秘、口干等。

马普替林（maprotiline）

马普替林口服吸收完全，但较缓慢，$t_{1/2}$ 为 21～52 小时，故用药 2～3 周后才充分发挥疗效。吸收后广泛分布于全身，马普替林选择性抑制 NA 的摄取，对 5-HT 无影响。具有抗抑郁、镇静、降血压的作用。可用于各型抑郁症患者，尤其是老年抑郁症患者。常见的不良反应有口干、便秘、头痛、头晕、视物模糊等，少数患者可出现心动过速、直立性低血压、焦虑、震颤、躁狂、癫痫发作症状、过敏反应及中性粒细胞减少等。

 5-羟色胺再摄取抑制药

氟西汀（fluoxetine，百忧解）

氟西汀为强效的选择性 5-HT 摄取抑制药，具有疗效好、安全性高、不易发生耐受性的特点。临床用于抑郁症、惊恐障碍、强迫症和神经性贪食症的治疗。不良反应有恶心呕吐、头痛头晕、失眠乏力、厌食、体重下降、惊厥、性欲减退等。肝、肾功能不良者用药要慎重。

 其他抗抑郁药

曲唑酮（trazodone）

本药为 5-HT 再摄取抑制药，对 DA 和 NA 的再摄取无影响，所以对心血管系统无显著影响。也能阻断 5-HT₁ 受体和中枢 α₁ 受体，有明显镇静作用，适合夜间给药。对 M 受体无影响，是一种比较安全的抗抑郁药。可用于各型抑郁症治疗，尤其适用于老年或伴有心血管疾病的抑郁症患者。

不良反应较少，偶有恶心、呕吐、体重下降、心悸、直立性低血压等，过量中毒会出现惊厥、呼吸停止等。

米氮平（mirtazapine）

米氮平通过阻断突触前膜肾上腺素 α₂ 受体而增加 NA 的释放，间接提高 5-HT 而发挥抗抑郁作用，抗抑郁效果与阿米替林相当。其抗胆碱样不良反应及 5-HT 样不良反应（恶心、头疼、性功能障碍等）较轻。主要不良反应为食欲增加及嗜睡。

第4节 抗焦虑药

焦虑症是一种以情绪焦虑为主的神经官能症，其主要表现是反复发作性惊恐或持续性精神紧张，常伴有自主神经功能紊乱。其症状包括紧张、忧虑、恐惧、心悸、头痛、失眠、多梦、消化不良等，临床上将其分为广泛性焦虑障碍和惊恐障碍两种类型。常用的抗焦虑药物除苯二氮䓬类、巴比妥类、三环类抗抑郁药等外，尚有新型抗焦虑药丁螺环酮。

丁螺环酮（buspirone）

丁螺环酮是一种新的非苯二氮䓬类药物，抗焦虑作用与地西泮相似，但无镇静、肌肉松弛和抗惊厥作用。资料表明，中枢神经系统 5-HT 是引起焦虑的重要递质。丁螺环酮激动突触前膜 5-HT$_{1A}$ 受体，反馈抑制 5-HT 释放，而发挥抗焦虑作用，其对 GABA 受体无作用。其抗焦虑作用在服药 1～2 周才能显效，4 周达到最大效应。口服吸收好，首关效应明显，在肝中代谢，$t_{1/2}$ 为 2～4 小时。临床适用于焦虑性激动、内心不安和紧张等慢性焦虑状态。不良反应有头晕、头痛及胃肠功能紊乱等，无明显的成瘾性。

 护考链接

患者，男，48 岁。精神分裂症病史 18 年，第 3 次入院。入院后给予氯丙嗪治疗，第 20 日出现肌肉僵硬、震颤等表现。

1. 该患者出现的情况最可能的是（ ）

A. 迟发型运动障碍　　　　　　B. 急性肌张力障碍

C. 药源性帕金森综合征　　　　D. 迟发型运动障碍

E. 以上均不是

分析：从患者的表现上可确定为药源性帕金森综合征，故选 C。

2. 针对患者的情况，有效的治疗药物是（ ）

A. 多巴胺受体激动药　　　　　B. 广谱抗生素

C. 苯二氮䓬类药物　　　　　　D. 中枢抗胆碱药

E. 5-羟色胺再摄取抑制药

分析：氯丙嗪引起的药源性帕金森综合征的发病机制是由于氯丙嗪阻断了黑质-纹状体通路多巴胺受体，导致胆碱能神经元亢进所致，所以应该选择中枢性抗胆碱药进行治疗，故选 D。

 自 测 题

一、选择题

A$_1$型题

1. 氯丙嗪抗精神病的作用机制是阻断（ ）

A. 中枢 α 受体

B. 中枢 β 受体

C. 中枢 H$_1$ 受体

D. 中脑-边缘系统及中脑-皮质通路中的 D$_2$ 受体

E. 黑质-纹状体通路中的 5-HT$_1$ 受体

2. 小剂量氯丙嗪即有镇吐作用，其作用部位为（ ）

A. 直接抑制延脑呕吐中枢

B. 抑制大脑皮质

C. 阻断胃黏膜感受器的冲动传递

D. 阻断延脑催吐化学感受区的 D$_2$ 受体

E. 抑制中枢胆碱能神经

3. 氯丙嗪引起乳房肿大与泌乳，是由于

（ ）

A. 阻断结节-漏斗 DA 通路的 D_2 受体

B. 激活中枢 $β_2$ 受体

C. 激活中枢 M 受体

D. 阻断脑干网状结构上行激活系统的 $α_1$ 受体

E. 阻断黑质-纹状体通路的 D_2 受体

4. 氯丙嗪不宜用于（ ）

A. 精神分裂症

B. 人工冬眠疗法

C. 晕动病所致的呕吐

D. 顽固性呃逆

E. 躁狂症及其他精神病伴有妄想症

5. 氯丙嗪引起低血压状态时，应选用（ ）

A. 多巴胺

B. 肾上腺素

C. 去甲肾上腺素

D. 异丙肾上腺素

E. 麻黄碱

6. 具有抗抑郁作用的抗精神失常药是（ ）

A. 氯丙嗪　　　　B. 奋乃静

C. 氟奋乃静　　　D. 丙米嗪

E. 三氟拉嗪

7. 下列哪项不属于氯丙嗪的药理作用（ ）

A. 抗精神病作用

B. 使体温调节失灵

C. 镇吐作用

D. 激动多巴胺受体

E. 阻断 α 受体

8. 长期应用氯丙嗪引起的最常见的不良反应是（ ）

A. 直立性低血压

B. 过敏反应

C. 锥体外系反应

D. 内分泌失调

E. 消化道症状

9. 碳酸锂主要用于治疗（ ）

A. 焦虑症　　　　B. 精神分裂症

C. 抑郁症　　　　D. 躁狂症

E. 帕金森综合征

10. 阿米替林的主要适应证为（ ）

A. 精神分裂症

B. 抑郁症

C. 神经官能症

D. 焦虑症

E. 躁狂症

11. 氯丙嗪引起帕金森综合征，合理的处理措施是应用（ ）

A. 多巴胺　　　　B. 左旋多巴

C. 阿托品　　　　D. 苯海索

E. 毒扁豆碱

12. 氯丙嗪引起的锥体外系反应不包括（ ）

A. 迟发性运动障碍

B. 肌张力降低

C. 静坐不能

D. 急性肌张力障碍

E. 帕金森综合征

A_3/A_4 型题

（13、14 题共用题干）

患者，女，25 岁。近半年来睡眠不好，疲乏无力，与家人和同事很少说话，工作效率明显下降，常常独自发笑，有时自言自语，怀疑邻居和同事说她的坏话甚至监视她，头颅 CT 及体格检查均未见异常。诊断为精神分裂症。

13. 该患者宜用下述何种药物进行治疗（ ）

A. 多巴胺　　　　B. 地西泮

C. 氯丙嗪　　　　D. 左旋多巴

E. 可乐定

14. 下列哪项不属于本药的不良反应（ ）

A. 口干、便秘

B. 肌肉颤动

C. 习惯性和成瘾性

D. 低血压

E. 内分泌紊乱

（15、16 题共用题干）

患者，女，55 岁，近 1 个月来头痛、乏力、早醒、坐立不安，常担心家人会出事，怀疑自己得了不治之症，给家庭带来麻烦，悲观失望。诊断为抑郁症。

15. 对抑郁症的护理处理措施中首要的是（ ）

A. 改善睡眠状况

B. 评估自杀风险

C. 改善营养

D. 改善情绪状态

E. 加强心理治疗

16. 目前治疗宜选用（　　）

A. 氯丙嗪　　　　B. 卡马西平

C. 碳酸锂　　　　D. 丙米嗪

E. 丙戊酸钠

二、简答题

1. 简述氯丙嗪的药理作用、临床应用和不良反应。

2. 简述碳酸锂的药理作用、临床应用和不良反应。

（汪海英）

第15章 镇 痛 药

> 引言：疼痛是许多疾病的常见症状，按性质可分为急性锐痛（剧痛）、慢性钝痛（慢痛）和内脏绞痛。剧烈疼痛不仅使患者痛苦，并可引起生理功能紊乱甚至休克。适当使用镇痛药，可减轻患者痛苦。但疼痛是诊断疾病的重要依据，在疾病未确诊之前应慎用镇痛药，以免掩盖病情，贻误诊治。

镇痛药是作用于中枢神经系统，在保持意识清醒的状态下选择性消除或减轻疼痛及因疼痛引起的不愉快情绪的一类药物。因其镇痛作用与激动阿片受体有关，且易产生药物依赖性，故称阿片类镇痛药、麻醉性镇痛药或成瘾性镇痛药。根据作用机制，镇痛药可分三类：①阿片受体激动药，如吗啡、可待因；②阿片受体部分激动药，如喷他佐辛、布托啡诺等；③其他类镇痛药，如罗通定、曲马多等。

第 1 节　阿片受体激动药

● 案例 15-1

患者，女，27 岁。妊娠 40 周，阵发性腹部剧痛。

处方：吗啡注射液：10mg×1 支。

用法：10mg，皮下注射。

问题：1. 此处方是否合理？为什么？

2. 吗啡适用于何种镇痛？

3. 使用吗啡过程中应如何进行用药护理？

 阿片生物碱类

阿片（opium）为罂粟科植物罂粟未成熟蒴果浆汁的干燥物，含有 20 余种生物碱，包括菲类和异喹啉类两种，前者如吗啡和可待因，有镇痛作用；后者如罂粟碱，有平滑肌松弛作用。

> **链接**
>
> ## 阿 片 受 体
>
> 　　1962年我国学者发现将微量吗啡注入兔脑室内或第三脑室周围灰质可消除疼痛反应，率先提出吗啡镇痛的作用部位在第三脑室周围灰质。1973年Snyder等采用配体结合技术和放射自显影技术证实了阿片受体的存在及其与镇痛药作用的关系。20世纪90年代阿片受体克隆成功。
>
> 　　阿片受体在丘脑内侧、脊髓胶质区、脑室及导水管周围灰质的分布密度较高，与疼痛刺激传入、痛觉信号的整合及感受有关。受体密度最高的边缘系统及蓝斑核与情绪及精神活动有关；延脑孤束核阿片受体与呼吸及咳嗽有关；脑干极后区及迷走神经背核等部位的阿片受体与胃肠活动有关。阿片受体也存在于初级感觉传入神经的伤害性感受器、肠道和输精管等外周组织。

吗啡（morphine）

　　吗啡是阿片中的主要生物碱。口服易吸收，但有明显的首关效应，常采用注射给药，以肌内注射吸收良好。仅有少量通过血脑屏障进入中枢，但足以产生明显的镇痛作用，也可通过胎盘进入胎儿体内。主要在肝内代谢，经肾脏排泄，少量经胆汁和乳汁排泄。

【药理作用】

1. 中枢神经系统作用

（1）镇痛、镇静、致欣快作用：吗啡具有强大镇痛作用，一次给药，作用维持4～5小时。对各种疼痛均有效，其中对慢性持续性钝痛的效果优于急性间断性锐痛，且不影响意识和其他感觉。吗啡能改善由疼痛所引起的焦虑、紧张、恐惧等情绪反应，产生镇静作用，提高对疼痛的耐受力。在安静环境下容易诱导入睡，但易被唤醒。吗啡还可产生欣快感，表现为满足感和飘飘欲仙等，是药物滥用或成瘾性产生的主要原因之一。

> **链接**
>
> ## 吗啡的镇痛机制
>
> 　　机体受到疼痛刺激时，痛觉神经末梢通过释放P物质等神经递质将痛觉传向中枢，使机体感觉到疼痛。同时中枢内脑啡肽神经元释放出内源性阿片肽，其与阿片受体结合并激动阿片受体，产生突触前抑制作用，减少痛觉神经末梢P物质的释放，减弱了痛觉信号向中枢传导，产生镇痛作用，从而构成机体的"抗痛系统"。吗啡与内源性阿片肽具有类似作用，可激动中枢阿片受体，增强机体"抗痛系统"的功能，发挥镇痛作用。

　　（2）抑制呼吸：治疗量吗啡即可抑制呼吸，降低呼吸中枢对CO_2的敏感性，使呼吸频率减慢，潮气量降低。急性中毒时呼吸频率可减慢至3～4次/分。呼吸抑制是吗啡急性中毒致死的主要原因。与麻醉药、镇静催眠药、乙醇等合用，可加重其呼吸抑制。

　　（3）镇咳：可抑制咳嗽中枢，产生强大的镇咳作用。因易成瘾，临床不作为镇咳药使用。

　　（4）其他：①兴奋延髓催吐化学感受区（CTZ），致恶心、呕吐；②兴奋动眼神经缩瞳核，引起瞳孔缩小，过量中毒时瞳孔缩小呈针尖样；③作用于下丘脑体温调节中枢，改变体温调定点，使体温略有降低；④抑制促性腺激素释放激素（GnRH）和促肾上腺皮质激素释放激素（CRH）释放，使血浆促肾上腺皮质激素（ACTH）、黄体生成素（LH）和卵泡刺激素（FSH）浓度降低。

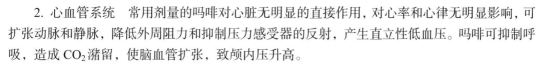

2. 心血管系统　常用剂量的吗啡对心脏无明显的直接作用，对心率和心律无明显影响，可扩张动脉和静脉，降低外周阻力和抑制压力感受器的反射，产生直立性低血压。吗啡可抑制呼吸，造成 CO_2 潴留，使脑血管扩张，致颅内压升高。

3. 平滑肌

（1）胃肠道平滑肌：兴奋胃肠道平滑肌，提高胃窦部、十二指肠、小肠和结肠部张力，使肠蠕动减慢、胃排空延迟。抑制消化液分泌，提高回盲瓣及肛门括约肌张力，同时抑制中枢，使患者便意迟钝，可以止泻，也可致便秘。

（2）胆道平滑肌：兴奋胆道平滑肌和括约肌，使胆囊内压力升高，引起上腹不适，甚至诱发或加重胆绞痛。

（3）其他平滑肌：提高膀胱括约肌张力，收缩输尿管，导致尿潴留。大剂量可收缩支气管，诱发支气管哮喘。增强子宫平滑肌张力，影响分娩，延长产程。

4. 免疫抑制　对细胞免疫和体液免疫功能均有抑制作用，在停药戒断症状期最明显。长期滥用药物者机体免疫功能低下，易导致感染。

【临床应用】

1. 镇痛　吗啡对各种疼痛均有效，但易成瘾，一般仅短期用于其他镇痛药无效的疼痛，如严重创伤、手术后和烧伤等剧痛，或晚期癌症疼痛等；对心肌梗死引起的剧烈疼痛，血压正常者可用吗啡止痛；对胆、肾绞痛，应与解痉药阿托品合用。

2. 心源性哮喘　是急性左心衰竭时导致的突发肺水肿而引起的呼吸困难。除采用强心、利尿、扩张血管等综合治疗措施外，静脉注射吗啡可产生良好效果。其可能机制：①抑制呼吸中枢，降低呼吸中枢对 CO_2 的敏感性，使呼吸频率变慢；②扩张外周血管，降低外周阻力，减轻心脏负荷；③镇静作用有利于消除患者的焦虑和紧张情绪。

3. 止泻　适用于减轻急、慢性消耗性腹泻症状，可选用阿片酊或复方樟脑酊。如伴有细菌感染，应同时服用抗菌药物。

【不良反应】

1. 一般反应　治疗量可引起恶心、呕吐、嗜睡、眩晕、呼吸抑制、便秘、排尿困难、直立性低血压、免疫抑制等，胆道压力升高甚至诱发胆绞痛。

2. 耐受性和依赖性　连续反复应用可引起耐受性和依赖性。一旦停药可出现戒断症状，表现为兴奋、焦虑、失眠、流涕、流泪、出汗、呕吐、腹泻、发热、肌肉疼痛甚至虚脱和意识丧失等。成瘾者为追求吗啡的欣快感和避免停药引起的戒断症状，常不择手段去获取此类药物，对社会和家庭危害极大。一般连续用药不得超过 1 周，按《麻醉药品和精神药品管理条例》使用。

3. 急性中毒　过量可致急性中毒，表现为昏迷、呼吸深度抑制、瞳孔极度缩小呈针尖样、血压下降甚至休克或死亡。呼吸麻痹是其中毒致死的主要原因。可应用阿片受体阻断药纳洛酮、呼吸兴奋药尼可刹米及通过吸氧、人工呼吸等措施抢救。

【用药护理】

1. 为防止便秘发生，使用之初预防性地联合使用一些治疗便秘的药物如番泻叶等。严重便秘可使用作用较强的导泻药，或换用非口服制剂，如芬太尼透皮贴剂。呕吐严重时加止吐药，从小剂量开始，逐渐增加剂量，可明显减轻呕吐的发生。

2. 呼吸抑制是阿片类药物的急性不良反应，晚期癌痛使用控、缓释阿片类药物极少发生，应加强对首次使用阿片类药物患者的监测。①第一个 15 分钟应每 3～5 分钟观察 1 次，以后每

5~10分钟观察1次，继续观察1小时。主要观察呼吸深度、意识状态、心率变化和瞳孔大小，如呼吸<6次/分、有发绀症状，应给予辅助呼吸；如心率>110次/分，应注意是否有心力衰竭；如瞳孔缩小且呼吸<12次/分，则提示中毒；如瞳孔由小而散大，则有窒息和生命危险；应立即抢救。②静脉注射时，应以适量注射用水或生理盐水稀释后缓慢注射，静脉注射过快可抑制呼吸。

3. 禁用于支气管哮喘、肺心病、颅内压升高、肝功能严重减退、新生儿和婴儿、分娩止痛及哺乳期妇女止痛等。全身麻醉药、镇静催眠药、抗组胺药、吩噻嗪类、三环类抗抑郁药可加重本品的呼吸抑制。

可待因（codeine，甲基吗啡）

可待因口服易吸收，药理作用与吗啡相似而较弱，镇痛作用约为吗啡的1/12，镇咳作用约为吗啡的1/4，抑制呼吸作用与吗啡相同。无明显镇静作用，欣快感和依赖性也较吗啡弱。临床用于各种原因引起的剧烈干咳，对干咳伴胸痛者尤为适用。对痰多黏稠患者不宜应用，以防造成气道阻塞。呼吸道不畅者，妊娠期、哺乳期妇女应慎用。

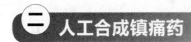

二 人工合成镇痛药

哌替啶（pethidine，度冷丁）

哌替啶口服易吸收，生物利用度低（约52%），皮下或肌内注射吸收更迅速，临床常用注射给药。可通过胎盘屏障，进入胎儿体内。主要在肝脏代谢为哌替啶酸和去甲哌替啶，后者有明显中枢兴奋作用，故大量反复用药可引起肌肉震颤、抽搐甚至惊厥。

【药理作用】 主要激动阿片受体，作用与吗啡相似而较弱。

1. 中枢神经系统 镇痛作用约为吗啡的1/10，作用维持2~4小时。有镇静和呼吸抑制作用；可兴奋CTZ引起恶心、呕吐；可产生依赖性和欣快感；无镇咳作用。

2. 心血管系统 促进组胺释放和抑制血管运动中枢，引起扩张血管；对心脏有负性肌力作用；偶可引起直立性低血压。

3. 兴奋平滑肌 可提高胃肠道括约肌和平滑肌张力，但作用强度较吗啡弱，持续时间短，不引起便秘。对胆道和支气管平滑肌张力的增强作用较弱。对妊娠末期子宫平滑肌无明显影响，不对抗缩宫素对子宫的兴奋作用，不延缓产程。

【临床应用】

1. 镇痛 代替吗啡用于外伤、癌症晚期和手术后疼痛等。慢性钝痛不宜使用。内脏绞痛如胆肾绞痛应与阿托品合用。可用于分娩止痛，但产前4小时内不宜使用，以免抑制新生儿的呼吸。

2. 心源性哮喘 作用机制同吗啡。

3. 麻醉前给药 可消除患者术前紧张、恐惧情绪，减少麻醉药用量并缩短诱导期。

4. 人工冬眠 与氯丙嗪、异丙嗪组成人工冬眠合剂，用于人工冬眠疗法。

【不良反应及用药护理】

治疗量可出现头晕、头痛、出汗、口干、恶心、呕吐、心悸、直立性低血压等反应。剂量过大可抑制呼吸。偶可出现震颤、肌肉痉挛、反射亢进甚至惊厥。久用可产生耐受性和依赖性。禁忌证同吗啡。

本品与单胺氧化酶抑制药合用可引起谵妄、高热、多汗、惊厥、严重呼吸抑制、昏迷甚至死亡；氯丙嗪、异丙嗪、三环类抗抑郁药加重哌替啶的呼吸抑制，可加强双香豆素等抗凝血药的作用，合用时应酌情减量；与氨茶碱、肝素钠、磺胺嘧啶、呋塞米、头孢哌酮等药配伍，易产生混浊或沉淀，用药时须注意。

美沙酮（methadone，美散痛）

美沙酮为人工合成的镇痛药，亦是阿片受体激动药。口服吸收良好，约 30 分钟起效，作用持续时间较长，$t_{1/2}$ 超过 24 小时。镇痛强度与吗啡相等或略强，而其耐受性和成瘾性发生缓慢，停药后的戒断症状亦较轻。可用于各种剧痛，也用于吗啡或海洛因的脱毒治疗。不良反应多见眩晕、恶心、呕吐、口干、嗜睡、便秘及直立性低血压等；皮下注射有局部刺激作用，可致疼痛硬结。禁用于分娩止痛，以免影响产程和抑制胎儿呼吸。

芬太尼（fentanyl）及其同系物

芬太尼为强效镇痛药，镇痛作用约为吗啡的 100 倍，起效快，维持时间短。静脉注射后 1 分钟起效，5 分钟达高峰，维持约 10 分钟。蛛网膜下腔给药或硬膜外给药广泛用于急性疼痛、产后疼痛及慢性疼痛的治疗。与氟哌利多配伍可产生"神经松弛镇痛"效果，适用于某些小手术或医疗检查。不良反应常见恶心、呕吐、皮肤瘙痒等。反复用药可产生依赖性。禁用于支气管哮喘、脑肿瘤或颅脑损伤昏迷者及 2 岁以下婴幼儿。

舒芬太尼（sufentanil）和阿芬太尼（alfentanil）均为芬太尼的类似物。舒芬太尼的镇痛作用强于芬太尼，是吗啡的 1000 倍，而阿芬太尼弱于芬太尼。两药起效快，作用时间短，尤以阿芬太尼突出，故称为超短效镇痛药。两药均在肝脏代谢失活后经肾排泄。对心血管系统影响小，常用于心血管手术麻醉。阿芬太尼由于其药动学特点，很少蓄积，短时间手术可采用分次静脉注射，长时间手术可采用持续静脉滴注。

瑞芬太尼（remifentanil）为新型芬太尼衍生物，注射后起效快，作用时间短，为短效镇痛药。瑞芬太尼与芬太尼的镇痛作用相似，重复和持续输注无体内蓄积，主要用于全身麻醉诱导及静脉全身麻醉，也可用于术后疼痛和分娩镇痛。

第 2 节 阿片受体部分激动药

阿片受体部分激动药在小剂量或单独应用时，可激动阿片受体，呈现镇痛等作用；当与激动药合用时，又可拮抗其镇痛作用。本类药物以镇痛作用为主，呼吸抑制作用较弱，成瘾性较小，但有精神失常等副作用。

喷他佐辛（pentazocine，镇痛新）

口服和注射均易吸收，主要在肝脏代谢，经肾排泄，$t_{1/2}$ 为 2～4 小时。镇痛作用为吗啡的 1/3，呼吸抑制作用为吗啡的 1/2；剂量超过 50～100mg 时，镇痛和呼吸抑制作用不再增强。镇静作用弱，较高剂量时甚至出现噩梦、幻觉、烦躁不安等症状。对肠道和子宫的作用与哌替啶相似；对括约肌的兴奋作用弱，胆道内压力升高不明显。大剂量可致心率加快、血压升高。冠心病患者静脉注射该药时，可能通过增加血儿茶酚胺水平，提高左室舒张末期压力和心脏做功。

临床主要用于各种慢性剧痛及术后疼痛。常见不良反应为恶心、呕吐、出汗、眩晕等。剂量过大可引起呼吸抑制、血压升高、心率加快及心律失常。成瘾性小，已不列入麻醉药品管理范围，但仍有药物依赖性的潜在危害。

丁丙诺啡（buprenorphine）

丁丙诺啡镇痛作用强，其肌内注射的等效镇痛剂量是吗啡的 3%。作用持续时间长。临床用于癌症晚期、手术后、烧伤和心肌梗死所致的疼痛，透皮缓释贴剂的镇痛效果可维持 1 周。也可用于海洛因成瘾的脱毒治疗，疗效与美沙酮相近。除呼吸抑制和缩瞳外，也能产生耐药性与成瘾性，戒断症状较轻。

布托啡诺（butorphanol）

布托啡诺口服生物利用度低。肌内注射后 10 分钟起效，$t_{1/2}$ 约 3 小时，主要在肝脏代谢。镇痛作用较强，其等效镇痛剂量是吗啡的 1/5，镇静作用较明显。可增加肺动脉压和心脏做功，全身动脉血压轻度降低，心力衰竭或心肌梗死者慎用。临床用于术后、外伤、癌症的疼痛治疗，也用于肾绞痛或胆绞痛等；可肌内注射或静脉注射。鼻喷剂对其他药物无效的剧烈头痛亦非常有效。剂量过大时可引起烦躁不安。除本身可产生躯体依赖性外，对阿片类药物依赖的患者布托啡诺可诱发戒断症状。

第 3 节　其他类镇痛药

罗通定（rotundine）及四氢帕马丁（tetrahydropalmatine）

消旋四氢帕马丁系由延胡索的块茎中提取分离得到的生物碱；其有效成分是左旋体，即罗通定，具有较强的镇痛作用。口服吸收良好，10～30 分钟出现镇痛作用，维持 2～5 小时。镇痛作用可能与阻断脑内多巴胺受体及促进脑啡肽和内啡肽释放有关。镇痛作用弱于哌替啶，但强于解热镇痛抗炎药，对慢性持续性钝痛效果较好。主要用于胃肠及肝胆系统等内科疾病引起的钝痛、头痛和月经痛等；可用于分娩止痛，对产程及胎儿无不良影响。罗通定还有安定、镇静及催眠作用；用于失眠，作用持续 5～6 小时。

安全性较高，久用不成瘾。偶见眩晕、乏力、恶心和锥体外系症状，大剂量对呼吸中枢有一定抑制作用。

高乌甲素（lappaconitine）

高乌甲素（拉巴乌头碱）是由高乌头的根中分离得到的生物碱，无成瘾性，属非麻醉性镇痛药。可口服或注射给药。镇痛作用强度与哌替啶相似，维持时间长于哌替啶。尚具有解热、抗炎、局部麻醉等作用。在癌症疼痛阶梯疗法中，作为轻度和中度疼痛的备选药物。偶见荨麻疹、心悸和头晕等不良反应。

氟吡汀（flupirtine）

氟吡汀属嘧啶类衍生物，是新型中枢性镇痛药，长期应用未见成瘾性。镇痛强度与喷他佐辛相等。口服易吸收，主要在肝脏代谢。临床用于外伤、烧伤、术后、癌症晚期疼痛的治疗。用于轻、中度疼痛，用药时间不能超过两周，用药期间宜每周检测肝功能。

> **链接**
>
> **毒品与戒毒**
>
> 《中华人民共和国刑法》规定，毒品是指鸦片、海洛因、甲基苯丙胺（冰毒）、吗啡、大麻、可卡因，以及国家规定管制的其他能够使人形成瘾癖的精神药品（巴比妥类、苯二氮䓬类、苯丙胺类等）和麻醉药品。广义的毒品还包括毒品原植物和毒品直

链接

接前体物，如制造鸦片和海洛因的罂粟、提取可卡因的古柯或大麻植物、制造冰毒的麻黄碱等。

上述毒品的戒毒治疗必须在卫生行政部门批准的机构进行。戒毒包括脱毒、康复和后续照管三个阶段。对于阿片类药物成瘾的戒断症状，可采用可乐定、莨菪制剂或中药治疗；也可采用成瘾性较轻的美沙酮，实施逐步减量替代的脱毒疗法。成瘾者对阿片的极度渴求心理（心瘾）是戒毒治疗失败的主要原因。

第4节 阿片受体阻断药

纳洛酮（naloxone）

纳洛酮是阿片受体完全阻断药，口服生物利用度低，常注射给药。对正常机体无明显药理作用；对阿片类成瘾者，用药后立即出现戒断症状。能快速解除吗啡中毒所致的呼吸抑制、颅内压升高、血压下降，使昏迷患者迅速复苏。临床用于治疗阿片类镇痛药的急性中毒，解除阿片类药物麻醉的术后呼吸抑制及其他中枢抑制症状。也适用于各种原因引起的休克、脑卒中、酒精中毒，对脑及脊髓创伤亦有很好疗效。

纳曲酮（naltrexone）

本品作用和临床应用与纳洛酮相似，但口服生物利用度较高，作用维持时间较长。

 护考链接

患者，男，45岁。有吸毒史3年，1日前因昏迷被家人发现入院。诊断为吸毒过量中毒，呼吸抑制。医嘱：注射纳洛酮、尼可刹米，住院观察。

1. 纳洛酮解救镇痛药中毒是因为其能够（　　　）

A. 拮抗 α 受体　　　　　　B. 拮抗 β 受体　　　　　　C. 拮抗 M 受体

D. 拮抗阿片受体　　　　　　E. 拮抗 N 受体

分析：纳洛酮属于阿片受体阻断药，故能用于阿片类镇痛药过量所致的中毒，故选 D。

2. 以下哪个不是纳洛酮的临床应用（　　　）

A. 阿片类药物急性中毒

B. 阿片类药物成瘾者的鉴别诊断

C. 解除芬太尼、哌替啶过量引起的呼吸抑制

D. 酒精中毒

E. 抗高血压

分析：除了不能用于治疗高血压，其他都是纳洛酮的适应证，故选 E。

 自测题

一、选择题

A₁ 型题

1. 关于吗啡镇痛作用机制的描述，正确的是

（　　　）

A. 降低外周神经末梢对疼痛的感受性

B. 抑制中枢前列腺素的合成

C. 抑制中枢阿片受体

D. 抑制大脑边缘系统

E. 激动中枢阿片受体

2. 吗啡禁用于分娩止痛的原因是（   ）
   A. 促进组胺释放
   B. 激动蓝斑核的阿片受体
   C. 抑制呼吸、延长产程
   D. 抑制去甲肾上腺素能神经元活动
   E. 脑血管扩张，颅内压升高

3. 肝癌晚期患者的剧烈疼痛，可以选用的镇痛药物是（   ）
   A. 布洛芬   B. 阿司匹林
   C. 哌替啶   D. 可待因
   E. 吲哚美辛

4. 哌替啶最大的不良反应是（   ）
   A. 便秘   B. 依赖性
   C. 腹泻   D. 心律失常
   E. 呕吐

5. 与吗啡相比，哌替啶的特点是（   ）
   A. 镇痛作用较吗啡强
   B. 依赖性的产生比吗啡快
   C. 作用持续时间较吗啡长
   D. 戒断症状持续时间较吗啡长
   E. 妊娠末期不对抗缩宫素对子宫的作用，不延缓产程

6. 下列镇痛药中可主要用于剧烈干咳的是（   ）
   A. 塞来昔布   B. 对乙酰氨基酚
   C. 芬太尼   D. 吗啡
   E. 可待因

7. 哌替啶的适应证不包括（   ）
   A. 手术后疼痛   B. 创伤性疼痛
   C. 内脏绞痛   D. 临产前止痛
   E. 晚期癌性疼痛

8. 关于哌替啶作用特点的描述，正确的是（   ）
   A. 镇痛镇静作用较吗啡弱
   B. 可引起便秘，并有止泻作用
   C. 对妊娠末期子宫有抗缩宫素作用
   D. 提高胆道压力作用较吗啡强
   E. 不扩张血管，不引起直立性低血压

9. 哌替啶作为吗啡代用品用于各种剧痛是因为（   ）
   A. 镇痛作用不如吗啡强
   B. 依赖性较吗啡弱
   C. 不引起直立性低血压
   D. 作用时间较吗啡长
   E. 便秘的副作用轻

A₂型题

10. 患者，男，53岁，两周前突发心前区压榨性疼痛而入院，诊断为心肌梗死，治疗后病情稳定，1日前夜间突然发作剧烈咳嗽，并伴发憋气。平卧时气急难忍，不得不采取坐位，咳出粉红色泡沫痰。急诊入院，诊断为急性左心衰竭。请问，给予吸氧、利尿、扩血管治疗外，重要的治疗药物是（   ）
    A. 罗通定   B. 哌替啶
    C. 阿司匹林   D. 吗啡
    E. 可待因

11. 患者，男，55岁，1小时前因右侧腰背部剧烈疼痛，难以忍受，出冷汗，急诊入院，尿常规检查：可见红细胞。B型超声波检查：肾结石。宜用（   ）
    A. 山莨菪碱   B. 吗啡
    C. 哌替啶+山莨菪碱   D. 罗通定
    E. 以上均可

A₃/A₄型题

（12、13题共用题干）

患者，女，65岁，肝癌晚期，疼痛难忍，连续使用吗啡1周后停药。次日患者出现烦躁不安、精神萎靡、流泪、出汗、腹痛、腹泻。

12. 根据患者的表现症状，此时考虑为（   ）
    A. 急性中毒   B. 耐受性
    C. 习惯性   D. 成瘾性
    E. 高敏性

13. 为缓解患者痛苦，以下药物当中，最佳替代品为（   ）
    A. 哌替啶   B. 可待因
    C. 美沙酮   D. 罗通定
    E. 镇痛新

（14、15题共用题干）

患者，女，34岁，因服毒昏迷不醒，被送入急诊室抢救。其家属不能准确说出毒物的名称及性质，观察患者双侧瞳孔为1.5mm。

14. 根据患者瞳孔变化初步判断患者可能为

（　　　）

A. 有机磷酸酯类农药、吗啡类中毒

B. 酒精中毒

C. 巴比妥类药物中毒

D. 硫酸中毒

E. 强碱中毒

15. 护士的正确处理方法为（　　　）

A. 禁忌洗胃

B. 生理盐水灌肠

C. 鼻饲蛋清

D. 鼻饲牛奶

E. 插入胃管抽出胃内容物送检，并用温开水洗胃

二、简答题

1. 比较吗啡和哌替啶的异同点。

2. 简述吗啡治疗心源性哮喘的机制。

（张红霞）

第16章 解热镇痛抗炎药和抗痛风药

引言：发热、疼痛和炎症是临床疾病常见症状，解热镇痛抗炎药是常用药物。解热镇痛抗炎药有哪些？如何正确选择、使用解热镇痛抗炎药？如何加强用药护理和指导，提高药物治疗质量？本章我们学习解热镇痛抗炎药的分类和作用，掌握阿司匹林、对乙酰氨基酚、布洛芬等重点药物的临床应用和不良反应，并能正确判断药效并进行合理的用药护理。

第1节 解热镇痛抗炎药

● 案例 16-1

患者，女，50岁。诊断为类风湿关节炎，给予阿司匹林 0.6g，一日 3 次，饭后服。2 日后，患者关节肿胀疼痛明显缓解。1 个月后患者出现上腹部胀痛、反酸、恶心、呕吐，近日刷牙时牙龈出血，并伴有鼻黏膜出血，均未做处理。后因腹痛、黑便入院。胃镜检查提示：十二指肠球部溃疡。

问题：1. 该患者选用阿司匹林是否正确？为什么？

2. 如何解释患者服用阿司匹林后出现的症状？如何处理？

3. 继续治疗应如何选药？依据是什么？

解热镇痛抗炎药（antipyretic，analgesic and anti-inflammatory drugs）是一类具有解热、镇痛作用，大部分还有抗炎、抗风湿作用的药物。因其抗炎作用与含甾核的糖皮质激素不同，故又称非甾体抗炎药（non-steroidal and anti-inflammatory drugs，NSAIDs）。按照化学结构，NSAIDs 分为水杨酸类、苯胺类、吡唑酮类和其他有机酸类等四类。

本类药物共同的作用机制是抑制花生四烯酸代谢过程中的环加氧酶（cyclo-oxygenase，COX），使前列腺素（prostaglandins，PGs）合成减少，是 NSAIDs 解热、镇痛、抗炎的共同作用机制。COX 主要有 COX-1（固有型）和 COX-2（诱导型）两种同工酶。COX-1 表达于血管、胃、肾和血小板等绝大多数组织，参与血小板聚集、血管舒缩、胃黏膜血流及肾血流的调节，以维持细胞、组织和器官生理功能的稳定。COX-2 有致热、致痛和致炎作用。NSAIDs 的药理作用可能与抑制 COX-2 有关，对 COX-1 的抑制作用则是其不良反应发生的药理学基础。根据其对 COX 作用的选择性分为非选择性 COX 抑制药和选择性 COX-2 抑制药。

基本药理作用

1. 解热作用　本类药物降低各种原因引起的发热者的体温，而对正常体温几乎无影响。

位于下丘脑的体温调节中枢调控产热和散热过程，使体温维持在 37℃ 左右。病理条件下，病原微生物、非微生物抗原、炎症性渗出物、致热性类固醇等，刺激血液单核细胞和组织巨噬细胞，产生并释放内源性致热原（白介素-1β、白介素-6、干扰素、肿瘤坏死因子等）。内源性致热原在下丘脑引起 PGE_2 合成和释放增加，PGE_2 作用于体温调节中枢，使体温调定点升高，引起发热。NSAIDs 通过抑制下丘脑 PG 的合成而发挥解热作用。当体温升高时，NSAIDs 能促使升高的体温调定点恢复到正常水平，散热增加，产热减少，降低体温。

2. 镇痛作用　组织损伤或炎症的病理过程均涉及缓激肽、PG 等致痛物质的产生和释放增多，从而导致疼痛；PG 还可提高痛觉感受器对其他致痛物质的敏感性，加重疼痛。NSAIDs 通过抑制外周病变部位的 COX，使 PG 合成减少而减轻疼痛。本类药物具有中等程度的镇痛作用，对慢性钝痛有效。对急性锐痛、严重创伤的剧痛、平滑肌绞痛无效。长期应用不产生成瘾性。主要用于组织损伤或炎症引起的疼痛，如头痛、神经痛、肌肉痛、关节痛、痛经、牙痛等。

3. 抗炎作用　急性炎症时，局部产生大量炎症介质，如 PG、组胺、缓激肽、白三烯等，均可致血管扩张和组织水肿。NSAIDs 通过抑制炎症部位 PG 合成，发挥抗炎抗风湿作用。可明显缓解红、肿、热、痛等炎症症状，但不能根除病因，也不能阻止病程发展及并发症的发生。除了苯胺类药物，本类其他药物都有抗炎和抗风湿作用，可用于治疗风湿性关节炎和类风湿关节炎。

4. 其他　NSAIDs 通过抑制 COX 而对血小板聚集有强大的、不可逆的抑制作用。研究表明，NSAIDs 对肿瘤的发生、发展及转移均有抑制作用。抗肿瘤作用除与抑制 PG 的产生有关外，还与其激活 caspase-3（胱天蛋白酶-3）、caspase-9（胱天蛋白酶-9）、诱导肿瘤细胞凋亡、抑制肿瘤细胞增殖，以及抗新生血管形成等有关。此外，NSAIDs 尚有预防和延缓阿尔茨海默病发病、延缓角膜老化等作用。

 常用解热镇痛抗炎药

（一）水杨酸类

阿司匹林（aspirin，乙酰水杨酸）

阿司匹林口服吸收迅速，小部分在胃、大部分在小肠吸收。吸收后迅速被水解为水杨酸。水杨酸与血浆蛋白结合率高，可达 80%～90%。游离型迅速分布至全身组织，可进入关节腔及脑脊液，并可通过胎盘。主要在肝脏代谢，经肾排泄。水杨酸盐是弱酸性药物，碱化尿液可促进其排泄。

【药理作用和临床应用】

1. 解热镇痛与抗炎抗风湿　用于多种疾病引起的发热。缓解肌肉痛、关节痛、痛经、神经痛和癌症患者的轻、中度疼痛。能减轻炎症引起的红、肿、热、痛等症状，迅速缓解风湿性关节炎的症状。大剂量阿司匹林能使风湿热症状在用药后 24～48 小时明显好转，故可作为急性风湿热的鉴别诊断依据。用于风湿最好用至最大耐受剂量，一般成人每日 3～5g，分 4 次于饭后服用。

2. 影响血小板功能　血小板中合成的血栓素（TXA_2）和血管壁合成的前列环素（prostacyclin，

PGI_2）是一对生理拮抗剂，PGI_2有抑制血小板聚集、抑制血栓形成的作用，TXA_2则有促进血栓形成的作用。TXA_2对阿司匹林的敏感性较高，故小剂量阿司匹林抑制TXA_2的作用强于PGI_2，抑制血栓形成。大剂量阿司匹林同时抑制PGI_2，故临床常采用小剂量阿司匹林（75～150mg/d）预防血栓形成。治疗缺血性心脏病、心肌梗死、脑缺血、心房颤动、人工心脏瓣膜、动静脉瘘或其他手术后的血栓形成。

3. 其他　儿科用于皮肤黏膜淋巴结综合征（川崎病）的治疗；预防阿尔茨海默病；降低结肠癌风险。此外，还可治疗放射诱发的腹泻，驱除胆道蛔虫。

【不良反应】

1. 胃肠道反应　最常见。口服可直接刺激胃黏膜，引起上腹不适、恶心、呕吐。血药浓度高则刺激延髓催吐化学感受区（CTZ）。长期大剂量服用，可致不同程度的胃黏膜损伤，引起胃溃疡及无痛性胃出血，或原有溃疡者症状加重，与抑制胃黏膜 PG 合成有关。饭后服药、服用肠溶片或同服抗酸药、胃黏膜保护药可减轻或避免上述反应。溃疡病患者禁用。

2. 凝血障碍　一般剂量阿司匹林即可抑制血小板聚集，延长出血时间。大剂量长期服用，能抑制凝血酶原形成，引起凝血障碍，可用维生素 K 防治。手术前 1 周应停药，肝功能不全者、凝血酶原合成功能低下者、有出血倾向的疾病者（如血友病患者）、产妇、妊娠期妇女禁用。

3. 过敏反应　偶见皮疹、荨麻疹、血管神经性水肿和过敏性休克。有些患者可诱发支气管哮喘，称为"阿司匹林哮喘"。可能是阿司匹林抑制 COX，使脂加氧酶活性增高，白三烯等合成增加，引起支气管痉挛。用肾上腺素治疗无效。哮喘、鼻息肉、慢性荨麻疹患者慎用。

4. 水杨酸反应　阿司匹林剂量过大（5g/d）可表现为眩晕、头痛、恶心、呕吐、耳鸣、视力及听力减退，严重者出现高热、精神错乱、惊厥、昏迷，称为水杨酸反应。一旦出现，应立即停药，同时加服或静脉滴注碳酸氢钠以碱化尿液，加速排泄。

5. 瑞夷综合征（Reye syndrome）　患流行性感冒、水痘、麻疹、流行性腮腺炎等病毒性感染性的儿童或青年，应用阿司匹林退热时，偶可引起急性肝脂肪变性-脑病综合征，出现严重肝损害和脑病，称为瑞夷综合征。虽少见，但预后差，可致死。故青少年病毒性感染者不宜用阿司匹林，可选用对乙酰氨基酚。

6. 对肾脏的影响　阿司匹林对正常肾功能并无明显影响。但在老年人，伴有心、肝、肾功能损害的患者，可引起水肿、多尿等肾功能受损的症状。偶见间质性肾炎、肾病综合征甚至肾衰竭。

【用药护理】　阿司匹林可通过竞争与血浆蛋白结合，提高口服抗凝血药的游离血药浓度，易致出血；与磺酰脲类口服降糖药合用，易致低血糖反应；与肾上腺皮质激素合用，有协同作用，但更易诱发溃疡和出血。当与丙戊酸、呋塞米、青霉素、甲氨蝶呤等药物合用时，由于竞争肾小管主动分泌的载体，增加各自的游离血药浓度。

（二）苯胺类

苯胺（aniline）衍生物中，以非那西丁（phenacetin）最早使用，但因其毒性大，除复方制剂外，均被其活性代谢物对乙酰氨基酚所取代。

对乙酰氨基酚（acetaminophen，扑热息痛 paracetamol）

口服吸收快而安全，$t_{1/2}$ 为 2～4 小时。大部分在肝内与葡糖醛酸、硫酸结合后，经肾排泄。抑制中枢 PG 合成的作用与阿司匹林相似，但抑制外周 PG 合成的作用较弱，故解热作用较强而持久，镇痛作用较弱，无抗炎抗风湿作用。对血小板功能、凝血时间和尿酸水平亦无明显影响。

临床主要用于感冒发热、关节痛、头痛、神经痛和肌肉痛等，尤其适用于消化性溃疡病、阿司匹林过敏或阿司匹林诱发哮喘的患者。因其不诱发溃疡和瑞夷综合征，儿童病毒性感染应首选对乙酰氨基酚。

短期使用不良反应轻，常见恶心、呕吐，偶见皮疹、粒细胞缺乏症、贫血、药热和黏膜损害等过敏反应。过量中毒可引起肝损害。长期大量用药，尤其是在肾功能低下者，可出现肾绞痛或急、慢性肾衰竭。

（三）其他有机酸类

吲哚美辛（indomethacin，消炎痛）

吲哚美辛口服吸收迅速而完全，3 小时血药浓度达峰值。吸收后 90% 与血浆蛋白结合率。主要经肝代谢，代谢物从尿、胆汁、粪便排泄。

吲哚美辛是最强的 COX 抑制剂之一，有显著的抗炎及解热作用，对炎性疼痛有明显的镇痛效果。其抗炎作用比阿司匹林强 10～40 倍。主要用于急性风湿性关节炎及类风湿关节炎。对骨关节炎、强直性脊柱炎、癌症发热及其他难以控制的发热常能见效。因不良反应较大，不宜作为首选药。

不良反应主要有胃肠反应、中枢神经症状、造血功能损害、过敏反应等。阿司匹林哮喘者禁用。治疗急性风湿性关节炎及急性类风湿关节炎，连用 2～4 周仍不见效者，应改用其他药物。胃炎及胃溃疡患者慎用。

布洛芬（ibuprofen，异丁苯丙酸）

口服吸收迅速而完全，1～2 小时血药浓度达高峰，吸收量较少受食物和药物的影响。血浆蛋白结合率高 99%，可缓慢进入滑膜腔并保持高浓度。主要经肝代谢、肾排泄。

布洛芬临床主要用于风湿性关节炎、骨关节炎、急性肌腱炎、滑囊炎等，也可用于痛经的治疗。疗效与阿司匹林相似而略强。少数患者出现过敏，血小板减少和视物模糊，一旦出现视力障碍应立即停药。

双氯芬酸（diclofenac，双氯灭痛）

口服吸收迅速，首关效应显著，生物利用度为 50%。为强效抗炎镇痛药，抗炎作用与吲哚美辛相当，且易穿透滑膜进入关节滑液。临床主要用于各种中等程度疼痛、类风湿关节炎、粘连性脊柱炎、非炎性关节痛、椎关节炎等引起的疼痛，各种神经痛、手术及创伤后疼痛，以及各种疼痛所致发热等。不良反应较阿司匹林轻，偶致白细胞减少、肝功能异常。大剂量或长期使用时偶见溶血性贫血、骨髓抑制和暂时性肝、肾功能异常。用药的前 8 周须密切观察肝功能变化，氨基转移酶升高的概率大于其他 NSAIDs；应用与米索前列醇或奥美拉唑联合的复方制剂，可降低药物的胃肠道不良反应发生率。

吡罗昔康（piroxicam，炎痛喜康）

吡罗昔康是长效、强效镇痛抗炎药。主要用于治疗风湿性关节炎及类风湿关节炎；对急性痛风、腰肌劳损、肩周炎、原发性痛经也有一定疗效，其疗效与阿司匹林、吲哚美辛相似。本品还可抑制软骨中黏多糖和胶原酶活性，减轻炎症反应及对软骨的破坏。因吡罗昔康只能缓解疼痛及炎症，不能改变关节炎病程的进展，所以必要时还须联用糖皮质激素进行治疗。

美洛昔康（meloxicam）

口服吸收良好，血浆蛋白结合率99%，$t_{1/2}$为20小时，每日给药1次。对COX-2具有选择性抑制作用，作用强于吡罗昔康，具有很强的解热、镇痛、抗炎抗风湿作用。治疗量时胃肠道不良反应较轻，剂量过大或长期服用可致消化道出血、溃疡。

（四）选择性COX-2抑制药

为增强疗效、减少不良反应，近年来选择性COX-2抑制药相继出现。

塞来昔布（celecoxib）

塞来昔布是选择性COX-2抑制药，具有抗炎、镇痛和解热作用。适用于风湿性关节炎、类风湿关节炎和骨关节炎的治疗，也可用于手术后镇痛、牙痛、痛经及家族性腺瘤性息肉。胃肠道不良反应、出血和溃疡发生率均较低，但仍有水肿、多尿和肾损害，对有血栓形成倾向的患者需慎用。因有类磺胺类药结构，磺胺类过敏的患者禁用。

尼美舒利（nimesulide）

尼美舒利具有很强的解热、镇痛、抗炎作用。口服尼美舒利的解热作用比对乙酰氨基酚强200倍，镇痛作用比阿司匹林强24倍。临床常用于类风湿关节炎、骨关节炎、术后或创伤后疼痛、腰腿痛、牙痛、痛经、上呼吸道感染引起的发热等。胃肠道不良反应发生率低，但可致急性肝炎、重症肝炎和重症肝损害，用药不应超过15日。但在儿童发热用药的选择上需慎用尼美舒利，并禁止其口服制剂用于12岁以下儿童。对阿司匹林及其他NSAIDs过敏者禁用。

（五）解热镇痛药复方制剂

常用的解热镇痛复方制剂的组分主要有四类：①解热镇痛药，阿司匹林、对乙酰氨基酚等，用于解热、镇痛；②中枢兴奋药，咖啡因，可解除患者的疲乏感和嗜睡；③中枢抑制药，苯巴比妥和巴比妥，与小剂量解热镇痛药合用呈现协同作用；④抗组胺药，如氯苯那敏、苯海拉明，可减轻感冒患者的流涕、打喷嚏等症状。

 解热镇痛抗炎药的用药原则

目前尚无充分证据证明某一种NSAIDs的综合临床疗效优于其他NSAIDs，当患者对一种NSAIDs反应不佳时可试用其他NSAIDs。为减少NSAIDs的不良反应甚至毒性反应，使用NSAIDs时应该采用最小有效剂量和最短疗程。尽量避免两种NSAIDs联合应用，尽量避免和糖皮质激素联合应用。

在抗炎、镇痛、抗风湿治疗过程中，对于仅有胃肠道高风险的患者，建议使用选择性COX-2抑制剂，或使用非选择性NSAIDs加用质子泵抑制剂（PPI）。对于仅有心血管高风险的患者，建议使用萘普生，如需合用阿司匹林时可加用PPI。对于心血管风险高于胃肠道风险的患者，建议使用萘普生加PPI；胃肠道风险更高者，应使用小剂量塞来昔布加PPI。肾功能受损者应避免服用NSAIDs。避免非选择性NSAIDs与华法林、肝素或其他抗凝剂合用，可能增加出血危险。

链接

阿司匹林的发现

早在 1853 年夏尔·弗雷德里克·热拉尔（Gerhardt）就用水杨酸与醋酐合成了乙酰水杨酸，但没能引起人们的重视；1898 年德国化学家费霍夫曼又进行了合成，并为他父亲治疗风湿性关节炎，疗效极好；1899 年由德莱塞介绍到临床，并取名阿司匹林。到目前为止，阿司匹林已应用百年，成为医药史上三大经典药物之一，至今它仍是世界上应用最广泛的解热、镇痛和抗炎药，也是作为比较和评价其他药物的标准制剂。由于其抗血小板聚集的作用，引起关注，研究不断深入和广泛。发现将阿司匹林及其他水杨酸衍生物与聚乙烯醇、醋酸纤维素等含羟基聚合物进行熔融酯化，使其高分子化，所得产物的抗炎性和解热镇痛性比游离的阿司匹林更为长效。

第 2 节 抗 痛 风 药

●案例 16-2

患者，女，47 岁。因"踝关节疼痛半月余"就诊。检查：尿蛋白（＋），血肌酐 156μmol/L，血尿酸 650μmol/L。诊断：高尿酸血症；慢性肾病。立即予以秋水仙碱、碳酸氢钠、肾炎康片治疗。

问题：1. 为什么用秋水仙碱治疗高尿酸血症？

2. 碳酸氢钠的用途是什么？

3. 使用秋水仙碱应注意哪些问题？

痛风（gout）是体内嘌呤代谢紊乱所引起的疾病，表现为高尿酸血症，尿酸盐在关节、肾及结缔组织中析出结晶。急性发作时尿酸盐微结晶沉积于关节而引起局部粒细胞浸润及炎症反应；如未及时治疗则可发展为慢性痛风性关节炎或引起肾脏病变。急性痛风的治疗在于迅速缓解急性关节炎、纠正高尿酸血症等，可用秋水仙碱；慢性痛风的治疗旨在降低血中尿酸浓度，可用别嘌醇和丙磺舒等。抗痛风药按药理作用分为以下三类：①抑制尿酸合成的药物，如别嘌醇；②促进尿酸排泄药，如丙磺舒、苯溴马隆等；③抑制痛风炎症药，如秋水仙碱等。

 抑制尿酸生成药

别嘌醇（allopurinol，别嘌呤醇）

别嘌醇为次黄嘌呤的异构体。次黄嘌呤及黄嘌呤可被黄嘌呤氧化酶催化而生成尿酸，能抑制黄嘌呤氧化酶而抑制尿酸合成，是痛风间歇期的首选标准治疗药物。口服易吸收，0.5～1 小时达血浆峰浓度，$t_{1/2}$ 为 2～3 小时。约 70% 经肝脏代谢为有活性的别黄嘌呤（alloxanthine，亦称奥昔嘌醇 oxypurinol）。奥昔嘌醇也是黄嘌呤氧化酶的非竞争性抑制剂，且组织中停留时间较长，使尿酸生物合成受阻，血浆中尿酸浓度降低，尿中排出减少，并能使痛风患者组织内的尿酸结晶重新溶解，痛风症状得到缓解。临床用于原发性和继发性高尿酸血症，尤其是尿酸生成过多而引起的高尿酸血症、反复发作的痛风或慢性痛风、尿酸性肾结石或尿酸性肾病。患者对该药的耐受性良好，不良反应发生率 3%～5%，可见皮疹、胃肠道反应和氨基转移酶升高，罕见粒细胞减少、白内障。用药过程中，应警惕别嘌醇重症药疹的发生。

二 促进尿酸排泄药

丙磺舒（probenecid）

丙磺舒通过竞争性抑制肾小管对有机酸的转运、抑制肾小管对尿酸的再吸收，增加尿酸排泄。因没有镇痛及抗炎作用，不适用于急性痛风。口服吸收完全，血浆蛋白结合率85%～95%，大部分通过肾近曲小管主动分泌排泄。因脂溶性大，易被再吸收，排泄慢。尿液碱性时排泄增加，血浆 $t_{1/2}$ 的长短取决于剂量的大小，在治疗剂量时 $t_{1/2}$ 为6～12小时，不良反应少见。患者对黄嘌呤氧化酶抑制剂有禁忌或不耐受时，丙磺舒可作为促尿酸排泄的一线药物。丙磺舒治疗初期由于尿酸自关节部位转移入血，可使痛风症状暂时加重。增加饮水并碱化尿液可促进尿酸排泄，防治尿结石形成。

苯溴马隆（benzbromarone）

口服易吸收，主要在肝脏代谢，代谢物也有一定的活性。苯溴马隆主要通过抑制肾近曲小管对尿酸的重吸收，促进尿酸排泄，降低血中尿酸水平而产生抗痛风作用。用药后可缓解关节红、肿、热、痛等症状，并能使痛风结节消散。临床适用于长期性治疗高尿酸血症及痛风。不良反应较少，少数患者出现恶心、腹胀、肾绞痛、痛风急性发作、皮疹等。少数患者在用药后出现粒细胞减少，故用药期间应定期检查血常规。极少数患者出现耐药性及持续性腹泻。

三 抑制痛风炎症药

秋水仙碱（colchicine）

秋水仙碱与中性粒细胞的微管蛋白结合，从而阻止微管蛋白聚合形成微管，导致中性粒细胞的迁移、趋化和吞噬功能降低。秋水仙碱也抑制白三烯的形成。对急性痛风性关节炎有选择性抗炎作用，用药后数小时关节红、肿、热、痛等症状消退。对一般性疼痛及其他类型关节炎无效。对血中尿酸浓度及尿酸排泄无影响，故对慢性痛风无效。不良反应较多，常见消化道反应；因使维生素 B_{12} 吸收减少，使患者出现肌炎和周围神经病变。中毒时出现水样腹泻及血便、脱水、休克等，对肾脏和骨髓也有损害作用。

> **链接**
>
> ### 癌症患者镇痛的阶梯疗法
>
> 对轻度疼痛患者，可给予阿司匹林、对乙酰氨基酚、布洛芬等解热镇痛抗炎药；对中度疼痛患者，选用可待因、曲马多或可待因与解热镇痛抗炎药合用；对剧烈疼痛患者，使用吗啡、哌替啶、芬太尼、美沙酮等。

 护考链接

> 患者，女，56岁。2013年因出现下肢关节肿痛就诊，确诊为痛风。查肾功能示肌酐为20μmol/L。服用秋水仙碱3mg/d治疗，现关节肿痛症状减轻。2015年7月查肾功能，肌酐升至147μmol/L，尿酸1095mg/24h，来院就诊。
>
> 1. 患者此时的抗痛风治疗方案应调整为（　　　）
>
> A. 合并吲哚美辛继续治疗　　　　　B. 加用别嘌醇继续治疗
>
> C. 立即停用秋水仙碱　　　　　　　D. 加用碳酸氢钠继续治疗
>
> E. 秋水仙碱逐渐减量，并应用苯溴马隆和别嘌醇

分析：秋水仙碱对急性痛风性关节炎有选择性抗炎作用，对慢性痛风无效。患者现处于慢性缓解期，应逐渐停用秋水仙碱，防止蓄积毒性，且应长期应用抑制尿酸合成药物别嘌醇，并用促进尿酸排泄药苯溴马隆。故选 E。

2. 若联合应用苯溴马隆与解热镇痛抗炎药预防患者痛风急性发作，应至少用药至（　　　）
　　A. 高尿酸血症纠正后 1 个月　　　　B. 尿尿酸水平恢复正常后 1 个月
　　C. 关节疼痛症状消失 1 个月　　　　D. 高尿酸血症纠正后 1 周
　　E. 尿尿酸水平恢复正常后 1 周

分析：联合应用苯溴马隆与非甾体抗炎药预防患者痛风急性发作，直至高尿素血症被纠正至少 1 个月后。故选 A。

自 测 题

一、选择题

A_1 型题

1. 下列不属于双氯芬酸适应证的是（　　　）
　　A. 急、慢性关节炎　B. 癌痛
　　C. 术后疼痛　　　　D. 成人及儿童的发热
　　E. 牙痛

2. 属于选择性 COX-2 抑制药的是（　　　）
　　A. 尼美舒利　　　　B. 阿司匹林
　　C. 对乙酰氨基酚　　D. 吲哚美辛
　　E. 布洛芬

3. 儿童感冒发热首选的解热镇痛药是（　　　）
　　A. 阿司匹林　　　　B. 吲哚美辛
　　C. 地西泮　　　　　D. 布洛芬
　　E. 对乙酰氨基酚

4. 以下关于解热镇痛药解热作用的描述，正确的是（　　　）
　　A. 能使发热患者体温降到正常水平
　　B. 能使发热患者体温降到正常以下
　　C. 能使正常人体温降到正常以下
　　D. 必须配合物理降温措施
　　E. 配合物理降温，能将体温降至正常以下

5. 下列关于塞来昔布的描述，错误的是（　　　）
　　A. 是选择性 COX-2 抑制药
　　B. 出血和溃疡发生率均较低
　　C. 与磺胺类有交叉过敏反应
　　D. 适用于有消化性溃疡病史者
　　E. 可用于预防心血管栓塞事件

6. 大剂量阿司匹林可用于治疗（　　　）
　　A. 预防心肌梗死
　　B. 预防脑血栓形成
　　C. 手术后的血栓形成
　　D. 风湿性关节炎
　　E. 肺栓塞

7. 不属于阿司匹林禁忌证的是（　　　）
　　A. 水杨酸盐或水杨酸物质、非甾体抗炎药导致哮喘的病史
　　B. 急性胃肠道溃疡
　　C. 严重的肝肾衰竭
　　D. 凝血障碍的患者
　　E. 癫痫

8. 具有解热、镇痛和抗炎作用的药物是（　　　）
　　A. 哌替啶　　　　　B. 吗啡
　　C. 对乙酰氨基酚　　D. 乙酰水杨酸
　　E. 美沙酮

9. 关于秋水仙碱的描述，错误的是（　　　）
　　A. 尽量避免静脉注射和长期口服给药
　　B. 老年人应减少剂量
　　C. 秋水仙碱过量口服可能导致死亡
　　D. 与维生素 B_{12} 合用可减轻本品毒性
　　E. 静脉注射只可用于禁食患者

10. 关于使用丙磺舒时的注意事项，下列说法错误的是（　　　）
　　A. 服用丙磺舒应保持摄入足量水
　　B. 适当补充碳酸氢钠

C. 维持尿道通畅

D. 必要时服用枸橼酸钾

E. 与阿司匹林合用可促进丙磺舒的排酸作用

11. 痛风慢性期可用下列哪种药物维持治疗（　　）

A. 秋水仙碱　　　B. 丙磺舒

C. 尼美舒利　　　D. 塞来昔布

E. 吲哚美辛

A₂型题

12. 患者，男，25 岁，因上呼吸道感染 3 日，发热 2 小时、肌肉酸痛就诊，查体：体温 38.9℃。患者自述对阿司匹林过敏，应选择下列哪种解热镇痛药物（　　）

A. 布洛芬　　　　B. 双氯芬酸

C. 塞来昔布　　　D. 对乙酰氨基酚

E. 吲哚美辛

A₃/A₄型题

（13、14 题共用题干）

患者，女，45 岁，因强直性脊柱炎住院，同时伴有胃溃疡、高血压及糖尿病。

13. 护士查对医嘱，发现应当禁用的药品是（　　）

A. 硝苯地平　　　B. 双氯芬酸钠

C. 雷尼替丁　　　D. 格列齐特

E. 二甲双胍

14. 患者疼痛难以耐受，医师给予塞来昔布 200mg/d 治疗，治疗过程中需要监测的项目不包括（　　）

A. 类磺胺反应　　B. 出血倾向

C. 心血管不良事件　D. 血压

E. 肝、肾功能

二、简答题

1. 阿司匹林的不良反应有哪些？应如何防治？

2. 阿司匹林与氯丙嗪对体温的影响有何不同？

3. 阿司匹林与吗啡的镇痛作用有何不同？

（张红霞）

第17章　中枢兴奋药和促大脑功能恢复药

引言：中枢抑制是临床常见症状，中枢兴奋药和促大脑功能恢复药是常用药物。中枢兴奋药有哪些？如何正确选择、使用中枢兴奋药和促大脑功能恢复药？如何加强用药护理和指导，提高药物治疗质量？本章学习中枢兴奋药的分类和作用部位及特点，掌握咖啡因、尼可刹米、洛贝林、胞磷胆碱等重点药物的临床应用和不良反应，并能正确判断药效并进行合理的用药护理。

第1节　中枢兴奋药

● 案例 17-1

　　患者，男，30岁。因重度哮喘引发急性呼吸衰竭，呼之不应，呼吸 10 次/分，脉搏微弱，血压未测到。立即予以气管插管，呼吸机维持呼吸，并予尼可刹米 0.375g 静脉注射；10分钟后将尼可刹米 0.375g×3 支加于 250ml 补液中静脉滴注，至呼吸频率恢复至 20～30 次/分停止滴注，血压恢复至 120/60mmHg。

　　问题：1. 上述给药的依据是什么？
　　　　　2. 如何做好用药护理？

　　中枢兴奋药（central stimulants）是指能增强中枢神经系统功能活动的一类药物。本类药物主要包括兴奋大脑皮质的药物和兴奋呼吸中枢的药物。随着剂量的增加，作用范围扩大，可对中枢产生广泛的兴奋作用，诱发惊厥，继而过度兴奋又可转为抑制，甚至会导致死亡。临床应用时应严格掌握用药剂量和给药方法，严密观察患者病情变化，防止意外发生。

一　主要兴奋大脑皮质的药物

咖啡因（caffeine）

　　咖啡因是可可豆和茶叶中的主要生物碱，属于黄嘌呤类。药用苯甲酸钠咖啡因（安钠咖）。口服和肌内注射均易吸收。体内分布广泛，在脑组织中可快速达到有效血药浓度，主要经肝脏代谢，肾脏排泄。

　　【药理作用】

　　1. 中枢神经系统　小剂量（50～200mg）咖啡因兴奋大脑皮质，使睡意消失，疲劳减轻，精神振奋，思维敏捷，工作效率提高。较大剂量（250～500mg）时直接兴奋延髓呼吸中枢和血管运动中枢，使呼吸加深加快，血压升高。中毒量可兴奋脊髓，导致惊厥。

2. 心肌和平滑肌作用　咖啡因可直接兴奋心脏，扩张肾血管及冠状血管，但此作用常被兴奋迷走中枢及血管运动中枢的作用所掩盖，故无治疗意义。收缩脑血管，减少脑血管搏动的幅度。

3. 其他作用　咖啡因还具有利尿及刺激胃酸和胃蛋白酶分泌作用。

【临床应用】　肌内注射用于治疗严重传染病、镇静催眠药过量等引起的昏睡、呼吸和循环抑制；与解热镇痛药配伍用于治疗一般头痛；与麦角胺配伍用于治疗偏头痛。

【不良反应及用药护理】

1. 剂量较大可致激动不安、失眠、心悸，过量引起惊厥。婴儿高热时更易发生。如患者出现烦躁不安、肌肉震颤、耳鸣等过量中毒症状应立即停药。

2. 为第一类精神药品，久用有依赖性，应严格管理。

3. 因增加胃酸分泌，消化性溃疡患者不宜久用。

4. 与肾上腺素或麻黄碱合用互相增强作用，但不宜同时注射给药。

哌甲酯（methylphenidate，利他林）

哌甲酯口服易吸收，一次服药作用持续 4 小时。能促进脑内 NA 和 DA 等单胺类神经递质释放，并抑制其再摄取，从而兴奋皮质和皮质下中枢，可振奋精神、缓解抑郁状态、减轻疲乏感，还能产生轻度欣快感和轻度食欲缺乏。较大剂量兴奋呼吸中枢，中毒剂量引起惊厥。

哌甲酯是国内治疗儿童注意缺陷多动障碍的主要药物。同时也可治疗儿童遗尿症、发作性睡病、轻度抑郁症及中枢抑制药过量中毒。治疗量时不良反应较少，偶有失眠、心悸等。大剂量时可使血压升高而致头痛、眩晕等。长期服用可抑制儿童生长发育，并可产生耐受性和依赖性。哌甲酯属特殊管制的一类精神药品，宜在医生指导下使用。高血压、癫痫、青光眼、严重焦虑、过度兴奋者及 6 岁以下儿童禁用。

 主要兴奋呼吸中枢的药物

尼可刹米（nikethamide，可拉明）

【药理作用和临床应用】　尼可刹米可直接兴奋延髓呼吸中枢，也可刺激颈动脉体和主动脉体的化学感受器，反射性兴奋呼吸中枢，提高呼吸中枢对 CO_2 的敏感性，使呼吸加深加快。对大脑皮质、血管运动中枢及脊髓也有较弱的兴奋作用。皮下注射、肌内注射后吸收好，起效快。一次静脉注射，作用仅维持 5～10 分钟，尼可刹米作用温和，安全范围大。临床常用于各种原因引起的呼吸抑制，对肺心病引起的呼吸衰竭及吗啡引起的呼吸抑制效果较好。对巴比妥类引起的呼吸抑制效果较差。

【不良反应及用药护理】　治疗量不良反应少见，大剂量可致血压升高、心悸、心律失常、肌肉震颤，严重者可引起惊厥。尼可刹米作用时间短，临床需多次给药。给药过程中应注意观察患者血压、心率及呼吸状况，如出现心率加快、多汗、面红、恶心、呕吐、血压升高等情况应及时调整剂量，当出现震颤、肌僵直时，应立即停药，以防惊厥。如出现惊厥，可静脉注射地西泮对抗。

二甲弗林（dimefline，回苏灵）

二甲弗林直接兴奋呼吸中枢，作用比尼可刹米强 100 倍。能显著改善呼吸功能，增加肺换气量，降低 CO_2 分压，提高动脉血氧饱和度。静脉给药迅速出现疗效，维持 2～4 小时。主要用于麻醉药、催眠药过量等各种原因引起的中枢性呼吸抑制；对肺性脑病有较好的催醒作用。安全范围小，过量可致肌肉震颤和惊厥。不良反应可见恶心、呕吐、皮肤烧灼感等。吗啡中毒者慎用。肝肾功能不全者、妊娠期和哺乳期妇女禁用。

洛贝林（lobeline，山梗菜碱）

洛贝林通过刺激颈动脉体和主动脉体的化学感受器，反射性兴奋呼吸中枢而使呼吸加快；对迷走神经中枢和血管运动中枢也有反射性的兴奋作用。用于各种原因引起的呼吸抑制，常用于新生儿窒息、小儿感染性疾病引起的呼吸衰竭和一氧化碳中毒所引起的呼吸抑制。本药作用维持时间短，安全范围大，较少引起惊厥。

多沙普仑（doxapram）

小剂量通过颈动脉化学感受器兴奋呼吸中枢，大剂量可直接兴奋呼吸中枢及血管运动中枢。静脉注射后立即生效，持续 5～12 分钟，安全范围大，临床应用广泛。用于解救乙醇、镇静催眠药、麻醉药等引起的呼吸抑制。不良反应可见头痛、乏力、恶心、呕吐、腹泻及尿潴留、胸痛、胸闷、血压升高、心律失常，用药局部发生血栓性静脉炎等；过量表现为惊厥、不自主震颤和反射亢进。癫痫、惊厥、严重肺部疾病患者禁用。

贝美格（bemegride）

贝美格直接兴奋呼吸中枢及血管运动中枢，作用快、强、短。主要用于巴比妥类、水合氯醛等中枢抑制药过量中毒的解救；也用于减少硫喷妥钠麻醉的深度以加速恢复。安全范围小，用量过大或注射速度太快可致惊厥。

第2节 促大脑功能恢复药

甲氯芬酯（meclofenoxate）

兴奋大脑皮质，促进脑细胞能量代谢，增加葡萄糖的利用，提高学习、记忆能力，使受抑制的中枢神经功能恢复，改善脑缺氧状态，产生促进苏醒作用。临床主要用于外伤性昏迷、阿尔茨海默病、药物中毒或脑动脉硬化及脑梗死引起的意识障碍、酒精中毒、小儿遗尿症等。甲氯芬酯作用缓慢，故需反复用药。为避免失眠，应上午服用。有精神过度兴奋及锥体外系症状的患者不宜使用。

胞磷胆碱（citicoline，尼可林）

胞磷胆碱为核苷衍生物，是人体的正常成分，能改善脑组织代谢，促进大脑功能恢复与苏醒。主要用于急性颅脑外伤和脑手术后所致意识障碍，也适用于脑梗死、药物急性中毒、重症酒精中毒、严重感染所致意识障碍。脑出血急性期不宜大剂量使用。若发生过敏症状如皮疹等应立即停止给药。偶见失眠、恶心等。

吡拉西坦（piracetam）

吡拉西坦是 GABA 的衍生物，促进脑组织对葡萄糖、氨基酸和磷脂的利用，促进脑内蛋白质和核酸的合成，对大脑神经细胞具有激活、保护和修复作用；还可改善和恢复记忆，促进思维活动等作用。临床用于脑动脉硬化及脑血管意外引起记忆和思维活动减退等，亦可用于如阿尔茨海默病和儿童智力发育迟缓；对巴比妥类、氰化物、CO 及酒精中毒后的意识恢复有一定疗效。不良反应可见口干、失眠、食欲低下、呕吐等，偶见轻度肝功能损伤。

同类药物有茴拉西坦（aniracetam，阿尼西坦），与吡拉西坦相比，作用强、起效快、毒性低。

护考链接

不属于吡拉西坦不良反应的是（　　）

A. 肝功能损害　　　B. 共济失调　　　C. 体重增加

D. 兴奋、易激动　　E. 嗜睡

分析：吡拉西坦常见兴奋、易激动、头晕和失眠等不良反应；偶见轻度肝功能损害、体重增加、幻觉、共济失调、皮疹。故选 E。

 自 测 题

一、选择题

A₁ 型题

1. 新生儿窒息最好选用 （　　）

A. 尼可刹米　　　　B. 洛贝林

C. 咖啡因　　　　　D. 二甲弗林

E. 以上都不对

2. 关于中枢兴奋药下列说法错误的是（　　）

A. 咖啡因除兴奋大脑皮质外还可使呼吸加快

B. 中枢兴奋药过量均可导致惊厥

C. 尼可刹米只通过兴奋延髓呼吸中枢而加快呼吸

D. 洛贝林只通过刺激颈动脉体和主动脉体化学感受器而加快呼吸

E. 洛贝林安全范围大

3. 与麦角胺配伍组成复方制剂治疗偏头痛的是（　　）

A. 尼可刹米　　　B. 咖啡因

C. 哌甲酯　　　　D. 二甲弗林

E. 以上都不对

A₂ 型题

4. 患者，女，30 岁，夜间用煤炉取暖。次日晨起家人发现昏迷伴口唇樱桃红色，急诊入院。确诊为 CO 中毒。此时兴奋呼吸最

好选用（　　）

A. 咖啡因　　　　B. 二甲弗林

C. 洛贝林　　　　D. 尼可刹米

E. 以上均可以

A₃/A₄ 型题

（5、6 题共用题干）

患者，男，30 岁。极度消瘦。急诊时处于昏迷状态，检查：患者瞳孔极度缩小，两侧对称呈针尖样大小，呼吸深度抑制（5 次/分）。诊断为吗啡中毒。

5. 该患者所致呼吸衰竭疗效较好的是（　　）

A. 尼可刹米　　　B. 二甲弗林

C. 洛贝林　　　　D. 贝美格

E. 多沙普仑

6. 中枢兴奋药过量最严重的不良反应是（　　）

A. 心动过速　　　B. 血压升高

C. 心律失常　　　D. 房室传导阻滞

E. 惊厥

二、简答题

1. 中枢兴奋药分几类？代表药物有哪些？

2. 尼可刹米用药时应注意哪些问题？

（张红霞）

第18章　作用于血液及造血系统的药物

> 引言：血液系统是构成机体的一个重要系统，除能够完成对营养物质和气体的运输以外，还具有生理性凝血和抗凝血等其他的生理功能，如果血细胞的数量和功能出现异常或生理性凝血系统和抗凝系统这一对相互制约的平衡被打破，机体就会出现如贫血、血栓或凝血障碍等血液系统疾病，根据病情需要选择不同药物治疗。

第1节　促 凝 血 药

血液中存在着凝血和抗凝血、纤溶和抗纤溶两个对立又统一的系统，二者保持着动态平衡，从而保证血液在血管里正常流动，一旦平衡失调，则可导致血栓栓塞性疾病或出血性疾病。血液凝固的过程、抗凝过程如图 18-1 所示。促凝血药是通过加快血液凝固、抑制纤维蛋白溶解、降低毛细血管通透性而止血的药物。

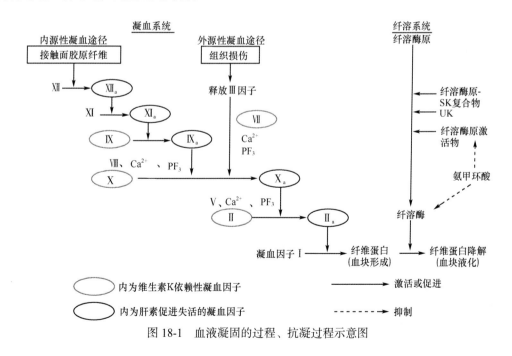

图 18-1　血液凝固的过程、抗凝过程示意图

促进凝血因子生成药

● 案例 18-1

患者，女，30 岁。因风湿性心脏病于 2 年前行瓣膜置换术，之后常服用华法林，2 日前，因感冒服用阿司匹林后出现皮下血肿和关节出血。

问题：1. 分析患者出现上述现象可能的原因。

2. 如何治疗？

维生素 K（vitamin K）

维生素 K 包括维生素 K_1、维生素 K_2、维生素 K_3、维生素 K_4，其中维生素 K_1、维生素 K_2 为脂溶性，分别从植物中提取和肠道细菌合成，吸收时需要胆汁的辅助；维生素 K_3、维生素 K_4 为水溶性，为人工合成品，吸收不需要胆汁的辅助。

【药理作用和临床应用】

1. 促进凝血因子的合成　维生素 K 作为辅酶，参与肝脏合成具有活性的 Ⅱ、Ⅶ、Ⅸ、Ⅹ 因子。当维生素 K 缺乏时，肝脏仅能合成无活性的 Ⅱ、Ⅶ、Ⅸ、Ⅹ 因子，导致凝血障碍，引起出血。主要用于防治阻塞性黄疸、胆瘘、慢性腹泻所致出血，新生儿出血及长期应用广谱抗菌药、香豆素类或灭鼠药中毒所致的出血。对肝硬化或晚期肝癌患者的出血疗效不佳。

2. 解痉作用　本药对内脏平滑肌痉挛所致的疼痛有一定疗效，可用于缓解胆绞痛。

【不良反应及用药护理】　维生素 K 不良反应较少，口服维生素 K_3、维生素 K_4 时，可致恶心、呕吐等胃肠道症状，饭后服药可减轻。静脉注射过快可致面部潮红、出汗、血压下降、胸闷甚至休克，故除严重出血外，多采用肌内注射。对葡糖-6-磷酸脱氢酶缺乏症的患者易诱发急性溶血。

 抗纤维蛋白溶解药

常用药物包括氨甲苯酸（para-aminomethylbenzoic acid，PAMBA）、氨甲环酸（tranexamic acid，AMCHA）、6-氨基己酸（aminocaproic acid）等。

抗纤维蛋白溶解药能竞争性对抗纤溶酶原激活因子，阻止纤溶酶原转化为纤溶酶，高浓度时也可直接抑制纤溶酶，避免纤维蛋白的溶解而止血。用于纤溶亢进所致的出血，如产后出血及肺、肝、脾、前列腺、甲状腺、肾上腺等手术时的出血；也可用于链激酶和尿激酶过量所致的出血。用量过大可致血栓形成、诱发心肌梗死等。

 促进血小板生成药

酚磺乙胺（etamsylate）

酚磺乙胺又名止血敏，能促进血小板的生成、聚集和黏附；降低毛细血管的通透性，减少渗血。起效快、维持时间长。主要用于预防和治疗手术前、后血小板减少及其他原因导致的出血。不良反应较少，静脉注射时可致过敏反应，偶致过敏性休克，应慎重。

四 作用于血管的促凝血药

垂体后叶素（pituitrin）

垂体后叶素含有缩宫素和升压素（又称抗利尿激素）两种成分。缩宫素能收缩子宫平滑肌，小剂量时引起节律性的收缩，用于催产引产；大剂量时引起子宫平滑肌的强直收缩而止血，用于产后出血。升压素能直接收缩小动脉、小静脉、毛细血管的平滑肌，尤其对内脏血管的平滑肌作用更强，从而降低门静脉及肺循环的压力，血流减慢，血管破损处易于形成血栓而止血。临床主要用于肺咯血及门脉高压导致的出血。因本药口服时易被破坏，故常静脉给药，注射过快时可致面色苍白、出汗、心慌、腹痛等，故应缓慢注射。

第2节 抗凝血药和抗血栓药

● 案例 18-2

患者，女，74岁。因冲澡着凉后两肩和后背发生阵发性酸痛，间隔10分钟左右，不发热，仍可下床走动。于凌晨1时许，突发心前区剧痛，并向双肩、后背、左臂放射，伴大汗，休息后不见缓解，早8时急诊入院。经查体诊断为急性心肌梗死。

问题：1. 急性心肌梗死的发病机制是什么？

2. 为防止冠状动脉血栓的发展和心腔内附壁血栓的形成，患者应立即给予的药物是什么？

3. 使用药物的过程中应该注意哪些问题？

一 抗凝血药

抗凝血药是一类能抑制凝血过程而阻止血液凝固的药物，常用于防治血栓栓塞性疾病。

肝素（heparin）

肝素大多数从动物肝脏或肺中提取，是一种黏多糖硫酸酯，为大分子物质，呈强酸性。口服无效，常静脉给药。

【药理作用】

1. 抗凝血 肝素抗凝作用机制是增强抗凝血酶Ⅲ（ATⅢ）的作用，ATⅢ是血浆中的一种生理性抗凝剂，能灭活多种活化的凝血因子，尤其是对凝血酶及凝血因子Ⅸa、Ⅹa、Ⅺa、Ⅻa灭活作用更强。肝素还能减少血小板的黏附和聚集，抑制血栓形成。其作用特点：①抗凝作用强大而迅速；②体内、体外均有效；③口服无效，必须注射给药。

2. 其他作用 肝素在体内还有降血脂、抗血管内膜增生等作用。

【临床应用】

1. 血栓栓塞性疾病 用于急性心肌梗死、脑血栓形成及深静脉血栓、肺栓塞等的治疗，可防止血栓的形成与扩大，对已形成的血栓无溶解作用。尤其适合需快速抗凝者。

2. 弥散性血管内凝血（DIC） 用于DIC的早期，可防止微血栓的形成。

3. 体外抗凝血 用于心血管手术、心脏导管检查、血液透析等的抗凝。

【不良反应及用药护理】

1. 自发性出血：肝素过量所致，表现为关节腔积血，皮肤黏膜、伤口出血等。一旦发生，应立即停药，并缓慢静脉注射解毒药鱼精蛋白（1mg 鱼精蛋白可中和 100U 肝素），每次剂量不超过 50mg。

2. 过敏反应：偶见，如皮疹、发热、哮喘等。

3. 其他：可发生短暂性血小板减少，连续用药 3～6 个月，可引起骨质疏松甚至自发性骨折。

4. 有出血倾向、消化性溃疡、外伤者或手术后、产后患者均禁用肝素。

低分子量肝素（LMWH）

低分子量肝素是指相对分子质量低于 6500 的肝素。其特点：①具有选择性抗凝血因子 Xa 活性，而对凝血酶及其他凝血因子影响较小，抗凝血和抗血栓作用强，出血的不良反应较少；②生物利用度高、半衰期长。静脉注射可维持 12 小时，皮下注射每日 1 次即可。常用的制剂有依诺肝素、替地肝素。

香 豆 素 类

香豆素类常用药物：双香豆素（dicoumarol）、华法林（warfarin，苄丙酮香豆素）和醋硝香豆素（acenocoumarol，新抗凝）。本类药物口服有效，故称口服抗凝血药。

【药理作用】 香豆素类药物是维生素 K 的拮抗剂，能抑制凝血因子Ⅱ、Ⅶ、Ⅸ、Ⅹ的形成，对已形成的凝血因子无作用。其作用特点：①起效慢，维持时间长；②仅体内有抗凝活性；③可口服。

【临床应用】 用于防治血栓栓塞性疾病，因起效缓慢，应先与肝素合用，1～3 日起效后停用肝素。还可用于髋关节固定术、人工心脏瓣膜置换等手术后防止静脉血栓形成。

【不良反应及用药护理】 口服过量时易发生自发性出血，常见鼻黏膜出血、牙龈出血、内脏及皮肤瘀斑等，应立即停药并用维生素 K 对抗。

枸橼酸钠（sodium citrate）

【药理作用和临床应用】 枸橼酸钠为体外抗凝剂，其中的枸橼酸根离子与血浆中的 Ca^{2+} 络合，使血浆中 Ca^{2+} 浓度减少，凝血过程终止。仅用于体外血液保存，一般每 100ml 全血中加入 2.5% 的枸橼酸钠 10ml，可防止血液凝固。

【不良反应及用药护理】 输血速度过快或输血量太大（＞1000ml），机体不能及时氧化枸橼酸根离子，引起血液中 Ca^{2+} 浓度降低，导致手足抽搐、心功能不全、血压降低等。新生儿及幼儿输血更易发生，应注意。

二 抗血栓药

抗血栓药是指可以防止血栓形成或者对已经形成的血栓有溶解作用，临床上用于血栓栓塞性疾病治疗的一类药物。分为抗凝血药、抗血小板药和溶栓药三类。

（一）抗凝血药

常用药物有肝素、香豆素类药物等。

（二）抗血小板药

抗血小板药又称血小板抑制剂，是指通过抑制血小板的黏附、聚集及释放等功能，阻止血栓形成的药物。其中阿司匹林的抑制血栓形成的作用见第 16 章。

双嘧达莫（dipyridamole）

双嘧达莫又称潘生丁（persantin），通过抑制磷酸二酯酶活性，减少 cAMP 的降解，提高血小板内 cAMP 含量。一般与口服抗凝血药香豆素类合用，用于血栓栓塞性疾病及人工瓣膜置换术后，防止血小板血栓形成。

噻氯匹定（ticlopidine）

噻氯匹定又名氯苄噻啶，为强效的抗血小板药，能抑制 ADP 介导的血小板活化，阻止血小板与纤维蛋白原的结合，从而抑制血小板的聚集。用于预防急性心肌梗死等血栓栓塞性疾病。

氯吡格雷（clopidogrel）

氯吡格雷为 ADP 受体的拮抗剂，可阻止由 ADP 所诱导的血小板聚集，抑制血栓形成。用于心肌梗死、脑血栓形成等。不良反应常见胃肠道症状及皮疹。

（三）溶栓药

溶栓药又称纤维蛋白溶解药，是一类能使纤溶酶原转变为纤溶酶，加速纤维蛋白溶解，对已形成的血栓有溶解作用的药物。

链激酶（streptokinase，SK）

【药理作用和临床应用】 链激酶为天然的第一代溶栓药，是由 β-链球菌产生的一种蛋白质。间接激活纤溶酶原转变为纤溶酶，水解已经形成的纤维蛋白，血栓溶解，但对形成已久并已机化的血栓无效。主要用于血栓栓塞性疾病，如急性心肌梗死、脑梗死、肺梗死、透析通道栓塞、人工瓣膜栓塞等。血栓形成 6 小时内用药疗效最佳。

【不良反应】 过量可引起出血，少数人可出现过敏反应，表现为荨麻疹、皮疹、药热等。

尿激酶（urokinase，UK）

自健康人的新鲜尿液中提取的一种糖蛋白，能直接激活纤溶酶原变成纤溶酶，产生溶栓作用。临床应用与链激酶相同，但无抗原性，不引起过敏反应。

组织型纤溶酶原激活剂（tissue-type plasminogen activator，t-PA）

t-PA 为第二代溶栓药，内源性的 t-PA 由血管内皮产生，药用者由 DNA 重组技术制备。该药能选择性的激活与纤维蛋白结合的纤溶酶原，产生溶栓作用，对循环血液中的纤溶酶原激活作用弱，一般不引起出血的并发症。主要用于治疗肺栓塞和急性心肌梗死，不良反应较少。

第3节　抗贫血药和造血细胞生长因子

● 案例 18-3

患者，女，21岁，大学二年级学生。患者自高三开始，为了提神，养成喝浓茶的习惯。近半年来经常头晕乏力，记忆力减退，面色苍白，到医院检查。门诊血常规检查结果：小细胞低色素性贫血。

问题：1. 患者贫血的原因是什么？
2. 应该选用什么药物治疗？

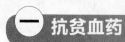 **抗贫血药**

循环血液中红细胞数和血红蛋白量低于正常称为贫血，根据病因及发病机制不同分为缺铁性贫血、巨幼红细胞贫血、再生障碍性贫血。

铁 制 剂

常用的铁制剂有硫酸亚铁（ferrous sulfate）、枸橼酸铁铵（ferric ammonium citrate）、葡聚糖铁（iron dextran）和右旋糖酐铁（iron dextran）等。

机体对铁的吸收利用主要是以 Fe^{2+} 的形式在十二指肠和空肠上段完成的。酸性环境有利于 Fe^{3+} 转化为 Fe^{2+}，所以稀盐酸、维生素 C、氨基酸、半胱氨酸等有助于铁的吸收。钙剂、抗酸药、茶叶及含鞣酸的植物可使铁沉淀而妨碍其吸收。四环素类药物与铁剂可形成络合物，相互干扰吸收。

【药理作用】 铁是红细胞成熟阶段合成血红素必不可少的物质。吸收到骨髓的铁吸附在有核红细胞膜上，并进入细胞内的线粒体与原卟啉结合，形成血红素。后者再与珠蛋白结合形成血红蛋白。缺铁时，血红蛋白减少的数量变化不大，但体积缩小，颜色变浅，故称为小细胞低色素性贫血，即缺铁性贫血。

【临床应用】 用于失血过多或需铁增加所致的缺铁性贫血，疗效极佳。对慢性失血、营养不良、妊娠、儿童生长发育所引起的贫血，用药后一般症状及食欲迅速改善。

【不良反应及用药护理】

1. 口服可刺激胃肠道引起恶心、呕吐、上腹部不适及便秘，餐后用药可减轻。

2. 过量可致急性中毒，表现为胃肠刺激及坏死性胃肠炎症状，出现肠绞痛。血性腹泻，严重者可致休克、呼吸困难甚至死亡。如发现中毒，立即催吐、洗胃并注射去铁胺，同时采取抗休克治疗。铁制剂要注意保管，以免小儿误服中毒。

叶酸（folic acid）

叶酸为维生素 B 族中的一种，广泛存在于动植物中，以肝脏、绿叶蔬菜中含量较高。

【药理作用】 人体不能合成叶酸，需从食物中摄取。叶酸吸收后在肝经叶酸还原酶还原成二氢叶酸，再被二氢叶酸还原酶还原成具有活性的四氢叶酸，后者作为一碳基因的传递体，参与核酸和某些氨基酸的合成。叶酸缺乏时，导致 DNA 合成障碍，影响血细胞的发育（尤其是红细胞），导致巨幼细胞贫血。

【临床应用】 可用于各种原因引起的巨幼细胞贫血，与维生素 B_{12} 合用效果更好。

1. 叶酸缺乏所致的巨幼细胞贫血。

2. 叶酸拮抗剂（如甲氨蝶呤、乙胺嘧啶、甲氧苄啶等）所致的巨幼细胞贫血，需用亚叶酸钙（甲酰四氢叶酸钙）治疗。

3. 维生素 B_{12} 缺乏所致的恶性贫血，大剂量叶酸可纠正血常规，但不能改善神经症状，故不能单独使用，必须与维生素 B_{12} 合用。

【不良反应】 较少，偶见过敏反应。

维生素 B_{12}（vitamin B_{12}）

维生素 B_{12} 是含钴的复合物。动物内脏、牛奶和蛋黄中维生素 B_{12} 含量较多。

【药理作用】 维生素 B_{12} 是细胞分裂成熟和维持神经髓鞘完整所必需的物质，主要参与以下代谢过程。

1. 促进叶酸的循环再利用 维生素 B_{12} 从 5-甲基四氢叶酸获得甲基，促进四氢叶酸的循环利用。因此，维生素 B_{12} 缺乏会导致四氢叶酸的缺乏，最终导致核酸合成障碍，产生巨幼细胞贫血。因此，当维生素 B_{12} 缺乏时，叶酸循环利用受阻，产生和叶酸缺乏相同的症状。

2. 参与神经髓鞘脂质的合成　保持中枢和外周有髓鞘神经纤维结构和功能的完整，当维生素 B_{12} 缺乏时，合成异常脂肪酸，影响神经髓鞘脂质的合成，导致大脑、骨髓和外周神经发生病变，出现神经系统症状。

【临床应用】　主要用于各种原因所致的恶性贫血和巨幼细胞贫血，某些神经系统疾病（神经萎缩、多发性神经炎、神经痛等）的辅助治疗。

【不良反应】　偶发过敏反应甚至过敏性休克。

 造血细胞生长因子

血细胞是由多功能造血干细胞衍生而来，干细胞既能自身分裂，也能在生长因子和细胞因子的作用下分化出各种血细胞生成细胞。造血细胞生长因子是指一类促使造血干细胞分化的生长因子。近年出现的选择性强、疗效较好的造血细胞生长因子及相关基因重组药物即集落刺激因子，目前应用广泛。

红细胞生成素 （erythropoietin，EPO）

红细胞生成素由肾小管间质细胞分泌后被运送到骨髓，促进红细胞生成。主要用于各种原因所致的红细胞生长素缺乏性贫血，尤其是适用于慢性肾衰竭所致的贫血，也可用于血液透析、骨髓造血功能低下、肿瘤化疗及抗艾滋病药物治疗等引起的贫血。不良反应为血压升高、注射部位血栓形成及流感样症状。有过敏史者不宜应用。临床所用药物则是用 DNA 技术合成的重组人红细胞生成素，作用和用途与天然的内源性产品相似。

粒细胞集落刺激因子（G-CSF）

粒细胞集落刺激因子能刺激中性粒细胞增殖、分化、成熟，并促进中性粒细胞释放入血，使外周血液中的中性粒细胞增多，并且能增强其趋化及吞噬功能。主要用于肿瘤的化疗、放疗引起的骨髓抑制，自体骨髓移植导致的中性粒细胞减少，先天性中性粒细胞缺乏症等。

粒细胞/巨噬细胞集落刺激因子（GM-CSF）

粒细胞/巨噬细胞集落刺激因子对骨髓有强大的作用，能刺激粒细胞、单核细胞和 T 细胞增殖、分化和成熟，也能间接促进红细胞增生。可用于治疗骨髓造血功能损害、肿瘤化疗与放疗、再生障碍性贫血及药物所引起的白细胞减少。不良反应有皮疹、发热、骨及肌肉疼痛等。

第4节　血容量扩充药

机体大失血或大面积烧伤可引起血容量降低甚至休克，补充血容量是治疗的关键。除输血和血浆外，使用人工合成的血容量扩充药提高血浆胶体渗透压，也是非常重要的治疗方法，常用的药物有右旋糖酐。

右旋糖酐（dextran）

右旋糖酐是葡萄糖的聚合物，临床常用的有中分子右旋糖酐（右旋糖酐 70）、低分子右旋糖酐（右旋糖酐 40）和小分子右旋糖酐（右旋糖酐 10）。

【药理作用和临床应用】

1. 扩充血容量　通过提高血浆胶体渗透压，扩充血容量，维持血压。作用强度和维持时间依中、低、小分子量而逐渐降低和缩短。可用于大失血、创伤和烧伤大量液体丢失引起的低血容量性休克。

2. 抗凝作用　低分子右旋糖酐和小分子右旋糖酐能抑制血小板黏附和聚集，防止血栓形成。可用于防治心绞痛，心肌梗死和脑血栓，血栓闭塞性脉管炎和视网膜动、静脉血栓形成等。

3. 利尿作用　本药经肾排泄，有渗透性利尿作用，小分子右旋糖酐利尿作用强，中分子右旋糖酐无利尿作用。临床用于防治急性肾衰竭。

【不良反应及用药护理】　偶见过敏反应，极少数患者可出现过敏性休克。首次用药前应皮试，阴性者可用。首次滴注开始缓慢，严密观察 5～10 分钟，若出现过敏症状，立即停药，及时处理。用量过大可致凝血障碍，引起出血。

护考链接

　　某失血性休克患者快速输入全血 1200ml 后出现手足抽搐、皮肤黏膜出血、血压下降、心率减慢。

　　1. 该患者可能发生了（　　　）

　　A. 溶血反应　　　　B. 过敏反应　　　　C. 枸橼酸钠过量

　　D. 发热反应　　　　E. 心脏负荷过重

　　2. 应使用的对抗药是（　　　）

　　A. 鱼精蛋白　　　　B. 葡萄糖酸钙　　　　C. 维生素 K

　　D. 氨甲苯酸　　　　E. 肾上腺素

　　分析：患者大量输血后出现手足抽搐、皮肤黏膜出血等症状，因枸橼酸钠过量，进入机体的枸橼酸根不能及时氧化，血钙降低所致，治疗的措施为补充钙剂。故答案分别为 C、B。

自 测 题

一、选择题

A_1 型题

1. 能治疗巨幼红细胞贫血的药物是（　　　）

　　A. 硫酸亚铁　　　　B. 叶酸

　　C. 右旋糖酐　　　　D. 红细胞生成素

　　E. 粒细胞集落刺激因子

2. 垂体后叶素特别适用于（　　　）

　　A. 皮肤、毛细血管出血

　　B. 肺咯血、上消化道出血

　　C. 脑出血

　　D. 鼻出血

　　E. 低凝血酶原血症

3. 肝素的抗凝血作用（　　　）

A. 仅在体内有效　　　B. 仅在体外有效

C. 体内、外都有效　　　D. 仅口服有效

E. 起效缓慢

4. 同服下列哪一种物质会阻碍铁剂的吸收（　　　）

　　A. 维生素 C　　　　B. 稀盐酸

　　C. 碳酸氢钠　　　　D. 果糖

　　E. 半胱氨酸

5. 枸橼酸钠可用于（　　　）

　　A. 血栓栓塞性疾病的治疗

　　B. 预防血栓栓塞的形成

　　C. 防止血液在体外凝固

　　D. 应用于弥散性血管内凝血早期

　　E. 肺、胃出血，也可用于外伤出血

A₂型题

6. 一位农村患者，长期右季肋部痉挛性疼痛，今日又出现全身黄染、乏力、厌食、恶心、呕吐。医生诊断为胆石症、胆管痉挛。下列药物最适合的是（   ）

A. 维生素K   B. 维生素B₁₂
C. 肝素   D. 氨甲苯酸
E. 前列环素

7. 一老年男性患者，突发半身感觉障碍、运动障碍和偏盲，发病后2小时到医院就医，医生诊断为脑血栓形成。此时用药最有意义的是（   ）

A. 阿司匹林   B. 粒细胞集落刺激因子
C. 链激酶   D. 华法林
E. 枸橼酸钠

8. 患者，女，35岁。因乏力、面色苍白3个月，有反复月经量增多史。诊断为缺铁性贫血，治疗首选下列哪种药物（   ）

A. 维生素K   B. 维生素B₁₂
C. 叶酸   D. 促红素
E. 硫酸亚铁

A₃型题

（9、10题共用题干）

患者，男，55岁。患者因血尿、皮肤瘀斑3日就诊，既往有风湿性心脏病、心房颤动病史10余年，长期口服华法林。血常规：白细胞5.0×10⁹/L，红细胞3.0×10¹²/L，血红蛋白110g/L，血小板135×10⁹/L；凝血检查：凝血酶原活动度30%，凝血酶原时间（PT）23秒，部分凝血活酶时间（APTT）65秒，纤维蛋白原2.2g/L；尿常规：肉眼血尿，镜检可见大量红细胞。肝功能及肾功能正常。诊断为凝血机制异常，原因待查；风湿性心脏病；心房颤动。

9. 应选择哪种止血药物治疗（   ）

A. 维生素K   B. 酚磺乙胺
C. 叶酸   D. 氨甲苯酸
E. 硫酸亚铁

10. 该患者出血的机制是（   ）

A. 继发性凝血机制异常
B. 血管因素
C. 纤溶功能亢进
D. 先天性凝血机制异常
E. 抗凝血酶活性增强

二、简答题

1. 试比较肝素、香豆素和枸橼酸钠的作用特点。
2. 简述影响铁剂吸收的因素。

（吴 晶）

第19章　抗变态反应药物

引言：变态反应也称过敏反应，是机体对某些物质产生的一种异常的病理性免疫反应。在日常生活中较常见，表现为皮疹、药热、血管神经性水肿、哮喘等，严重者可发生过敏性休克。抗变态反应药是用于防治变态反应性疾病的一类药物。其包括 H_1 受体阻断药、肾上腺素受体激动药、糖皮质激素、过敏介质阻释药和钙剂等。本章主要介绍 H_1 受体阻断药和钙剂，其他药物在有关章节叙述。

第 1 节　H_1 受体阻断药

● 案例 19-1

患者，男，32 岁，司机。2 日前早晨起床后开窗通风，当时自觉全身寒战，随后左上肢出现红色丘疹伴瘙痒，挠抓后丘疹增大，不久全身出现红色斑块，到医院就诊。经检查后诊断为寒冷性荨麻疹。

问题：1. 该患者可用什么药物治疗？
　　　2. 在用药期间应注意什么？

组胺（histamine）广泛存在于人体内，主要以无活性的形式储存于肥大细胞和嗜碱粒细胞的颗粒中。内源性组胺在人体生理功能调节及速发型变态反应、局部炎症反应等病理过程中发挥着重要作用。当机体受到理化刺激或发生变态反应时，体内储存的组胺释放出来，通过与组胺受体结合而产生生物效应。目前，发现的组胺受体有 H_1、H_2 和 H_3 三种亚型，它们的分布和效应见表 19-1。

抗组胺药是一类通过竞争性阻断组胺受体而产生拮抗组胺作用的药物，临床上常用的有 H_1 受体阻断药和 H_2 受体阻断药（详见第 20 章）。

目前临床上使用的 H_1 受体阻断药分为两代。第一代药物：苯海拉明（diphenhydramine）、异丙嗪（promethazine）、氯苯那敏（chlorphenamine）、赛庚啶（cyproheptadine）等，具有明显的中枢抑制和抗胆碱作用；第二代药物：西替利嗪（cetirizine）、阿伐斯汀（acrivastine）、氯雷他定（loratadine）等，因不易透过血脑屏障，多无中枢抑制作用。

表 19-1 组胺受体分布及效应

受体类型	分布	效应
	皮肤血管、毛细血管	扩张、通透性增加
	支气管、胃肠、子宫平滑肌	收缩
H_1	房室结	传导减慢
	心房肌	收缩增强
	中枢	觉醒反应
	胃壁细胞	分泌增加
H_2	血管	扩张
	心室肌	收缩增加
	窦房结	心率加快
H_3	中枢、外周神经末梢	负反馈调节，组胺合成与释放

【药理作用】

1. H_1 受体阻断作用　H_1 受体阻断药与 H_1 受体有较强亲和力而无内在活性，可竞争性拮抗组胺的 H_1 型效应而发挥作用。本类药物对抗组胺引起的支气管、胃肠平滑肌的收缩作用很强；对组胺引起的局部血管扩张、毛细血管通透性增加引起的水肿也有较强的抑制作用，但对组胺引起的全身血管扩张和血压下降作用较弱。

2. 中枢抑制作用　多数 H_1 受体阻断药可以通过血脑屏障，产生中枢抑制作用，可能是由于中枢的 H_1 受体被阻滞，拮抗了脑内组胺介导的觉醒反应，表现为镇静、嗜睡、乏力等，以苯海拉明和异丙嗪作用最强。第二代药物不易透过血脑屏障，故无中枢抑制作用。

3. 防晕、止吐作用　H_1 受体阻断药大多数具有抗胆碱作用，防晕和止吐效果较好。

【临床应用】

1. 过敏反应性疾病　此类药物对以组胺释放为主的皮肤、黏膜 I 型超敏反应性疾病如荨麻疹、过敏性鼻炎、花粉病等疗效好，可作为首选药；对昆虫咬伤、药疹、接触性皮炎引起的瘙痒等也有一定的疗效；对输血、输液引起的过敏反应也有一定的防治作用；但对支气管哮喘和过敏性休克疗效差。

2. 晕动病及呕吐　苯海拉明和异丙嗪对晕车、晕船、妊娠及放射性呕吐均有良好的止吐效果。预防晕动病常在乘车、乘船前 30 分钟服用。

3. 其他　本类药物还可用于失眠，尤其是过敏反应引起的失眠；也可与平喘药氨茶碱合用，对抗氨茶碱中枢兴奋引起失眠的副作用；异丙嗪与氯丙嗪、哌替啶组成冬眠合剂用于人工冬眠。

【不良反应及用药护理】

1. 中枢反应　常见头晕、嗜睡、乏力等中枢抑制现象，驾驶员或高空作业者工作期间不宜使用。

2. 胃肠反应　可引起恶心、呕吐、口干、便秘或腹泻、食欲下降等，餐后服用可减轻。

3. 其他　偶见粒细胞减少和溶血性贫血；阿司咪唑也是第二代 H_1 受体阻断药，可引起 Q-T 间期延长、尖端扭转型室性心律失常等心脏毒性反应，于 2007 年撤销其批准文号；特非那定也因其心脏毒性，在国外已撤市；因有抗胆碱作用，禁忌证同阿托品。

第2节 钙 剂

钙是人体含量最多的无机盐之一，其中99%以上分布在骨骼组织中，其余分布在血液和其他组织中。临床上常用的钙剂有葡萄糖酸钙（calcium gluconate）、氯化钙（calcium chloride）、乳酸钙（calcium lactate）等。

【药理作用和临床应用】

1. 抗过敏作用 钙剂能增加毛细血管的致密度，降低其通透性，减少渗出，从而减轻水肿，呈现抗过敏作用。主要用于荨麻疹、血管神经性水肿、接触性皮炎和湿疹等皮肤黏膜过敏性疾病。

2. 拮抗 Mg^{2+} 作用 钙与镁的化学性质相似，在体内可相互竞争结合部位而产生拮抗作用，常用于硫酸镁中毒的急救，可静脉注射氯化钙或葡萄糖酸钙。

3. 维持神经肌肉的兴奋性 当血清 Ca^{2+} 降低时，神经肌肉的兴奋性增高，婴幼儿出现低钙惊厥或手足搐搦症，成人容易出现肌肉痉挛。

4. 促进骨骼和牙齿的发育 钙是构成骨骼和牙齿的主要成分，因此钙剂可用于防治佝偻病和骨质疏松。维生素 D 可增强钙的吸收、促进骨的正常钙化，故口服钙剂常同服维生素 D。

5. 其他生理作用 Ca^{2+} 可兴奋心脏、参与凝血过程等。

链接

钙磷比例知多少

膳食中钙磷的比例会影响钙的吸收。成人为 1:1～2:1、婴儿（1岁以下）为 1.5:1 时，最有利于钙的吸收。食物中钙磷比值超过 1:3 为高磷膳食，此时肠钙吸收会降低。例如，肉类食物含磷量较高，但含钙低，不适宜做补钙食物；大量的磷肥使用，导致我国的土地含磷很高。多磷的农作物会导致人体钙流失，引发骨质疏松等缺钙疾病。现在提倡的健康食品，其中指标之一就是磷的含量。含钙丰富且钙磷比例适宜、钙吸收率高的食物有奶及奶制品，尤其是发酵的酸奶更有助于钙的吸收；此外有虾皮、海带及豆制品、芝麻酱等含钙也很丰富，钙磷比例适宜，应多食用。

【不良反应及用药护理】

1. 静脉注射时可引起全身发热、恶心、呕吐，注射速度过快可致心律失常，因此静脉注射时应稀释后缓慢注射并密切观察患者反应。

2. 对组织刺激性强，不宜肌内注射和皮下注射，静脉注射时漏于血管外可引起剧痛甚至组织坏死，一旦外漏，应以 0.5% 普鲁卡因注射液做局部封闭。

3. 强心苷类药物治疗期间禁用钙剂，因钙剂可加重强心苷的心脏毒性反应。

4. Ca^{2+} 可以和四环素类药物生成络合物而影响吸收，应避免合用。

护考链接

H_1 受体阻断药最常见的不良反应是（ ）

A. 烦躁失眠 B. 镇静嗜睡 C. 消化道反应

D. 致畸 E. 肾毒性

分析：H_1 受体阻断药在治疗量时即呈现不同程度的中枢抑制作用，表现为镇静嗜睡等。故选 B。

自 测 题

一、选择题

A₁型题

1. 中枢抑制作用最强的H₁受体阻断药是（   ）
   A. 异丙嗪　　　B. 氯苯那敏
   C. 氯雷他定　　D. 特非那定
   E. 西替利嗪

2. H₁受体阻断药不具有的药理作用是（   ）
   A. 抑制中枢
   B. 对抗组胺引起的血管扩张
   C. 抗胆碱
   D. 抑制胃酸分泌
   E. 防晕、止吐

3. 一名高空作业的工作人员过敏性鼻炎发作，可以使用的抗过敏药物是（   ）

   A. 苯海拉明　　　B. 氯苯那敏
   C. 西替利嗪　　　D. 异丙嗪
   E. 赛庚啶

A₂型题

4. 一中学生由于饮食不当，引起荨麻疹，奇痒难耐，尤其夜里难以入睡，应选用下列哪种药物（   ）
   A. 地西泮　　　　B. 苯巴比妥
   C. 苯海拉明　　　D. 巴比妥钠
   E. 氯丙嗪

二、简答题

简述H₁受体阻断药的分类及特点。

（吴　晶）

第20章 作用于消化系统的药物

> 引言：消化系统包括胃肠道、肝脏、胰腺等。消化系统疾病是临床常见病、多发病，临床上常表现为消化不良、恶心、呕吐、腹痛、腹泻、便秘、溃疡、黄疸等。本章主要掌握抗消化性溃疡药物的药理作用、临床应用和不良反应，熟悉助消化药、泻药、止泻药和止吐药及促胃肠动力药和肝胆系统用药的作用和特点。

第1节 助消化药

助消化药是指能提高胃肠道消化功能的一类药物。通过直接补充消化液的不足、促进消化液的分泌或者抑制肠道过度发酵发挥助消化的作用。常见助消化药的作用特点、临床应用及注意事项见表20-1。

表20-1 常见助消化药

药物	成分	作用和应用	用药注意事项
稀盐酸	10%的盐酸溶液	提高胃蛋白酶活性。促进胰液和胆汁分泌。主要用于胃酸缺乏和发酵性消化不良	不宜与抗酸药、抗胆碱药合用
多酶片	胃蛋白酶、胰酶	用于胰腺疾病引起的消化功能障碍和胃蛋白酶缺乏引起的消化不良	宜饭后整片吞服，不宜与抗酸药、胃黏膜保护药合用
地衣芽孢杆菌	地衣芽孢杆菌	能拮抗肠道内致病菌，促进益生菌生长，调整肠道菌群失调。起效快、疗效高、不良反应少。用于治疗急慢性肠炎、痢疾及各种原因引起的肠道菌群失调、腹泻等	
乳酶生	活乳酸杆菌	肠内分解糖类生成乳酸，升高肠内酸度，减少发酵。用于消化不良、肠发酵所致的小肠胀气、小儿消化不良引起的腹泻等	饭前服用，不宜与磺胺药、药用炭、鞣酸、酊剂及铋剂合用，也不宜用开水送服
干酵母	麦芽酶、叶酸、烟酸、肌醇和B族维生素等	用于营养不良、消化不良和B族维生素缺乏症的辅助治疗	饭后嚼碎服，剂量过大会引起腹泻，不宜与碱性药物同服
胰酶肠溶片	胰蛋白酶、胰淀粉酶和胰脂肪酶	用于胰酶分泌不足引起的消化不良	肠溶衣片口服时需吞服而不能嚼碎，防止在胃中破坏
乳酸菌素片	活乳酸杆菌	用于肠内异常发酵、消化不良、肠炎、小儿腹泻	嚼服

第2节 抗消化性溃疡药

消化性溃疡主要指胃和十二指肠溃疡，是临床上常见的消化系统慢性疾病。目前认为其发病的机制与胃、十二指肠黏膜局部损伤因子（胃酸、胃蛋白酶、幽门螺杆菌感染）与防御因子（黏膜屏障、碳酸氢盐、前列腺素等）之间失去平衡有关。抗消化性溃疡药通过减弱攻击因子、修复或增强胃的防御因子，从而达到治疗消化性溃疡的目的。根据药物的作用机制不同，抗消化性溃疡药分为抗酸药、抑制胃酸分泌药、胃黏膜保护药、抗幽门螺杆菌药四类。

● 案例 20-1

患者，女，42 岁。近来反复出现上腹部疼痛，饥饿时加重，进餐后可缓解，并伴有反酸、嗳气。3 日前因受凉和疲劳，上腹疼痛又发作，大便呈柏油样，前来就医。经临床医生诊断为十二指肠球部溃疡并出血。

问题：1. 哪些药物可以治疗消化性溃疡？
2. 使用药物的过程中应该注意哪些问题？

 抗酸药

抗酸药又称中和胃酸药，是一类弱碱性化合物，口服后在胃内中和胃酸，减轻胃酸对胃、十二指肠黏膜的侵蚀和对溃疡面的刺激及腐蚀作用，从而缓解疼痛，促进溃疡愈合。另外，有些抗酸药在中和胃酸时还能形成胶状物覆盖于溃疡表面，达到保护和收敛止血的作用。临床常用于治疗胃及十二指肠溃疡和反流性食管炎。通常单个用药治疗效果不佳，常用复方制剂如复方氢氧化铝、复方铝酸铋等。抗酸药与 H_2 受体阻断药联合应用，效果更好。常用药物及作用特点见表 20-2。

表 20-2　常用抗酸药作用特点

药物	抗酸作用	收敛作用	保护作用	胃酸增多	排便	产生 CO_2	碱血症
氢氧化镁	较强、快、久	–	–	–	轻泻	–	–
三硅酸镁	较弱、慢、久	–	+	–	轻泻	–	–
氢氧化铝	较强、慢、久	+	+	–	便秘	–	–
碳酸钙	较强、快、久	–	–	+	便秘	+	–
碳酸氢钠	强、快、短暂	–	–	+	无影响	+	+

注："+"表示有作用，"–"表示无作用。

 抑制胃酸分泌药

胃酸主要由胃壁细胞分泌，在胃壁细胞上有 H_2 受体、M_1 受体和胃泌素受体参与胃酸分泌，当这些受体被激动时，通过第二信使介导，激活质子泵（H^+, K^+-ATP 酶），使胃酸分泌增加。因此，按照作用机制不同，抑制胃酸分泌药包括 H_2 受体阻断药、质子泵抑制剂、M_1 受体阻断药和胃泌素受体阻断药。

（一）H_2 受体阻断药

本类药是常用的治疗消化性溃疡药，对胃腺壁细胞表面的组胺 H_2 受体有竞争性阻断作用，可使胃酸分泌减少，其抑制胃酸分泌作用强而持久，疗程短，溃疡愈合率较高。常用药物有西咪替丁、雷尼替丁、法莫替丁等。

西咪替丁（cimetidine）

【药理作用和临床应用】 本药为第一代 H_2 受体阻断药。能显著抑制基础胃酸、夜间胃酸及各种刺激（食物、组胺、五肽胃泌素）引起的胃酸分泌，降低胃内酸度，还可减少胃蛋白酶的分泌，对胃黏膜有保护作用。

主要用于消化性溃疡的治疗，对十二指肠溃疡的疗效优于胃溃疡，也可用于反流性食管炎、佐林格-埃利森综合征、急性胃炎引起的出血等。

【不良反应及用药护理】 不良反应较多，常见头痛、头晕、腹痛等症状；长期应用可抑制骨髓造血功能，患者可出现粒细胞减少；有抗雄激素作用，引起男性乳腺发育、女性溢乳；老年患者大剂量应用可致精神错乱、谵妄甚至昏迷；严重者可见肝、肾功能损害，偶见肾衰竭。

西咪替丁为肝药酶抑制剂，可使苯巴比妥、苯妥英钠、华法林、苯二氮䓬类、普萘洛尔等药物代谢减慢，合用时应调整剂量；不宜与抗酸药同服，如需同服，至少间隔 1 小时；静脉滴注给药时注意浓度和滴速，避免与其他药物共用静滴通道；妊娠期及哺乳期妇女禁用。

雷尼替丁（ranitidine）

本药为第二代 H_2 受体阻断药。作用与西咪替丁相似，抑制胃酸分泌的作用比西咪替丁强 5～8 倍，具有速效、长效的特点，副作用小且安全。临床主要用于胃溃疡、十二指肠溃疡、反流性食管炎及佐林格-埃利森综合征等，静脉用药可治疗上消化道出血。偶见白细胞或血小板减少、血清氨基转移酶升高，停药后可恢复。妊娠期和哺乳期妇女及 8 岁以下儿童禁用。

法莫替丁（famotidine）

本药为第三代 H_2 受体阻断药。抑制胃酸分泌作用比雷尼替丁强 6～8 倍，显效快，作用持续时间长。临床应用与雷尼替丁相似。不良反应较西咪替丁少见，可有头痛、头晕、便秘、腹泻、皮疹、白细胞减少、氨基转移酶升高等。妊娠期和哺乳期妇女慎用。对肝、肾功能不良，有药物过敏史者慎用或禁用。

（二）质子泵（H^+，K^+-ATP 酶）抑制药

奥美拉唑（omeprazole）

【药理作用和临床应用】 为第一代的 H^+，K^+-ATP 酶抑制药。口服易吸收，能选择性抑制胃壁细胞 H^+，K^+-ATP 酶，使其活性降低，减少胃酸分泌，对基础胃酸及各种应激性胃酸的分泌均有强大而持久的抑制作用。同时可增加胃黏膜血流量，促进胃黏膜生长，抑制幽门螺杆菌，有利于溃疡愈合。

适用于胃和十二指肠溃疡、反流性食管炎、佐林格-埃利森综合征、上消化道出血。作用强、显效快、复发率低。

【不良反应及用药护理】 主要有头痛、视物模糊等神经系统反应，用药期间不宜驾驶或进行高空作业。也可引起恶心、呕吐、腹胀、腹痛、腹泻等消化系统症状，停药可恢复。偶有皮疹、血清氨基转移酶升高、白细胞减少，对本品过敏者，严重肝肾功能不全者及婴幼儿禁用。

奥美拉唑为药酶抑制剂，可抑制地西泮、硝苯地平、苯妥英钠、香豆素类等药物在体内的代谢过程，使其血药浓度升高，与以上药物合用时要适当减少药物的使用剂量。

（三）M₁受体阻断药

哌仑西平（pirenzepine）

本药能选择性阻滞胃壁细胞的 M_1 受体，抑制胃酸分泌作用强，对内脏平滑肌、腺体及心肌上的 M 受体几乎无作用。主要用于治疗胃溃疡和十二指肠溃疡，不良反应较轻。疗效与西咪替丁相似，若两者合用可增强疗效。

（四）胃泌素受体阻断药

丙谷胺（proglumide）

本药可竞争性阻断胃壁细胞的胃泌素受体而抑制胃酸和胃蛋白酶的分泌，还能促进胃黏液合成，保护胃黏膜，促进伤口愈合。用于胃及十二指肠溃疡，但疗效不及 H_2 受体阻断药。不良反应少见，偶有口干、腹胀、食欲缺乏等。现已少用。

 三 胃黏膜保护药

胃黏膜保护药通过增强胃黏膜细胞屏障，黏液-碳酸氢盐屏障的效应发挥抗溃疡病作用。具体药物的作用特点见表 20-3。

表 20-3　常用胃黏膜保护药

常用药物	药理作用	临床应用	用药护理
硫糖铝	1. 胃液的酸性环境下，在溃疡面上形成胶体保护层 2. 抑制胃蛋白酶的活性 3. 增强黏液–碳酸氢盐屏障作用 4. 诱导溃疡区的表皮生长因子聚集 5. 抑制幽门螺杆菌繁殖	用于治疗胃及十二指肠溃疡	轻度的口干、恶心、便秘。餐前1 小时及睡前服用
枸橼酸铋钾	1. 胃液酸性条件下，在溃疡面上形成氧化铋胶体膜保护层 2. 促进内源性前列腺素释放，改善胃黏膜血流量 3. 抑制胃蛋白酶活性 4. 促进胃黏液分泌及清除幽门螺杆菌	用于治疗胃及十二指肠溃疡	偶见恶心，可使舌、粪便染成黑色。不宜与牛奶和抗酸药、碳酸饮料及其他碱性药物同服
米索前列醇	1. 促进胃黏液和碳酸氢盐分泌 2. 增加胃黏膜血流量 3. 激动前列腺素受体，抑制胃酸分泌	用于治疗胃及十二指肠溃疡	不良反应轻微，常见腹泻。可引起流产，妊娠期禁用。对前列腺素过敏者禁用

四 抗幽门螺杆菌药

幽门螺杆菌（*Helicobacter pylori*，Hp）的感染与消化性溃疡的发病及复发有密切关系。杀灭幽门螺杆菌，能显著提高消化性溃疡的治愈率。目前临床用的抗幽门螺杆菌药物有阿莫西林、甲硝唑、克拉霉素、庆大霉素、奥美拉唑、枸橼酸铋钾等。常与其他治疗消化性溃疡药合用，以提高疗效，降低复发率。

> **链接**
>
> **幽门螺杆菌**
>
> 幽门螺杆菌病是一种革兰阴性厌氧菌，1983 年首次从慢性活动性胃炎患者的胃黏膜活检组织中分离成功。幽门螺杆菌生存于人体胃幽门部位，是最常见的细菌病原体之一。世界有多半人口受到过幽门螺杆菌的感染。这种细菌感染首先引起慢性胃炎，并导致胃溃疡

和胃萎缩，严重者则发展为胃癌。据统计，初次感染幽门螺杆菌年龄较早的人群萎缩性胃炎及胃癌发生率高，幽门螺杆菌感染与胃癌死亡率的高低呈现平行关系。幽门螺杆菌寄生在胃黏膜组织中，67%～80%的胃溃疡和 95%的十二指肠溃疡是由幽门螺杆菌引起的。据此，专家们认为，及早发现幽门螺杆菌感染者，及时而有效地用抗生素杀灭幽门螺杆菌，对预防和控制胃癌有重大意义。

第3节　止吐药与促胃肠动力药

 止吐药

止吐药通过抑制呕吐反射的不同环节发挥止吐作用。常用药物及特点见表 20-4。

表 20-4　常用止吐药

药物类型	常用药物	药理作用	临床应用
M 受体阻断药	东莨菪碱	能降低内耳迷路感受器的敏感性，抑制前庭小脑通路的传导	主要用于防治晕动症及术后恶心、呕吐
H_1 受体阻断药	苯海拉明、异丙嗪等	抑制前庭功能，具有中枢抑制和止吐作用	防治前庭刺激引起的晕动性呕吐
多巴胺受体阻断药	氯丙嗪、奋乃静等	通过抑制中枢多巴胺受体，抑制 CTZ 和呕吐中枢	用于各种疾病及药物所致的呕吐，对晕动病无效
	多潘立酮、甲氧氯普胺等	抑制外周多巴胺受体，增加胃肠动力	用于化疗、放疗及多种原因引起的呕吐
5-HT 受体阻断药	昂丹司琼、格雷司琼等	选择性阻断中枢及迷走神经传入纤维的 5-HT 受体，抑制呕吐	主要用于化疗和放疗引起的恶心、呕吐

 促胃肠动力药

本类药是通过作用于不同受体使胃肠平滑肌活动加强，起到加速胃肠排空作用。常见药物见表 20-5。

表 20-5　常用促胃肠动力药

药名	作用和用途	用药护理
甲氧氯普胺（metoclopramide）	阻滞中枢和外周 DA 受体，加强胃肠活动。用于胃轻瘫、功能性消化不良引起的恶心、呕吐等	餐前服。长期用药可致锥体外系反应及溢乳，忌与吩噻嗪类、M 受体阻断药合用。妊娠期禁用
多潘立酮（domperidone）	阻滞外周 DA 受体，使下食管括约肌张力增加，防止食物反流，促进胃肠协调活动。用于胃胀气、胃潴留、呕吐	餐前服。偶见轻度腹胀、头痛。无锥体外系反应
莫沙必利（mosapride）	激动外周 5-HT_4 受体，用于功能性消化不良的胃肠道症状、胃食管反流性疾病、糖尿病性胃轻瘫及胃部分切除患者的胃功能障碍	餐前服。可见腹泻、腹痛、口干、皮疹、倦怠、头晕、不适、心悸等，无椎体外系反应

第4节 泻药与止泻药

 泻药

泻药是指能刺激肠蠕动或软化粪便、润滑肠道，促使肠内容物排出的药物。按其作用方式可分为三类：容积性泻药、刺激性泻药和润滑性泻药。

（一）容积性泻药

该类药物口服后胃肠吸收少，肠内高渗透压的环境可以抑制肠壁对水的吸收，增加肠内容积，刺激肠黏膜，促进肠道蠕动，产生导泻作用。故又称渗透性泻药。

硫酸镁（magnesium sulfate）

【药理作用和临床应用】 硫酸镁依据给药途径不同，可以产生不同的药物作用和用途。

1. 导泻作用 口服后难吸收，在肠道内形成较高的渗透压，依据渗透原理产生泻下作用。本药导泻作用强大而迅速，空腹应用并大量饮水。临床主要用于清除肠内毒物、治疗急性便秘及服用驱虫药后促使虫体排出。

2. 利胆作用 口服33%的硫酸镁溶液或者导管直接导入十二指肠，能刺激十二指肠黏膜，反射性引起胆总管括约肌松弛、胆囊收缩，促进胆囊排空，产生利胆作用。可用于治疗阻塞性黄疸和慢性胆囊炎。

3. 抗惊厥作用 注射硫酸镁能抑制中枢神经系统及外周神经系统。通过竞争性拮抗 Ca^{2+} 的作用，干扰运动神经末梢 ACh 的释放，使神经肌肉接头处 ACh 减少，导致骨骼肌松弛。用于缓解子痫、破伤风等引起的惊厥。

4. 降压作用 注射给药后，Mg^{2+} 可抑制中枢和直接松弛血管平滑肌，使血压迅速下降。用于治疗高血压危象、高血压脑病及妊娠高血压综合征。

5. 其他 硫酸镁可显著抑制子宫平滑肌收缩，静脉滴注可防治早产。外用 50%硫酸镁溶液热敷患处可消肿止痛。

【不良反应及用药护理】

1. 口服硫酸镁，因对肠壁刺激作用强，易致盆腔充血，故妊娠期及经期妇女禁用。急腹症、肠道出血、肾功能不全及老年患者应禁用。Mg^{2+} 有抑制中枢作用，故中枢抑制药中毒禁用其导泻。

2. 硫酸镁肌内注射可致剧痛，应深部注射。

3. 硫酸镁静脉注射过量或过快，可引起呼吸抑制、血压急剧下降、腱反射迟钝或消失等，一旦出现应立即停药，并缓慢静脉注射钙剂（10%葡萄糖酸钙或氯化钙）解救，必要时进行人工呼吸或吸氧。在用药前要观察患者呼吸情况、腱反射及尿量。凡呼吸抑制、腱反射减弱、尿少患者不宜应用。

4. 肾功能不全者慎用，充血性心力衰竭和水肿患者禁用。

硫酸钠（sodium sulfate）

本药导泻作用与硫酸镁相似，但作用稍弱，无中枢抑制作用，多用于中枢抑制药中毒时的导泻。

（二）刺激性泻药

刺激性泻药又称接触性泻药，刺激结肠引起推进性蠕动产生导泻作用。常用药物见表20-6。

表 20-6　常用刺激性泻药

常用药物	作用和应用	用药护理
酚酞片 （果导片）	口服后与碱性肠液形成可溶性钠盐，刺激肠黏膜，促进肠蠕动，同时抑制水分吸收。适用于习惯性或慢性便秘	本药可使尿液和粪便染成红色，应提前告诉患者，以免引起惊慌；偶见过敏反应、皮疹及出血倾向
比沙可啶 （双醋苯啶）	口服或直肠给药，肠道内转变成有活性的代谢物，在结肠产生较强刺激作用。适用于急性、慢性便秘和习惯性便秘	本品刺激性较强，少数人服用后有腹痛或肠炎；服药前后 2 小时不得服牛奶和抗酸药
大黄苏打片	主要成分为大黄、碳酸氢钠、薄荷油。口服后其中的大黄素在肠道分解为蒽醌类化合物，刺激结肠。用于急慢性便秘	不良反应少见

（三）润滑性泻药

通过局部润滑软化粪便促进排便。常用药物见表 20-7。

表 20-7　常用润滑性泻药

常用药物	作用和应用	用药护理
液状石蜡（liquid paraffin，石蜡油）	轻泻剂。润滑肠壁和粪便，用于老人、儿童便秘及术后排便困难者	睡前口服。久用妨碍脂溶性维生素及钙、磷的吸收，不宜用于婴幼儿
开塞露（enema glycerine，50%甘油溶液）	缓泻剂。润滑并轻度刺激肠壁，用于轻度便秘，尤适用于儿童及老年人	塞入肛门内。副作用少，不影响营养物质吸收

二　止泻药

止泻药是通过减少肠道蠕动或保护肠道免受刺激而达到止泻作用的一类药物，常用药物见表 20-8。

表 20-8　常用止泻药

药物	作用和应用	用药护理
抑制肠蠕动药		
地芬诺酯（diphenoxylate，苯乙哌啶）	为哌替啶的衍生物，但无镇痛作用，有抑制肠蠕动和收敛作用。用于急、慢性腹泻	久用可产生依赖性。肝病患者慎用，青光眼患者禁用
洛哌丁胺（loperamide）	与地芬诺酯类似，但止泻更强更久。用于急、慢性腹泻	偶见胃肠反应，过敏反应。妊娠期、小儿忌用
吸附止泻药		
蒙脱石（smectite）	有很强的覆盖、保护肠黏膜作用。用于急、慢性腹泻，肠道菌群失调，对儿童急性腹泻疗效尤佳	久用可致便秘。止泻时应注意纠正脱水，服用期间不与其他药物合用
活菌制剂		
双歧三联活菌制剂（bifid triple viable）	由双歧杆菌、嗜酸乳酸杆菌和粪链球菌组成的活菌制剂，用于肠道菌群失调及其他原因引起的腹泻	忌与抗菌药物同用，应避光，置干燥处低温（2~8℃）或冷暗处保存，送服水温不宜超过 40℃
多维乳酸菌散（compound vitamin lactobacillus powder）	由乳酸菌培养物、活粪链球菌、枯草杆菌和维生素等组成，用于防治婴幼儿消化不良、肠道感染性腹泻、功能性便秘和新生儿黄疸	无明显不良反应。送服水温不宜超过 40℃

第5节 肝胆疾病用药

 利胆药和结石溶解药

胆汁中的胆固醇、胆酸、磷脂等按一定比例组成水溶性胶质微粒，当胆固醇含量过高或各成分比例失衡时，则从胆汁析出而形成结石，导致胆汁排出受阻。利胆药能促进胆汁分泌和胆囊排空。常用药物见表20-9。

表 20-9　常用利胆药

常用药物	作用和应用	用药注意事项
去氢胆酸 （dehydrocholic）	能增加胆汁中水分含量，胆汁变稀，流动性提高，发挥胆道内冲洗作用。用于胆石症、胆囊及胆道功能失调、胆汁郁积、慢性胆囊炎	禁用于胆道空气梗阻和严重肝肾功能减退者
茴三硫 （anethol trithione）	促进胆酸、胆色素、胆固醇的分泌；改善肝脏解毒功能；促进尿素的生成和排泄，有利尿作用。用于胆石症、胆囊炎、急性肝炎、肝硬化等	不良反应表现为腹胀、发热及过敏等，胆道梗阻患者禁用
桂美酸（cinametic acid，利胆酸）	促进胆汁排泄；松弛胆总管括约肌；促进血中胆固醇分解，降低胆固醇。用于胆石症、慢性胆囊炎	少数患者偶有轻度腹泻
熊去氧胆酸 （ursodeoxycholic acid）	抑制胆固醇合成和分泌；促进胆固醇从结石表面溶解；抑制肠道吸收胆固醇。尤其适用于胆固醇型胆结石	不良反应主要是腹泻，偶有便秘、头痛等反应。妊娠期慎用。胆道完全阻塞和严重肝功能不全者禁用

 治疗肝性脑病药

肝性脑病又称肝性昏迷，是严重肝病引起的、以代谢紊乱为基础的中枢神经系统功能失调的综合病征。氨中毒是肝性脑病的主要原因，因此减少氨的吸收和加强氨的排出是药物治疗的主要手段（常用药物见表20-10）。

表 20-10　常用治疗肝性脑病药

常用药物	作用和应用	用药护理
谷氨酸 （glutamic acid）	能与血氨结合成无毒的谷氨酰胺，从尿中排出体外；参与脑内糖及蛋白质的代谢，改善中枢神经系统功能。用于防止各种原因引起的肝性脑病	静脉给药过快可引起皮肤潮红、流涎、恶心、呕吐及腹泻，过量可致低血钾症及碱中毒
左旋多巴 （levodopa，L-dopa）	口服后透过血脑屏障，在中枢生成多巴胺再转化为去甲肾上腺素，改善神经元之间的正常冲动传递，恢复大脑功能。用于治疗帕金森病和肝性脑病	用药初期常见直立性低血压、胃肠道反应，长期用药多见运动过多症、症状波动及精神症状
乳果糖 （lactulose）	口服后进入结肠被分解为乳酸和乙酸，释放出 H^+ 与 NH_3 结合成 NH_4^+，减少肠内氨的吸收，降低血氨；可产生渗透性导泻作用。主要用于血氨升高的肝性脑病，长期服用可预防该疾病的发生，还可用于导泻	不良反应有腹痛、腹泻等消化系统症状。消化道出血、肠梗阻或穿孔、不明原因腹痛者禁用

 护考链接

患者，男，56岁。抗消化性溃疡药治疗中，引起舌及大便黑染，所用的药物可能是（ 　 ）
A. 氢氧化铝　　　B. 硫酸铝　　　C. 雷尼替丁
D. 枸橼酸铋钾　　E. 甲硝唑
分析：枸橼酸铋钾口服后偶见恶心、便秘、腹泻等，服药期间可见舌及大便黑染。故选 D。

自 测 题

一、选择题

A_1 型题

1. 消化性溃疡使用抗菌药物的用药目的是（　　）
   - A. 抗幽门螺杆菌
   - B. 保护胃黏膜
   - C. 抑制胃酸分泌
   - D. 减轻消化性溃疡症状
   - E. 中和胃酸

2. 硫酸镁不具有的作用是（　　）
   - A. 导泻　　　B. 利胆　　C. 抗惊厥
   - D. 降血压　　E. 镇痛

3. 奥美拉唑的作用机制是（　　）
   - A. 阻断 H_2 受体　　　B. 抗幽门螺杆菌
   - C. 抑制胃壁细胞 H^+ 泵　　D. 阻断 M_1 受体
   - E. 中和胃酸

4. 主要作用于结肠，促进排便的药物是（　　）
   - A. 硫酸镁　　B. 硫酸钠　　C. 酚酞
   - D. 比沙可啶　　E. 甘油

5. 硫酸镁过量使用引起急性中毒选用何药解救（　　）
   - A. 氯化钙　　B. 氯化钠　　C. 氯化钾
   - D. 碳酸氢钠　　E. 碳酸钠

A_2 型题

6. 患者，男，56岁，有心肌梗死病史，长期服用阿司匹林，造成消化性溃疡，宜选用下列哪种药物治疗（　　）
   - A. 奥美拉唑　　　B. 西咪替丁
   - C. 氢氧化铝　　　D. 哌仑西平
   - E. 丙谷胺

7. 患者，女，21岁。因情感问题吞服大量的安眠药引起中毒，为加速毒物的排出，最好选用的药物是（　　）
   - A. 硫酸镁　　　B. 硫酸钠　　　C. 酚酞
   - D. 比沙可啶　　E. 甘油

8. 患者，女，62岁，近5个月来患习惯性便秘，应采用下列何种药物治疗（　　）
   - A. 硫酸镁　　　B. 乳果糖　　　C. 酚酞
   - D. 比沙可啶　　E. 大黄

A_3 型题

（9～11题共用题干）

患者，男，45岁，3年来经常于餐后1小时出现上腹部疼痛。3日前因大量饮酒后上腹疼痛持续不缓，继而呕吐暗红色血液，来院就诊。

9. 患者可能的疾病为（　　）
   - A. 肝炎　　　B. 胃炎　　　C. 胆囊炎
   - D. 胃溃疡　　E. 十二指肠溃疡

10. 下列哪种药物对溃疡病无效（　　）
    - A. 雷尼替丁　　　B. 奥美拉唑
    - C. 氢氧化铝　　　D. 硫酸镁
    - E. 枸橼酸铋钾

11. 既对厌氧菌感染有效又可以杀灭幽门螺杆菌的药物是（　　）
    - A. 阿莫西林　　　B. 红霉素
    - C. 庆大霉素　　　D. 硫酸镁
    - E. 甲硝唑

二、简答题

1. 简述抑制胃酸分泌药物的分类、代表药物及作用特点。

2. 中枢抑制药使用过量引起的中毒为什么不能用硫酸镁导泻？

（吴　晶）

第21章 作用于呼吸系统的药物

引言：呼吸系统疾病是临床上的常见病之一，咳、痰、喘是其主要的症状，治疗时在应用化学治疗药物对因治疗的同时，还应用镇咳药、祛痰药、平喘药来缓解症状，并能有效防治肺气肿、肺心病等并发症的发生。本章要求掌握平喘药的分类、代表药，掌握每类药物的药理作用、临床应用、不良反应及用药护理；熟悉镇咳药和祛痰药的药理作用和不良反应。

第1节 平 喘 药

● 案例21-1

患者，男，30岁，有哮喘病史。今日外出春游赏花后，突然出现咳嗽、气急胸闷等哮喘症状，立即取出色甘酸钠气雾剂吸入。

问题：1. 此时用色甘酸钠是否有效，为什么？

2. 此时应选用什么平喘药？今后生活中应注意什么？

喘息是支气管哮喘和喘息性支气管炎的主要症状，主要病变为支气管平滑肌痉挛性收缩、支气管炎症引起的支气管黏膜充血水肿和呼吸道腺体分泌增加，导致支气管狭窄、气道阻塞的结果。平喘药是一类能缓解或消除支气管哮喘及其他呼吸系统疾病所致喘息症状的药物。

一 肾上腺素受体激动药

激动呼吸道的 β_2 受体，可引起支气管平滑肌松弛、抑制炎症介质和过敏介质的释放、增强呼吸道内纤毛运动、减低血管的通透性、减轻呼吸道黏膜充血水肿等作用，有利于缓解或消除喘息症状。β_2 受体激动药的主要作用是松弛支气管平滑肌。根据药物对 β 受体是否具有选择性，分为非选择性 β 受体激动药和选择性 β_2 受体激动药。

（一）非选择性 β 受体激动药

代表药有肾上腺素、麻黄碱、异丙肾上腺素。其中肾上腺素、异丙肾上腺素平喘作用强大，可用于支气管哮喘的急性发作。麻黄碱作用缓慢、温和、持久，主要用于轻度支气管哮喘或预防哮喘发作。但是本类药物在激动 β_2 受体的同时，不同程度激动了 β_1 受体，容易引起心悸、心律失常等不良反应，故临床上现已少用。

（二）选择性 β_2 受体激动药

本类药物对 β_2 受体有较强选择性，对 α 受体无作用，对 β_1 受体作用弱，治疗量对心血管不良反应少而轻。临床上常用的药物有沙丁胺醇、特布他林、克仑特罗、福莫特罗、沙美特罗等。

β_2 受体激动药通过激动气道内不同细胞的 β_2 受体，可解除支气管平滑肌痉挛，抑制组胺、白三烯等炎症介质释放，促进纤毛运动，增强气道清除功能来发挥其平喘作用。临床主要用于支气管哮喘和喘息性支气管炎，也可用于慢性阻塞性肺疾病及其他呼吸系统疾病所致的支气管痉挛。

大剂量可引起心悸、心律失常、肌肉震颤、血糖升高，长期或反复使用可产生耐受性或气道反应性增高。

沙丁胺醇（salbutamol，舒喘灵）

口服后 30 分钟起效，作用持续 4～6 小时，气雾吸入约 5 分钟起效，可维持 3～4 小时，现临床上还有缓释和控释制剂，可延长作用时间，适用于夜间哮喘发作者。

克仑特罗（clenbuterol，氨哮素）

克仑特罗松弛支气管的作用是沙丁胺醇的 100 倍，且心血管不良反应轻微，口服 10～20 分钟起效，维持 4～6 小时；气雾吸入 5～10 分钟起效，维持 2～4 小时；直肠给药效果持续可达 24 小时，适用于夜间哮喘发作者。

特布他林（terbutaline，间羟舒喘灵）

特布他林可口服、吸入，皮下注射。口服 30 分钟起效，维持 5～8 小时；吸入 5～10 分钟起效，维持 4 小时；皮下注射 5～15 分钟起效，维持 1.5～5 小时。

福莫特罗（formoterol）

福莫特罗是长效类 β_2 受体激动药，松弛支气管平滑肌作用较沙丁胺醇强而持久，还具有抗感染作用。吸入给药 2～5 分钟起效，维持 12 小时。用于哮喘持续期治疗、夜间发作性哮喘和运动诱发性哮喘。

 ## 二 茶碱类

茶碱类是甲基黄嘌呤的衍生物，对平滑肌有解痉作用，尤其对支气管解痉作用更显著。茶碱难溶于水，临床上用其与乙二胺的复合物氨茶碱。

氨茶碱（aminophylline）

【药理作用和临床应用】

1. 平喘作用　氨茶碱能松弛支气管平滑肌，其作用机制主要有抑制磷酸二酯酶，减少 cAMP 的降解；促进内源性儿茶酚胺类物质的释放；阻断腺苷受体而解除腺苷引起的支气管痉挛；抑制炎细胞浸润和免疫抑制。临床上用于支气管哮喘和喘息性支气管炎，可口服和静脉注射。

2. 强心、利尿作用　氨茶碱可增强心肌收缩力、增加心排血量；还可增加肾血流量和肾小球滤过率，并抑制肾小管对 Na^+ 的重新收，使尿量增加。临床上可用于治疗心源性哮喘和心源性水肿的辅助治疗。

【不良反应】

1. 局部刺激　本药刺激性强，口服后易引起恶心、呕吐，宜饭后服用。

2. 兴奋中枢　用药后有失眠、烦躁、头晕、头痛等症状。

3. 急性中毒　使用剂量过大或静脉注射过快时，可引起心律失常、血压骤降、惊厥、昏迷等中毒症状，严重可致猝死。须稀释后缓慢注射。

三 M 胆碱受体阻断药

M 胆碱受体阻断药对平滑肌具有解痉作用，但阿托品、东莨菪碱是非选择性 M 受体阻断药，对支气管解痉作用弱，副作用多，不用于治疗哮喘。临床上常用阿托品的衍生物异丙托溴铵。

异丙托溴铵（ipratropium bromide）

异丙托溴铵可选择性阻断支气管平滑肌上的 M 受体，具有较强的扩张支气管的作用。常用吸入给药，5 分钟左右起效，维持 4～6 小时，对 β_2 受体激动药耐受的患者仍有效。临床上用于防治各种支气管哮喘，尤其是老年性哮喘，合并有心血管疾病、对糖皮质激素疗效差或不能耐受及禁用 β_2 受体激动药的患者。

不良反应较少，大剂量可引起口干、干咳、喉部不适等症状。禁忌证同阿托品。

四 糖皮质激素类药

糖皮质激素是目前治疗哮喘最有效的抗炎药物，这与其强大的抗炎、抗免疫作用有关（详见第 29 章第 1 节），是治疗哮喘持续状态和危重发作的重要抢救药物。泼尼松、泼尼松龙等全身用药虽然抗炎作用强，平喘效果好，但是不良反应多而严重，仅限于严重的哮喘发作或哮喘持续状态；糖皮质激素的吸入制剂，在气道内达到较高浓度，充分发挥其局部抗炎作用，同时避免了全身严重的不良反应。常用的药物有倍氯米松、布地奈德、曲安奈德等。

倍氯米松（beclomethasone）

倍氯米松为地塞米松的衍生物，局部抗炎作用约为地塞米松的 500 倍，吸入后可直接作用于气道发挥抗炎平喘作用，起效慢，不宜用于急性发作。主要用于哮喘发作的间歇期或慢性哮喘，中、重度哮喘科采用长期低剂量疗法。

不良反应较少，长期吸入药物可在咽部和呼吸道残留，引起声音嘶哑或诱发口咽部白念珠菌感染等。用药后应及时漱口。

五 过敏介质阻释药

本类药物通过抑制肥大细胞释放过敏介质而发挥平喘作用，起效较慢，不宜用于哮喘急性发作，临床上主要用于预防哮喘发作。主要包括肥大细胞膜稳定药色甘酸钠、H_1 受体阻断药酮替芬。

色甘酸钠（sodium cromoglicate，咽泰）

口服难吸收，治疗哮喘须制成喷雾剂吸入给药。色甘酸钠不能松弛支气管平滑肌，但可以通过稳定肥大细胞膜，减少 Ca^{2+} 内流，抑制肥大细胞脱颗粒，阻止组胺、白三烯等过敏介质的释放，对已经释放的过敏介质无效。临床上主要用于支气管哮喘的预防性治疗，能防止变态反应或运动引起的速发型或迟发型哮喘。还可用于过敏性鼻炎、胃肠道过敏性疾病等。

毒性低，少数患者吸入时因粉末刺激引起呛咳、咽喉刺激感、胸闷、气急甚至诱发哮喘发作，合用少量异丙肾上腺素可防止发生支气管痉挛。

酮替芬（ketotifen）

酮替芬除具有抑制过敏介质释放的作用外，还有强大的 H_1 受体阻断作用，作用较色甘酸钠强，口服有效。用于预防各种原因引起的支气管哮喘；也可用于过敏性鼻炎、食物过敏等。不良反应有头晕、困倦、嗜睡、口干等。

第 2 节 镇 咳 药

咳嗽是呼吸系统的一种防御性反射，有利于痰液和异物的排出而保持呼吸道的通畅。轻度咳嗽不需要使用镇咳药，但频繁、剧烈咳嗽会影响患者的休息和生活，甚至会引起并发症，此时须用镇咳药治疗。

当有异物刺激呼吸道内的感受器时，可通过传入神经传到延髓咳嗽中枢，再通过传出神经和效应器引起咳嗽。镇咳药可通过抑制咳嗽反射弧中的一个或多个环节为发挥镇咳作用，根据其作用的部位不同可分为中枢性镇咳药和外周性镇咳药。

 中枢性镇咳药

中枢性镇咳药是通过抑制延髓的咳嗽中枢而发挥镇咳作用，镇咳作用较强。常用药物有可待因、右美沙芬、喷托维林等。

可待因（codeine，甲基吗啡）

可待因是阿片生物碱之一。其作用与吗啡相似，镇痛作用约为吗啡的 1/4，镇咳作用约为吗啡的 1/10，其余作用也均弱于吗啡。临床用于各种原因引起的剧烈干咳，还可用于中等程度的疼痛，对胸膜炎干咳伴有胸痛的患者尤为适用。

不良反应较吗啡轻，可引起恶心、呕吐、便秘等副作用；长期反复使用可产生耐受性和依赖性；大剂量可导致中枢兴奋、烦躁不安、呼吸抑制等症状。痰多者禁用。

右美沙芬（dextromethorphan）

右美沙芬是人工合成的吗啡衍生物。镇咳作用与可待因相当，无成瘾性，无镇痛作用，治疗量不抑制呼吸。主要用于干咳。安全范围大，偶有头晕、嗜睡、口干、恶心、呕吐、便秘等症状，过量可引起中枢抑制。

喷托维林（pentoxyverine，咳必清）

喷托维林可抑制延髓咳嗽中枢，同时具有阿托品样作用和局部麻醉作用，能松弛支气管平滑肌和抑制呼吸道感受器，其镇咳作用约为可待因的 1/3。适用于上呼吸道感染引起的干咳、阵咳，尤其对小儿百日咳效果好。

无成瘾性，因有阿托品样作用，用药后偶有头痛、头晕、口干、便秘等，青光眼患者禁用。

 外周性镇咳药

外周性镇咳药是通过抑制咳嗽反射弧中的末梢感受器、传入或传出神经的传导而发挥镇咳作用。常用药物有苯佐那酯、苯丙哌林。

苯佐那酯（benzonatate，退嗽露）

苯佐那酯是丁卡因的衍生物，有较强的局部麻醉作用，可抑制肺牵张感受器和感觉神经末梢，消除或减弱局部的刺激，减少咳嗽冲动的传导，同时还具有一定的中枢性镇咳作用。适用于各种刺激性干咳、阵咳，也可用于支气管镜检查前预防咳嗽。

不良反应轻，有轻度头晕、嗜睡、口干、鼻塞等症状，偶有过敏反应。服用时勿将药丸咬破，以免引起口腔麻木。

苯丙哌林（benproperine，咳快好）

苯丙哌林具有中枢性和外周性双重镇咳作用，既可抑制肺及胸膜牵张感受器的神经冲动，又可以抑制延髓咳嗽中枢，此外还有平滑肌解痉作用。用于各种原因引起的刺激性干咳。用药后偶有口干、头晕、胃部灼烧感等症状。

第3节 祛 痰 药

祛痰药是一类使痰液变稀、黏稠度降低，易于痰液咳出的药物。祛痰药通过促进痰液排出，减少了痰液对呼吸道的刺激和阻塞，间接性发挥了镇咳和平喘的作用。根据作用机制的不同，祛痰药分为痰液稀释药和黏痰溶解药。

 痰液稀释药

常用的药物有氯化铵、碘化钾、愈创甘油醚、中药桔梗等。口服后刺激胃黏膜引起恶心，反射性促进支气管腺体分泌，从而使痰液稀释易于咳出。

氯化铵（ammonium chloride）

口服后通过刺激胃黏膜，反射性引起呼吸道腺体分泌增加，使痰液稀释而易于咳出；此外少量氯化铵经呼吸道黏膜排出，在盐类高渗透压的作用下可带出水分，进一步稀释痰液。常与其他药物制成复方制剂，用于急、慢性呼吸道炎症痰液黏稠不宜咳出的患者。氯化铵还可酸化体液及尿液，用于某些碱中毒。

空腹或大剂量服用可致恶心、呕吐、胃痛等刺激症状。消化性溃疡，肝、肾功能不全者慎用。

 黏痰溶解药

乙酰半胱氨酸（acetylcysteine，痰易净）

乙酰半胱氨酸分子中的巯基可使痰液中黏蛋白多肽链中的二硫键断裂，使多肽链变成小分子肽链，降低了痰液的黏稠度。还能裂解浓痰中的 DNA，具有较强的黏痰溶解作用。雾化吸入用于黏痰阻塞不宜咳出的患者，紧急情况下可直接滴入气管，可迅速溶解黏痰，便于吸引排痰。

本药有特殊臭味，可引起恶心、呕吐；刺激呼吸道可引起支气管痉挛，可合用异丙肾上腺素防止其发生；滴入时会产生大量分泌液，须及时吸引排痰；不宜与青霉素、头孢菌素、四环素类等合用，以免减低其抗菌活性。支气管哮喘患者慎用或禁用。

溴己新（bromhexine，必嗽平）

溴己新可裂解痰液中的黏多糖并抑制其生成，从而降低痰液的黏度，此外还能增加呼吸道腺体分泌而稀释痰液。适用于急、慢性支气管炎，哮喘，支气管扩张症等痰液黏稠难以咳出者。偶有恶心、呕吐、胃部不适、氨基转移酶升高等。消化性溃疡、肝功能不全者慎用。

护考链接

患者，男，71 岁。吸烟史 40 余年，20 年前开始反复发作性咳嗽、咳痰，伴喘息。近年来咳嗽、喘息症状逐年加重。诊断：支气管哮喘。

1. 患者可选择的平喘药不包括（　　　）
A. 福莫特罗　　　B. 倍氯米松　　　C. 氨茶碱
D. 异丙托溴铵　　E. 可待因

分析：可待因属于中枢性镇咳药，故选 E。

2. 关于氨茶碱的论述错误的是（　　　）
A. 有强心、利尿作用　　　B. 安全范围大　　　C. 有胃肠道刺激
D. 有中枢兴奋作用　　　E. 宜稀释后缓慢注射给药

分析：氨茶碱安全范围小，静脉注射速度过快或剂量过大可引起严重的心脏毒性。故选 B。

自 测 题

一、选择题

A₁ 型题

1. 下列关于色甘酸钠的描述正确的是（　　　）
   A. 直接松弛支气管平滑肌
   B. 稳定肥大细胞膜，抑制过敏介质的释放
   C. 激动肾上腺素受体
   D. 促进儿茶酚胺类物质的释放
   E. 阻断支气管平滑肌 M 受体

2. 下列属于选择性 β_2 受体激动药的是（　　　）
   A. 肾上腺素　　　B. 麻黄碱
   C. 沙丁胺醇　　　D. 异丙肾上腺素
   E. 氨茶碱

3. 既可用于支气管哮喘、又可用于心源性哮喘的是（　　　）
   A. 氨茶碱　　　B. 地塞米松
   C. 克仑特罗　　D. 异丙托溴铵
   E. 麻黄碱

4. 下列具有成瘾性的镇咳药是（　　　）
   A. 可待因　　　B. 喷托维林
   C. 右美沙芬　　D. 苯佐那酯
   E. 苯丙哌林

5. 关于祛痰药叙述错误的是（　　　）

A. 可间接发挥镇咳和平喘作用
B. 可增加呼吸道腺体分泌来稀释痰液
C. 通过扩张支气管使痰液易于咳出
D. 裂解痰液中的黏多糖，使痰液变稀
E. 使痰液中黏蛋白多肽链断裂，使痰液变稀

A₂ 型题

6. 患者，女，16 岁，过敏体质，有哮喘病史，现准备外出春游，为防止其哮喘发作，可用（　　　）
   A. 可待因　　　　　B. 色甘酸钠
   C. 肾上腺素　　　　D. 沙丁胺醇
   E. 氢化可的松

7. 患者，男，55 岁，有多年吸烟史，近 1 周出现发热、咳嗽，且痰多不易咳出，宜选用（　　　）
   A. 氯化铵　　　　　B. 喷托维林
   C. 右美沙芬　　　　D. 可待因
   E. 苯丙哌林

二、简答题

简述平喘药的分类。各列举一代表药。

（李天民）

第22章 子宫平滑肌收缩药和舒张药

> 引言：子宫平滑肌收缩药和舒张药是选择性兴奋和舒张子宫平滑肌的药物，前者使子宫平滑肌产生节律性或强直性收缩，用于催产、引产、产后止血和子宫复原；后者主要用于治疗痛经和防治早产，又称抗分娩药。通过本章学习，掌握缩宫素、麦角生物碱和前列腺素的药理作用、临床应用、熟悉其不良反应和用药护理，熟悉子宫平滑肌舒张药的作用和特点。

第1节 子宫平滑肌收缩药

● 案例 22-1

患者，女，32岁，妊娠42周，尚未临产。超声显示：胎盘功能正常，羊水量少，诊断为过期妊娠，给予缩宫素 2.5U 静脉滴注引产。

问题：1. 缩宫素有何药理作用？
2. 缩宫素兴奋子宫平滑肌的特点是什么？
3. 简述缩宫素的用药护理措施。

缩宫素（oxytocin，催产素）

缩宫素是由丘脑下部合成，储存于神经垂体的多肽类激素。目前临床使用的缩宫素是从猪、牛脑垂体后叶分离提取，也可人工合成。

缩宫素口服易被消化液破坏，多采用注射给药。肌内注射 3～5 分钟显效，维持 20～30 分钟；静脉注射作用快，但维持时间短；临床常用静脉滴注以维持疗效。也可经口腔黏膜及鼻黏膜吸收。大部分经肝脏代谢灭活，小部分以原形经肾排泄。

【药理作用】

1. 兴奋子宫平滑肌 缩宫素可直接兴奋子宫平滑肌，加强子宫收缩力。其作用特点：①与药物剂量有关：小剂量（2～5U）可引起子宫平滑肌节律性收缩，有利于胎儿娩出；大剂量（5～10U）可引起子宫平滑肌高频率强直性收缩，易导致胎儿窘迫和子宫破裂。②与子宫部位有关：对妊娠末期的子宫，其收缩的性质与正常分娩相似，对子宫底和子宫体的作用强，对子宫颈的作用弱，使子宫颈平滑肌松弛，促进分娩。③与体内激素水平有关：雌激素能提高子宫平滑肌对缩宫素的敏感性，孕激素则能降低其敏感性。妊娠早期，孕激素水平高，子宫对缩宫素敏感性低，有利于保护胎儿，避免流产；妊娠末期，雌激素水平高，子宫对缩宫素的敏感性增高，利于胎儿顺利分娩。

2. 其他作用　缩宫素能刺激乳腺平滑肌，使乳腺导管收缩，促进乳汁排出；大剂量还能短暂地松弛血管平滑肌，引起短暂的降压作用；还具有轻度的抗利尿作用。

【临床应用】

1. 催产和引产　小剂量（2～5U）缩宫素静脉滴注用于胎位、产道无异常而宫缩乏力的产妇，对死胎、过期妊娠或患严重疾病需终止妊娠者可用小剂量缩宫素静脉滴注进行引产。

2. 产后止血　产后 24 小时内阴道出血达 400ml 以上称产后出血。较大剂量缩宫素（5～10U）能迅速引起子宫强直性收缩，压迫子宫肌层内血管而止血。因作用不持久，常加用麦角新碱维持子宫收缩状态。

3. 促进乳汁分泌　用枸橼酸缩宫素滴鼻或鼻腔喷雾吸入或含服可促进乳汁分泌。

| 链接 |

产后出血

　　产后出血是指胎儿娩出后 24 小时内，经阴道分娩者出血量≥500ml、剖宫产分娩者出血量≥1000ml；严重产后出血是指胎儿娩出后 24 小时内出血量≥1000ml。产后出血的四大原因是子宫收缩乏力、产道损伤、胎盘因素和凝血功能障碍。四大原因可以合并存在，也可以互为因果。产后出血是我国孕产妇死亡的首位原因，绝大多数产后出血所导致的孕产妇死亡是可以避免或创造条件可以避免的，其关键在于早期诊断和处理。

【不良反应及用药护理】

1. 缩宫素过量可引起子宫高频率甚至持续性强直收缩，可致胎儿窒息或子宫破裂。因此用作催产或引产时，应注意：①严格掌握剂量，避免发生子宫强直性收缩；②用药过程中严密观察宫缩及胎心情况，并随时调整给药速度，最大滴速每分钟 30 滴；③严格掌握禁忌证，凡产道异常、头盆不称、胎位不正、前置胎盘及三次妊娠以上的经产妇或有剖宫产史者禁用，以免发生胎儿窒息或子宫破裂。

2. 严格遵守静脉滴注缩宫素的配药方法。先用 5%的葡萄糖液或 10%的葡萄糖液 500ml 静脉滴注，按每分钟 8～10 滴调好滴速，再向输液瓶中加入 2.5U 缩宫素，将其摇匀后继续滴入，切忌先将 2.5U 缩宫素溶于葡萄糖中，直接穿刺行静脉滴注，因初始滴速不易调控，如在短时间内缩宫素用量过大，可引起子宫强直性收缩。

3. 用药前及用药时应注意检查孕妇的血压、脉搏、胎儿心率。心肌病、高血压病患者用量应减少。

4. 不宜与麦角新碱混合注射，以免降低缩宫素的作用。

5. 大量使用缩宫素时，由于其抗利尿作用，如果输液过快，可出现水潴留和低血钠体征。

麦角新碱（ergometrine）

麦角是寄生在黑麦上的一种麦角菌的干燥菌核。麦角中含有多种生物碱，其主要活性成分是麦角生物碱，包括麦角新碱（ergometrine）、麦角胺（ergotamine）和麦角毒（ergotoxine）。

麦角新碱易溶于水，口服或注射均易吸收，对子宫的兴奋作用强，起效快。

【药理作用】　麦角新碱的药理作用与用药剂量和子宫生理状态有关。其特点：①作用强大、迅速而持久，对子宫体和子宫颈兴奋作用的选择性差，而且剂量稍大即可引起子宫强直性收缩，不利于胎儿娩出，故禁用于催产和引产；②对妊娠子宫比未孕子宫敏感，尤以临产时或新产后最敏感。

【临床应用】

1. 子宫出血 麦角新碱能引起子宫强直性收缩，压迫子宫肌层血管止血，用于产后出血，也可用于刮宫术、月经过多等子宫出血，常采用肌内注射。

2. 产后子宫复原 胎儿娩出后子宫逐渐复原，但子宫复原缓慢可增加其出血或感染的风险。产后应用麦角新碱，可促进子宫强直性收缩，加速其复原。

【不良反应及用药护理】

1. 可引起恶心、呕吐、血压升高、出冷汗等，静脉注射易发生心悸、胸闷、血压骤升，故需稀释后缓慢静脉注射给药。

2. 禁用于催产、引产、妊娠高血压综合征、血管硬化及冠心病患者。

麦角胺能收缩脑血管，可用于偏头痛的诊断和发作时的治疗。咖啡因与麦角胺合用在收缩脑血管方面有协同作用。麦角毒的氢化物具有中枢抑制和血管舒张作用，与异丙嗪、氯丙嗪合用，组成冬眠合剂。

前列腺素（prostaglandins，PGs）

前列腺素是一类广泛存在于体内的自体活性物质，对心血管、呼吸、消化及生殖系统等有广泛的生理作用和药理作用，现已人工合成。作为子宫兴奋剂应用的 PGs 类药物：地诺前列酮（dinoprostone，前列腺素 E_2）、地诺前列素（dinoprost，前列腺素 $F_{2\alpha}$）、米索前列醇（misoprostol）、卡前列素（carboprost）等。

【药理作用】 对妊娠各期子宫都有兴奋作用，尤其是分娩前最为敏感；对妊娠早期和中期的兴奋作用强于缩宫素。在增强子宫平滑肌节律性收缩的同时，尚能使子宫颈松弛，有利于胎儿娩出。PGE_2 能促进黄体萎缩、溶解，还可妨碍受精卵着床，具有抗早孕作用。

【临床应用】 主要用于足月妊娠催产、中期妊娠引产；也可用于抗早孕。

【不良反应及用药护理】 常见恶心、呕吐、腹痛等。因可兴奋支气管平滑肌而诱发哮喘，并能升高眼压，故不宜用于支气管哮喘及青光眼患者。催产、引产的禁忌证及用药注意同缩宫素。

第2节 子宫平滑肌舒张药

子宫平滑肌舒张药能抑制子宫平滑肌的收缩，主要用于治疗痛经和防治早产，又称抗分娩药。常用药物有肾上腺素 β_2 受体激动药（利托君、沙丁胺醇、特布他林）、硫酸镁、钙通道阻滞药、前列腺素合成酶抑制药吲哚美辛等。

利托君（ritodrine）

【药理作用和临床应用】 利托君为 β_2 肾上腺素受体激动药，可激动子宫平滑肌中的 β_2 受体，抑制子宫平滑肌的收缩，减少子宫的活动而延长妊娠期。主要用于防治早产，一般在妊娠 20～37 周使用。

【不良反应及用药护理】 口服不良反应很少，静脉给药应注意：①禁用于妊娠不足 20 周和分娩进行期的孕妇；②静脉注射易引起心悸、胸闷、胸痛、震颤、恶心、呕吐、心律失常等，有严重高血压、心脏病者禁用；③低血压，左侧卧位可减轻；④可升高血糖及降低血钾，故糖尿病患者及使用排钾利尿药的患者慎用；⑤与糖皮质激素合用时，可出现肺水肿，极严重者可致死亡。

硫酸镁（magnesium sulfate）

妊娠期间应用硫酸镁，明显抑制子宫平滑肌收缩，使子宫收缩强度和收缩频率减弱。可用于治疗早产、妊娠高血压综合征及子痫发作，对于不适用 β₂ 受体激动药的产妇，可选用本药治疗早产。

吲哚美辛（indometacin）

前列腺素合成酶抑制药吲哚美辛可通过胎盘，抑制胎儿前列腺素的合成与释放，使胎儿体内前列腺素减少，用于早产。前列腺素有维持胎儿动脉导管开放的作用，缺乏时可引起动脉导管提前关闭，导致肺动脉高压损害肾脏、减少羊水等，故本药仅用于 β₂ 受体激动药、硫酸镁等药物无效或使用受限时，且在妊娠 34 周前使用。

硝苯地平（nifedipine）

钙通道阻滞药剂硝苯地平可抑制 Ca^{2+} 进入平滑肌细胞，对子宫平滑肌有松弛作用，可用于治疗早产和原发性痛经。

护考链接

对宫口开全、无产道障碍而宫缩乏力的产妇应该选用的药物是（　　）
A. 大剂量缩宫素静脉滴注　　B. 小剂量缩宫素静脉滴注
C. 大剂量麦角新碱静脉滴注　D. 小剂量麦角新碱静脉滴注
E. 大剂量的前列腺素

分析：小剂量的缩宫素静脉滴注可引起子宫平滑肌节律性收缩，可用于无产道障碍且宫缩无力的难产。故选 B。

自 测 题

一、选择题

A₁型题

1. 影响缩宫素作用强度和性质的因素是（　　）
A. 药物剂量　　　B. 作用部位
C. 患者生理特点　D. 女性激素水平
E. 以上都有

2. 缩宫素的临床应用不包括（　　）
A. 任何情况的难产　B. 死胎
C. 过期妊娠　　　　D. 产后止血
E. 促进乳汁排出

3. 麦角新碱不适用于催产和引产是因为（　　）
A. 容易导致心律不齐
B. 容易导致子宫平滑肌强直性收缩
C. 容易导致胎儿呼吸抑制
D. 作用维持时间短
E. 以上都不是

4. 属于子宫平滑肌抑制药的是（　　）
A. 麦角新碱　　B. 缩宫素
C. 前列腺素　　D. 地诺前列酮
E. 利托君

A₂型题

5. 患者，初产妇，29 岁，妊娠 42 周，尚未临产，诊断为过期妊娠。以下可用于催产的药物是（　　）
A. 缩宫素　　　B. 前列腺素
C. 麦角新碱　　D. 利托君
E. 硫酸镁

二、简答题

简述缩宫素和麦角新碱对子宫的作用的异同点。

（吴　晶）

第23章 利尿药和脱水药

引言：水肿是临床常见症状，利尿药和脱水药是常用药物。利尿药和脱水药有哪些？如何正确选择、使用利尿药和脱水药？如何加强用药护理和指导，提高药物治疗质量？带着问题，我们来学习利尿药的分类、作用部位和作用机制，掌握呋塞米、氢氯噻嗪、螺内酯、甘露醇等重点药物的临床应用和不良反应，并能正确判断药效并进行合理的用药护理，为治疗各型水肿及治疗高血压、心功能不全奠定基础。

第1节 利 尿 药

● 案例23-1

患者，男，26岁。3周前咽部不适，轻咳，无发热，自服诺氟沙星治疗。近5日感腰酸、乏力，双下肢发胀呈可凹性水肿，双眼睑水肿且晨起时明显，同时尿量减少，尿色较红，体重3周增加4kg，血压160/96mmHg，咽红，尿蛋白（++）。诊断为急性肾小球肾炎（链球菌感染后）。医生嘱咐患者卧床休息，低盐饮食，并采取抗感染、利尿消肿、降压等治疗措施。

问题：1. 试述肾小管的解剖生理结构和尿液生成的生理过程。

2. 可供该患者选用的利尿药分为几类？每类药物的临床应用有哪些？

3. 如何做好利尿药的用药护理？

利尿药是选择性作用于肾脏，促进电解质和水的排出、增加尿量的一类药物。主要用于治疗各种原因所致的水肿，也用于高血压、慢性心功能不全等非水肿性疾病的治疗。

 利尿药作用的生理学基础

尿液的生成要通过肾小球的滤过、肾小管和集合管的重吸收及分泌三个环节。肾小管功能和利尿药作用部位见图23-1。

1. 肾小球滤过　正常成人每日经肾小球滤过产生的原尿约180L，但排出的终尿只有1～2L，约99%的原尿被肾小管和集合管重吸收，仅1%左右形成终尿而排出体外。因此通过增加肾小球滤过的药物其利尿作用不明显，目前常用的利尿药主要是通过抑制肾小管和集合管对水和电解质的重吸收而发挥作用。

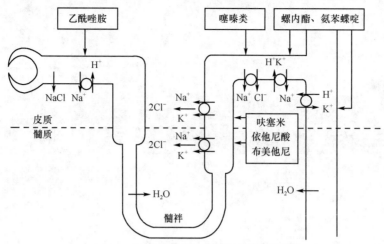

图 23-1　肾小管功能和利尿药作用部位

2. 肾小管和集合管的重吸收

（1）近曲小管：肾小管原尿中 65%～70% 的 Na^+ 在近曲小管被重吸收。Na^+ 的重吸收主要通过 Na^+-H^+ 交换。虽然药物可抑制此段 Na^+ 的重吸收发挥利尿作用，但近曲小管本身及以下各段可出现代偿性重吸收增加，使利尿作用不明显。例如，乙酰唑胺（acetazolamide）通过抑制碳酸酐酶，使 H^+ 生成减少，Na^+-H^+ 交换抑制而利尿，但作用弱，现较少用于利尿。

（2）髓袢升支粗段：原尿中 25%～30% 的 Na^+ 在此部位被重吸收。当原尿流经髓袢升支粗段的皮质部和髓质部，通过 Na^+-K^+-$2Cl^-$ 共转运子，Na^+、K^+ 重吸收，但不伴有水的重吸收，管腔内尿液逐渐由高渗变为低渗，这是肾脏的稀释功能。同时离子被重吸收到髓质间液，形成髓质高渗。当低渗尿液流经集合管的髓质部，由于管腔内尿液与高渗髓质间存在着较大渗透压差，在抗利尿激素（ADH）作用下，水被大量重吸收，这是肾脏的浓缩功能。高效能利尿药呋塞米等通过抑制髓袢升支粗段 Na^+-K^+-$2Cl^-$ 共转运子，降低肾脏的稀释和浓缩功能，可产生强大的利尿作用。

（3）远曲小管和集合管：5%～10% 的 Na^+ 在此部位被重吸收。①远曲小管近端存在 Na^+-Cl^- 共同转运子，尿液流经此段被进一步稀释。中效能利尿药噻嗪类药物等可抑制此处的 Na^+-Cl^- 共转运子，抑制肾脏的稀释功能而产生利尿作用。②在远曲小管远端和集合管还存在着醛固酮参与的 Na^+-K^+ 交换，弱效能利尿药螺内酯拮抗醛固酮的作用产生利尿作用；此段有向管腔分泌 H^+ 和 K^+ 的功能，均可与尿液中的 Na^+ 进行交换。氨苯蝶啶、阿米洛利等药物直接抑制 K^+、Na^+ 交换，有弱的利尿作用。

二　利尿药的分类

常用利尿药按其利尿效能的分类、作用部位和常用药物见表 23-1。

表 23-1　利尿药的分类、作用部位和常用药物

分类	作用部位	常用药物
高效能利尿药	髓袢升支粗段皮质部和髓质部	呋塞米、依他尼酸、布美他尼
中效能利尿药	髓袢升支粗段皮质部和远曲小管近端	噻嗪类、氯噻酮
低效能利尿药	远曲小管和集合管	螺内酯、氨苯蝶啶、阿米洛利

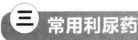 **常用利尿药**

（一）高效能利尿药（袢利尿药）

呋塞米（furosemide，呋喃苯胺酸，速尿）

呋塞米是目前临床应用最广泛的高效、速效利尿药。口服 30 分钟起效，静脉注射 5 分钟生效，1 小时作用达峰值，作用维持 2～3 小时。血浆蛋白结合率为 95%～99%，药物大部分以原形随尿液排出。

【药理作用】

1. 利尿作用　呋塞米特异性抑制髓袢升支粗段髓质部和皮质部的 Na^+-K^+-$2Cl^-$ 共转运子，减少 Na^+、Cl^- 的重吸收，降低肾脏的稀释和浓缩功能，排出近似于等渗的尿液而产生强大的利尿作用。Na^+ 重吸收减少，使到达远曲小管尿液中的 Na^+ 浓度升高，促进 Na^+-K^+ 交换，导致 K^+ 排出增加。除增加 Na^+、K^+、Cl^- 和水的排出外，还可增加 Mg^{2+} 和 Ca^{2+} 的排出。

2. 扩血管作用　静脉注射呋塞米可扩张肾血管，降低肾血管阻力，显著增加肾血流量，对受损的肾功能有保护作用；也能扩张容量血管，降低心脏前负荷，降低左心室充盈压，减轻肺水肿。

【临床应用】

1. 治疗急性肺水肿和脑水肿　静脉注射呋塞米可迅速扩张容量血管，使回心血量减少，在利尿作用发生之前即可缓解急性肺水肿，可作为治疗肺水肿的迅速有效的治疗手段之一。同时由于利尿作用，使血液浓缩，血浆渗透压升高，使脑组织脱水，降低颅内压，治疗脑水肿，尤其适用于脑水肿合并心力衰竭者。

2. 治疗各类严重水肿　对心、肝、肾性水肿均有效。主要用于治疗其他利尿药无效的严重水肿。

3. 防治急、慢性肾衰竭　呋塞米静脉注射能改善急性肾衰竭的少尿和肾缺血，通过强大的利尿作用，冲洗肾小管，防治肾小管的萎缩和坏死。大剂量呋塞米可治疗慢性肾衰竭，增加尿量，在其他药物无效时仍能产生利尿作用。

4. 促进某些毒物的排泄　呋塞米增加尿量，促使经肾脏排泄的药物（如巴比妥类、水杨酸类药物等）的排泄，用于药物、毒物中毒的抢救。

【不良反应】

1. 水和电解质紊乱　为最常见的不良反应，常因过度利尿所致，表现为低血容量、低血钾、低血钠、低氯性碱血症，长期应用还可引起低血镁、低血钙，其中低钾血症最常见。

2. 耳毒性　长期大剂量静脉给药，可引起耳鸣、听力下降或耳聋，一般为暂时性，少数为不可逆，肾功能不全或同时联用其他耳毒性药物时更易发生。

3. 胃肠道反应　常见恶心、呕吐、上腹不适及胃肠出血，宜饭后服用。

4. 高尿酸血症　呋塞米和尿酸竞争近曲小管有机酸分泌通道，抑制尿酸排泄，可引起高尿酸血症，继而诱发痛风。

5. 其他　偶见过敏反应，对磺胺类药物过敏的患者可发生交叉过敏反应；可引起高血糖（但很少诱发糖尿病）；升高低密度脂蛋白和三酰甘油，降低高密度脂蛋白。

【用药护理】

1. 用药期间应注意血钾、血钠的变化，患者如出现恶心、呕吐、腹胀、无力或心律失常等症状，可能发生低血钾。应严密监测血钾浓度，鼓励患者多吃含钾丰富的食物，久用应补充钾盐或合用保钾利尿药。严重肝功能损害者，血钾过低可诱发肝性脑病，故肝硬化腹水患者应慎用或忌用。低血钾还可增加心苷对心脏的毒性。低血钾和低血镁同时存在时，应积极纠正低血镁。与肾上腺皮质激素、其他排钾利尿药合用可加剧低钾血症。

2. 用药期间做好出入水量的监测，避免脱水。老年患者脱水易诱发血栓形成，如患者出现头痛、胸闷、下肢疼痛等，应及时报告医生。

3. 用药期间应询问患者有无眩晕、耳鸣等症状，定期监测听力。不宜与氨基糖苷类抗生素及第一代头孢菌素合用，以免增加耳毒性。

4. 不宜肌内注射。常规剂量静脉注射时间应超过 $1\sim2$ 分钟，大剂量静脉注射时不超过 4mg/min。本药碱性较强，静脉用药应用 0.9%氯化钠溶液稀释，不宜用葡萄糖溶液稀释。

5. 无尿或严重肾衰竭、糖尿病、高尿酸血症或有痛风史、严重肝功能损害、低钠血症、红斑狼疮患者及妊娠、哺乳期妇女等慎用。

依他尼酸（etacrynic acid，利尿酸）

依他尼酸的药理作用、作用机制及临床应用与呋塞米相似，但更易引起水电解质紊乱和耳毒性，故临床少用。对磺胺类过敏者，可选用本药。

布美他尼（bumetanide，丁苯氧酸）

布美他尼是目前最强的袢利尿药，利尿作用较呋塞米强大，不良反应与呋塞米相似，但较轻。

（二）中效能利尿药

噻嗪类（thiazides）

噻嗪类包括氯噻嗪（chlorothiazide）、氢氯噻嗪（hydrochlorothiazide，双氢克尿噻）、氢氟噻嗪（hydroflumethiazide）等。氢氯噻嗪是临床最常用的口服利尿药和降压药。

【药理作用】

1. 利尿作用　主要抑制远曲小管近端 Na^+-Cl^-共同转运子，减少 NaCl 的重吸收，产生温和而持久的利尿作用。由于转运至远曲小管的 Na^+增加，促进 Na^+-K^+交换，导致 K^+排出增加，长期服用可引起低血钾。

2. 抗利尿作用　可能与药物促进 Na^+排泄，降低血浆渗透压，改善烦渴症状，减少饮水量，减少尿量。

3. 降压作用　噻嗪类利尿药是最常用的一线降压药，用药早期通过利尿、减少血容量降压，长期用药则通过扩张血管而降压。

【临床应用】

1. 治疗各种水肿　治疗各种原因所致的水肿，为轻、中度心源性水肿的首选利尿药，是治疗慢性心功能不全的主要药物之一。

2. 治疗尿崩症　能明显减少尿崩症患者的尿量，主要用于治疗肾性尿崩症和升压素无效的中枢性尿崩症。

3. 抗高血压　为基础降压药，也可与其他降压药合用，提高疗效，减少不良反应。

链接

尿　崩　症

尿崩症是由于抗利尿激素（ADH）缺乏或功能障碍而导致的水代谢紊乱症，临床表现为多尿（24 小时尿量可多达 $5\sim10L$）、烦渴、低比重尿或低渗尿。分为中枢性尿崩症和肾性尿崩症两类，前者是由于下丘脑-神经垂体病变，引起不同程度的 ADH 缺乏，后者是由于多种病变引起肾脏对 ADH 敏感性缺陷所致。

【不良反应及用药护理】

1. 水和电解质紊乱　较常见，如低血钾、低血钠、低血镁、低氯性碱血症等，其中低钾血症最常见。临床常见口干、烦渴、肌肉痉挛、乏力等，用药期间应注意补钾或合用保钾利尿药，并加强对血钾的监测。

2. 高尿酸血症　氢氯噻嗪可使尿酸排出减少，有痛风史者可诱发或加剧痛风症状。

3. 对代谢的影响　长期用药可升高血糖，升高血中三酰甘油、胆固醇及低密度脂蛋白。糖尿病、高脂血症患者慎用。

（三）低效能利尿药

螺内酯（spironolactone，安体舒通）

螺内酯口服吸收好，生物利用度高，起效缓慢，服药后 1 日显效，2～3 日达到最大效应，停药后作用维持 2～3 日。约 10%以原形经肾脏排泄，其余的以结合型无活性代谢产物形式经肾脏和胆道排泄。

【药理作用】　螺内酯是醛固酮的竞争性拮抗剂，可与醛固酮受体结合，对抗醛固酮在远曲小管及集合管的保钠排钾作用，使尿中 Na^+ 及水的排出量增加。

【临床应用】

1. 治疗与醛固酮升高有关的顽固性水肿　对肝硬化腹水和肾病综合征患者效果好。利尿作用弱，较少单独应用，常与高效能利尿药或中效能利尿药合用，以增加利尿效果并减少 K^+ 排出。

2. 充血性心力衰竭　螺内酯不仅通过利尿消除水肿、维持 K^+ 平衡而改善心力衰竭症状，尚可防止左心室肥厚时心肌间质纤维化，改善血流动力学和临床症状，降低心力衰竭患者的病死率。

【不良反应及用药护理】　不良反应较轻，少数患者可引起头痛、困倦与精神紊乱等。久用可引起高钾血症、肾功能损害，少尿、无尿时易发生，故肾功能不全者禁用。此外还有性激素样副作用，可引起男子乳房女性化和性功能障碍、妇女多毛症等，停药可消失。

氨苯蝶啶（triamterene，三氨蝶啶）和阿米洛利（amiloride）

氨苯蝶啶和阿米洛利直接抑制远曲小管和集合管的 Na^+-K^+ 交换，产生排 Na^+、利尿及保 K^+ 作用。利尿作用较螺内酯快、短、强，且不受血中醛固酮的影响。常与中效、高效利尿药合用治疗肝硬化腹水及其他顽固性水肿。不良反应较少，主要为高钾血症，严重肝肾功能不全、高钾血症患者禁用。偶见低钠血症、胃肠道反应等。

第 2 节　脱　水　药

● 案例 23-2

患者，男，4 岁。前 2 日上呼吸道感染，今日发热，颈部强直，头痛，频繁呕吐呈喷射状。急入院，诊断为流行性脑脊髓膜炎。立即予以抗感染治疗，降低体温，保持呼吸道通畅，降低颅内压等措施。

问题：1. 降低颅内压消除脑水肿的药物有哪些？

2. 甘露醇的作用机制和临床用途是什么？

3. 使用甘露醇应注意哪些问题？

脱水药又称渗透性利尿药，能够迅速提高血浆和肾小管腔内渗透压，促使组织内水分向血浆转移而使组织脱水，并产生利尿作用。该类药物的特点：静脉注射后不易通过毛细血管进入组织，易经肾小球滤过但不易被肾小管重吸收，在体内不被或很少被代谢。

甘露醇（mannitol）

甘露醇是临床最常用的脱水药。临床常用 20%甘露醇高渗溶液静脉注射或静脉滴注。

【药理作用】

1. 脱水作用　静脉给药后能迅速提高血浆渗透压，使组织间水分向血浆转移，减轻组织水肿，可降低颅内压和眼压。

2. 利尿作用　甘露醇可扩张肾血管，增加肾脏血流量，提高肾小球滤过率；且药物不易被肾小管重吸收，升高管腔渗透压，阻止 Na^+、K^+、Cl^- 和水的重吸收而产生利尿作用。

【临床应用】

1. 治疗脑水肿　甘露醇是治疗脑水肿、降低颅内压安全、有效的首选药。用于治疗颅内肿瘤、颅脑损伤、脑组织炎症及缺氧等引起的脑水肿。

2. 青光眼　甘露醇能降低青光眼患者的眼压，短期用于青光眼急性发作和术前使用以降低眼压。

3. 预防急性肾衰竭　急性肾衰竭早期及时应用甘露醇，通过利尿、脱水和增加肾血流量等作用，可迅速消除水肿，加速有毒物质排出，防止肾小管萎缩和坏死。

【不良反应及用药护理】

1. 静脉注射过快时可引起一过性头痛、眩晕、畏寒和视物模糊、肾功能不全甚至急性肾衰竭。

2. 心力衰竭、活动性颅内出血患者禁用。

3. 20%甘露醇在低温时可析出结晶，使用前需严格检查。如已经析出结晶，则应置于 80℃左右的热水中振摇至结晶全部溶解。

4. 静脉滴注外漏，可发生局部组织肿胀，严重者可引起组织坏死。

山梨醇（sorbitol）

山梨醇是甘露醇的异构体，一般常用 25%山梨醇的高渗溶液。药理作用及临床应用均与甘露醇相似，因可在体内转变为果糖，使其高渗作用减弱，作用弱且维持时间短。

50%葡萄糖（glucose）

50%葡萄糖高渗溶液兼有脱水及高渗透性利尿作用，因其可自血管弥散进入组织中，且易被代谢，故作用弱而不持久。多与甘露醇交替应用，治疗脑水肿，适应证及注意事项同甘露醇。近年来研究发现，在脑供血障碍情况下，应用高渗葡萄糖降低颅内压，易引起乳酸增加，加重脑组织损伤，且停药后颅内压"反跳"明显，可能加剧病情，故目前已较少应用。

> **护考链接**
>
> 患者，女，68 岁。有乙肝病史 10 余年，1 个月前患者无明显诱因出现间断性腹胀入院。诊断为肝硬化失代偿期，腹水（大量）。医嘱：口服螺内酯、呋塞米片剂，静脉滴注注射用还原型谷胱甘肽和胸腺肽。
>
> 1. 患者联合使用呋塞米和螺内酯的目的是（　　　）
> A. 预防低钾　　　B. 预防低钠　　　C. 预防低镁　　　D. 降低耳毒性
> E. 降低血中尿酸含量

> 分析：呋塞米、螺内酯分别是排钾利尿药和保钾利尿药，二者合用既可增加利尿效果，又可预防呋塞米引起的低血钾，故选 A。
>
> 2. 长期使用呋塞米不需要定期监测的是（　　）
>
> A. 血压　　　B. 血糖　　　C. 血尿酸
>
> D. 听力　　　E. 肝功能
>
> 分析：呋塞米是强效利尿药，长期使用应定期监测血钾、血钠、血镁、血钙水平，监测血压、血糖和血尿酸水平及患者的肾功能和听力，故选 E。

自 测 题

一、选择题

A₁型题

1. 药物中毒时，加速毒物排泄最好选用（　　）

A. 甘露醇　　　　B. 山梨醇

C. 呋塞米　　　　D. 氢氯噻嗪

E. 氨苯蝶啶

2. 不宜与氨基糖苷类药物合用的是（　　）

A. 呋塞米　　　　B. 氢氯噻嗪

C. 氨苯蝶啶　　　D. 螺内酯

E. 甘露醇

3. 糖尿病伴有水肿的患者不宜选用（　　）

A. 硝苯地平　　　B. 氢氯噻嗪

C. 螺内酯　　　　D. 氨苯蝶啶

E. 甘露醇

4. 伴有醛固酮增多的顽固性水肿宜选用（　　）

A. 呋塞米　　　　B. 氢氯噻嗪

C. 乙酰唑胺　　　D. 螺内酯

E. 氨苯蝶啶

5. 下列哪种联合用药不合理（　　）

A. 氢氯噻嗪+螺内酯

B. 呋塞米+氨苯蝶啶

C. 螺内酯+氨苯蝶啶

D. 氢氯噻嗪+氨苯蝶啶

E. 呋塞米+螺内酯

6. 下列哪项不是氢氯噻嗪的作用（　　）

A. 利尿作用　　　B. 抗利尿作用

C. 降压作用　　　D. 升高血钾

E. 降低血钾

7. 降低颅内压治疗脑水肿的首选药是（　　）

A. 甘露醇　　　　B. 山梨醇

C. 高渗葡萄糖　　D. 呋塞米

E. 螺内酯

A₂型题

8. 患者，劳累后出现心前区疼痛，含服硝酸甘油不能缓解，随后逐渐出现呼吸困难、发绀、面色苍白、大汗淋漓，频繁咳嗽伴粉红色泡沫痰。诊断为心功能不全、急性肺水肿。为缓解急性肺水肿，应选择何药（　　）

A. 呋塞米　　　　B. 氢氯噻嗪

C. 螺内酯　　　　D. 氨苯蝶啶

E. 乙酰唑胺

9. 患者，以烦渴、多饮、多尿就诊，经检查确诊为肾性尿崩症，宜选用下列何药物治疗（　　）

A. 甘露醇　　　　B. 氢氯噻嗪

C. 螺内酯　　　　D. 托拉塞米

E. 呋塞米

10. 患者，慢性心功能不全多年，近日心慌、气短、双下肢水肿加重入院。给予呋塞米静脉注射，患者出现眩晕、耳鸣、听力减退等症状，此属何种情况（　　）

A. 电解质紊乱　　B. 肾毒性

C. 耳毒性　　　　D. 过敏反应

E. 痛风发作

A₃/A₄型题

（11、12题共用题干）

患者，男，30岁。高热，畏寒，咽痛后2

周，出现颜面水肿，随后波及全身，肉眼血尿来院就诊。体检：血压 21.3/12kPa（160/90mmHg）。尿常规：蛋白（++），红细胞满视野，少量白细胞。诊断：急性链球菌感染后肾炎。

11. 该患者除给予休息、饮食指导和治疗感染灶外，还宜用下述何种药物消除水肿（　　）
    A. 螺内酯　　　　　B. 氨苯蝶啶
    C. 氢氯噻嗪　　　　D. 普萘洛尔
    E. 可乐定

12. 下列哪项不属于本药的作用（　　）
    A. 降低血钾　　　　B. 降低血压
    C. 抗利尿作用　　　D. 升高血糖
    E. 降低血尿酸

（13、14题共用题干）

患者，男，66岁，有明确高血压病史25年，近日来常感疲倦。2小时前突感头痛、头晕，并有喷射状呕吐。急诊入院，诊断为高血压；脑出血；颅内高压。立即予以吸氧、降压、止血、20%甘露醇快速静脉滴注等处理。

13. 甘露醇的临床用途不包括（　　）
    A. 脑水肿　　　　　B. 青光眼
    C. 急性肾衰竭　　　D. 利尿
    E. 抗高血压

14. 使用甘露醇时错误的是（　　）
    A. 静脉滴注时不与其他药物混合使用
    B. 心功能不全及急性肺水肿患者禁用
    C. 可用作肌内注射
    D. 密切观察患者的血压、心率和呼吸，以防出现心功能不全
    E. 如出现结晶，在热水浴中振摇至结晶全部溶解后使用

二、简答题

1. 简述呋塞米的临床应用和不良反应。
2. 氢氯噻嗪有哪些临床应用？用药时应注意哪些问题？

（马瑜红）

第24章 抗高血压药

引言：高血压是常见的心血管疾病，也是对人类健康危害最大的疾病之一。用药物有效控制血压，减少并发症是目前最重要的措施。临床常用的降压药有几类？如何正确选择、合理使用降压药？如何加强用药护理，提高药物治疗质量？本章要求掌握抗高血压药的分类及代表药物，掌握一线抗高血压药的药理作用、临床应用、不良反应及用药护理，熟悉其他抗高血压药的作用特点、主要不良反应及用药护理措施，熟悉抗高血压药的合理应用原则。

● 案例 24-1

患者，男，66 岁。双侧肾动脉狭窄，既往有支气管哮喘史。因气短、心悸就诊，体征和实验室检查结果：血压 172/96mmHg，血尿酸 516μmol/L（正常值 180～440μmol/L）。

问题：1. 世界卫生组织规定的高血压诊断标准是多少？

2. 临床常用的抗高血压药物分为几类？每类药物的作用特点、临床应用和不良反应是什么？

3. 综合评价患者的情况，应选择哪类药物控制血压？

凡能降低血压而用于治疗高血压的药物称为抗高血压药。在未使用降压药物的情况下，非同日 3 次测量血压，收缩压≥140 mmHg 和（或）舒张压≥90mmHg 者为高血压。高血压是危害人类健康的常见病。按其发病原因分为两类，原发性高血压占 90%～95%，病因尚未阐明；继发性高血压占 5%～10%，是某些疾病如肾动脉狭窄、肾实质病变、嗜铬细胞瘤等的继发表现。合理应用抗高血压药不仅能有效控制血压，改善症状，还可减少心功能不全、脑血管意外、肾衰竭等并发症的发生，提高患者生活质量、降低病死率、延长寿命。

链接

血压水平分类和定义（中国高血压防治指南 2010）

分类	收缩压（mmHg）		舒张压（mmHg）
正常血压	<120	和	<80
正常高值血压	120～139	和（或）	80～89
高血压	≥140	和（或）	≥90
1 级高血压（轻度）	140～159	和（或）	90～99
2 级高血压（中度）	160～179	和（或）	100～109
3 级高血压（重度）	≥180	和（或）	≥110
单纯收缩期高血压	≥140	和	<90

注：当收缩压和舒张压分属于不同分级时，以较高的级别作为标准。

第 1 节　抗高血压药的分类

形成动脉血压的基本因素是外周血管阻力和心排血量。前者主要受小动脉紧张度的影响，后者受心脏功能、回心血量和血容量的影响。以上因素主要通过交感神经系统和肾素-血管紧张素-醛固酮系统的调控来保持血压的相对稳定。抗高血压药的种类繁多，依据各类药物的作用部位或作用机制分为六大类（表 24-1）。

表 24-1　抗高血压药的分类及常用药物

类别	常用药物
1. 利尿药	氢氯噻嗪、吲达帕胺等
2. 钙通道阻滞药	硝苯地平、氨氯地平、尼群地平、非洛地平等
3. 血管紧张素转化酶抑制药	卡托普利、依那普利等
4. 血管紧张素 II 受体阻滞药	氯沙坦、缬沙坦等
5. β 受体阻断药	普萘洛尔、美托洛尔、阿替洛尔等
6. 其他抗高血压药物	
（1）α₁ 受体阻断药	哌唑嗪、多沙唑嗪、特拉唑嗪等
（2）血管平滑肌扩张药	硝普钠、肼屈嗪等
（3）中枢性降压药	可乐定、莫索尼定等
（4）肾上腺素能神经末梢阻断药	利血平、胍乙啶等
（5）神经节阻断药	樟磺咪芬等
（6）钾通道开放药	米诺地尔、吡那地尔等

利尿药、钙通道阻滞药、血管紧张素转化酶抑制药及血管紧张素 II 受体阻滞药、β 受体阻断药因疗效确切、安全有效，临床最为常用，称为一线抗高血压药。中枢性降压药、影响交感神经递质药及血管扩张药较少单独使用。交感神经节阻断药由于作用广泛，副作用多，已基本不用于抗高血压。

第 2 节　常用抗高血压药

 利尿药

氢氯噻嗪（hydrochlorothiazide，双氢克尿噻）

【药理作用】　用药初期通过排钠利尿，减少细胞外液和血容量，导致心排血量减少而降压；长期用药，因排钠而致血管平滑肌内 Na^+ 减少，影响 Na^+-Ca^{2+} 交换机制，使细胞内 Ca^{2+} 浓度降低，致使血管平滑肌对缩血管物质的反应性降低，血管舒张而降压。

【临床应用】　氢氯噻嗪是利尿降压药中最常用的一类。目前主张用小剂量（6.25～12.5mg/d）治疗轻度高血压，与其他降压药合用治疗中、重度高血压。对老年收缩期高血压患者、合并心功能不全者降压效果较好。用药后 2～4 周见效，对正常人无降压作用。不影响心率和心排血量，无水钠潴留现象，不引起直立性低血压。与 β 受体阻断药、血管紧张素转化酶抑制药或血管紧张素 II 受体阻滞药合用，可纠正肾素活性增加的缺点；与血管紧张素转化酶抑制药或保钾利尿药合用可减少失钾。

【不良反应】 小剂量使用不良反应少。长期大剂量应用可降低血钾、血钠及血镁；因增加血中总胆固醇、三酰甘油及低密度脂蛋白，降低高密度脂蛋白，可诱发动脉粥样硬化；可诱发高尿酸血症引起痛风，还可降低糖耐量、诱发糖尿病等。

【用药护理】 服药期间应定期查电解质含量，发现口干、衰弱、嗜睡、肌痛、腱反射消失等早期症状应停药或减量。宜多食深色蔬菜、海带、香蕉等含钾丰富的食物或补充钾盐。痛风、糖尿病及血脂异常者应慎用。

吲哒帕胺（indapamide）

吲哒帕胺具有利尿和钙通道阻滞双重作用，为新型的强效、长效降压药。口服后 30 分钟血药浓度达峰值，作用可持续 24 小时。主要用于轻、中度高血压，长期应用可减轻和逆转左心室肥厚，对糖和脂肪代谢影响小，伴有高脂血症患者可用本品代替氢氯噻嗪。不良反应轻，可有上腹不适、恶心、食欲减退、头痛、嗜睡、皮疹等。严重肝、肾功能不全和急性脑血管病患者禁用，孕妇慎用。

钙通道阻滞药

钙通道阻滞药（calcium channel blockers，CCB）又称钙拮抗药（calcium antagonists），临床上用于治疗高血压、心律失常、心绞痛等疾病。该类药物可选择性地阻滞心肌及血管平滑肌等细胞膜上的钙通道，阻滞 Ca^{2+} 内流，而使心肌收缩力减弱，血管平滑肌松弛而血压下降。按化学结构可分为二氢吡啶类和非二氢吡啶类。二氢吡啶类主要对血管平滑肌的选择性高，较少影响心脏，常用的药物是硝苯地平、尼群地平（nitrendipine）、尼卡地平（nicardipine）、非洛地平（felodipine）等。其降压特点：①降压效应与原血压水平有关，对正常血压影响不明显；②对动脉血管及冠状血管松弛作用明显，对静脉影响小；③降压同时不减少重要脏器如心、脑、肾的血流量；④不引起脂类代谢和葡萄糖耐受性的改变；⑤长期应用可防止或逆转心肌肥厚，改善血管重构。非二氢吡啶类包括维拉帕米（verapamil，异搏定）和地尔硫草（diltiazem）等，对心脏和血管均有作用，维拉帕米对伴快速性心律失常的高血压患者更为适宜。

硝苯地平（nifedipine，心痛定）

硝苯地平舌下含化 3 分钟起效，口服 30~60 分钟开始起效，作用持续 3 小时。口服吸收率大于 90%，生物利用度 60%~70%，血浆蛋白结合率高达 98%。经肝脏代谢，80%原药及代谢产物自肾脏排泄。

【药理作用】 降压作用快而强，但对正常血压无明显影响。因降压时使肾素活性水平增高，伴有反射性心率加快，心排血量增多，合用 β 受体阻断药可对抗此反应且协同降压。

【临床应用】 可用于轻、中、重度高血压的治疗，尤其适用于合并心绞痛或肾脏疾病、糖尿病、哮喘、高脂血症及恶性高血压的治疗。可单用或与 β 受体阻断药、利尿药、血管紧张素转化酶抑制药等合用。目前多推荐使用缓释或控释制剂，起效缓慢，药效持久，降压平稳，患者依从性好。也用于治疗心绞痛。

【不良反应及用药护理】 不良反应轻微，主要是血管扩张引起的面部潮红、头痛、直立性低血压、踝部水肿等，血压下降可反射性引起心悸、心动过速等。在用药过程中要规律监测血压，尤其是同服 β 受体阻断药和其他降压药的患者，应从小剂量开始服用，逐渐增加剂量。与蛋白结合率高的药物如双香豆素类、苯妥英钠、奎尼丁、奎宁等合用时作用加强；肝药酶抑制剂西咪替丁可提高硝苯地平的血药浓度。慎用于心力衰竭、低血压及老年患者，孕妇、肝肾功能不全及过敏者禁用。

尼群地平（nitrendipine）

尼群地平作用与硝苯地平相似，降压作用温和而持久，由于对冠状血管舒张作用较佳，可降低心肌耗氧量，故适用于各型高血压，尤其是伴有冠心病的患者。肝功能不良者宜慎用或减量。

非洛地平（felodipine）

非洛地平作用与硝苯地平相似，对冠状动脉及外周血管均有扩张作用，降低血压。不良反应主要为轻度到中度的踝部水肿，用药初期和增加剂量时可出现面部潮红、头痛、心悸、头昏等。

氨氯地平（amlodipine）

氨氯地平为长效钙通道阻滞药。本药对血管平滑肌的选择性高，对心脏无明显影响。作用缓慢、持久，1 日给药 1 次，对稳定型心绞痛，轻、中度高血压效果明显。无反射性心动过速，长期应用无直立性低血压，无水钠潴留，对脂质无不良影响，不产生耐受性。是目前治疗高血压评价较好的长效药物。

三 肾素-血管紧张素-醛固酮系统抑制药

肾素-血管紧张素-醛固酮系统（rennin-angiotensin-aldosterone system，RAAS）存在于循环系统和肾脏、心脏、血管和脑组织等局部组织中，不仅对心血管系统有重要的调节作用，而且在高血压、心肌肥大、充血性心力衰竭等病理过程中具有重要作用。血管紧张素原在肾素的作用下转变为血管紧张素 I（angiotensin I，Ang I），后者在血管紧张素转化酶（ACE）的作用下转变为血管紧张素 II（angiotensin II，Ang II）。循环中的 Ang II 通过激动血管紧张素受体（angiotensin receptor，AT）亚型 1，即 AT_1 受体，产生收缩血管、促进肾上腺皮质分泌醛固酮、水钠潴留、血压升高等作用，Ang II 还有生长激素样作用，可促进心肌肥大、血管增生及动脉粥样硬化等病理过程。ACE 还可降解组织内缓激肽。

（一）血管紧张素转化酶抑制药

血管紧张素转化酶抑制药（angiotensin-converting enzyme inhibitor，ACEI）通过抑制 ACE，减少 Ang II 形成，从而减弱 Ang II 的血管收缩作用，抑制心血管重构，减少醛固酮分泌而有利于水、钠排出，还可减少缓激肽的降解，进而促进一氧化氮（NO）及前列环素（PGI_2）的生成，增强扩张血管效应，产生良好的降压作用（图 24-1）。ACEI 降压特点：可防止或逆转高血压患者的血管壁增厚、心肌重构；能增加肾血流量，保护肾脏；能改善胰岛素抵抗；降压时不伴有反射性心率加快，对心排血量没有明显影响；不引起电解质紊乱和脂质代谢改变；久用不易产生耐受性。

卡托普利（captopril，巯甲丙脯酸）

卡托普利口服 15 分钟即可生效，1～2 小时达高峰，持续 4～5 小时。口服生物利用度约 70%，食物可减少其吸收，宜在饭前 1 小时空腹服用。部分在肝脏代谢，40%～50%原形药物随尿排出。肾功能不全者易引起蓄积，$t_{1/2}$ 为 2 小时，乳汁中有少量分泌，不透过血脑屏障。

【临床应用】 卡托普利作用强、起效快，具有中等强度的降压作用。用于各型高血压，对血浆肾素活性高者疗效较好，尤其适用于合并有糖尿病、左心室肥厚、心力衰竭、心肌梗死的高血压患者。重型及难治性高血压宜与利尿药或 β 受体阻断药合用。卡托普利是 FDA 唯一批准的用于糖尿病肾病治疗的 ACEI 类药。

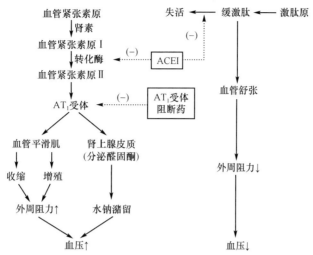

图 24-1 肾素-血管紧张素-醛固酮系统抑制药的作用机制

【不良反应及用药护理】

1. 刺激性干咳 是最常见的不良反应，也是被迫停药的主要原因，应预先告诉患者。常在开始用药几周内出现，一般停药后 4 日内咳嗽消失。可能与肺部的缓激肽及前列腺素等物质的积聚有关。吸入色甘酸二钠可以缓解。

2. 高血钾 与醛固酮分泌减少有关。避免与保钾利尿药及其他补钾药物合用。肾动脉狭窄、肾功能不良和高血钾患者应禁用本药。

3. 低血压 与开始剂量过大有关，宜从小剂量开始，并密切监测，尤其老年人对其降压作用敏感，应加强观察。

4. 其他 有血管神经性水肿，可发生在嘴唇、舌头、口腔、鼻部或面部其他部位，与缓激肽体内蓄积有关；因含有巯基（—SH），可产生味觉障碍、皮疹等；妊娠期妇女和双侧肾动脉狭窄者禁用。

依那普利（enalapril）

依那普利的作用较卡托普利强 10 倍，起效缓慢，口服后 4～6 小时作用达高峰，作用维持 24 小时，每日给药 1 次。不良反应轻且短暂，因不含巯基，味觉障碍少见。

其他 ACEI 类药物还有赖诺普利(lisinopril)、喹那普利(quinapril)、培哚普利（perindopril）、雷米普利（ramipril）、福辛普利（fosinopril）等。这些药物的共同特点是作用维持时间长，每日只需服用 1 次。药理作用及临床应用与依那普利相似。

（二）血管紧张素 II 受体阻滞药

血管紧张素 II 受体阻滞药（angiotensin II receptor blocker，ARB）有氯沙坦（losartan）、缬沙坦（valsartan）、厄贝沙坦（irbesartan）、坎地沙坦（candesartan）等。

氯沙坦（losartan，洛沙坦）

口服易吸收，首关效应明显，生物利用度约为 33%，达峰时间约为 1 小时，$t_{1/2}$ 为 2 小时。部分在体内转变为作用更强、$t_{1/2}$ 更长的活性代谢产物。每日服药 1 次，作用可维持 24 小时。

【药理作用和临床应用】 氯沙坦竞争性阻断 AT_1 受体，拮抗 Ang II 的缩血管作用，降低外周血管阻力及减少血容量，使血压下降；能预防与逆转高血压所致的血管平滑肌增生和左心室肥厚；尚能促进尿酸排泄。可用于各型高血压的治疗，适用于不能耐受 ACEI 所致咳嗽的患者，还可用于治疗慢性心功能不全。

【不良反应及用药护理】　不良反应与 ACEI 相似，也可引起低血压、高血钾及影响胎儿发育等。因不影响缓激肽降解，不引起咳嗽及血管神经性水肿。妊娠期妇女和双侧肾动脉狭窄者禁用。

四　β受体阻断药

普萘洛尔（propranolol，心得安）

普萘洛尔为非选择性 β 受体阻断药，降压时不引起直立性低血压和水钠潴留，长期应用不易产生耐受性。普萘洛尔口服首关效应明显，生物利用度为 25%，个体差异大，$t_{1/2}$ 约为 4 小时。起效慢，连用 2 周以上才产生降压作用，收缩压、舒张压均降低。

【药理作用】　降压机制：①阻断心肌 $β_1$ 受体，使心肌收缩力减弱、心率减慢、心排血量减少而发挥作用；②阻断肾小球旁器的 $β_1$ 受体，减少肾素分泌，从而抑制肾素-血管紧张素-醛固酮系统；③阻断去甲肾上腺素能神经突触前膜 $β_2$ 受体，消除正反馈作用，减少 NA 的释放；④阻断血管运动中枢的 β 受体，从而抑制外周交感神经张力而降压。

【临床应用】　主要用于轻、中度高血压的治疗。对伴有心排血量偏高或血浆肾素活性增高者效果好，尤其适用于伴有心绞痛、心动过速或脑血管疾病的患者。治疗重度高血压时需与利尿药或血管扩张药合用，以增强降压效果，减少不良反应。

【不良反应及用药护理】　常见恶心、呕吐、腹泻、头痛、头晕、忧郁、失眠、噩梦等。可致心动过缓、房室传导阻滞等心脏抑制反应，还可引起外周血管痉挛如四肢发冷、皮肤苍白等。阻断 $β_2$ 受体可诱发支气管哮喘。长期用药还可见血糖下降、血脂升高等。支气管哮喘、严重左心室衰竭及重度房室传导阻滞者禁用。

美托洛尔（metoprolol）、阿替洛尔（atenolol）

两药对心脏 $β_1$ 受体有较高选择性，对支气管的 $β_2$ 受体影响较小。口服用于轻、中度高血压，降压作用持续时间较长，每日用药 1～2 次，作用优于普萘洛尔。诱发或加重支气管哮喘，延缓血糖水平恢复的作用较普萘洛尔小。

拉贝洛尔（labetalol，柳胺苄心定）

本药兼有 α、β 受体阻断作用，对 $α_1$ 受体作用较弱，对 $α_2$ 受体则无阻断作用，阻断 $β_1$ 和 $β_2$ 受体作用强度相似。适用于各种程度的高血压及高血压急症（如高血压危象）、嗜铬细胞瘤、妊娠期高血压等。常见眩晕、乏力、幻觉、胃肠反应等不良反应，大剂量可致直立性低血压。支气管哮喘患者禁用。

第 3 节　其他抗高血压药

一　$α_1$ 受体阻断药

哌唑嗪（prazosin）

口服吸收良好，生物利用度为 60%。30 分钟起效，血药浓度 1～2 小时达峰值，$t_{1/2}$ 为 2～

4 小时，作用可持续 6～10 小时。药物大部分经肝脏代谢。

【药理作用】 选择性阻断血管平滑肌的 α₁ 受体，扩张小动脉及静脉血管，使外周血管阻力降低，降压作用中等偏强。作用特点：①其降压时对肾血流量和肾小球滤过率无明显影响，不提高肾素水平；②长期应用可降低血浆总胆固醇、三酰甘油、低密度脂蛋白和极低密度脂蛋白，升高血浆高密度脂蛋白浓度，改善血脂代谢，减轻冠脉病变；③松弛前列腺平滑肌，改善轻、中度良性前列腺增生引起的排尿困难症状。

【临床应用】 主要适用于轻、中度高血压及伴有肾功能不全、脂代谢紊乱或前列腺增生的高血压患者。与利尿药和 β 受体阻断药合用可提高疗效。

【不良反应及用药护理】

1. 首剂现象 部分患者首次用药 30～90 分钟易出现严重的直立性低血压，尤其在直立、饥饿、低钠时发生率高，表现为晕厥、心悸甚至意识丧失等。应嘱咐患者首次用量减为 0.5mg 并于临睡前服用，可避免此反应发生。患者用药后，无头晕、视物模糊等反应时再缓缓转变体位。

2. 其他 常见口干、鼻塞、头晕、头痛、嗜睡、乏力、心悸、恶心等，减少剂量可逐渐减轻。严重心脏病患者、有精神病史者慎用，有活动性肝脏疾病及过敏者禁用本品。

同类药物还有特拉唑嗪（terazosin）、多沙唑嗪（doxazosin）等，作用维持时间长，每日服药 1 次可有效控制血压。

二 血管平滑肌扩张药

本类药物通过直接松弛血管平滑肌，降低外周阻力而产生降压作用。由于本类药物的不良反应较多，临床上一般不单独用于高血压治疗，仅在利尿药、β 受体阻断药或其他降压药无效时才加用本类药物。

硝普钠（sodium nitroprusside）

硝普钠口服不吸收，需静脉滴注给药。1～2 分钟起效，停药后 5 分钟血压回升，可通过调节静脉滴注速度将血压控制在所需水平。

【药理作用和临床应用】 硝普钠直接作用于血管平滑肌，扩张小静脉、小动脉血管，降低心脏前、后负荷，为速效、强效、短效的降压药。主要用于高血压急症的治疗，也可用于急性心肌梗死及急、慢性心功能不全的治疗。

> 链接
>
> **高血压危象与高血压脑病**
>
> 高血压危象是发生在高血压患者病程中的特殊临床现象，指患者在高血压的基础上，寒冷、紧张、疲劳、嗜铬细胞瘤发作、突然停服降压药等不良诱因导致小血管发生强烈痉挛，引起血压急剧升高，影响心、脑、肾、视网膜等重要脏器血液供应而产生的急性损害危急症候。临床表现有剧烈头痛、恶心呕吐、烦躁不安、心慌气短、呼吸困难等。病情凶险，抢救措施不力可导致死亡。
>
> 高血压脑病是指过高的血压突破了脑血流自动调节范围，大脑过度灌注，导致脑水肿和颅内压增高，引起弥漫性头痛、呕吐、意识障碍、精神错乱等脑病症状与体征的一系列临床表现，严重者可致抽搐、昏迷。

【不良反应及用药护理】

1. 主要有呕吐、头痛、心悸、出汗等不良反应，为血压过度降低所致。故应严格控制滴速，使血压平稳下降至所需水平。

2. 长期或大剂量使用，可出现氰化物蓄积中毒症状，如厌食、恶心、乏力、定向障碍、肌肉痉挛等，可用硫代硫酸钠防治。

3. 硝普钠遇光易分解，药液现配现用，溶液内不宜加入其他药品，静脉滴注过程中应注意用黑色布包裹整个静脉滴注系统以避光。

4. 肝、肾功能不全，甲状腺功能减退者慎用。孕妇禁用。

三 中枢性降压药

可乐定（clonidine）

可乐定口服吸收良好，生物利用度约为75%。30分钟起效，可持续6～8小时，50%经肝代谢，50%以原形经肾排泄，能透过血脑屏障，$t_{1/2}$为5.2～13小时。

【药理作用】 降压作用中等偏强，降压时伴有心率减慢、心排血量减少及肾血流量的增加；还有镇静、抑制胃肠道分泌和蠕动的作用。其降压机制主要是激动延髓腹外侧区的I_1咪唑啉受体，使交感神经张力下降，外周血管阻力降低而降压。

【临床应用】 可乐定适用于中度高血压，尤其适用于伴有溃疡病的高血压患者。与利尿药合用有协同作用，可用于重度高血压。不影响肾血流量和肾小球滤过率，可用于高血压的长期治疗。口服用于预防偏头痛和阿片类镇痛药成瘾者的脱瘾治疗。

【不良反应及用药护理】 不良反应是口干、便秘、嗜睡、抑郁、眩晕、食欲减退等。久服可致水钠潴留，合用利尿药可以避免。长期服用突然停药会出现交感神经亢进而引起反跳现象，因此不宜突然停药，可逐渐减量。用药过程中要注意血压和脉搏的监测，告诉患者用药后避免体位的突然变化。

甲基多巴（methyldopa）

甲基多巴降压作用与可乐定相似，降压时伴有心率减慢和心排血量减少，但不减少肾血流量和肾小球滤过率。适用于中度高血压，特别是伴有肾功能不全的高血压患者。

莫索尼定（moxonidine）

莫索尼定为第二代中枢性降压药。主要激动延髓腹外侧区的咪唑啉I_1受体而降压，因与受体结合牢固，降压作用维持时间较长。降压时不减慢心率，能逆转高血压患者的左心室肥厚，还能促进肾脏Na^+的排出。可用于轻、中度高血压的治疗。不良反应少，不激动中枢α_2受体，不产生镇静作用，所以较少引起嗜睡、口干等，且无停药后的反跳现象。

四 肾上腺素能神经末梢阻滞药

利血平（reserpine）

利血平主要通过影响儿茶酚胺递质的储存、释放及再摄取而产生降压作用。降压作用缓慢、温和、持久。适用于轻度高血压患者。不良反应多，可引起鼻塞、胃酸分泌过多、胃肠蠕动亢进、心率减慢、嗜睡、淡漠、疲惫、精神抑郁等，现已很少单独使用。消化性溃疡和抑郁症禁用。

五 神经节阻断药

樟磺咪芬（trimethaphan camsylate）、美卡拉明（mecamylamine，美加明）

樟磺咪芬、美卡拉明为 N_1 胆碱受体阻断药，通过阻断交感神经节扩张小动、静脉，使外周阻力降低，回心血量和心排血量减少而产生降压作用。由于降压作用快而强，且不良反应多，现已少用。目前本类药物仅用于特殊情况，如高血压危象、主动脉夹层动脉瘤、外科手术中控制血压。

六 钾通道开放药

米诺地尔（minoxidil）

米诺地尔为钾通道开放药。其能促进血管平滑肌细胞膜上钾通道开放，K^+外流增加，使细胞膜超极化而致钙通道失活，Ca^{2+}内流减少，导致小动脉扩张，血压下降。本药降压作用强而持久，临床上主要用于治疗其他降压药无效的顽固性高血压和肾性高血压。由于降压时可反射性兴奋交感神经，故不宜单用。常与利尿药及 β 受体阻断药合用可提高疗效，减少不良反应。主要不良反应有水钠潴留、心悸、多毛症等。

同类药物还有尼可地尔（nicorandil）、吡那地尔（pinacidil）等。

第4节 抗高血压药物的合理应用原则

> **链接**
>
> **高血压发病的重要危险因素**
>
> 我国人群高血压发病的重要危险因素：①高钠、低钾膳食：钠盐（氯化钠）摄入量与血压水平和高血压患病率呈正相关，而钾盐摄入量与血压水平呈负相关。②超重和肥胖：身体脂肪含量、体重指数（BMI）与血压水平呈正相关，腰围男性≥90 cm 或女性≥85 cm，发生高血压的风险是腰围正常者的 4 倍以上。③饮酒：人群高血压患病率随饮酒量增加而升高。应重视长期过量饮酒对血压的影响。饮酒会降低降压治疗的效果，过量饮酒还可诱发脑出血或心肌梗死。④精神紧张：长期从事高度精神紧张工作的人群高血压患病率增加。⑤其他因素：年龄、遗传、缺乏体力活动等。心血管病危险因素还包括吸烟、血脂异常、糖尿病和肥胖等。

高血压不仅要有效地控制血压，更要注意逆转靶器官损害、纠正代谢异常，以减少心、脑、肾及血管等靶器官的并发症，降低发病率及死亡率，延长患者寿命。高血压治疗时应遵循以下原则。

1. 综合治疗 药物治疗与非药物治疗相结合。非药物治疗包括限制钠盐摄入、控制体重、戒烟限酒、合理膳食、愉悦精神、适宜的运动及充分的休息等，维持和改善患者的生活质量，降低心血管的发病率及死亡率。非药物治疗不能有效控制血压时，则应结合药物进行治疗。

2. 个体化治疗 抗高血压药物种类众多，应综合评估患者的年龄、性别、种族、病情轻重、并发症和接受治疗的情况等制订治疗方案。每位患者对药物的敏感性及耐受程度不同，不同患者或同一患者在不同病程时期，所需剂量不同，如普萘洛尔的治疗量可相差数倍，应根据"最好疗效，最少不良反应"的原则选择最佳剂量，并根据患者的临床反应和耐受情况调整剂量。

3. 联用药物　联合用药已成为降压治疗的基本方法。轻度高血压患者宜选择常用降压药中的1种单独应用。中度和重度高血压患者可联用2种或3种作用机制不同的药物协同降压，同时减少药物用量可减轻不良作用。我国推荐应用的优化联合用药方案：①ACEI（或 ARB）＋氢氯噻嗪；②ACEI（或 ARB）＋CCB；③CCB＋氢氯噻嗪；④CCB＋β受体阻断药。

4. 依据并发症选择药物　高血压患者往往有心、脑、肾及代谢等方面的并发症，应依据并发症选择药物，保护靶器官。①当高血压病合并心力衰竭时，宜用利尿药、ACEI 和 CCB；②有高血压肾病时，ACEI、ARB 和 CCB 对肾脏有保护作用，可延缓高血压肾病的进程，利尿药和β受体阻断药则无肾脏保护作用，不宜选用；③合并支气管哮喘、慢性阻塞性肺病时，宜用利尿药、CCB，不宜用 ACEI 和β受体阻断药；④合并高脂血症，宜用 α₁ 受体阻断药、CCB，避免应用氢氯噻嗪及β受体阻断药；⑤合并糖尿病时，宜用 ACEI、CCB，不用氢氯噻嗪、β受体阻断药。

5. 平稳降压　多数高血压患者需长期服药以控制症状，保持血压平稳以减少靶器官的损伤，显著降低并发症的发生率，药物也应能防止或逆转高血压及其并发症的病理生理过程，以延缓病程发展，最终延长患者生命。平稳降压应注意：①任何药物均应从最低剂量开始治疗，以免引起血压过低，随后依据血压情况逐渐增加剂量；②尽量选用缓释剂、控释剂或长效药物；③不可突然停药，以免发生反跳现象，引起血压骤升。

6. 长期治疗　非药物治疗只能作为药物治疗的辅助手段，药物治疗是提高患者生活质量、预防并发症的重要措施。绝大多数高血压患者必须坚持长期不间断用药甚至终身用药，控制血压在目标水平。切忌随意停药，以免血压波动，加重对靶器官的损伤。如需更换药物，应循序渐进，逐步代替。

7. 保护靶器官　理想的抗高血压药要在有效控制血压水平的同时，预防和逆转靶器官的重构。血压波动过大可增加对靶器官的损害，更换药物时应逐步替代。对靶器官保护作用较好的药物有 ACEI、ARB 和长效 CCB 等。

护考链接

患者，男，52岁，有2型糖尿病史9年，高血压病史18年。体检时测得空腹血糖7.6mmol/L，血压 164/105mmHg，心率 91 次/分，心脏超声显示左心室肥厚。

1. 最适合患者的抗高血压药物是（　　）

A. 卡托普利　　　B. 氢氯噻嗪　　　C. 硝苯地平

D. 硝普钠　　　　E. 普萘洛尔

分析：卡托普利是 ACEI 类降压药，可防止或逆转高血压患者的血管壁增厚、心肌重构，并能改善胰岛素抵抗；氢氯噻嗪长期应用可升高血糖，硝苯地平普通制剂可反射性加快心率，硝普钠主要用于高血压危象的治疗，普萘洛尔也不适合用于血糖异常的患者。故选 A。

2. 下列哪项不是长期使用 ACEI 类药物引起的（　　）

A. 刺激性干咳　　B. 血钾升高　　　C. 血管神经性水肿

D. 血钾降低　　　E. 对胎儿有损害，妊娠期妇女禁用

分析：ACEI 类抑制肾素-血管紧张素-醛固酮系统，使醛固酮释放减少，故血钾会升高，故选 D。

自 测 题

选择题

A₁型题

1. 高血压伴有糖尿病的患者不宜用（　　）
   - A. 噻嗪类
   - B. 血管扩张药
   - C. 血管紧张素转化酶抑制药
   - D. 神经节阻断药
   - E. 中枢降压药

2. 下列关于卡托普利的叙述错误的是（　　）
   - A. 起效快、作用强
   - B. 易产生直立性低血压
   - C. 不引起水钠潴留
   - D. 能逆转心血管重构，改善心功能
   - E. 不伴有反射性心率加快

3. 关于普萘洛尔的降压作用机制的说法，错误的是（　　）
   - A. 阻断 β_1 受体，减少心排血量
   - B. 阻断 β_2 受体，扩张外周血管
   - C. 阻断突触前膜 β_2 受体，减少 NA 的释放
   - D. 阻断中枢 β 受体而降压
   - E. 阻断肾脏 β_1 受体，减少肾素的分泌

4. 美托洛尔的降压作用机制为（　　）
   - A. 利尿降压
   - B. 阻断 α_1 受体
   - C. 阻断 β_1 受体
   - D. 阻断 β_2 受体
   - E. 阻断钙通道

5. 有"首剂现象"的降压药是（　　）
   - A. 哌唑嗪
   - B. 拉贝洛尔
   - C. 利血平
   - D. 卡托普利
   - E. 普萘洛尔

6. 阻断 α_1 受体而产生降压作用的药物是（　　）
   - A. 普萘洛尔
   - B. 异丙嗪
   - C. 哌唑嗪
   - D. 氢氯噻嗪
   - E. 卡托普利

7. 卡托普利的降压机制是（　　）
   - A. 阻断 α_1 受体
   - B. 阻断 β 受体
   - C. 抑制 NA 释放
   - D. 抑制血管紧张素转化酶

   - E. 耗竭外周 NA

A₂型题

8. 患者，女，60 岁，高血压伴有心绞痛，宜选择的药物是（　　）
   - A. 肼屈嗪
   - B. 可乐定
   - C. 利血平
   - D. 甲基多巴
   - E. 普萘洛尔

9. 患者，女，36 岁，幼年即患糖尿病，需要胰岛素维持治疗，患者近来血压升高需给予抗高血压治疗，可选择下列哪种药物（　　）
   - A. 卡托普利
   - B. 氢氯噻嗪
   - C. 普萘洛尔
   - D. 二氮嗪
   - E. 以上均不可用

10. 患者，女，65 岁，既往有高血压病史 8 年，4 小时前突感剧烈头痛，头晕，伴呕吐，测血压 210/120mmHg。首选的治疗方法是（　　）
    - A. 静脉滴注硝普钠
    - B. 静脉注射呋塞米
    - C. 静脉注射地西泮
    - D. 口服复方降压片
    - E. 口服卡托普利

11. 患者，男，86 岁，原发性高血压 30 年，肾功能不全 3 年，现尿少，水肿，血钾为 5.6mmol/L，哪类降压药不能应用（　　）
    - A. 利尿药
    - B. β 受体阻断药
    - C. 钙通道阻滞药
    - D. 血管紧张素转化酶抑制药
    - E. α 受体阻断药

12. 高血压病患者，伴发心悸（HR99 次/分）和劳力性心绞痛时，应首选哪种药物（　　）
    - A. β 受体阻断药
    - B. 血管紧张素转化酶抑制药
    - C. α_1 受体阻断药
    - D. 钙通道阻滞药
    - E. 利尿药

13. 某护士在为患者配置一种降压药时，药液

新鲜配制，且用黑色布套避光滴注，这种
药物可能是（　　　）

A. 可乐定　　　　B. 硝苯地平

C. 利血平　　　　D. 硝普钠

E. 哌唑嗪

14. 患者，男，44岁，服用一种降压药，常引
起夜间顽固性干咳，该药可能是（　　　）

A. 氢氯噻嗪　　　B. 卡托普利

C. 肼屈嗪　　　　D. 硝苯地平

E. 普萘洛尔

15. 患者，长期服用一种抗高血压药，发现足
踝部水肿，这种药物可能是（　　　）

A. 氢氯噻嗪　　　B. 地尔硫䓬

C. 卡托普利　　　D. 硝苯地平

E. 硝普钠

16. 患者，长期服用一种降压药，血压控制良
好。前几日突然停药，引起血压骤然升高。
这种药物最可能是（　　　）

A. 哌唑嗪　　　　B. 肼屈嗪

C. 普萘洛尔　　　D. 甲基多巴

E. 利血平

A₃/A₄型题

（17、18题共用题干）

患者，男，68岁，患高血压18年，伴前
列腺增生肥大、尿频、尿急。

17. 该患者适宜选择的抗高血压药物是
（　　　）

A. 卡托普利　　　B. 氢氯噻嗪

C. 普萘洛尔　　　D. 哌唑嗪

E. 硝苯地平

18. 在用药护理中指导患者改变体位时动作
宜缓慢，其目的主要是（　　　）

A. 避免发生直立性低血压

B. 避免发生急进型高血压

C. 避免发生高血压脑病

D. 避免发生高血压危象

E. 避免血压增高

（19～21题共用题干）

患者，男，42岁，有高血压史。4小时前
因劳累而感头痛，烦躁，心悸，多汗，恶心，
面色苍白，视物模糊，收缩压260mmHg，舒
张压140mmHg。

19. 以下哪项治疗最合适（　　　）

A. 氢氯噻嗪口服　　B. 心得安口服

C. 静脉输液　　　　D. 硝普钠静脉滴注

E. 地西泮肌内注射

20. 长时间大剂量用该药，最严重的不良反应
是（　　　）

A. 粒细胞减少

B. 左心室充盈压下降

C. 氰化物中毒

D. 狼疮综合征

E. 心动过速

21. 关于该药的主要药理作用，正确的叙述是
（　　　）

A. 利尿

B. 减慢心率

C. 心排血量增加

D. 扩张动、静脉，减轻心脏负荷

E. 增强心肌收缩力

（马瑜红）

第25章 抗充血性心力衰竭药

引言：充血性心力衰竭是多种病因所致心脏疾病的严重的终末阶段，发病率高，是当今最重要的心血管病之一。临床用于抗充血性心力衰竭的药物有哪些？如何正确选择、合理使用本类药物？如何加强用药护理和指导，提高药物治疗质量？本章我们来学习抗充血性心力衰竭药物的分类，掌握肾素-血管紧张素-醛固酮系统抑制药、利尿药、β受体阻断药和强心苷类药物的药理作用、临床应用和不良反应，能正确判断药效并进行合理的用药护理。

● 案例 25-1

患者，女，54 岁，高血压病史 18 年。近半年出现间断性心悸、胸闷，1 个月前症状加重伴食欲缺乏、下肢水肿入院治疗。查体：颈静脉充盈，肝颈静脉反流征阳性，肝大伴压痛，双侧下肢轻度水肿。诊断为充血性心力衰竭。

问题：1. 用于治疗充血性心力衰竭的药物有哪几类？
2. 强心苷类药物安全范围小，如何指导患者合理应用该类药物？
3. ACEI 类药物为何为治疗充血性心力衰竭的首选药？

充血性心力衰竭（congestive heart failure，CHF）又称慢性心功能不全（chronic cardiac insufficiency），是由多种原因引起的心脏收缩功能和（或）舒张功能障碍，导致组织、器官血液灌流不足（动脉系统缺血）和（或）肺循环淤血（静脉系统淤血）而产生的一种临床综合征。临床多表现为疲劳、水肿、呼吸困难和运动耐力下降等。引起 CHF 的病因有多种，主要与缺血性心脏病、高血压、心肌肥厚、特发性扩张型心肌病、心脏瓣膜病或先天性心脏病等有关。

| 链接 |

纽约心脏病协会（NYHA）心功能不全分级

Ⅰ级：活动不受限。日常体力活动不引起明显的呼吸急促、疲乏或心悸。

Ⅱ级：活动轻度受限。休息时无症状，日常活动可引起明显的呼吸急促、疲乏或心悸。

Ⅲ级：活动明显受限。休息时可无症状，轻于日常活动即引起显著呼吸急促、疲乏或心悸。

Ⅳ级：休息时也有症状，稍有体力活动症状加重。任何体力活动均会引起不适。如无需静脉给药，可在室内或床边活动者为Ⅳa 级，不能下床并需静脉给药支持者为Ⅳb 级。

目前认为 CHF 的发生是由于多种调节机制异常调节的结果（图 25-1），其中心室重构是其发生的基本作用机制。肾素-血管紧张素-醛固酮系统（renin-angiotensin-aldosterone system，

RAAS）和交感神经系统的过度活化在心室重构和心功能恶化上起着关键作用，因此在临床上抗充血性心力衰竭的治疗理念有了明显的改变，已从改善短期血流动力学的措施（强心、利尿、扩张血管）转为长期的、修复性的策略（应用神经内分泌抑制药，并积极应用非药物的器械治疗），通过改变衰竭心脏的生物学性质，抑制神经体液的过度活化，防止和延缓心肌重构的发展，从而降低心力衰竭的病死率和住院率。

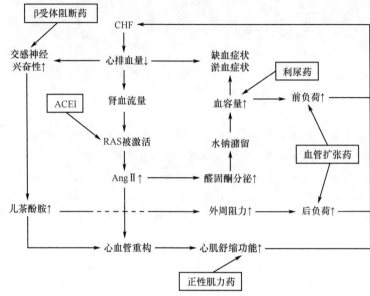

图 25-1　CHF 的病理生理学变化及药物的作用环节

目前常用的抗充血性心力衰竭药物有肾素-血管紧张素-醛固酮系统抑制药、减轻心脏负荷药、β 受体阻断药和正性肌力作用药等（表 25-1）。

表 25-1　抗充血性心力衰竭药物分类

类别		代表药
肾素-血管紧张素-醛固酮系统抑制药	血管紧张素转化酶抑制药	卡托普利、依那普利
	血管紧张素 II 受体阻滞药	氯沙坦、缬沙坦
	醛固酮受体阻断药	螺内酯
利尿药		氢氯噻嗪、呋塞米、氨苯蝶啶
β 受体阻断药		卡维地洛、美托洛尔
正性肌力药	强心苷	地高辛、毛花苷丙、毒毛花苷 K
	非强心苷类正性肌力药	多巴酚丁胺、氨力农、米力农
血管扩张药		氨氯地平、硝酸甘油、硝普钠、哌唑嗪

第 1 节　肾素-血管紧张素-醛固酮系统抑制药

一　血管紧张素转化酶抑制药

血管紧张素转化酶抑制药（ACEI）为降低心力衰竭患者病死率的第一类药物，也是循证医学证据积累最多的药物，是公认的治疗 CHF 的基石和首选药物。本类药物包括卡托普利、依那普利、雷米普利、培多普利、福辛普利等。

【药理作用】

1. 扩张血管，改善血流动力学 ACEI使血管紧张素Ⅱ生成减少，并抑制缓激肽的降解，使全身阻力血管和容量血管扩张，降低心脏前、后负荷；增加心排血量，增加肾血流量，改善肾功能。用药后可改善症状，增加运动耐力。

2. 抑制心肌、血管重构 减少血管紧张素Ⅱ和醛固酮，可抑制心肌细胞增生、胶原含量增加及心肌间质纤维化，防止和逆转心肌及血管重构，改善左心室功能，降低病死率。

3. 减少醛固酮分泌 醛固酮分泌减少，减轻水钠潴留，缓解或消除CHF症状；减少回心血量，降低心脏前负荷。

【临床应用】 用于各种程度、不同阶段的慢性心功能不全的治疗。尤其是心功能不全伴高血压或血中去甲肾上腺素、血管紧张素Ⅱ水平较高的患者。应用中要从小剂量起始逐渐递增，直至达到目标剂量或最大耐受剂量后终身维持使用。

【用药护理】 ①从小剂量开始逐渐增加到靶剂量；②开始治疗时，应注意监测血压，每隔3～5日检查肾功能和电解质，直到用量稳定，然后每3～6个月检查1次，一旦发生肾功能不全应立即停药；③血管神经性水肿、无尿性肾衰竭患者，妊娠期、哺乳期妇女禁用。双侧肾动脉狭窄、血肌酐水平显著升高（＞225.2μmol/L）、高钾血症（＞5.5mmol/L）、低血压（收缩压＜90mmHg）慎用。

二 血管紧张素Ⅱ受体阻滞药

血管紧张素Ⅱ受体阻滞药（ARB）常用的药物有氯沙坦、缬沙坦、厄贝沙坦等。与ACEI相比，具有以下特点：①对AT_1受体有高度特异性阻断作用；②不影响缓激肽的降解，无咳嗽及血管神经性水肿等不良反应；③直接在受体水平阻断血管紧张素Ⅱ的作用，具有预防及逆转心血管重构的作用。可作为ACEI的替代药物。

三 醛固酮受体阻断药

衰竭心脏醛固酮生成及活化增加，且与心力衰竭严重程度成正比。大量的醛固酮除了保钠排钾、引起水钠潴留作用之外，还有明显的促生长作用，引起心房、心室、大血管重构，特别是促进心肌细胞外基质纤维增生、胶原蛋白的合成，加速心力衰竭恶化。醛固酮还可阻断心肌细胞对儿茶酚胺的摄取，使细胞外儿茶酚胺增加，加重心肌缺血，诱发心律失常和猝死。螺内酯拮抗醛固酮受体，减轻心室重构、改善左室功能、保护血管、改善血管内皮功能，可降低慢性心力衰竭患者的发病率和死亡率。

第2节 利 尿 药

与其他抗心功能不全的药物比较，利尿药是唯一能迅速缓解心功能不全症状的药物，可使肺水肿和外周组织水肿迅速消退，显著控制心功能不全的体液潴留。在临床应用中是否合理地使用利尿药，对其他治疗心功能不全药物的疗效有着明显的影响，如利尿药用量不足造成液体潴留，会降低机体对ACEI的反应，增加使用β受体阻断药的风险。因此，所有有液体潴留的心力衰竭患者均应给予利尿药。

利尿药早期通过排钠利尿，减少血容量和回心血量，减轻心脏前负荷，改善心功能；久用使血管壁中 Na^+ 减少，Na^+-Ca^{2+} 交换减少，进而使血管平滑肌细胞中的 Ca^{2+} 减少，舒张外周血管，降低心脏后负荷，减轻心功能不全症状。

轻度心功能不全者可单独应用小剂量噻嗪类；中、重度心功能不全或单独使用噻嗪类效果不佳者，可用袢利尿药或噻嗪类与保钾利尿药合用；对于严重心功能不全、慢性心功能不全急性发作、急性肺水肿或全身水肿者，可选用呋塞米静脉注射。从小剂量开始用药，逐渐增加剂量直至尿量增加，体质量每日减轻 0.5～1.0 kg 为宜。

利尿药的主要不良反应是电解质和代谢紊乱等，尤其是排钾利尿药引起的低血钾，是慢性心力衰竭时诱发心律失常的常见原因之一，与强心苷合用时发生率更高，应注意补充钾盐或与保钾利尿药合用。

第 3 节　β 受体阻断药

β 受体阻断药具有负性肌力作用，传统观念认为禁用于慢性心功能不全的治疗。但临床试验证明，β 受体阻断药卡维地洛（carvedilol）、美托洛尔（metoprolol）和比索洛尔（bisoprolol）等长期应用可改善 CHF 的症状，提高左室射血分数，改善患者生活质量，降低病死率。目前 β 受体阻断药已被推荐为治疗 CHF 的常规用药，与 ACEI 合用可提高疗效。

【药理作用】

1. 拮抗交感神经活性　①阻断心脏 β 受体，拮抗过量儿茶酚胺对 CHF 患者心脏的毒性作用，减轻由于 NA 过多导致的大量钙内流、细胞能量消耗及线粒体损伤，避免心肌坏死；②阻断肾小球球旁细胞 β 受体，减少肾素释放，抑制 RAAS，减轻血管紧张素 Ⅱ 和醛固酮对心血管的损伤，降低心脏前、后负荷，阻止或逆转心血管重构；③减慢心率，降低心肌耗氧量；④卡维地洛可阻断 α_1 受体，扩张血管，减轻心脏负荷。

2. 抗心律失常与抗心肌缺血　β 受体阻断药有明显的抗心律失常与抗心肌缺血作用，这也是其降低 CHF 病死率的重要机制。

3. 抗氧化和抗炎作用　卡维地洛有抗氧化作用和抗炎作用，可保护心肌细胞。

【临床应用】　主要用于扩张型心肌病或缺血性心肌病导致的慢性心功能不全，适用于心功能 Ⅱ～Ⅲ 级患者，其中以对扩张型心肌病的疗效最佳。

【不良反应及用药护理】　不良反应详见第 9 章第 2 节。治疗 CHF 时应注意：①从小剂量开始，逐渐增加至患者可以耐受又不加重病情的剂量，否则因本类药物有抑制心肌收缩力的作用，可加重心功能障碍而加重病情；②严重心动过缓、严重左室功能减退、明显房室传导阻滞、低血压及支气管哮喘者禁用或慎用；③应合用其他抗慢性心功能不全药，如利尿药、ACEI 和地高辛，否则可导致治疗失败；④心功能改善与治疗时间呈正相关，一般心功能改善的平均奏效时间为 3 个月。

> **链接**
>
> **神经内分泌抑制药的联合应用（中国心力衰竭诊断和治疗指南 2014）**
>
> 1. ACEI 和 β 受体阻断药合用为"黄金搭档"，可产生相加或协同的有益效应，使死亡危险性进一步下降。如再加用醛固酮受体拮抗药，三药合用称为"金三角"，应成为 CHF 的基本治疗方案；不能耐受 ACEI 的患者，可用 ARB 代替，作用类似于"黄金搭档"和"金三角"。

2. ACEI 与醛固酮受体阻断药联用，进一步降低慢性心力衰竭患者的病死率，又较为安全，但要严密监测血钾水平，通常与排钾利尿药合用以避免发生高钾血症。

3. ACEI 与 ARB 联用，不良反应多，如低血压、高钾血症、血肌酐水平升高，甚至肾功能损害发生率增高，尤其禁忌将 ACEI、ARB 和醛固酮受体阻断药三者合用。

第4节 正性肌力药

强心苷类

强心苷（cardiac glycoside）是一类选择作用于心脏，产生正性肌力作用的苷类化合物。常用药物有地高辛（digoxin）、洋地黄毒苷（digitoxin）、毛花苷丙（cedilanid，西地兰）和毒毛花苷 K（strophanthin K）等，其中以地高辛为最常用。

强心苷类药物的化学结构和作用性质基本相同，但不同药物的侧链不同，其药物代谢动力学也有所不同（表 25-2）。

表 25-2　强心苷类药物的药动学特点

药物	口服吸收率（%）	蛋白结合率（%）	肝肠循环（%）	生物转化（%）	原形肾排泄（%）	$t_{1/2}$
洋地黄毒苷	90～100	97	26	70	10	5～7 日
地高辛	62～85	25	7	20	60～90	36 小时
毛花苷丙	20～30	<20	少	少	90～100	23 小时
毒毛花苷 K	2～5	5	少	0	100	19 小时

【药理作用】

1. 正性肌力作用（加强心肌收缩力）　强心苷对心脏具有高度的选择性，能显著增强衰竭心脏的收缩力，增加心排血量，从而缓解心功能不全的症状。这是其治疗 CHF 的主要药理学基础。强心苷的正性肌力作用有以下特点。

（1）增强心肌收缩效能：强心苷可加快心肌纤维缩短速度，使心肌收缩敏捷有力，收缩期缩短，而舒张期相对延长，既有利于衰竭心脏充分休息，又有利于静脉回流和冠状动脉的血液灌注，增加心肌供氧和改善心肌代谢。

（2）降低衰竭心脏的耗氧量：心肌耗氧量取决于心肌收缩力、心率及心室壁张力。衰竭心脏因心室舒张末期容积增大，心室壁张力增加，加之心率加快，外周阻力增高，故心肌耗氧量明显增加。应用强心苷后，因其正性肌力作用，使心腔内残存血量减少，室壁张力降低，加之减慢心率，抵消或超过因心肌收缩力增强而增加的耗氧量，使心肌总耗氧量下降。这是强心苷类药物区别于肾上腺素等儿茶酚胺类药物的显著特点。对正常人或心室容积未见扩大的冠心病、心绞痛患者，强心苷可增加心肌耗氧量。

（3）增加衰竭心脏的心排血量：CHF 患者由于心肌收缩力减弱，心排血量减少，代偿性交感神经活性增强和 RAAS 功能亢进，外周阻力增大，因而心排血量进一步减少。强心苷加强心肌收缩力，改善心脏泵血功能，并反射性降低交感神经兴奋性，外周阻力下降，心排血量增加。强心苷对正常人不增加心排血量。

2. 负性频率作用（减慢心率的作用）　心功能不全时，由于心排血量减少，通过窦弓反射，使交感神经兴奋而代偿性加快心率。强心苷的正性肌力作用使心排血量增加，反射性兴奋迷走神经而使心率变慢。强心苷还可增加心肌对迷走神经的敏感性而减慢心率。心率减慢降低了心肌耗氧量，同时舒张期延长使回心血量和心肌供血增加，进一步改善心功能。

3. 负性传导作用（减慢房室结传导）　治疗量强心苷通过兴奋迷走神经而使房室结传导减慢，不应期延长；较大剂量时，可直接抑制房室结和浦肯野纤维的传导速度（表 25-3），使部分心房冲动不能到达心室，特别在心房颤动和心房扑动时尤为明显；中毒剂量时，可引起不同程度的房室传导阻滞，甚至引起心脏停搏。

表 25-3　强心苷对心肌电生理的影响

电生理特性	窦房结	心房	房室结	浦肯野纤维
自律性	降低			增高
传导性			减慢	
有效不应期		缩短		缩短

4. 其他作用　强心苷对 CHF 患者具有利尿和扩张血管作用。利尿作用能减少血容量，减轻心脏的负担；扩张血管，心排血量及组织灌流增加，动脉压不变或略升。

【作用机制】　目前认为 Na^+，K^+-ATP 酶是强心苷类药物的受体。治疗量的强心苷与心肌细胞膜上的 Na^+，K^+-ATP 酶结合并抑制其活性，使 Na^+、K^+ 交换减少，心肌细胞内 Na^+ 浓度增加，K^+ 浓度降低，此时通过双向性的 Na^+-Ca^{2+} 交换增加，导致心肌细胞内 Ca^{2+} 增加，又进一步促使肌浆网 Ca^{2+} 释放，从而使心肌收缩力增强（图 25-2）。中毒量强心苷严重抑制 Na^+，K^+-ATP 酶，使细胞内 K^+ 浓度降低，使最大舒张电位负值变小，导致心肌细胞自律性增高，易导致心律失常。

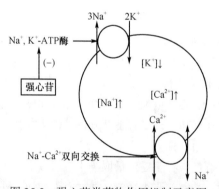

图 25-2　强心苷类药物作用机制示意图

【临床应用】

1. 治疗充血性心力衰竭　强心苷多用于以收缩功能障碍为主的 CHF，对利尿药、ACEI、β 受体阻断药疗效欠佳者有一定疗效。对不同原因引起的 CHF 疗效有一定的差异：①对伴有心房颤动及心室率快的 CHF 疗效最好；②对风湿性心脏病（严重二尖瓣狭窄除外）、高血压心脏病、先天性心脏病及冠状动脉粥样硬化性心脏病等引起的 CHF 疗效较好；③对继发于严重贫血、甲状腺功能亢进及维生素 B_1 缺乏症等能量代谢障碍的 CHF 疗效较差；④对肺源性心脏病、严重心肌损伤或活动性心肌炎（如风湿活动期）的 CHF 不但疗效较差，且易发生中毒；⑤对缩窄性心包炎、心脏压塞、严重二尖瓣狭窄等机械因素引起的 CHF 几乎无效。

2. 治疗心律失常

（1）心房颤动：心房颤动的主要危害在于心房过多的冲动下传到心室，使心室率过快、心室充盈不足、心排血量减少，导致严重循环障碍。强心苷通过抑制房室结传导，增加房室结中隐匿性传导，阻止过多的心房冲动下传到心室，而减慢心室率，增加心排血量，改善血液循环。但对大多数患者应用后不能终止心房颤动。

（2）心房扑动：心房扑动时心房率一般为250～300次/分，但此时心房的异位节律相对强而规则，更易传至心室，导致心室率过快而影响泵血功能。强心苷通过缩短心房的有效不应期，引起折返，使心房扑动转为心房颤动，然后增加房室结隐匿性传导而减慢心室率。此时若停用强心苷，部分患者可恢复窦性心律。

（3）阵发性室上性心动过速：强心苷通过增强迷走神经功能，降低心房的兴奋性而终止阵发性室上性心动过速的发作，一般在其他方法无效时使用。

【不良反应】 强心苷的安全范围小，一般治疗量接近于中毒量的 60%，且个体差异性较大，故易发生不同程度的毒性反应。

1. 强心苷的毒性反应

（1）胃肠道反应：是最常见的早期中毒症状，患者可出现厌食、恶心、呕吐、腹泻等症状，应注意与强心苷用量不足而使心力衰竭症状未得到控制时引起的胃肠道症状相鉴别。剧烈呕吐可引起失钾而加重强心苷中毒，应注意补钾并减量或停药。

（2）神经系统反应：有眩晕、头痛、疲倦、失眠、谵妄等不适症状及视觉障碍，如视物模糊、黄视、绿视等。视觉异常是强心苷中毒的先兆，是停药指征之一。

（3）心脏反应：是强心苷最严重、最危险的不良反应。①快速性心律失常，室性期前收缩出现最早、最常见，也可发生二联律、三联律及室性心动过速甚至心室纤颤、心室扑动；②缓慢性心律失常，表现为窦性心动过缓或房室传导阻滞。

2. 中毒防治

（1）去除诱因：低血钾、低血镁、高血钙、心肌缺氧及老年人肾功能低下等是强心苷中毒的诱因，应警惕并注意排除。

（2）警惕中毒先兆：须密切观察用药前后患者的反应，如出现胃肠道反应，视觉障碍，注意观察心电图，出现一定次数的室性期前收缩、二联律、三联律、窦性心动过缓（低于60次/分）等，提示强心苷中毒。测定强心苷的血药浓度对确诊有重要意义。

（3）中毒的解救：一旦出现强心苷中毒，应立即停用强心苷及排钾利尿药，并根据中毒症状的类型和严重程度，及时采取措施。①快速性心律失常：应及时补钾，轻者可口服10%氯化钾溶液，情况较严重可用氯化钾 1.5～3.0g 溶于 5% 葡萄糖 500～1000ml 中，缓慢静脉滴注。肾功能不全、高血钾及严重房室传导阻滞者不宜用钾盐。对严重室性心律失常可用苯妥英钠、利多卡因治疗。其中苯妥英钠是强心苷中毒所致的频发性室性期前收缩、室性心动过速的首选药，因其能与强心苷竞争 Na^+、K^+-ATP 酶，恢复酶的活性。对严重的、危及生命的地高辛中毒者可用地高辛抗体 Fab 片段静脉注射，显效快，作用强。②缓慢性心律失常：可用阿托品治疗，不宜补钾。

【用药护理】

1. 同服奎尼丁、胺碘酮、维拉帕米、红霉素等药物可使强心苷血药浓度提高，同服苯妥英钠、苯巴比妥、利福平等药物可使强心苷的血药浓度降低50%。

2. 与排钾利尿药、糖皮质激素合用时应注意补钾，否则易诱发强心苷中毒。嘱咐患者多食含钾食物，如香蕉、柑橘、西红柿、菠萝等。

3. 低镁血症、高钙血症也是引起心脏毒性的主要因素。缺镁时低钾血症及强心苷中毒不易纠正，强心苷应用期间及停药两周内禁止静脉注射钙盐。

4. 静脉注射给药要严格控制速度，避免注射过快引起心律失常，毒毛花苷 K 不宜与碱性药物配伍。

5. 询问患者有无胃肠道反应、神经系统反应和视觉变化（黄视、绿视、视物模糊）等早期中毒症状，加强血压、心电监测。

【给药方法】

1. 每日维持量法　即每日给予一定剂量，经 4～5 个 $t_{1/2}$ 可达到稳态浓度而发挥治疗作用。此法安全有效，适用于轻、中度 CHF 患者。

2. 全效量后再用维持量　是强心苷经典的给药方法，即先在短期内给予充分发挥最大疗效的剂量，即全效量（洋地黄化量），随后每日给一定剂量以维持疗效。全效量分为缓给法和速给法。缓给法适用于慢性病例，于 2～4 日给足全效量，常选用地高辛。速给法适用于急重病例及两周内未用过强心苷的患者，在 1 日内给足全效量，常选用毛花苷丙或毒毛花苷 K，此法显效快但易中毒，临床已少用。

非苷类正性肌力药

（一）拟交感神经药

拟交感神经药虽然参与维持正常心功能，短期改善 CHF 患者的血流动力学，但 CHF 时交感神经处于激活状态，内源性儿茶酚胺的长期作用使心肌细胞 β_1 受体数目下调，影响了 β_1 受体信号转导功能，使心肌收缩力下降；同时交感神经被激活，更容易引起心率加快和心律失常，甚至诱发心绞痛，在后期更是病情恶化的主要因素之一。长期临床观察表明，该类药物并不能提高患者的生存率，主要用于强心苷禁忌（如伴有心率减慢或严重房室传导阻滞的 CHF）或疗效不佳的替代药，且仅限短期应用。常用药物有多巴酚丁胺及异波帕胺等。

多巴酚丁胺（dobutamine）

多巴酚丁胺选择性激动心脏的 β_1 受体，心肌收缩力增强，心排血量增加；治疗量对心率影响较小，较少引起心律失常。主要用于难治性 CHF 和急性左心衰竭的紧急治疗。

异波帕胺（ibopamine，异布帕明）

异波帕胺激动 D_1、D_2、β 和 α_1 受体，可增强心肌收缩力，增加心排血量，增加肾血流量，有利尿、改善肾功能的作用，降低外周血管阻力，降低心脏前后负荷。因其增强交感神经活性，仅用于 CHF 的短期治疗。

（二）磷酸二酯酶抑制药

磷酸二酯酶抑制药（phosphodiesterase inhibitors，PDEI）通过抑制磷酸二酯酶Ⅲ（PDEⅢ），增加细胞内 cAMP 的浓度，发挥正性肌力和扩张血管的双重作用，从而缓解心力衰竭症状。目前主要用于心力衰竭时短时间的支持疗法，尤其是对强心苷、利尿药和血管扩张药反应不佳者。代表药有氨力农（amrinone）、米力农（milrinone）和维司力农（vesnarinone）。

氨力农的不良反应发生率高，恶心、呕吐及心律失常较为常见。此外也可发生血小板减少及肝损害。米力农为氨力农的替代品，抑制 PDEⅢ作用强，不良反应少，常见低血压、心动过速甚至诱发室性心律失常，但也有增加病死率的报道。现只用作短期静脉给药治疗顽固性 CHF 和急性左心衰竭。

维司力农除抑制 PDEⅢ 外，还能激活钠通道，抑制钾通道，增加心肌收缩力，有中等程度的扩血管作用，可缓解 CHF 患者的症状。

第5节 血管扩张药

血管扩张药通过扩张小静脉，使回心血量减少，减轻心脏前负荷，降低肺楔压和左室舒张末压，缓解肺部淤血症状；扩张小动脉，降低外周血管阻力，降低心脏后负荷，增加心排血量，增加动脉供血，缓解组织缺血症状，可明显改善急性 CHF 患者的症状。主要适用于强心苷和利尿药疗效差的严重心力衰竭，如急性心肌梗死或高血压合并急性左心衰竭，在常规治疗的基础上加用血管扩张药，可提高疗效。常用的药物：①扩张小静脉为主的药物，如硝酸酯类（硝酸甘油、硝酸异山梨醇酯），用药后可明显减轻呼吸急促和呼吸困难；②扩张小动脉为主的药物，如肼屈嗪、氨氯地平等，主要用于外周阻力高、心排血量减少的 CHF 患者；③扩张小动脉和小静脉药，如哌唑嗪和硝普钠，其中硝普钠静脉滴注对急性心肌梗死及高血压所致 CHF 效果较好，哌唑嗪对缺血性心脏病的 CHF 效果较好。

应用血管扩张药时，需注意监测血压，随时调整给药剂量。需防止动脉血压下降超过 10～15mmHg，影响冠脉流量，使心肌供血减少。

护考链接

患者，男，69 岁，因慢性心功能不全加重入院。查体：颈静脉充盈，肝颈静脉反流征阳性，双侧下肢轻度水肿，肝大伴压痛。处方如下：地高辛片 0.25mg/次，1 次/日，氢氯噻嗪片 25mg/次，3 次/日。连续服用 2 周后患者出现恶心、呕吐、头痛、乏力、室性期前收缩而入院。心电图显示室性期前收缩，二联律。

1. 患者出现上述症状的主要原因是（   ）

A. 地高辛中毒　　　　　B. 慢性心功能不全症状未得到有效控制
C. 氢氯噻嗪的不良反应　D. 氢氯噻嗪减弱了地高辛的药效　　E. 以上都不对

分析：地高辛安全范围小，低血钾、低血镁、高血钙、心肌缺氧及老年人肾功能低下等是强心苷中毒的诱因，应警惕并注意排除。本病例中氢氯噻嗪长期应用降低血钾，诱发地高辛中毒，二药合用应注意补钾，故选 A。

2. 长期使用地高辛不需要定期监测的指标是（   ）

A. 心率　　　B. 血钾　　　C. 心律　　　D. 视觉异常　　　E. 血常规

分析：地高辛长期使用易引起毒性反应，包括胃肠道、中枢神经系统和心脏毒性，心脏毒性包括二联律、三联律、室性心动过速等快速性心律失常和房室传导阻滞、窦性心动过缓等缓慢性心律失常，故选 E。

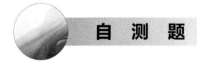

自 测 题

一、选择题

A_1 型题

1. 下列哪项是强心苷类药物最佳适应证

（   ）

A. 二尖瓣狭窄并肺动脉高压

B. 缩窄性心包炎并静脉压升高

C. 肥厚型心肌病

D. 风湿性心脏瓣膜病伴发心力衰竭

E. 顽固性心绞痛

2. 强心苷治疗心力衰竭的主要药理作用是（　　）

A. 增加心肌收缩力　B. 扩张冠状动脉

C. 减轻心脏前负荷　D. 降低心脏传导性

E. 减少心律失常发生

3. 治疗量强心苷可使心力衰竭患者（　　）

A. 心率加快，心肌耗氧量降低

B. 心率加快，心肌耗氧量增加

C. 心率减慢，心肌耗氧量降低

D. 心率减慢，心肌耗氧量增加

E. 心率减慢，舒张期缩短

4. 目前应用的抗慢性心功能不全药不包括（　　）

A. 肾上腺素　　　　B. 强心苷

C. 血管扩张药　　　D. 利尿药

E. ACEI

5. 用强心苷时禁忌静脉注射下列何种药物（　　）

A. 钾盐　　　　　　B. 葡萄糖溶液

C. 钙剂　　　　　　D. 呋塞米

E. 螺内酯

6. 强心苷类药物治疗心力衰竭的叙述，下列哪项不正确（　　）

A. 抑制心肌细胞膜的 Na^+，K^+-ATP 酶

B. 促进 Na^+-Ca^{2+} 交换

C. 反射性降低交感神经系统和肾素-血管紧张素-醛固酮系统的活性

D. 提高细胞内 Ca^{2+} 水平

E. 抑制 H^+，K^+-ATP 酶

7. 强心苷适用于治疗下列哪种类型的心律失常（　　）

A. 室性心动过速

B. 阵发性室上性心动过速

C. 心动过缓

D. 房室传导阻滞

E. 心室纤颤

8. 在肝脏中代谢最多的强心苷类药物是（　　）

A. 洋地黄毒苷　　　B. 地高辛

C. 去乙酰毛花苷　　D. 毒毛花苷 K

E. 多巴酚丁胺

9. 地高辛在体内消除的主要途径为（　　）

A. 肝代谢　　　　　B. 肾排泄

C. 脂肪储存　　　　D. 汗腺、唾液腺分泌

E. 胆汁排泄

10. 强心苷的毒性反应不包括（　　）

A. 胃肠道反应　　　B. 神经系统反应

C. 心脏反应　　　　D. 粒细胞减少

E. 视觉障碍

11. 易诱发强心苷中毒的因素是（　　）

A. 低血钾　　　　　B. 低血钙

C. 高血镁　　　　　D. 低血钠

E. 高血钾

12. 治疗强心苷中毒引起的室性心动过速的首选药物是（　　）

A. 维拉帕米　　　　B. 利多卡因

C. 普萘洛尔　　　　D. 苯妥英钠

E. 胺碘酮

13. 洋地黄中毒时最严重的临床表现是（　　）

A. 心律失常　　　　B. 胸痛

C. 黄视或绿视　　　D. 恶心

E. 咳粉红色泡沫痰

A₂ 型题

14. 患者，男，58 岁，慢性心力衰竭 6 年，口服地高辛 1 次/日，0.25mg/次，达到稳态浓度的时间是（　　）

A. 1~2 个 $t_{1/2}$　　　B. 2~3 个 $t_{1/2}$

C. 4~5 个 $t_{1/2}$　　　D. 6~7 个 $t_{1/2}$

E. 7~8 个 $t_{1/2}$

15. 患者，女，46 岁，有风湿性心脏病，二尖瓣狭窄，经常自觉气短，来医院诊断为慢性心功能不全，并给予地高辛每日维持量治疗，但该患者不久发生强心苷中毒，分析原因可能是（　　）

A. 患者发生低血钾、低血镁

B. 合用呋塞米

C. 合用奎尼丁

D. 合用维拉帕米

E. 以上均可能

16. 患者，男，32 岁，风湿性心脏病所致心力衰竭，应用强心苷和利尿药治疗半月，患者出现恶心，食欲缺乏，心电图显示室性期前收缩、二联律，下列哪一种情况最可

能（　　）

A. 心力衰竭加重　　　　B. 血钾升高

C. 风湿活跃　　　　　　D. 强心苷中毒

E. 强心苷剂量不足

17. 患者，女，25岁，突然出现高度呼吸困难，发绀，咳粉红色泡沫痰，血压80/50mmHg，两肺散在干湿性啰音，心率140次/分，心律绝对不齐，心尖部闻及舒张中晚期隆隆样杂音，心电图显示心房颤动，抢救措施首选（　　）

A. 静脉注射呋塞米

B. 静脉滴注硝普钠

C. 静脉注射氨茶碱

D. 皮下注射吗啡

E. 静脉注射毛花苷丙

A₃/A₄型题

（18～20题共用题干）

患者，男，65岁，高血压病患者，今晨1时睡眠中突然心悸、喘憋、咳嗽、不能平卧，送来急诊。

18. 首先考虑可能的疾病是（　　）

A. 支气管哮喘发作　　　B. 肺部感染

C. 急性左心衰竭　　　　D. 肺栓塞

E. 气胸

19. 检查血压为220/130mmHg，心界稍大，心率120次/分，心律整齐，可闻及舒张期奔马律，双肺散在干湿性啰音，此时最重要的措施方案是（　　）

A. 毛花苷丙、硝酸甘油、卡托普利

B. 硝普钠、毛花苷丙、呋塞米

C. 多巴胺、硝普钠、呋塞米

D. 酚妥拉明、呋塞米、卡托普利

E. 硝酸甘油、卡托普利

20. 心脏超声显示左心室肥厚，本患者的长期治疗方案最佳选择是（　　）

A. ACEI　　　　　　　B. 地高辛维持量

C. β受体阻断药　　　　D. 维拉帕米

E. 利尿药

二、简答题

1. 简述强心苷的药理作用。

2. 强心苷的不良反应和用药护理措施有哪些？

3. 试分析 ACEI 治疗充血性心力衰竭的药理作用。

（马瑜红）

第26章　抗心律失常药

引言：在正常情况下，心脏的冲动来自窦房结，依次经心房、房室结、房室束及浦肯野纤维，最后传到心室肌，引起心脏节律性收缩。在冲动起源异常或冲动传导障碍时，导致心脏工作的速率或节律紊乱，称为心律失常。临床根据其表现分为缓慢性心律失常和快速性心律失常，缓慢性心律失常包括心动过缓和各种传导阻滞，多采用阿托品和异丙肾上腺素治疗。本章的抗心律失常药（antiarrhythmic drugs）是指用于快速性心律失常的药物。掌握常用抗心律失常药物的作用特点、不良反应和用药护理。

第1节　抗心律失常药的基本作用和分类

● 案例26-1

患者，女，25岁。患先天性心脏病，反复发生心力衰竭4年，现因感冒出现心慌气短，不能平卧入院。查体时除先天性心脏病和心力衰竭症状外，心电图检查显示为室上性心动过速。其他检查未见明显异常。入院后给予吸氧、强心苷类药和利尿药等治疗，心力衰竭症状明显好转，但患者出现频繁期前收缩，室性心动过速。

问题：1. 患者在心力衰竭症状好转时出现心律失常，如果是治疗不当的话，最可能的原因是什么？

2. 此时最好选用什么药物治疗？用药中应如何护理？

 心律失常的电生理学机制

心律失常是由冲动形成障碍和（或）冲动传导障碍引起的。

1. 冲动形成障碍　节律点自律性增高是心律失常形成的一个重要因素。自律性主要取决于自律细胞4期自动除极的速度、最大舒张电位水平及阈电位水平。当4相自发除极速度加快、最大舒张电位变小及阈电位降低时，均会引起自律性增高诱发心律失常。

后除极和触发活动是冲动形成障碍的又一因素。后除极是指动作电位继0相除极后发生的除极，包括早期后除极和延迟后除极。而触发活动是指由后除极导致的异常冲动的发放。后除极具有频率快，振幅小，膜电位不稳定，呈震荡性波动的特点，一旦膜电位达到阈值，极易引起冲动的发放，形成触发活动。

2. 冲动传导障碍 冲动传导障碍包括单纯传导障碍和折返激动产生两种情况。单纯传导障碍是指传导减慢、传导阻滞或传导速度不均一等。折返激动产生是指一次冲动下传后，又可沿环行通路返回到起源的部位，而再次兴奋原已兴奋过的心肌的现象，是导致心律失常的重要机制。促成折返的因素：①心肌组织在解剖上形成环形通路；②环形通路的某一点上形成单向传导阻滞；③回路传导的时间足够长，折回的冲动落在原已兴奋心肌的不应期之外；④相邻细胞有效不应期（ERP）长短不一（图 26-1）。单次折返可引起期前收缩；连续折返则会引起心动过速、心房或心室的扑动或颤动。

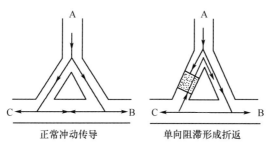

图 26-1 浦肯野纤维正常冲动传导与单向传导阻滞形成折返示意图

二 抗心律失常药的分类和基本作用

（一）抗心律失常药的分类

治疗快速性心律失常药通常分为四类，其中 I 类药又分三个亚类。

I 类：钠通道阻滞药

I_a 类：适度阻滞钠通道药，代表药有奎尼丁等。

I_b 类：轻度阻滞钠通道药，代表药有利多卡因等。

I_c 类：重度阻滞钠通道药，代表药有普罗帕酮、氟卡尼等。

II 类：β受体阻断药，代表药有普萘洛尔。

III 类：延长动作电位时程药，代表药有胺碘酮。

IV 类：钙通道阻滞药，代表药有维拉帕米。

（二）抗心律失常药的基本作用

治疗快速性心律失常的药物主要通过影响心肌电生理的以下特性而发挥作用：①降低自律性；②减少后除极和触发活动；③影响传导性，通过改善传导，消除单向传导阻滞，终止折返激动，或通过减慢传导变单向传导阻滞为双向传导阻滞，终止折返激动；④延长有效不应期。

第 2 节 常用抗心律失常药

一 钠通道阻滞药

（一）I_a 类适度阻滞钠通道药

奎尼丁（quinidine）

奎尼丁是从金鸡纳树皮中提取的生物碱，抗疟药奎宁为左旋体，奎尼丁为右旋体。口服易吸收，1～2 小时后血药浓度达高峰，生物利用度约为 80%，血中药物 80%与血浆蛋白结合，主要经肝代谢，20%以原形经肾排出，$t_{1/2}$ 为 5～7 小时。

【药理作用】

1. 对心肌电生理的影响 奎尼丁具有适度阻滞心肌细胞膜 Na^+ 内流的作用，同时能轻度抑制 K^+ 外流和 Ca^{2+} 内流，使有效不应期延长、传导减慢和自律性降低。大剂量可呈现负性肌力作用。

2. 对自主神经的作用 可阻断 α 受体和 M 受体，静脉注射引起低血压和心动过速。

【临床应用】 本药为广谱抗心律失常药，可用于各种快速性心律失常的治疗。临床上可用于心房颤动与心房扑动的复律和复律后窦性心律的维持，预防室上性和室性心动过速，治疗频发性期前收缩等。

【不良反应及用药护理】 本品安全性较小，用药过程中约有 1/3 患者出现不良反应，尤其是老人和肝、肾功能不良者更易出现。

1. 金鸡纳反应 长期用药可出现恶心、呕吐、头痛、眩晕、耳鸣、视物模糊等症状，一般与剂量无关。

2. 心血管反应 本药的心血管毒性较强，长期大量用药可出现低血压、心力衰竭、室内传导阻滞、房室传导阻滞、室性心动过速等症状。严重者发生奎尼丁晕厥、心室纤颤甚至死亡。用药前应测量脉率和血压，如发现脉率过快或过慢时，暂停用药并通知医生；用药过程中要密切观察患者心率、血压及心电图的改变，一旦发现异常应及时停药或减量并通知医生；不能使用变色的奎尼丁药液。

3. 肝肾功能不全、严重房室传导阻滞、心动过缓、低血压等患者禁用。心力衰竭患者慎用。

4. 苯巴比妥、苯妥英钠为肝药酶诱导剂，可加速奎尼丁代谢；普萘洛尔、维拉帕米、西咪替丁能减慢奎尼丁在肝脏的代谢，合用时应减少本药的剂量；乙酰唑胺、抗酸药、碳酸氢钠、噻嗪类利尿药、胺碘酮可增高奎尼丁的血药浓度，合用时应注意剂量的调整；奎尼丁与地高辛合用，可降低地高辛的清除率，应减少后者的用量。

普鲁卡因胺（procainamide）

普鲁卡因胺是局麻药普鲁卡因的衍生物。作用与奎尼丁相似，属广谱抗心律失常药，无 α 受体阻断作用，抗胆碱和负性肌力作用较弱。

主要用于室性期前收缩及室性心动过速，作用优于奎尼丁，静脉给药用于抢救危急病例。对心房颤动与心房扑动的疗效较差。对室上性心律失常也有效，但不作为首选药。

口服可致胃肠道反应。静脉给药可引起低血压、窦性心动过缓、心力衰竭。过敏反应较常见。长期应用可出现粒细胞减少及红斑狼疮样反应，停药后可消失，必要时可用皮质激素治疗。

严重的心力衰竭，完全性房室传导阻滞，重症肌无力，系统性红斑狼疮及肝、肾功能严重损害者禁用。

（二）I_b 类轻度阻滞钠通道药

利多卡因（lidocaine）

利多卡因是局部麻醉药，后用于心律失常的治疗。具有安全、高效、速效的特点。首关效应明显，常静脉注射给药，$t_{1/2}$ 约 1.5 小时。

利多卡因主要作用于浦肯野纤维和心室肌细胞，对心房几乎没有作用。其可抑制 Na^+ 内流、促进 K^+ 外流，具有降低心肌自律性、相对延长浦肯野纤维和心室肌的有效不应期的作用，可改善传导，有利于折返激动的消除。主要用于各种室性心律失常。对急性心肌梗死引起的室性心律失常是首选药，还可用于急性心肌梗死、心脏手术及强心苷中毒所致室性期前收缩、室性心动过速及心室纤颤。对室上性心律失常作用较差。

本药不良反应较少，常见有嗜睡、眩晕、定向障碍等中枢神经系统症状。静脉注射过量或过快，可出现惊厥、低血压、房室传导阻滞、呼吸抑制等。用药过程中应给予心电监护。严重传导阻滞，窦房结功能障碍及严重肝、肾功能障碍者禁用。

苯妥英钠（phenytoin sodium）

苯妥英钠作用与利多卡因相似，并且本药还能抑制 Ca^{2+} 内流，与强心苷竞争 Na^+，K^+-ATP 酶，防止强心苷中毒所引起的延迟后除极和触发活动，并可加快房室传导。临床上主要用于室性心律失常及强心苷中毒所致室性心律失常的治疗，是强心苷中毒引起的快速性心律失常的首选药。也可用于心导管术、心脏手术、心肌梗死等引发的室性心律失常。

静脉注射过量或过快可引起低血压、心动过缓、传导阻滞甚至心脏停搏。其他不良反应及用药护理见第 12 章第 1 节。

美西律（mexiletine）

美西律对电生理的影响与利多卡因相似。主要治疗各种室性心律失常，如室性期前收缩、阵发性室性心动过速、心室纤颤等，尤其是心肌梗死引起者。常见不良反应有胃肠道反应；长期用药可引起神经系统反应，如共济失调、震颤、眩晕等；静脉注射可出现低血压、心动过缓、传导阻滞等。有癫痫病史、低血压、缓慢性心律失常、重度心力衰竭的患者应慎用或禁用。用药过程中应注意心率、血压和心电图的监测。

（三）I_c 类重度阻滞钠通道药

普罗帕酮（propafenone）

普罗帕酮可明显阻滞钠通道，抑制 Na^+ 内流，也能阻滞钾通道，而降低浦肯野纤维的自律性、减慢传导和延长有效不应期。此外本药还有较弱的 β 受体阻断作用。本药为广谱抗心律失常药，可用于室上性和室性心律失常、预激综合征伴发的心动过速和心房颤动者的治疗。

常见消化道不良反应。严重时可致心律失常，如窦性心动过缓、房室传导阻滞，加重心力衰竭。本药一般不宜与其他抗心律失常药合用，用药过程中注意血压及心电的监测。心源性休克、严重房室传导阻滞患者禁用；心力衰竭、低血压患者应慎用或不用。

本类药物还有氟卡尼（flecainide）、恩卡尼（encainide）等。

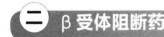

二 β受体阻断药

普萘洛尔（propranolol）

本药可阻断 β 受体，降低窦房结、心房传导纤维、浦肯野纤维的自律性，减少儿茶酚胺所致的延迟后除极而防止触发活动；较高浓度可减慢房室结及浦肯野纤维的传导，延长其有效不应期。

主要治疗室上性及室性心律失常。对交感神经兴奋性过高、甲状腺功能亢进及嗜铬细胞瘤等引起的窦性心动过速效果好；与强心苷或地尔硫草合用治疗心房颤动、心房扑动及阵发性室上性心动过速；心肌梗死患者长期用药，可减少心律失常的发生，缩小心肌梗死范围，降低病死率。

索他洛尔（sotalol）

索他洛尔既可非选择性阻断 β 受体，又能阻滞 K^+ 外流，从而明显延长动作电位时程和有效不应期，降低窦房结和浦肯野纤维的自律性，减慢房室传导。本药是广谱抗心律失常药，可用于各种心律失常，如心房颤动、心房扑动、室上性心动过速、室性期前收缩、室性心动过速及心室纤颤等，还可用于急性心肌梗死并发严重心律失常。不良反应少，低血钾、肾功能低下及有遗传性长 Q-T 间期综合征的患者慎用。

常用于抗心律失常的 β 受体阻断药还有美托洛尔(（metoprolol））、艾司洛尔（esmolol）、阿替洛尔（atenolol）等。

三 延长动作电位时程药

胺碘酮（amiodarone）

胺碘酮口服吸收缓慢，静脉注射 10 分钟起效。消除缓慢，几乎全部在肝脏代谢，经胆道排泄。$t_{1/2}$ 长达数周，全部清除需 4 个月。

【药理作用】 本药对心肌细胞膜上的钾通道、钠通道和钙通道有阻滞作用，并可非竞争性阻断 α、β 受体及阻断 T_3、T_4 与其受体结合。降低窦房结和浦肯野纤维的自律性、减慢传导、明显延长动作电位时程和有效不应期。此外，胺碘酮还可扩张冠状动脉和外周血管、降低心肌耗氧量。

【临床应用】 本药为广谱抗心律失常药。可用于各种室上性和室性心律失常的治疗。可使心房扑动、心房颤动和阵发性室上性心动过速转复并维持其窦性节律；对预激综合征合并心房颤动或室性心动过速者疗效好。

【不良反应及用药护理】 常见心血管反应如窦性心动过缓、房室传导阻滞、Q-T 间期延长及低血压等；长期应用可出现角膜褐色微粒沉着，不影响视力；少数患者可出现甲状腺功能紊乱；个别患者可发生间质性肺炎或肺纤维化，一旦发生应立即停药。首剂负荷剂量给药时必须在住院和心电监护下给予；用药过程中要密切监护患者血压、心率和节律；长期应用必须定期监测血 T_3、T_4 浓度和肺功能，进行肺部 X 线检查。房室传导阻滞、Q-T 间期延长、对碘过敏、甲状腺功能失调者禁用。

四 钙通道阻滞药

维拉帕米（verapamil，异搏定）

【药理作用】 本药主要通过阻滞心肌细胞膜钙通道，抑制 Ca^{2+} 内流，降低慢反应细胞（如窦房结、房室结）自律性、减慢房室结传导、延长有效不应期，并可降低心肌收缩力。此外，还有扩张冠状动脉及外周血管的作用。

【临床应用】 维拉帕米是治疗阵发性室上性心动过速的首选药；可控制房性心动过速、心房颤动、心房扑动的心室率。对强心苷中毒、急性心肌梗死、心肌缺血引起的室性期前收缩也有效。

【不良反应及用药护理】 本药口服安全，常见不良反应有腹胀、腹泻、便秘、头痛等。静脉注射可引起低血压、心动过缓，甚至诱发心力衰竭。用药前应先检查血压、心率和肝肾功能；静脉注射后应嘱患者静卧 1 小时。

本药与地高辛合用，可降低其从肾脏的排泄，增加地高辛的血药浓度；与 β 受体阻断药合用有发生心脏停搏的危险；与奎尼丁合用可增加低血压发生率。老年人、肾功能不良者慎用，房室传导阻滞、重度心力衰竭、心源性休克者禁用。

同类药物还有地尔硫草，扩张血管作用较强，而减慢心率作用较弱。主要用于室上性心律失常，对阵发性心房颤动也有效。不良反应有胃肠道反应、乏力、头晕等，偶有过敏反应。

护考链接

1. 强心苷中毒引起的快速性心律失常应首选（　　　）

A. 利多卡因　　　　B. 普罗帕酮　　　　C. 苯妥英钠

D. 维拉帕米　　　　E. 奎尼丁

分析：强心苷中毒导致的快速性心律失常首选苯妥英钠，故选 C。

2. 治疗阵发性室上性心动过速的最佳药物是（　　　）

A. 奎尼丁　　　　B. 利多卡因　　　　C. 普鲁卡因胺

D. 苯妥英钠　　　　E. 维拉帕米

分析：治疗阵发性室上性心动过速的首选药物是维拉帕米，故选 E。

自 测 题

一、选择题

A₁型题

1. 对阵发性室上性心动过速宜首选（　　　）

A. 奎尼丁　　　　B. 维拉帕米

C. 苯妥英钠　　　D. 利多卡因

E. 胺碘酮

2. 下列何药属于钙通道阻滞药（　　　）

A. 利多卡因　　　B. 苯妥英钠

C. 维拉帕米　　　D. 奎尼丁

E. 胺碘酮

3. 胺碘酮是（　　　）

A. 钠通道阻断药

B. β受体阻断药

C. 钙通道阻断药

D. 延长动作电位时程药

E. 血管紧张素转化酶抑制药

4. 应用奎尼丁治疗时，最严重的不良反应是（　　　）

A. 胃肠道反应　　　B. 金鸡纳反应

C. 心功能不全　　　D. 奎尼丁晕厥

E. 低血压

5. 下列不正确的描述是（　　　）

A. 利多卡因可选择性降低浦氏纤维自律性

B. 利多卡因对室性心律失常有效

C. 普萘洛尔可用于窦性心动过速

D. 维拉帕米适用于阵发性室上性心动过速

E. 奎尼丁安全范围大，可作为门诊用药

A₂/A₃型题

6. 患者，女，38岁，因急性心肌梗死引起的室性心动过速入院，入院后的首选药是（　　　）

A. 利多卡因　　　　B. 奎尼丁

C. 维拉帕米　　　　D. 美托洛尔

E. 地高辛

7. 患者，男，60岁，因长期应用某药导致角膜色素沉积，请问该药可能是（　　　）

A. 奎尼丁　　　　B. 苯妥英钠

C. 利多卡因　　　D. 胺碘酮

E. 维拉帕米

8. 患者，男，58岁，因心肌梗死入院3日，今日输液后出现室性心律失常，对其抢救的有效药物是（　　　）

A. 利多卡因　　　B. 奎尼丁

C. 美托洛尔　　　D. 维拉帕米

E. 胺碘酮

9. 患者，女，26岁，窦性心动过速频发期前收缩，其最佳的治疗药物是（　　　）

A. 奎尼丁　　　　B. 普罗帕酮

C. 美托洛尔　　　D. 维拉帕米

E. 胺碘酮

10. 患者，女，62岁，因强心苷中毒引起快速性心律失常，该情况用以下哪种药物疗效

佳（　　）

A. 苯妥英钠　　B. 胺碘酮

C. 普鲁卡因胺　D. 美托洛尔

E. 奎尼丁

二、简答题

1. 简述抗心律失常药物的作用机制。

2. 试述利多卡因、维拉帕米的抗心律失常作用特点、临床应用及用药护理。

3. 胺碘酮有哪些不良反应？如何进行用药护理？

（常维纬）

第27章 抗心绞痛药

引言：心绞痛是冠状动脉供血不足引起的心肌急剧的、暂时的缺血、缺氧综合征。临床表现为胸骨后及心前区阵发性绞痛或闷痛，可放射至左上臂。其病理生理机制主要是心肌对氧的需求量增加，冠状动脉供血不足，引起血氧供需失衡。本章要求掌握硝酸酯类、β受体阻断药和钙通道阻滞药的药理作用、临床应用、不良反应和用药护理。

影响心肌耗氧量的主要因素有心室壁张力、心率和心肌收缩力。抗心绞痛药物可通过减少心肌耗氧量，增加心肌血供来治疗心绞痛。常用的药物有硝酸酯类、β受体阻断药及钙通道阻滞药等。

● 案例 27-1

患者，男，65岁，高血压和糖尿病病史10年。晨起后在户外活动时突感心前区痛，伴左肩臂酸胀，憋气、乏力、出汗，自服硝酸甘油1片，未见好转，遂来院急诊。医生予患者心电图、心肌酶谱等检查，并再次给予硝酸甘油1片舌下含服，嘱卧床休息，10分钟后患者胸痛减轻。

问题：1. 患者自服硝酸甘油不见好转的原因可能是什么？
      2. 如何指导患者服用硝酸甘油？

第1节 硝 酸 酯 类

硝酸酯类是临床上最常用的抗心绞痛药物，包括硝酸甘油、硝酸异山梨酯和单硝酸异山梨酯等。

| 链接 |

心绞痛分类

1. 稳定型心绞痛　又称轻型心绞痛，一般不发作，可稳定数月，只在有诱因（如重体力、脑力劳动或其他原因所致一过性心肌耗氧量增高）存在时发作。
2. 不稳定型心绞痛　临床表现不稳定，在有诱因时和休息时均可发作。发作强度和频度逐渐增加，患者大多至少有一支冠状动脉主干近侧端高度狭窄。
3. 变异型心绞痛　常于休息或梦醒时因冠状动脉痉挛引起。多无明显诱因。

硝酸甘油（nitroglycerin）

硝酸甘油起效快、疗效可靠、经济方便，是目前防治心绞痛最常用的药物。硝酸甘油口服的生物利用度仅为 8%，故不宜口服。因其脂溶性高，常舌下含服，经口腔黏膜迅速吸收，可避免首关效应，生物利用度达 80%。含服后 1～2 分钟起效，3～10 分钟作用达高峰，疗效可维持 20～30 分钟。主要经肝脏代谢，由肾脏排出。硝酸甘油还有皮肤贴片、软膏剂、膜剂、喷雾剂、注射剂等多种剂型。

【药理作用】 硝酸甘油的基本作用是松弛平滑肌，对血管平滑肌的选择性最高。

1. 降低心肌耗氧量 硝酸甘油可扩张容量血管，减少静脉回心血量，降低心脏前负荷，从而使心室舒张末期压力及容量降低，降低室壁张力，降低耗氧量。在较大剂量时也可扩张小动脉而降低后负荷，使心肌耗氧量下降。

2. 增加心肌供氧量 硝酸甘油可舒张较大的心外膜血管、输送血管及侧支血管，特别是冠状动脉痉挛时更为明显，但对阻力血管的扩张作用较弱。心内膜下血管由心外膜血管垂直穿过心肌延伸而来，易受室壁张力及室内压力的影响，当室壁张力和室内压力增高时，心内膜下血管受压，血流量减少。当冠状动脉出现狭窄时，缺血区的阻力血管因缺氧处于扩张状态，此时缺血区阻力较非缺血区小，用药后血液会随压力差流向缺血区，增加缺血区的血液供应。在心绞痛急性发作时，左心室舒张末压力增高，硝酸甘油能降低左心室舒张末压，扩张心外膜血管及侧支血管，使血液易从心外膜区域向心内膜下缺血区流动，改善缺血区的血供。

【临床应用】

1. 心绞痛 对各型心绞痛均有效，舌下含服或吸入给药可迅速缓解心绞痛症状，常作为心绞痛急性发作时的首选药物。

2. 急性心肌梗死 静脉滴注给药，可减少急性心肌梗死患者的心肌耗氧量；本药还有抗血小板聚集和黏附作用，可使梗死面积缩小，降低梗死后心绞痛的发生率。连续使用注意限制用量，以免过度降压而引起不良反应。

3. 心功能不全 本药可降低心脏前、后负荷，改善心功能，用于难治性心功能不全的治疗。

【不良反应及用药护理】

1. 血管扩张反应 常见颜面潮红、搏动性头痛、眼压升高、直立性低血压及晕厥。血管扩张可反射性兴奋交感神经，使心率加快、心肌收缩力加强，反使耗氧量增加而诱发心绞痛发作。

2. 高铁血红蛋白血症 大剂量或频繁用药时可引起高铁血红蛋白血症，出现呕吐、发绀等症状。

3. 耐受性 用药剂量过大或过频易产生耐受性，常在连续用药 2～3 周后产生，停药 1～2 周后消失。

用药过程中要密切观察生命体征，特别是心肌梗死患者。静脉滴注前用 5% 葡萄糖溶液或生理盐水稀释，不得超过 400μg/ml。贴剂使用时要贴于皮肤无毛发的部位，心脏除颤前要将其去除，以防其背面的铝产生电子流烧伤患者。严重贫血、颅内高压、闭角型青光眼、直立性低血压及对硝酸盐过敏者禁用，限制性心肌病或缩窄性心包炎患者禁用静脉给药，低血压或血容量不足者慎用。

本药与其他血管扩张药、β 受体阻断药、钙通道阻滞药、镇静催眠药或含乙醇的饮品等合用，可加重本药的降血压反应；静脉注射硝酸甘油可能影响肝素的抗凝效果；阿司匹林可降低硝酸甘油的肝清除率，合用应注意调整剂量。

硝酸异山梨酯（isosorbide dinitrate）

口服生物利用度较硝酸甘油高，也可舌下含服、气雾吸入或静脉注射。作用弱、起效慢、维持时间较长。临床应用及不良反应与硝酸甘油相似，主要用于预防心绞痛发作和心肌梗死后心力衰竭的长期治疗。

第2节 β受体阻断药

β受体阻断药可减少心绞痛的发作次数、提高运动耐量、减少心肌耗氧量、改善缺血区的代谢、减少心肌梗死患者的病死率，现已成为一线防治心绞痛的药物。临床常用药物有非选择性β受体阻断药（如普萘洛尔、吲哚洛尔、噻吗洛尔等）和选择性 $β_1$ 受体阻断药（如阿替洛尔、美托洛尔、醋丁洛尔等）。

普萘洛尔（propranolol）

【药理作用】

1. 降低心肌耗氧量　心绞痛发作时，心肌局部和血中儿茶酚胺含量明显增加，激动 $β_1$ 受体，使心肌收缩力增强、心率加快、血管收缩，从而使左室后负荷增加，心肌耗氧量增加。由于心率加快，心室舒张期缩短，又使冠状动脉血液灌注量减少，加重心肌缺氧。本药通过阻断 $β_1$ 受体，使心率减慢、心肌收缩力减弱、血压降低，从而明显降低心肌耗氧量，缓解心绞痛症状。

2. 改善心肌缺血区的供血　本药可阻断冠状动脉上的β受体，促使血液向已代偿性扩张的缺血区流动，增加缺血区的供血。此外，β受体阻断药能减慢心率，使舒张期延长，使冠状动脉的血液灌流时间延长，有利于血液从心外膜血管流向易缺血的心内膜区。本药还可增加缺血区的侧支循环，改善心肌缺血区的供血。

3. 改善心肌代谢　本药可促进缺血区的心肌细胞对葡萄糖的摄取和利用，改善糖代谢，减少耗氧，从而使缺血区的心肌得到保护；促进氧合血红蛋白的解离，提高组织对氧的利用。

【临床应用】　治疗稳定型及不稳定型心绞痛，可减少发作次数及硝酸甘油的用量，对高血压或快速心律失常的心绞痛患者更为适用，但不宜用于由冠状动脉痉挛诱发的变异型心绞痛。对心肌梗死也有效，能缩小梗死范围。

β受体阻断药可降低心肌收缩力，从而增加心室容积，使心室射血时间延长，导致心肌耗氧量增加。临床常将普萘洛尔和硝酸甘油合用治疗心绞痛，以取长补短。例如，普萘洛尔可抵消硝酸甘油所引起的反射性心率加快，而硝酸甘油可克服普萘洛尔导致的冠状动脉收缩和心室容积扩大。此外，两药协同降低心肌耗氧量。应注意调整剂量，避免过度降压引起冠脉流量减少，对心绞痛不利。

【不良反应及用药护理】　普萘洛尔的有效剂量个体差异较大，一般宜从小量开始逐渐增加剂量。突然停药可导致心绞痛的发作，甚至诱发心肌梗死。

第3节 钙通道阻滞药

钙通道阻滞药是临床预防和治疗心绞痛的常用药。抗心绞痛常用的钙通道阻滞药有硝苯地平（nifedipine）、维拉帕米（verapamil）、地尔硫草（diltiazem）及普尼拉明（prenylamine）等。

【药理作用】

1. 降低心肌耗氧量　本类药物通过阻滞钙通道，减少 Ca^{2+} 内流，可减弱心肌收缩力、减慢心率、扩张外周动脉，减轻心脏负荷，降低心肌耗氧量。由于扩张冠状动脉，特别是痉挛状态的血管，因此能增加缺血区血流量。此外，本药还可增加侧支循环，改善缺血区的供血。

2. 保护缺血心肌细胞　心肌缺血缺氧时，细胞膜对 Ca^{2+} 通透性增加，Ca^{2+} 内流增多，大量 Ca^{2+} 在细胞内聚集，特别是线粒体中 Ca^{2+} 超负荷，会损伤线粒体，促进细胞死亡。本类药物抑制 Ca^{2+} 内流，减轻心肌细胞内 Ca^{2+} 的超负荷，起到保护心肌细胞的作用。

3. 抑制血小板作用　阻滞 Ca^{2+} 内流，可降低血小板内 Ca^{2+} 浓度，从而抑制血小板黏附、聚集。

【临床应用】

1. 心绞痛　可用于稳定型心绞痛、不稳定型心绞痛及变异型心绞痛，其中对变异型心绞痛最为有效。此外，本类药物对支气管平滑肌有扩张作用，故对伴有哮喘和阻塞性肺疾病的心绞痛患者更为适用。

2. 急性心肌梗死　对急性心肌梗死能促进侧支循环建立，缩小梗死面积。

【不良反应及用药护理】　见第 24 章第 2 节。

 护考链接

患者，男，50 岁，患原发高血压病 5 年，近半个月来间断发生胸骨后或心前区疼痛，持续 3～5 分钟，休息后可缓解。经入院检查确诊为心绞痛。责任护士指导使用硝酸甘油，以下不正确的是（　　）

A. 首次应卧位或坐位服药，以防发生直立性低血压

B. 该药应舌下含服，不可吞服或嚼服

C. 该药可扩张外周血管，减轻心脏负荷

D. 常见不良反应有头面部皮肤潮红、搏动性头痛等

E. 出现不良反应需立即停药

分析：本题考查心绞痛治疗用药硝酸甘油的护理。含服硝酸甘油后应平卧，以防低血压发生，服药后可有头胀、面红、头晕、心悸等血管扩张的表现，出现此副作用后可减少药量或调慢静脉滴注速度，但不需要停药，故选 E。

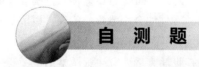 自 测 题

一、选择题

A_1 型题

1. 心绞痛患者随身携带的最重要的急救药是（　　）

A. 肾上腺素　　　　B. 普萘洛尔
C. 硝苯地平　　　　D. 硝酸甘油
E. 维拉帕米

2. 变异型心绞痛宜选用（　　）

A. 硝酸甘油　　　　B. 硝苯地平
C. 普萘洛尔　　　　D. 硝酸异山梨酯
E. 酚妥拉明

3. 硝酸甘油治疗心绞痛最主要的作用是（　　）

A. 扩张冠状动脉增加心肌供血

B. 扩张外周动脉，降低血压

C. 扩张外周动、静脉，减轻心脏负荷

D. 减慢心率

E. 增加心排血量

4. 心绞痛急性发作最常用的药物是（ ）

　　A. 维拉帕米　　　B. 普萘洛尔

　　C. 硝苯地平　　　D. 硝酸甘油

　　E. 硝酸异山梨酯

5. 下列不宜使用美托洛尔的疾病是（ ）

　　A. 变异型心绞痛

　　B. 甲状腺功能亢进

　　C. 高血压伴快速性心律失常

　　D. 稳定型心绞痛

　　E. 不稳定型心绞痛

A₂型题

6. 患者，男，69岁，因心绞痛发作3日入院，入院后查既往史曾服用过硝酸甘油、美托洛尔、硝苯地平治疗心绞痛。这三种药物的共同作用特点是（ ）

　　A. 降低心肌耗氧量　B. 减慢心率

　　C. 降低室壁张力　　D. 扩张冠状动脉

　　E. 降低心肌收缩力

A₃/A₄型题

（7～10题共用题干）

　　患者，女，71岁，因心绞痛反复发作6小时入院，入院后给予硝酸甘油抗心绞痛治疗。

7. 该药最常采用的给药途径是（ ）

　　A. 舌下含服　　　B. 软膏涂抹

　　C. 肌内注射　　　D. 贴膜剂经皮给药

　　E. 口服

8. 硝酸甘油不具有下列哪种作用（ ）

　　A. 扩张容量血管　　B. 减少回心血量

　　C. 降低心肌耗氧量　D. 增加心室壁张力

　　E. 扩张冠状动脉

9. 下列哪项不是硝酸甘油的不良反应（ ）

　　A. 面部潮红　　　B. 血管搏动性头痛

　　C. 眼压升高　　　D. 全身水肿

　　E. 高铁血红蛋白血症

10. 伴有哮喘的心绞痛患者不宜选用（ ）

　　A. 硝酸甘油　　　B. 硝苯地平

　　C. 美托洛尔　　　D. 硝酸异山梨酯

　　E. 地尔硫䓬

二、简答题

1. 简述硝酸甘油的抗心绞痛的临床应用、主要不良反应及用药护理。

2. 简述硝酸甘油与普萘洛尔合用治疗心绞痛的意义。合用时应注意什么？

3. β受体阻断药为什么不宜用于变异型心绞痛？

（常维纬）

第28章　抗动脉粥样硬化药

引言：动脉粥样硬化（atherosclerosis，AS）是缺血性心脑血管疾病的病理基础。高脂血症是动脉粥样硬化发生的重要因素，因此，防治动脉粥样硬化的关键是调整血脂，使之趋于平衡。首先要提倡合理膳食结构，限制高胆固醇和高热量食物的摄取，适当运动和放弃不良的生活习惯等。此外还可通过抗脂质氧化、保护血管内皮等，达到抗动脉粥样硬化的作用。通过本章学习，掌握他汀类药物、胆汁酸螯合剂、烟酸类、贝特类药物的临床应用、不良反应和用药监护。熟悉其他抗动脉粥样硬化药的作用特点和不良反应。

第1节　调血脂药

● 案例28-1

患者，51 岁。患高血压、糖尿病 8 年，5 年前查血脂异常，医生除给予抗高血压及降糖治疗外，还嘱其注意生活习惯的改变，并给予降脂药治疗。

问题：1. 该患者生活中应注意什么？

2. 调血脂药已用 5 年，如继续用药，应如何加强对调血脂药的指导？

血脂是血浆或血清中所含脂类的总称，包括胆固醇（cholesterol，Ch）、三酰甘油（triglyceride，TG）、磷脂（phospholipid，PL）和游离脂肪酸（free fatty acid，FFA）等。胆固醇又分为胆固醇酯（cholesterol ester，CE）和游离胆固醇（free cholesterol，FC），两者合称为总胆固醇（total cholesterol，TC）。它们在血浆中与载脂蛋白结合为脂蛋白，溶于血浆进行转运与代谢。

一　HMG－CoA 还原酶抑制剂

3-羟-3-甲戊二酸单酰辅酶 A （HMG-CoA） 还原酶是肝细胞合成胆固醇过程中的限速酶，可催化 HMG-CoA 生成甲羟戊酸，甲羟戊酸是内源性胆固醇合成的关键步骤。HMG-CoA 还原酶抑制剂也称他汀类药物，其结构与 HMG-CoA 相似，与 HMG-CoA 还原酶有较高的亲和力，故可与 HMG-CoA 还原酶结合而抑制其活性，使内源性胆固醇的生成减少。常用药物有洛伐他汀（lovastatin）、辛伐他汀（simvastatin）、普伐他汀（pravastatin）、氟伐他汀（fluvastatin） 和阿托伐他汀（atorvastatin）等。

洛伐他汀和辛伐他汀是无活性的内酯环前药，吸收后在肝中代谢成为有活性的、易吸收的羟酸型。普伐他汀不需转化可直接发挥药理作用。氟伐他汀、阿托伐他汀为含氟的活性物质。氟伐他汀口服吸收迅速而完全，生物利用度高。大部分药物分布于肝脏，经胆汁由肠道排出，少部分经肾脏排泄。

【药理作用】 本药通过抑制 HMG-CoA 还原酶而抑制胆固醇合成，肝细胞内胆固醇含量降低，经负反馈调节使肝细胞表面的低密度脂蛋白（LDL）受体增加或活性增强，使血浆中 LDL、中间密度脂蛋白（IDL）大量被摄入肝脏，导致血中 LDL、极低密度脂蛋白（VLDL）降低。由于肝脏胆固醇减少，使肝合成及释放 VLDL 减少，导致 TG 的相应下降。本药在降低 LDL、TG 的同时，还能够使高密度脂蛋白（HDL）水平升高，HDL 升高可能是 VLDL 减少的间接结果。HDL 可对抗高胆固醇血症和高 LDL 血症所致动脉粥样硬化作用。

此外，他汀类药物还可改善血管内皮细胞，提高内皮细胞对扩血管物质的敏感性，抑制血管平滑肌细胞的增生和迁移并促使其凋亡，控制动脉粥样硬化发生中的炎症反应，减少动脉壁巨噬细胞的浸润、泡沫细胞的形成，稳定粥样斑块等作用，从多个环节抗动脉粥样硬化。

【临床应用】 适用于治疗原发性高胆固醇血症、杂合子家族性高脂蛋白血症、III 型高脂蛋白血症、糖尿病性和肾病性高脂血症，具有明确而显著的疗效，但单用疗效不佳，与烟酸和胆汁酸结合树脂联用效果较好。是伴有胆固醇升高的 II、III 型高脂蛋白血症的首选药。

【不良反应及用药护理】 不良反应的发生率较轻，常见的有胃肠道症状，如腹痛、腹泻、便秘、胃肠胀气、恶心、消化不良等。还有头痛、失眠、眩晕、视物模糊、皮疹。少数患者出现横纹肌溶解，表现为肌痛、肌无力和血浆肌酸磷酸激酶升高等，重者可致肾功能急骤衰竭而死亡。这是 HMG-CoA 还原酶抑制剂最典型且严重的不良反应。

胺碘酮、环孢素、烟酸、维拉帕米可增加辛伐他汀发生肌病和横纹肌溶解的危险；若需同时使用克拉霉素或红霉素时暂停辛伐他汀；本类药物应在饮食或其他非药物治疗不佳时使用，应用中应坚持低胆固醇饮食；治疗前应检测肝功能，并在用药过程中定期检查；患者应在晚餐时服用；若出现不适尤其是肌痛，立刻通知医生。妊娠期、哺乳期妇女及对本品过敏者禁用。

链接

拜斯亭事件

拜斯亭（西立伐他汀钠）由德国拜尔公司研发并于 1997 年首次上市，全球有 600 多万人使用过该产品。美国 FDA 报道了 31 例与拜斯亭有关的横纹肌溶解导致患者死亡的事件。2001 年 8 月 8 日在全球停止销售该药。

二 胆汁酸螯合剂

胆汁酸螯合剂或胆汁酸结合树脂能明显地降低血清总胆固醇和 LDL-C。此类药物安全性好，因有不良异味，用药量大，患者不易接受，目前使用较少。本类药应用较多的是阴离子碱性树脂，如考来烯胺（cholestyramine）和考来替泊（colestipol）。

考来烯胺（cholestyramine）

考来烯胺是碱性阴离子交换树脂，不溶于水，不易被消化酶破坏。

【药理作用】 本药口服不被消化道吸收，在肠道与胆汁酸形成螯合物随粪排出，故能阻断胆汁酸的重吸收。随着肝中胆汁酸减少，肝中胆固醇向胆汁酸转化加强，促使肝细胞内的胆固醇消耗增加。胆汁酸也是肠道吸收胆固醇所必需，树脂与胆汁酸螯合，也影响胆固醇吸收。以上作用导致血浆和肝脏中胆固醇降低，肝脏发生代偿性改变：①肝细胞表面 LDL 受体数量增加，促进血浆中 LDL 向肝中转移，导致血浆 LDL 和 TC 浓度下降；②HMG-CoA 还原酶活性增加，使肝脏胆固醇合成增多。因此，本类药物与 HMG-CoA 还原酶抑制剂合用，降脂作用增强。

【临床应用】 本药用于以 TC 和 LDL-C 升高为主的家族性杂合子高脂蛋白血症和原发性高胆固醇血症（Ⅱ_a 型高脂蛋白血症）的治疗。对纯合子家族性高脂血症，因患者肝细胞表面缺乏 LDL 受体功能，本类药物无效。对混合型高脂蛋白血症的治疗需与其他降血脂药（如烟酸）合用。

【不良反应及用药护理】 不良反应较多见，常见的是胃肠道反应，如恶心、腹胀和便秘等。用药中应监测大便习惯，鼓励患者食用富含纤维的水果和食物，如出现便秘，应减少药量或停药；宜在进餐时服药。长期服考来烯胺者，可引起脂溶性维生素及钙盐的缺乏，可适当补充维生素 A、D、E、K 及钙。因通常用其氯化物，可引起高氯性酸血症。大剂量可引起脂肪痢、骨质疏松、出血倾向。本药可妨碍噻嗪类、香豆素类、洋地黄类药物吸收，应在本药用前 1 小时或用后 4 小时服用以上药物。

考来替泊（colestipol）的药理作用和不良反应基本与考来烯胺相同。主要用于治疗Ⅱ型高胆固醇血症。

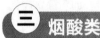

烟酸类

烟酸（nicotinic acid，尼克酸）是 B 族维生素，天然存在于动物肝脏、肉类、米糠、麦麸、酵母、番茄和鱼等食物内。大剂量应用时有广谱降血脂作用，对多种高脂血症有效。目前多应用烟酸的衍生物，如阿昔莫司（acipimox）、烟酸肌醇酯（inositol nicotinate）等。

烟酸是水溶性维生素，口服吸收迅速。用药后 20～30 分钟达血药高峰。血 $t_{1/2}$ 约 45 分钟，经肝脏代谢。以原形药物和代谢物形式自肾排出。大剂量烟酸通过抑制肝脏合成 TG 及抑制 VLDL 的分泌，使 TG 和 VLDL 降低，从而间接减少 LDL 水平，同时增高 HDL 水平，作用程度与原 VLDL 水平有关。此外，该药还有抑制血小板聚集和扩血管的作用。

本药为广谱调脂药，用于治疗以总胆固醇和 LDL-C 升高为主的家族性高脂蛋白血症，如杂合子家族性Ⅱ_a、Ⅱ_b 型高脂血症。与胆汁酸结合树脂或苯氧酸类药物合用，可提高疗效。最常见的不良反应是面部皮肤潮红、心悸和胃肠道反应如恶心、呕吐、腹泻、口角炎等。面红可能是前列腺素的释放引起皮肤血管扩张所致，服药前 30 分钟给予阿司匹林可减轻症状。大剂量可引起血糖和血尿酸浓度增高、肝功能异常等。用药速度应缓慢，静脉给药速度应小于 2mg/ml；为减少胃肠道反应，可在进食时服用。痛风、溃疡、活动性肝炎、2 型糖尿病及妊娠期禁用。

苯氧酸类

苯氧酸类也称贝特类，是从氯贝丁酯（clofibrate，氯贝特）衍生出来的一类化合物，包括吉非贝齐（gemfibrozil）、苯扎贝特（benzafibrate）、非诺贝特（fenofibrate）、环丙贝特（ciprofibrate）等。氯贝丁酯是第一个应用于临床的贝特类降脂药，作用明显，但不良反应较多，特别是肝胆系统并发症，现已不再应用。本类药降低血脂作用强，毒性低。适用于三酰甘油升高的患者。

非诺贝特（fenofibrate）

非诺贝特 1975 年开始应用于临床，属于第二代苯氧酸类药物。口服吸收迅速而完全，在肠道或肝脏转化为活性物质非诺贝特酸起效，随餐服用可增加吸收，服药 4 小时即达血药浓度高峰。$t_{1/2}$ 为 22 小时，血浆蛋白结合率为 99%，24 小时后 70%随尿液排出，25%以原形从粪便排出。

【药理作用和临床应用】 作用机制可能与其激活血浆中脂蛋白脂肪酶（LPL）有关，使 CM 和 VLDL 的分解代谢加快，释放脂肪酸在脂肪中储存。也可以减少肝脏中的 VLDL 的产生并增加肝脏 LDL 的摄取。能明显降低血浆 VLDL、TG、IDL-C 的含量，而升高 HDL-C 的水平。是治疗血三酰甘油增高为主的高脂血症的主要药物。对 Ⅱ、Ⅲ、Ⅳ 型高脂蛋白血症均有效，对少见的 Ⅰ 或 Ⅴ 型高脂血症有较好的调脂作用。

【不良反应及用药护理】 不良反应较少。主要表现有腹痛、腹泻、恶心等胃肠道反应，饭后服用可减轻。也可出现头痛、乏力、皮肤瘙痒、红斑。长期应用有增加胆石症发生的危险。少数患者可出现谷丙转氨酶一过性升高。用药前应检测基础血脂水平和肝功能，用药过程中定期检查肝、肾功能，若谷丙转氨酶超过正常上限的 3 倍时应立即暂停用药，肝、肾功能减退的患者应慎用，肝胆疾病者、妊娠期及哺乳期妇女禁用。

第 2 节 抗 氧 化 剂

普罗布考（probucol，丙丁酚）

普罗布考可降低血总胆固醇、LDL-C 和 HDL-C，由于降 HDL-C 的原因而被停用。近年来发现其有很强的抗氧化作用，可延缓动脉粥样硬化的进程，再次引起人们的关注，而重新成为二线调脂药。

口服吸收不完全，仅为 2%～8%，且不规则，饭后可增加吸收。吸收后的药物 95%以上分布于脂蛋白，脂肪组织中药物浓度约为血的 100 倍，$t_{1/2}$ 约为 47 日，停药后血有效药物浓度可维持 3～5 个月。主要排泄途径是胆和消化道。

普罗布考具有抗氧化和调脂作用。其可阻断脂质过氧化反应，减少脂质过氧化物（lipid peroxide，LPO）的生成，抑制氧化型 LDL（ox-LDL）的生成及其一系列病变过程，从而减缓动脉粥样硬化病变的进展。普罗布考还能抑制 HMG-CoA 还原酶，减少胆固醇的合成，并可增加 LDL 的清除，从而使血浆 LDL-C 水平降低。另外，普罗布考还可降低 TC、HDL-C 及 apoAⅠ，但对 TG 和 VLDL 无明显影响。

临床上主要用于各种高胆固醇血症的治疗，包括纯合子和杂合子家族性高胆固醇血症。对继发于肾病综合征或糖尿病的 Ⅱ 型脂蛋白血症者也有效。较长期应用可使冠心病发病率降低，使已形成的动脉粥样硬化病变停止发展或消退。不良反应主要是消化道反应，如恶心、呕吐、腹痛、腹泻等。偶有肝功能异常、嗜酸粒细胞增多、高血糖、血小板减少等。用药过程中要注意心电图的变化，近期有心肌损伤者禁用。妊娠期妇女及小儿禁用。

第 3 节 多烯脂肪酸类

多烯脂肪酸类（polyenoic fatty acids）是指有 2 个或 2 个以上不饱和键结构的脂肪酸，又称为多不饱和脂肪酸，包括二十碳五烯酸、二十二碳六烯酸和 α-亚麻酸、亚油酸和 γ-亚麻油酸等。本类药有降低三酰甘油的作用，长期服用可预防动脉粥样硬化，并使斑块消退。此外，还能抑制血小板聚集，使全血黏度下降，增加红细胞变形性，出血时间略有延长；使白细胞表面白三烯含量减少，血小板与血管内皮反应减弱；并抑制血小板生长因子释放，阻止血管平滑肌细胞的增殖和迁移。适用于高 TG 性高脂血症，亦可用于糖尿病并发高脂血症。本类药物一般无明显不良反应，但若长期或大剂量使用，可使出血时间延长，免疫反应降低。

第4节　保护动脉内皮药

在动脉粥样硬化过程中，机械、化学、细菌、毒素等因素均可损伤血管内皮，进而促进动脉粥样硬化斑块的形成。因此保护血管内皮免受损伤，抗动脉粥样硬化的重要措施。

目前保护血管内皮的药物主要有硫酸多糖，包括肝素、硫酸软骨素 A 和硫酸葡聚糖等。肝素具有抗凝血、调血脂、抗血小板、抗炎、预防血栓形成等作用，近年来还发现它能保护动脉内皮、阻滞血管中膜平滑肌细胞转移增殖等作用。由于肝素的抗凝血作用较强，容易导致出血，口服无效，临床上应用较少。目前应用低分子量肝素制剂，如依诺肝素、替地肝素等药物。

护考链接

患者，女，58 岁，高胆固醇血症。使用他汀类药物降脂导致出现严重不良反应，最可能的不良反应是（　　）

A. 胃肠道反应　　B. 横纹肌溶解，严重时可导致急性肾衰竭，危及生命
C. 胃肠道损害　　D. 低血压　　E. 抑郁症

分析： 本题考查他汀类药物的不良反应。他汀类常见胃肠道症状，还有头痛、失眠、眩晕、视物模糊、皮疹。少数患者出现横纹肌溶解，表现为肌痛、肌无力和血浆肌酸磷酸激酶升高等，重者可致肾功能急骤衰竭而死亡。故选 B。

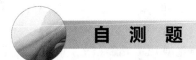

自 测 题

一、选择题

A₁型题

1. 下列哪种药物具有抗 LDL 氧化修饰作用（　　）

　　A. 普罗布考　　　　B. 普伐他汀
　　C. 氟伐他汀　　　　D. 氯贝丁酯
　　E. 烟酸

2. 能明显提高 HDL 的药物是（　　）

　　A. 非诺贝特　　　　B. 烟酸
　　C. 考来烯胺　　　　D. 不饱和脂肪酸
　　E. 硫酸软骨素

3. 非诺贝特的不良反应中哪一项是错误的（　　）

　　A. 恶心　　　　B. 乏力　　C. 心率加快
　　D. 皮疹　　　　E. 腹胀

4. 能明显降低血浆胆固醇的药是（　　）

　　A. 烟酸　　　　　　　B. 苯氧酸类
　　C. 多烯脂肪酸　　　　D. 抗氧化剂
　　E. HMG-CoA 还原酶抑制剂

5. 能明显降低血浆三酰甘油的药物是（　　）

　　A. 胆汁酸结合树脂　B. 抗氧化剂
　　C. 辛伐他汀　　　　D. 氟伐他汀
　　E. 他汀类药物

6. HMG-CoA 还原酶抑制剂中，哪种药物口服后在肝转化成活性物质（　　）

A. 洛伐他汀　　　B. 阿伐他汀

C. 氟伐他汀　　　D. 普伐他汀

E. 普罗布考

A₂/A₃型题

7. 患者，男，65岁，长期高脂血症，既往用药史较复杂，以下其使用过的药物中既能降 LDL 也降 HDL 的药物是（　　）

A. 烟酸　　　　　B. 普罗布考

C. 辛伐他汀　　　D. 非诺贝特

E. 考来替泊

8. 患者，女，38岁，入院后诊断有高脂血症，主治医生认为使用非诺贝特治疗其高脂血症疗效好，根据患者用药请判断患者的高脂血症最可能为（　　）

A. Ⅱₐ型　　　B. Ⅳ型　　C. 家族性Ⅲ型

D. Ⅱ_b型　　　E. Ⅴ型

二、简答题

1. 简述调血脂药的分类和代表药。

2. 简述 HMG-CoA 还原酶抑制剂的临床应用、不良反应和用药护理。

（常维纬）

第29章 肾上腺皮质激素类药

引言：肾上腺皮质激素是由肾上腺皮质分泌激素的总称，其中糖皮质激素在临床应用广泛，但不良反应多。本章重点掌握糖皮质激素的药理作用、临床应用、不良反应及用药护理，指导患者合理应用本类药物。

第1节 糖皮质激素类药

● 案例29-1

患者，女，27岁。因双下肢及眼睑水肿、乏力而入院。尿常规：蛋白（++）、潜血（+++），确诊为肾病综合征，给予泼尼松60mg/d顿服治疗。2个月后患者症状改善，但体重增加，脸发胖变形，颜面及体表出现痤疮、多毛等现象。

问题：1. 该患者使用泼尼松是否合理？
2. 该患者出现体重增加、脸发胖变形等不良反应的原因是什么？
3. 若继续使用泼尼松还可能出现哪些不良反应，要注意哪些问题？

肾上腺皮质激素（adrenocortical hormones）是由肾上腺皮质分泌激素的总称，简称皮质激素。肾上腺皮质由外向内包括球状带、束状带和网状带。球状带只能合成盐皮质激素（mineralocorticoids），主要是醛固酮和去氧皮质酮，调节水盐代谢。束状带是合成糖皮质激素（glucocorticoids）的重要场所，包括氢化可的松和少量的可的松，主要影响糖、蛋白质和脂肪代谢，对于水盐代谢影响较少；网状带主要合成性激素（sex hormones），主要是雄激素和少量雌激素。临床常用的皮质激素主要是糖皮质激素。

糖皮质激素作用广泛、复杂，且随着剂量的改变而改变。在生理情况下所分泌的糖皮质激素主要影响正常的物质代谢，缺乏时将引起代谢失调甚至死亡。当处于应激状态时，机体分泌大量糖皮质激素，通过允许作用等适应内外环境变化所致强烈刺激。药理剂量（超生理剂量）糖皮质激素除影响物质代谢外，还具有抗炎、免疫抑制、抗毒素和抗休克等一系列作用。临床上常用的糖皮质激素类药物见表29-1。

表 29-1　常见糖皮质激素类药物作用比较

类别	药物	水盐代谢（比值）	糖代谢（比值）	抗炎作用	等效剂量（mg）	持续时间	$t_{1/2}$（小时）
短效	氢化可的松	1.0	1.0	1.0	20	8～12	1.5
	可的松	0.8	0.8	1.0	25	8～12	1.5
中效	泼尼松	0.6	3.5	0.8	5	12～36	>3.3
	泼尼松龙	0.6	4.0	3.5	5	12～36	>3.3
	甲泼尼龙	0.5	5.0	4.0	4	12～36	>3.3
	曲安西龙	0	5.0	5.0	4	12～36	>3.3
长效	地塞米松	0	30	5.0	0.75	36～54	>5.0
	倍他米松	0	30～35	30	0.60	36～54	>5.0
外用	氟氢可的松	125		25～35			
	氟轻松			12			

【药理作用】

1. 对代谢的影响

（1）糖代谢：糖皮质激素在维持血糖的正常水平和肝脏与肌肉的糖原含量方面具有重要作用。一方面糖皮质激素促进糖原异生，升高肝糖原、肌糖原含量；另一方面拮抗胰岛素的作用，抑制外周组织对于葡萄糖的利用，使血糖升高。过量使用可明显升高血糖，引起类固醇性糖尿病。

（2）蛋白质代谢：糖皮质激素能加速胸腺、肌肉、骨组织蛋白质分解，增加尿中氮的排泄量，导致负氮平衡；大剂量糖皮质激素还能抑制蛋白质合成。因此，长期用药可引起胸腺、淋巴组织萎缩，肌肉蛋白质含量下降，成骨细胞活力减退，骨质形成障碍等。故在用药期间应高蛋白、低糖饮食，在严重损失蛋白质的肾病患者及多种影响蛋白质代谢的疾病中，应用糖皮质激素类药物治疗时，需合用蛋白质同化类激素。

（3）脂质代谢：长期大剂量使用可增高血浆胆固醇，激活四肢皮下的脂酶，促使皮下脂肪分解，并重新分布在面部、上胸部、颈背部、腹部和臀部，表现为满月脸、水牛背，形成向心性肥胖。

（4）水电解质代谢：糖皮质激素具有较弱盐皮质激素样作用。能保钠排钾，长期应用作用明显，可引起高血钾和水肿。另外，长期用药导致骨质脱钙，可能与减少小肠对钙的吸收和抑制肾小管对钙的重吸收、促进尿钙排泄有关。

2. 允许作用　糖皮质激素对有些组织细胞无直接作用，但可为其他激素发挥作用创造有利条件，称为允许作用（permissive action），如糖皮质激素可增强儿茶酚胺的缩血管作用及胰高血糖素的升糖作用等。

3. 抗炎作用　糖皮质激素具有强大的非特异性抗炎作用，对多种原因所致的炎症反应有效，如物理性（烧伤、创伤）、化学性（酸、碱）、生物性（细菌、病毒所致感染性炎症）及无菌性（缺血性组织损伤）等非感染性炎症均有效。但糖皮质激素抗炎不抗菌，且炎症反应是机体的一种防御机制，炎症后期更是组织修复的重要过程，若使用不当可致感染扩散、创面愈合延迟。因此，糖皮质激素在治疗感染性疾病时，必须与足量有效的抗菌药联用。

4. 免疫抑制及抗过敏作用　糖皮质激素对免疫系统有多方面的抑制作用。小剂量主要抑制细胞免疫，大剂量则能抑制体液免疫。在免疫过程中，由于抗原-抗体反应引起肥大细胞脱颗粒而释放组胺、5-羟色胺、过敏性慢反应物质、缓释肽等，从而引起一系列过敏性反应症状。

糖皮质激素能减少上述过敏介质的释放，减轻过敏性症状。

5. 抗毒素作用　糖皮质激素可提高机体对细菌内毒素的耐受力，改善一系列中毒症状（如高热），帮助机体度过严重感染的危险期。并能降低体温调节中枢对致热源的敏感性，稳定溶酶体膜，减少内源性致热原的释放。但对细菌内毒素无中和作用，对细菌外毒素无效。

6. 抗休克作用　超大剂量的糖皮质激素具有抗休克作用，广泛应用于各种休克，特别是中毒性休克。其原因除抗炎、抗毒及抗免疫作用外，还可能与下列因素有关：①扩张痉挛收缩的血管和兴奋心脏、加强心脏收缩力；②抑制某些炎性因子的产生，减轻全身炎症反应综合征及组织损伤，使微循环血流动力学恢复正常；③稳定溶酶体膜，减少心肌抑制因子的释放，有助于终止或延缓休克的发展；④提高机体对细菌内毒素的耐受力；⑤与减轻氧自由基对脂质过氧化损伤、减少 TXA_2 形成而抑制血小板聚集、防止 DIC 发生等有关。

7. 其他作用

（1）血液及造血系统：糖皮质激素能刺激骨髓造血功能，使红细胞和血红蛋白含量增加；大剂量可使血小板增多，提高纤维蛋白原浓度，缩短凝血酶原时间；刺激骨髓中的中性粒细胞释放入血，使中性粒细胞数增多，但降低其游走、吞噬、消化及糖酵解等功能，减弱对炎症区的浸润与吞噬活动。

（2）中枢神经系统：可的松可减少脑中 γ-氨基丁酸浓度，提高中枢的兴奋性。有些患者长期大量应用或对药物的敏感性高，即使很小剂量亦可引起欣快、激动、失眠等。偶可诱发精神失常，且能降低大脑的电兴奋阈，促使癫痫发作，大剂量对儿童能致惊厥。故精神病患者和癫痫患者慎用。

（3）对骨骼的影响：大量应用本类药物时可出现骨质疏松，特别是脊椎骨，表现为腰背痛，甚至发生压缩性骨折、鱼骨样及楔形畸形。糖皮质激素抑制成骨细胞的活力，减少骨中胶原的合成，促进胶原和骨基质的分解，使骨盐不易沉积，骨质形成发生障碍。此外，大量糖皮质激素还可促进钙从尿中排出，使骨盐进一步减少。

（4）对消化道的影响：促进胃酸和胃蛋白酶的分泌，减少胃黏液的分泌，提高食欲，促进消化，但大剂量可加重或诱发溃疡。

（5）雄激素样作用：使用糖皮质激素的患者可出现痤疮、多毛及女性患者男性化的表现。

【临床应用】

1. 严重感染和炎症

（1）严重急性感染：用于中毒性感染或同时伴有休克者，如中毒性菌痢、暴发性流行性脑脊髓膜炎、猩红热等，但必须同时应用足量有效抗菌药物，糖皮质激素仅作为辅助治疗。

病毒性感染一般不用糖皮质激素，因其降低机体的防御功能，反而易使感染扩散、加剧。但对严重病毒性肝炎、流行性腮腺炎、麻疹和乙型脑炎等，也有缓解症状的作用。对多种结核病的急性期，尤其是以渗出为主的结核病，如结核性脑膜炎、胸膜炎、心包炎、腹膜炎等，在早期应用抗结核药的同时辅以短程糖皮质激素，可迅速退热，减轻炎症渗出，使积液消退，减少愈合过程中发生的纤维增生及粘连。但宜小剂量使用，一般为常规剂量的 1/2～2/3。在有效抗结核药物的作用下，糖皮质激素的治疗并不引起结核病的恶化。

（2）治疗炎症及防止某些炎症的后遗症：重要器官或部位的炎症，如风湿性心瓣膜炎、脑炎、心包炎、损伤性关节炎、睾丸炎等，因炎症损害或恢复时产生粘连和瘢痕，将引起严重功能障碍。早期应用糖皮质激素可减少炎性渗出，减轻愈合过程中纤维组织过度增生及粘连，防止后遗症的发生。对眼科疾病如虹膜炎、角膜炎、视网膜炎和视神经炎等非特异性眼炎，应用

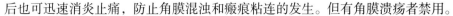

后也可迅速消炎止痛，防止角膜混浊和瘢痕粘连的发生。但有角膜溃疡者禁用。

2. 自身免疫性疾病、器官移植排斥反应和过敏性疾病　严重风湿热、风湿性心肌炎、风湿性关节炎及类风湿关节炎、全身性红斑狼疮、肾病综合征、多发性皮肌炎等自身免疫性疾病，糖皮质激素可缓解症状，但不宜单用。对异体器官移植术后产生的排斥反应，可应用糖皮质激素预防，与环孢素等免疫抑制剂合用疗效好。对于过敏性疾病，如荨麻疹、血管神经性水肿、支气管哮喘和过敏性休克等，此类疾病一般发作快，消失也快，治疗主要应用肾上腺素受体激动药和抗组胺药物。对严重病例或其他药物无效时，可应用糖皮质激素辅助治疗，目的是抑制抗原-抗体反应所引起的组织损害和炎症过程。

3. 抗休克　适用于各种休克，对感染中毒性休克效果最好，在应用足量有效抗菌药物的同时，可早期、短期、大剂量突击治疗。对过敏性休克，可与首选药肾上腺素合用；对低血容量性休克，在输血、补液及补充电解质后效果不佳者，可合用超大剂量糖皮质激素；对心源性休克需结合病因治疗。

4. 血液病　多用于儿童急性淋巴细胞性白血病，与抗肿瘤药物合用。对再生障碍性贫血、粒细胞减少、血小板减少、过敏性紫癜等也有一定疗效，但停药后易复发。

5. 替代疗法　急、慢性肾上腺皮质功能不全症、肾上腺次全切手术后、脑腺垂体功能减退等可采用小剂量糖皮质激素补充治疗，称作替代疗法。

6. 局部应用　对一般性皮肤病（如湿疹、肛门瘙痒、接触性皮炎、银屑病等）均有较好的疗效。常采用氢化可的松、泼尼松龙或氟轻松等软膏、霜剂或洗剂局部用药，当肌肉、韧带或关节劳损时，可将醋酸氢化可的松或醋酸泼尼松龙混悬液加入 1%普鲁卡因注射液肌内注射，也可注入韧带压痛点或关节腔内以消炎止痛。

【不良反应】

1. 长期大剂量应用引起的不良反应

（1）医源性肾上腺皮质功能亢进：引起类肾上腺皮质功能亢进，是因长期应用过量糖皮质激素导致物质代谢和水盐代谢紊乱所致。表现为满月脸、水牛背、向心性肥胖、皮肤变薄、水肿、多毛、痤疮、低钾血症、高血压、高血脂、糖尿病等，也称库欣（Cushing）综合征（图 29-1）。

（2）诱发或加重感染：糖皮质激素可降低机体的免疫功能，长期应用易诱发感染或使潜在的病灶扩散。尤其是原有疾病（如白血病、再生障碍性贫血、肾病综合征等）已使机体抵抗力降低的患者更容易发生，故应和足量、有效的抗菌药物联合应用。还可使原来静止的结核病灶扩散、恶化。故一些结核（如肺结核、结核性腹膜炎、结核性脑膜炎等）应合用抗结核药。

（3）消化系统并发症：糖皮质激素刺激胃酸、胃蛋白酶的分泌并抑制胃黏液分泌，降低胃肠黏膜的抵抗力，可诱发或加剧胃、十二指肠溃疡，甚至造成消化道出血或穿孔。对少数患者可致胰腺炎及脂肪肝。

（4）心血管系统并发症：应用本类药物，由于水钠潴留和血脂升高可引起高血压和动脉粥样硬化。

（5）其他：引起骨质疏松、肌肉萎缩、伤口愈合迟缓等。与糖皮质激素促进蛋白质分解、抑制其合成及增加钙磷排泄有关。骨质疏松多见于儿童、绝经期妇女和老年人，严重者可出现自发性骨折。由于抑制生长激素的分泌和负氮平衡，还可影响生长发育。妊娠期妇女应用或可引起胎儿畸形。有癫痫或精神病史者应禁用或慎用。

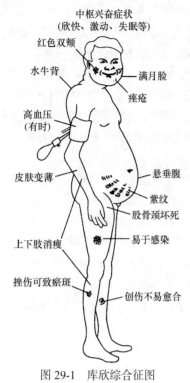

中枢兴奋症状
（欣快、激动、失眠等）
红色双颊
水牛背
满月脸
痤疮
高血压
（有时）
皮肤变薄
悬垂腹
紫纹
股骨颈坏死
上下肢消瘦
易于感染
挫伤可致瘀斑
创伤不易愈合

图 29-1　库欣综合征图

2. 停药反应

（1）医源性肾上腺皮质功能不全：糖皮质激素分泌受下丘脑-垂体-肾上腺皮质轴的影响。长期大剂量使用糖皮质激素时，外源性激素通过负反馈调节，使腺垂体分泌促肾上腺皮质激素（ACTH）减少，引起肾上腺皮质萎缩和功能不全。若减量过快或突然停药，可引起肾上腺皮质功能不全甚至肾上腺危象，表现为恶心、呕吐、肌无力、低血糖、低血压甚至休克或者昏迷等。因此长期用药者不可突然停药，应逐渐减量缓慢停药。在停药1年内如遇应激情况，如感染或手术等，应及时给予大剂量糖皮质激素。

（2）反跳现象：长期大剂量使用激素的患者，若突然停药或减量太快，导致原有疾病复发或恶化，称为反跳现象。这可能与患者对激素产生了依赖性或病情未完全控制有关，此时需加大剂量再进行治疗，待症状缓解后再逐渐减量至停药。

【用法与疗程】

1. 大剂量冲击疗法　适用于危重患者的抢救，如严重感染和各种休克。常选用氢化可的松静脉滴注，首次 200～300mg，一日量可达 1g 以上，疗程 3～5 日。治疗目的达到后立即撤药。

2. 一般剂量长期疗法　用于结缔组织病、肾病综合征、顽固性支气管哮喘、淋巴细胞性白血病等慢性疾病。一般选用泼尼松每次 10～20mg（或等效的其他糖皮质激素制剂），一日 3 次。显效后，每 3～5 日减量一次，至最小维持量，疗程为 6～12 月。一般不用长效制剂，不能突然停药。

3. 小剂量替代疗法　用于腺垂体功能减退、慢性肾上腺功能不全及肾上腺皮质次全切除术后等。多选用可的松每日 12.5～15mg 或氢化可的松每日 10～20mg，需长期替代治疗。

4. 隔日疗法　糖皮质激素的分泌具有昼夜节律性，上午 8 时为分泌高峰，随后下降，午夜12 时最低，这是由 ACTH 分泌昼夜节律决定的。用药时可配合这种节律给药，即采用清晨一次给药，使外源性和内源性糖皮质激素对下丘脑-垂体-肾上腺轴的负反馈抑制作用的时间一致，以减轻肾上腺皮质萎缩。某些慢性病的长程疗法中常采用隔日一次给药法，即将两日的总药量在隔日清晨 7～8 时一次给予。隔日服药采用泼尼松、泼尼松龙等中效制剂较好。也有主张采用短效制剂如可的松、氢化可的松每日早晨 7～8 时给药的方法。

5. 局部用药　眼科、皮肤科及某些内科疾病可以采用局部给药的方法。

【用药护理】

1. 以下情况应尽量避免使用糖皮质激素　对糖皮质激素类药物过敏；严重精神病史、癫痫；活动性消化性溃疡；新近胃肠吻合术后；骨折；创伤修复期；单纯疱疹性角膜炎、结膜炎及溃疡性角膜炎、角膜溃疡；严重高血压；严重糖尿病；未能控制的感染（如水痘、真菌感染）；活动性肺结核；较严重的骨质疏松；妊娠初期及产褥期；寻常型银屑病。

2. 糖皮质激素使用失误防范　激素治疗前，应先做结核菌素试验，排除潜在的结核病，以免结核扩散或急性发作；口服时，可于餐时给药，以减少胃部不适；肌内注射时宜深部注射于臀大肌，应每次更换注射部位，注意观察注射部位情况，不可肌内注射于三角肌，以防止局部肌肉萎缩；局部用药时，量不可过多，时间要短，以免皮肤萎缩；滴注时速度宜慢，不可超过 25 mg/min。

3. 加强临床监护，注意观察患者以下情况

（1）有无延迟不愈的伤口、皮肤破损、炎症等，防止掩盖感染症状。

（2）有无情绪、行为、睡眠及精神状态改变。

（3）有无胃部疼痛、食欲缺乏及胃酸增多症状，有无柏油样大便，应高度警惕类固醇性溃疡和胃肠出血，必要时调整用量或停药，也可同时给予胃黏膜保护药加以预防。

（4）有无急性胰腺炎征象，如上腹部突发、持续性剧痛，而且疼痛向腰、背部放射，进食加剧，弯腰、起坐或前倾可减轻等，一旦发现，立即报告医生，尽快确诊，及时治疗。

（5）有无全身过敏反应，如有应即停药并及时处置。

（6）有无背痛、腰痛或其他部位骨痛，防止发生骨折和肱或股骨头缺血性坏死。

（7）有无出血倾向，合用维生素 C 可减轻或可预防。

4. 服药时应告知患者

（1）必须按医嘱服药，不可擅自增减剂量、变更服药次数和时间或停止服药。

（2）用药期间，勿饮酒及咖啡，并避免服用 NSAIDs。

（3）长期用药者应限制钠盐摄入量，多食清淡及高钾食物（香蕉、绿叶蔬菜、芦笋、全麦片及柑橘等）。

（4）长期用药后出现向心性肥胖是常见不良反应，停药后可逐渐恢复。

（5）本品即使用量稍大，在 1 周内单次给予或短时间用药，一般也不会导致不良反应，不必恐惧。

● 案例 29-2

患者，女，37 岁。因痤疮、体重增加、容易感染及挫伤就诊。体格检查：血压 137/90mmHg，满月脸，呈向心性肥胖。有关辅助检查提示轻微的骨质疏松，垂体窝正常。尿游离皮质醇 1980nmol/24h（正常为 20～250nmol/24h），血浆皮质醇 870nmol/L（正常 140～690nmol/L），血钾 3.0mmol/L，（正常 3.2～4.8mmol/L）。根据临床症状、体征及地塞米松抑制实验结果诊断为库欣综合征。

问题：1. 库欣综合征主要由哪些因素导致？

2. 该类患者必要时可加用哪些药物治疗？

第 2 节 盐皮质激素

天然盐皮质激素包括醛固酮（aldosterone）和去氧皮质酮（desoxycorticosterone），具有明显的保钠排钾作用，维持机体水、电解质平衡。去氧皮质酮的人工合成品，可采用肌内注射或皮下埋植给药，与糖皮质激素合用，作为慢性肾上腺皮质功能减退的替代疗法。

第 3 节 促肾上腺皮质激素和皮质激素抑制药

（一）促肾上腺皮质激素

促肾上腺皮质激素（adreno corticotropin，ACTH）是由腺垂体分泌的多肽类激素，其作用

主要是促进肾上腺皮质合成、分泌皮质激素，并维持肾上腺正常形态和功能。ACTH口服被消化酶破坏失效，需注射给药。一般ACTH给药后2小时，肾上腺皮质才会分泌氢化可的松。临床上主要用于诊断脑垂体-肾上腺皮质功能状态（ACTH兴奋试验）及长期使用糖皮质激素前后的皮质功能，防止发生皮质功能不全。

（二）皮质激素抑制药

皮质激素抑制药可替代肾上腺皮质切除术，临床常用的有米托坦和美替拉酮等。

米托坦（mitotane，双氯苯二氯乙烷）

临床主要用于无法切除的皮质癌、切除复发癌及皮质癌术后辅助治疗。米托坦能相对选择性地作用于肾上腺皮质细胞，对肾上腺皮质的正常细胞或瘤细胞都有损伤作用，尤其是选择性地作用于肾上腺皮质束状带及网状带细胞，使其萎缩、坏死。用药后血尿中氢化可的松及其代谢物迅速减少，但不影响球状带，故醛固酮分泌不受影响。可有胃肠反应、中枢抑制和运动失调等不良反应，减小剂量这些症状可以消失。

美替拉酮（metyrapone，甲吡酮）

临床用于治疗肾上腺皮质肿瘤和产生ACTH的肿瘤所引起的氢化可的松过多和皮质癌，还可用于垂体释放ACTH功能试验。其机制是美替拉酮能抑制$11\text{-}\beta\text{-}$羟化反应，减少糖皮质激素的合成，并反馈性促进ACTH的分泌。不良反应较少，可有晕眩、胃肠反应。

氨鲁米特（aminoglutethimide，氨基苯哌啶酮）

临床主要与美替拉酮合用，治疗垂体ACTH过度分泌诱发的库欣综合征。为防止肾上腺皮质功能不全，可给予生理剂量的氢化可的松。氨鲁米特抑制胆固醇转化变成孕烯醇酮，而阻断类固醇生物合成的第一步反应，从而对氢化可的松和醛固酮的合成产生抑制作用。

酮康唑（ketoconazole）

临床主要用于治疗肾上腺皮质功能亢进综合征和前列腺癌。酮康唑是一种抗真菌药，能阻断真菌类固醇的合成。但由于哺乳类动物组织对其敏感性远较真菌为低，因而它对人体类固醇合成的主要抑制作用仅在高剂量时才会出现。

护考链接

1. 患者，女，30岁。诊断为关节炎入院，经使用药物治疗后患者关节疼痛减轻，但出现体重增加，满月脸，向心性肥胖。提示存在何种药物的副作用（　　）

A. 泼尼松　　　　　B. 环磷酰胺　　　　　C. 硫唑嘌呤

D. 吲哚美辛　　　　E. 阿司匹林

分析：是典型的糖皮质激素的不良反应，故选A。

2. 患者，女，26岁。患系统性红斑狼疮，用药过程中出现胃溃疡发作。考虑可能与下列哪种药物的不良反应有关（　　）

A. 环磷酰胺　　　　B. 羟氯喹　　　　　C. 泼尼松

D. 雷公藤总苷　　　E. 免疫球蛋白

分析：考核糖皮质激素的不良反应，故选C。

3. 糖皮质激素治疗系统性红斑狼疮的主要机制是（　　）

A. 抗休克，改善循环　　　B. 抑制过敏反应　　　　C. 控制炎症，抑制免疫反应

D. 降低毒素反应　　　　　E. 抑菌，避免继发感染

分析：糖皮质激素治疗系统性红斑狼疮的主要机制是控制炎症，抑制免疫反应。故选 C。

4. 患者，男，24 岁。因系统性红斑狼疮入院，使用大剂量甲泼尼龙冲击治疗。用药期间，护士应特别注意观察和预防的是（　　　）

　A. 继发感染　　　　　B. 消化道出血　　　　　C. 骨质疏松
　D. 高血压　　　　　　E. 骨髓抑制

分析：冲击疗法由于是在短期内大剂量给药，大量激素作用可致机体原有代谢功能紊乱，出现一过性高血压、高血糖、心动过速、电解质紊乱、严重感染甚至死亡。因此需特别留意的是继发感染。故选 A。

5. 库欣综合征的典型表现不包括（　　　）

　A. 低血压　　　　　　B. 向心型肥胖、皮肤紫纹　　C. 情绪不稳定，失眠、烦躁
　D. 皮肤变薄、痤疮　　E. 月经不规律

分析：库欣综合征的典型临床表现不包括低血压。故选 A。

 自 测 题

一、选择题

A₁ 型题

1. 糖皮质激素的停药反应是（　　）
　A. 严重精神障碍
　B. 消化道溃疡
　C. 骨质疏松
　D. 医源性皮质功能不全
　E. 糖尿病

2. 长期服用糖皮质激素不产生下列哪种不良反应（　　）
　A. 肾上腺皮质萎缩　B. 高血钾
　C. 溃疡或出血穿孔　D. 满月脸
　E. 血糖升高

3. 长期应用糖皮质激素，突然停药产生反跳现象，其原因是（　　　）
　A. 患者对激素产生依赖性或病情未充分控制
　B. ACTH 突然分泌增多
　C. 肾上腺素皮质功能亢进
　D. 甲状腺功能亢进
　E. 垂体功能亢进

4. 关于糖皮质激素禁忌证的描述中错误的是（　　　）
　A. 粒细胞减少　B. 严重精神病和癫痫

　C. 病毒感染　　　　D. 骨质疏松
　E. 妊娠初期

5. 糖皮质激素抗休克机制与下列因素有关，但有一种因素除外（　　　）
　A. 扩张痉挛收缩的血管
　B. 降低对缩血管物质的敏感性
　C. 稳定溶酶体膜，减少心肌抑制因子释放
　D. 抑制心脏的收缩力
　E. 提高机体对细菌内毒素的耐受力

6. 长期使用糖皮质激素可使下列疾病或症状加重，哪一种除外（　　　）
　A. 胃溃疡　　　　　B. 高血压
　C. 水肿　　　　　　D. 系统性红斑狼疮
　E. 糖尿病

7. 糖皮质激素可治疗下列疾病，哪一种除外（　　　）
　A. 难治性哮喘
　B. 急性淋巴细胞性白血病
　C. 再生障碍性贫血
　D. 重症感染
　E. 对胰岛素耐受的糖尿病患者

8. 糖皮质激素可引起下列病症，但哪一种除外（　　　）
　A. 精神病　　　　　B. 风湿病

C. 高血糖　　　　D. 骨质疏松

E. 低血钾

9. 下列关于糖皮质激素的描述，哪一项是错误的（　　）

A. 减轻炎症早期反应

B. 抑制免疫反应

C. 中和细菌内毒素

D. 抑制蛋白质合成

E. 解除血管痉挛

10. 使用糖皮质激素治疗的患者宜采用（　　）

A. 低盐、低糖、高蛋白饮食

B. 低盐、低糖、低蛋白饮食

C. 低盐、高糖、低蛋白饮食

D. 低盐、高糖、高蛋白饮食

E. 高盐、高糖、高蛋白饮食

A₂型题

11. 患者，男，60岁，患肾病综合征，口服某药5个月，今日突发自发性胫骨骨折，其原因可能与哪种药物有关（　　）

A. 阿司匹林　　　　B. 吲哚美辛

C. 布洛芬　　　　D. 泼尼松

E. 保泰松

12. 患者，女，25岁，系统性红斑狼疮患者，同时患慢性迁延性肝炎多年，不宜选用的药物是（　　）

A. 氢化可的松　　　B. 泼尼松

C. 泼尼松龙　　　　D. 阿司匹林

E. 布洛芬

13. 患者，男，5岁。突发高热、呕吐、惊厥，数小时后出现面色苍白、四肢厥冷、脉搏细数、血压下降至休克水平。经实验室检查诊断为暴发性流行性脊髓膜炎所致感染中毒性休克，应采取的抗休克药物为（　　）

A. 肾上腺素　　　　B. 右旋糖酐

C. 多巴胺　　　　D. 酚妥拉明

E. 糖皮质激素

A₃型题

（14~16题共用题干）

患者，男，36岁，发热、咳嗽、有痰，血压80/50mmHg，临床诊断为中毒性肺炎。

14. 首选的处理方式为（　　）

A. 大量输液

B. 冬眠疗法

C. 糖皮质激素

D. 足量有效抗感染药物

E. 肾上腺素

15. 症状未见好转，应及早使用（　　）

A. 输血　　　　　B. 抗病毒药物

C. 补充维生素　　D. 肾上腺素

E. 氢化可的松

16. 病情缓解后应首先（　　）

A. 停用肾上腺皮质激素

B. 加用镇咳药物

C. 停用抗菌药

D. 使用阿司匹林类药物

E. 以上都不行

二、简答题

1. 简述糖皮质激素的临床应用和不良反应。

2. 长期服用激素的患者，减量过快或突然停药可引起哪些反应？其原因是什么？

（陈　琼）

第30章 甲状腺激素类药和抗甲状腺药

引言：甲状腺是人体最大的内分泌腺体，能够合成、储存和分泌甲状腺激素（thyroid hormone）。甲状腺激素是促进生长发育、维持机体正常代谢所必需的激素，其分泌受下丘脑-甲状腺轴的调节。若甲状腺功能增强，激素分泌过多，引起甲状腺功能亢进（甲亢），可以用抗甲状腺药物治疗；若甲状腺功能减退（甲减），激素分泌过少，可引起呆小病或黏液性水肿，需要用甲状腺激素类药物治疗。本章重点掌握甲状腺激素和抗甲状腺药物的药理作用、临床应用，熟知不良反应和用药护理措施。

第1节 甲状腺激素

甲状腺激素为碘化酪氨酸的衍生物，包括甲状腺素（thyroxine，T_4）和三碘甲腺原氨酸（triiodothyronine，T_3）。常用的药物有左甲状腺素（levothyroxine，L-T_4）、碘塞罗宁（liothyronine，T_3）、甲状腺片（thyroid tablets）。

【药理作用】

1. 维持正常生长发育 甲状腺激素能促进蛋白质合成、骨骼和脑的生长发育。胚胎期间，因甲状腺功能先天不足或缺碘时，可使大脑和骨骼的生长发育受阻，引起智力低下、身材矮小的呆小病（又称克汀病）。成人甲状腺功能不全时，出现疲乏、嗜睡、反应迟钝、不能耐寒、皮肤干燥、毛发脱落、腹胀、便秘、性欲下降、黏液性水肿等症状，严重时出现黏液性水肿昏迷。

2. 促进代谢和产热 甲状腺激素能促进物质氧化代谢，增加耗氧量，提高基础代谢率，使产热增多。甲亢时，基础代谢率增高，患者易饥多食，怕热多汗。甲状腺功能不全时，患者畏寒，代谢活动降低。

3. 提高机体交感-肾上腺系统的敏感性 甲状腺激素能增强机体对儿茶酚胺的敏感性。甲状腺功能亢进时，患者可出现神经过敏、急躁易怒、心率加快、心排血量增多及血压升高等症状。

【临床应用】

1. 呆小病 甲状腺功能减退始于胎儿或新生儿，应以预防为主，妊娠期应注意碘的摄入，尽早诊治发育仍可维持正常。治疗从小剂量开始，逐渐增加剂量，有效者应终身治疗，并随时调整剂量。若治疗延迟，即使躯体能正常发育，但智力仍然低下。

2. **黏液性水肿** 一般服用甲状腺片，从小量开始，逐渐增大至足量，2～3周后如基础代谢率恢复正常，可逐渐减为维持量。儿童和青年可迅速采用足量，老年人及心血管疾病患者宜缓慢，以防过量诱发或加重心脏病变。垂体功能低下者宜先用糖皮质激素，再用甲状腺激素，以防发生急性肾上腺皮质功能不全。黏液性水肿昏迷者必须立即静脉注射大量 T_3，直至清醒后改为口服，同时给予足量氢化可的松。

3. **单纯性甲状腺肿** 其治疗取决于病因。由于缺碘所致应补碘，未发现明显原因者可给予适量甲状腺激素，以补充内源性激素的不足，并抑制促甲状腺激素（thyroid-stimulating hormone，TSH）过多分泌，以缓解腺体代偿性增生肥大。但甲状腺结节不能消失，需进行手术切除。

【**不良反应及用药护理**】 多见于甲状腺激素过量。轻者常出现心悸、手震颤、多汗、体重减轻、失眠等甲亢症状。重者多见于腹泻、呕吐、发热、脉搏快而不规则，甚至有心绞痛、心力衰竭、肌肉震颤或痉挛等症状。一旦出现上述现象应立即停药，用 β 受体阻断药对抗，停药 1 周后再从小剂量开始应用。糖尿病、高血压、冠心病、快速性心律失常者禁用，妊娠期和哺乳期妇女慎用。

第 2 节 抗甲状腺药

● **案例 30-1** ....

患者，女，34 岁。因燥热、多汗、心悸、易怒、消瘦就诊，查血清 T_3、T_4 明显增高。诊断为甲状腺功能亢进。

问题： 1. 该患者可采用哪些药物治疗？

2. 如何合理用药减少不良反应？

....

治疗甲亢的药物统称为抗甲状腺药。甲亢的主要表现为食欲亢进、消瘦、怕热、多汗、心悸、易激动、眼球突出、甲状腺肿大等。临床常用的抗甲状腺药（antithyroid drugs）包括硫脲类、碘和碘化物、放射性碘和 β 受体阻断药。

| 链接 |

甲亢的治疗方法比较

1. 药物治疗

优点：①疗效确切、安全、无创伤、经济、方便、易于购买；②儿童、成年、老年患者、妊娠期或哺乳期患者均可应用。

缺点：①副作用较多，包括粒细胞缺乏、肝功能损害、药疹等，严重者可致患者死亡；②疗程长，需要 1.5～2 年，减药过程中病情易反复，复发率高达 60%～80%。

2. 手术治疗

优点：甲状腺功能在术后迅速恢复正常，效果显著，治愈率 70%～90%。

缺点：①不能避免术后甲亢复发或并发甲减；②可能引起喉返神经损伤、甲亢危象等并发症。

3. ^{131}I 治疗

优点：①方法简便、安全、成本低，效益高，服用一次药物，90% 以上的患者在 3～6 个月治愈，总有效率在 95% 以上，复发率小于 5%；②不增加患者甲状腺癌和白血病的发病率；③不影响患者的生育能力。

缺点：无法避免甲减并发症。

一 硫脲类

硫脲类是临床最常用的抗甲状腺药，分类：①硫氧嘧啶类，包括甲硫氧嘧啶、丙硫氧嘧啶；②咪唑类，包括甲巯咪唑、卡比马唑。

【药理作用】

1. 抑制甲状腺激素的合成　硫脲类能抑制甲状腺细胞内过氧化物酶的活性，阻止碘离子氧化成活性碘，从而抑制 T_3、T_4 的生物合成。对已合成的甲状腺激素无效，需待已储存的甲状腺激素被消耗到一定程度后才能显效。故用药 2～3 周后甲亢症状开始减轻，1～3 个月基础代谢率接近正常。长期用药，可使血清甲状腺激素水平显著下降，反馈性增加 TSH 分泌而引起甲状腺代偿性增生、充血，重者可产生压迫症状。

2. 抑制外周组织的 T_4 转化为 T_3　丙硫氧嘧啶能迅速抑制 T_4 在外周组织脱碘转化为 T_3，故在重症甲亢、甲亢危象时可作为首选药物。

3. 免疫抑制作用　甲亢的发病机制和自身免疫异常有关。本类药物能降低血中甲状腺刺激性免疫球蛋白（thyroid stimulating immunoglobulin，TSI）的水平，有利于甲亢的病因治疗。

【临床应用】

1. 抑制甲状腺激素的合成　适用于轻症、不宜手术和 ^{131}I 治疗者。如儿童、青少年、术后复发及中、重度患者而年老体弱兼有心、肝、肾或出血性疾病等患者。开始应用给予大剂量，以最大限度抑制甲状腺激素合成，经 1～3 个月后症状可明显改善。当基础代谢率接近正常时，药量即可递减至维持量，疗程 1～2 年。当遇到应激情况时，应增加剂量。内科治疗能使 40%～70% 的患者不再复发。

2. 甲状腺术前准备　一般在术前应先服硫脲类药物，使甲状腺功能恢复或接近正常，以减少甲状腺次全切除术患者在麻醉和手术后的并发症及甲状腺危象。由于硫脲类使 TSH 分泌增多，导致腺体增生，组织脆而充血，不利于手术，术前两周左右须加服大量碘剂。

3. 甲状腺危象的治疗　感染、外伤、手术、情绪激动等诱因可致大量甲状腺激素突然释放入血，使患者出现高热、虚脱、心力衰竭、肺水肿、水和电解质紊乱等，严重时可致死亡，称为甲状腺危象。对此，除消除外因、对症治疗外，主要给大剂量碘剂以抑制甲状腺激素释放，并立即应用硫脲类（常选用丙硫氧嘧啶）阻止甲状腺激素合成作为辅助治疗，剂量约为一般治疗量的 2 倍，时间不超过 1 周。

【不良反应及用药护理】　3%～12% 的用药者发生不良反应。丙硫氧嘧啶和甲巯咪唑不良反应较少。

1. 过敏反应　最常见，皮肤瘙痒、药疹，少数伴有发热，应密切观察，一般不需停药也可消失。

2. 消化道反应　常见有厌食、呕吐、腹痛、腹泻等，偶尔有黄疸型肝炎。

3. 粒细胞缺乏　最严重，发生率为 0.3%～0.6%。一般发生在治疗后的 2～3 月，老年人较易发生，应定期检查血常规。注意与甲亢本身引起的白细胞数偏低相区别，发生咽痛、发热时应立即停药，可恢复正常。罕见血小板减少症。

4. 甲状腺肿及甲状腺功能减退　长期用药后，可使血清甲状腺激素水平显著下降，反馈性增加 TSH 分泌而引起腺体代偿性增生，腺体增大、充血。重者可产生压迫症状。亦可发生甲状腺功能减退，应及时发现并停药。

5. 其他　该类药物易通过胎盘和进入乳汁，故妊娠期、哺乳期妇女应禁用，结节性甲状腺肿合并甲亢及甲状腺癌患者禁用。

二 碘及碘化物

常用的碘及碘化物有碘化钾、碘化钠及复方碘溶液（又称卢戈液），均以碘化物的形式从胃肠道吸收，以无机盐形式存在于血液中，主要经甲状腺摄取。

【药理作用】　不同剂量的碘化物对甲状腺功能产生不同的作用。

1. 单纯性甲状腺肿　小剂量碘作为合成甲状腺激素的原料，可预防单纯性甲状腺肿。缺碘地区在食盐中按 1：100 000～1：10 000 的比例加入碘化钾或者碘化钠，早期患者疗效显著，对腺体太大已有压迫症状者应考虑手术治疗。

2. 抗甲状腺作用　大剂量碘产生抗甲状腺作用，主要抑制蛋白水解酶，抑制甲状腺激素的释放，也可抑制甲状腺激素的合成。抗甲状腺作用快而强，用药 1～2 日起效，10～15 日达最大效应。但腺泡细胞内碘离子浓度达一定程度时，细胞摄碘功能自动降低，细胞内碘离子浓度下降，从而失去抑制 T_3、T_4 合成的作用。因此，大剂量碘不能单独用于甲亢的内科治疗。

【临床应用】

1. 甲状腺术前准备　因大剂量碘能抑制 TSH 使腺体增生的作用，术前 2 周给予复方碘溶液，能使腺体缩小变韧，血管减少利于手术及减少出血。

2. 甲状腺危象治疗　碘化物与硫脲类药物配合服用，可迅速控制甲状腺危象症状。一般将碘化物加到 10% 葡萄糖溶液中静脉滴注，也可服用复方碘溶液。其抗甲状腺作用发生迅速，应在 2 周内逐渐停服。

【不良反应及用药护理】

1. 一般反应　常见咽喉不适、口内金属味、呼吸道刺激、鼻窦炎和眼结膜炎及唾液分泌增多、唾液腺肿大等，停药后可消退。

2. 过敏反应　于用药后立即或几小时内发生，表现为发热、皮疹、皮炎，也可有血管神经性水肿，严重者有喉头水肿，可致窒息。一般停药可消退，加服食盐和增加饮水量可促进碘排泄，必要时采取抗过敏措施。

3. 诱发甲状腺功能紊乱　长期服用碘化物可诱发甲亢，已经用硫脲类控制症状的甲亢患者也可因服用少量碘而复发；也可能诱发甲状腺功能减退、甲状腺肿。

4. 其他　碘能进入乳汁和通过胎盘，可能引起新生儿和婴儿甲状腺功能异常或甲状腺肿，严重者压迫气管而致命，妊娠期和哺乳期妇女慎用。

三 放射性碘

临床应用的放射性碘是 ^{131}I。^{131}I 用药后 1 个月即消除 90%，56 日消除 99% 以上。

【药理作用】　甲状腺具有高度的摄碘能力，^{131}I 可被甲状腺摄取，^{131}I 主要产生 β 射线（占 99%）和 γ 射线（占 1%）。β 射线在组织内射程仅约 2 mm，辐射损伤只限于甲状腺内，很少波及周围其他组织。又因增生细胞较周围组织对辐射作用较敏感，故 ^{131}I 起到类似手术切除部分甲状腺的作用，具有简便、安全、疗效明显等优点。γ 射线在体外测得，可用于甲状腺摄碘功能测定。

【临床应用】

1. 甲亢的治疗　适用于不宜手术或手术后复发者、硫脲类治疗无效或过敏者。其作用缓慢，一般用药后 1 个月见效,3～4 个月后甲状腺功能恢复正常。

2. 甲状腺摄碘功能检查　口服 ^{131}I 后分别于 1 小时、3 小时及 24 小时测定甲状腺放射性,计算摄碘率。甲状腺功能亢进时,摄碘率高,摄碘高峰时间前移;甲状腺功能减退时,摄碘率低,摄碘高峰时间后延。

【不良反应及用药护理】　^{131}I 主要的并发症是甲状腺功能减退,故应严格掌握剂量和密切观察,定期检查甲状腺功能,一旦发生甲状腺功能低下可补充甲状腺激素。20 岁以下的患者、妊娠期、哺乳期及肾功能不良者不宜使用,甲状腺危象、重症浸润性突眼及甲状腺不能摄碘者禁用。治疗前后 1 个月应避免服用碘剂及含碘的食物或药物。

四　β 受体阻断药

普萘洛尔等 β 受体阻断药可减轻甲亢患者交感神经系统兴奋症状,如焦虑、心率加快等,也可抑制甲状腺激素的分泌及外周组织 T_4 转变成 T_3。临床主要用于甲亢、甲亢术前准备及甲状腺危象的辅助治疗。单用时控制症状的作用有限,常与硫脲类合用以提高疗效。用药时应检测心率,心率大于 80 次/分,说明甲亢未控制,需继续服用;心率小于 80 次/分,说明甲亢已得到控制,可逐渐减量至停药;心率小于 60 次/分,则必须马上停药。

护考链接

1. 甲亢患者服用甲硫氧嘧啶,用药后 1～2 个月护士需要观察的主要副作用是(　　)
A. 静脉炎　　　　　B. 粒细胞减少　　　　　C. 肾功能损害
D. 胃肠道不适　　　E. 听神经损伤
分析:根据甲硫氧嘧啶的不良反应,选 B。
2. 患者,女,30 岁。未婚。近期由于工作劳累紧张,心悸、多汗 2 个月。查体:甲状腺 II 度肿大,有血管杂音,心率 130 次/分,FT_3、FT_4 升高,TSH 显著降低,首选的治疗方案是(　　)
A. 甲巯咪唑(他巴唑)　　　　　B. 甲巯咪唑(他巴唑)+普萘洛尔
C. 普萘洛尔　　　　　D. ^{131}I　　　　　E. 甲状腺切除术
分析:该患者为甲亢,且是未婚女性,应选择药物治疗。该患者心率快,选用甲巯咪唑和普萘洛尔治疗。故选 B。

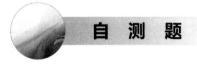

自测题

一、选择题

A_1 型题

1. 幼儿甲状腺素不足易患(　　)
A. 侏儒症　　　　　B. 呆小病
C. 黏液性水肿　　　D. 单纯性甲状腺肿
E. 肢端肥大症
2. 下列对放射性碘应用的描述,哪一项不正确(　　)

A. 广泛用于检查甲状腺功能
B. 易致甲状腺功能低下
C. 不宜手术的甲亢治疗
D. 手术后复发应用硫脲类药物无效者
E. 用于治疗甲状腺功能低下
3. 下列关于硫脲类抗甲状腺药的不良反应的描述,哪一项是错误的(　　)
A. 粒细胞缺乏　　　B. 药疹、瘙痒
C. 恶心、呕吐　　　D. 咽痛、发热

E. 肾功能减退

4. 甲状腺功能亢进的内科治疗最宜选用
（　　）
A. 小剂量碘剂　　　B. 大剂量碘剂
C. 普萘洛尔　　　　D. 甲硫氧嘧啶
E. 碘化钾

5. 抑制甲状腺球蛋白水解而减少甲状腺激素
分泌的药物是（　　）
A. 甲硫氧嘧啶　　　B. ^{131}I
C. 甲巯咪唑　　　　D. 碘化钾
E. 甲状腺素

6. 下列抗甲状腺药中何药能诱发甲亢
（　　）
A. 甲硫氧嘧啶　　　B. 甲巯咪唑
C. 卡比马唑　　　　D. 大剂量碘化钾
E. 普萘洛尔

7. 甲巯咪唑的作用有（　　）
A. 能对抗甲状腺素的作用
B. 抑制甲状腺素的释放
C. 能引起粒细胞减少
D. 手术前应用可减少甲状腺组织的肿大
E. 抑制外周组织中 T_4 转变为 T_3

8. 有关碘剂作用的正确说法是（　　）
A. 小剂量促进甲状腺激素的合成，也促进
甲状腺激素的释放
B. 小剂量促进甲状腺激素的合成，大剂量
促进甲状腺激素的释放
C. 小剂量抑制甲状腺激素的合成，大剂量
抑制甲状腺激素的释放
D. 大剂量促进甲状腺激素的合成，小剂量
促进甲状腺激素的释放
E. 小剂量促进甲状腺激素的合成，大剂量
抑制甲状腺激素的释放

A₂型题

9. 患者，女，16 岁。家住离海较远的山区。
近期发现颈部变粗，医院检体弥漫肿大，
表面光滑柔软，无震颤及杂音，诊断为地
方性甲状腺肿，宜选用治疗（　　）
A. 手术　　　　B. 丙硫氧嘧啶
C. 小剂量碘　　D. 大剂量碘

E. 放射性碘

A₃/A₄型题

（10、11 题共用题干）
患者，女，35 岁。患原发性甲状腺功能
亢进 3 年，经多方治疗病情仍难控，故采用甲
状腺部分切除术进行治疗。

10. 术前准备药物有丙硫氧嘧啶，其基本药理
作用是（　　）
A. 抑制碘泵
B. 抑制 Na^+-K^+ 泵
C. 抑制甲状腺过氧化物酶
D. 抑制甲状腺蛋白水解酶
E. 阻断甲状腺激素受体

11. 用于术前准备，可使腺体缩小变硬、血管
减少而有利于手术进行的药物（　　）
A. 甲巯咪唑　　　B. 丙硫氧嘧啶
C. ^{131}I　　　　　D. 卡比马唑
E. 大剂量碘化物

（12～14 题共用题干）
患者，女，甲状腺肿大，伴多汗、多食、
消瘦、心悸、烦躁，诊断为甲亢。

12. 患者应选用以下哪种药物进行内科治疗
（　　）
A. 甲状腺素　　　B. 丙硫氧嘧啶
C. 碘剂　　　　　D. 胰岛素
E. 肾上腺皮质激素

13. 为防止该药发生严重不良反应，故治疗期
间应定期复查（　　）
A. 尿常规　　　B. 肝肾功能
C. 血常规　　　D. 心血图
E. 甲状腺扫描

14. 服药一段时间后，症状控制不好，甲状腺
肿大明显，需行手术治疗，此时应（　　）
A. 服用碘剂
B. 继续服用抗甲状腺素药物
C. 用普萘洛尔控制心率
D. 辅助治疗
E. 综合以上措施

（陈　琼）

第31章 胰岛素和口服降血糖药

引言：糖尿病是慢性内分泌代谢性疾病，主要治疗药物为胰岛素和口服降糖药。本章要求掌握胰岛素的药理作用、临床应用、不良反应和用药护理；熟悉口服降糖药的作用特点、不良反应及防治措施。

第1节 胰 岛 素

● 案例31-1

患者，男，5岁。因多饮、多尿，前来就诊。检查：身高96cm，体重50kg，空腹血糖8.6mmol/L，餐后血糖12.8mmol/L。诊断：1型糖尿病。

问题：1. 该患者应选择何药治疗？

2. 如何指导患者合理用药？

糖尿病是由于胰岛素分泌不足或胰岛素抵抗引起的以高血糖为突出表现的全身性、慢性内分泌代谢疾病，典型患者常有食多、喝多、尿多和消瘦，即"三多一少"症状。糖尿病主要分为1型和2型。1型多发生于青少年，胰岛素分泌缺乏，必须依赖胰岛素治疗。2型多见于30岁以后中、老年人，病因主要是胰岛素抵抗。糖尿病在经过饮食控制和体育锻炼后，如血糖仍未控制者，则需用药物治疗。糖尿病治疗的近期目标是控制糖尿病症状，防止出现急性代谢并发症。远期目标是通过良好的代谢控制达到预防慢性并发症，提高糖尿病患者的生活质量。治疗糖尿病的药物包括胰岛素制剂和口服降血糖药。

胰岛素制剂根据其来源可分为动物胰岛素，人胰岛素和胰岛素类似物。

胰岛素（insulin）是一种酸性蛋白质，口服易被消化酶破坏，因此胰岛素制剂必须注射给药。短效胰岛素可用于静脉注射（限急救时用）。为延长胰岛素的作用时间，用碱性蛋白质与之结合可制成中效及长效制剂，经皮下注射后，在注射部位发生沉淀，再缓慢释放、被吸收。所有中、长效制剂均为混悬剂，不可静脉注射。现临床使用预混胰岛素（即将短效与中效胰岛素预先混合），可一次注射，且起效快（30分钟），持续时间长达16～20小时。胰岛素制剂及其作用时间见表31-1。

表 31-1 胰岛素制剂及其作用时间

分类	胰岛素制剂	起效时间	峰值时间	作用持续时间
短效	胰岛素（regular insulin，RI）	15～60 分钟	2～4 小时	5～8 小时
速效胰岛素类似物	门冬胰岛素（insulin aspart）	10～15 分钟	1～2 小时	4～6 小时
	赖脯胰岛素（insulin lispro）	10～15 分钟	1～1.5 小时	4～5 小时
中效	低精蛋白锌胰岛素（isophane insulin suspension）	2.5～3 小时	5～7 小时	13～16 小时
长效	精蛋白锌胰岛素（protamine zinc insulin，PZI）	3～4 小时	8～10 小时	长达 20 小时
长效胰岛素类似物	甘精胰岛素（insulin glargine）	2～3 小时	无峰	长达 30 小时
预混胰岛素	30R　30%RI+ 70%NPH	0.5 小时	2～12 小时	14～24 小时
	50R　50%RI+ 50%NPH	0.5 小时	2～3 小时	10～24 小时
预混胰岛素类似物	门冬胰岛素 30（30%门冬胰岛素+70%精蛋白门冬胰岛素）	10～20 分钟	1～4 小时	14～24 小时
	赖脯胰岛素 25R（25% 赖脯胰岛素+75%精蛋白锌赖脯胰岛素）	15 分钟	1.5～3 小时	16～24 小时

【药理作用】

1. 对代谢的影响

（1）胰岛素可增加葡萄糖的转运，加速葡萄糖的氧化和酵解，促进糖原的合成和储存，抑制糖原分解和异生而降低血糖。

（2）增加脂肪酸的转运，促进脂肪合成并抑制其分解，减少游离脂肪酸和酮体的生成。

（3）增加氨基酸的转运和蛋白质的合成，同时抑制蛋白质的分解。

2. 促进钾离子转移　胰岛素与葡萄糖同用，可促使钾从细胞外液进入组织细胞内，从而纠正高钾血症和细胞内缺钾。

【临床应用】

1. 糖尿病

（1）1 型糖尿病：必须使用胰岛素治疗才能控制高血糖。

（2）2 型糖尿病：当口服降糖药无效或出现口服药物使用的禁忌证时，仍需要使用胰岛素控制高血糖，以减少糖尿病急、慢性并发症发生的危险。

（3）酮症酸中毒、非酮症高渗性昏迷和乳酸酸中毒等急救时应选用短效胰岛素静脉滴注，血糖下降速度控制在每小时降低 3.9～6.1mmol/L。

（4）合并消耗性疾病、重度感染、高热、创伤、妊娠及手术的各型糖尿病患者。

| 链接 |

胰岛素强化治疗

初发的 2 型糖尿病，尤其是空腹血糖＞11.1mmol/L 的患者，由于葡萄糖毒性作用等因素，导致胰岛 β 细胞功能暂时受抑制。此时使用口服降糖药物可能效果不佳，采用胰岛素强化治疗不仅能尽快将血糖降至正常，而且能使胰岛 β 细胞功能得到改善。治疗 1 周到 3 个月后，即使停用外源胰岛素，由于患者自身胰岛 β 细胞功能恢复，有可能不需降糖药物而仅靠节食、运动，血糖就能得到控制，这一段血糖容易控制的时期称为"蜜月期"。

但是，不是所有初发 2 型糖尿病患者都适合胰岛素强化治疗。有些患者发病时血糖轻中度增高，使用胰岛素效果一般，并且有出现低血糖的危险。

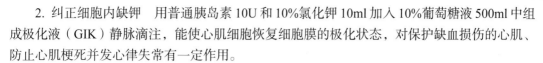

2. 纠正细胞内缺钾 用普通胰岛素 10U 和 10% 氯化钾 10ml 加入 10% 葡萄糖液 500ml 中组成极化液（GIK）静脉滴注，能使心肌细胞恢复细胞膜的极化状态，对保护缺血损伤的心肌、防止心肌梗死并发心律失常有一定作用。

【不良反应及用药护理】

1. 低血糖症 为胰岛素过量所致，出现饥饿感、出汗、心率加快、震颤等症状，严重者引起昏迷、惊厥及休克，甚至脑损伤及死亡。应注意：①胰岛素制剂有多种规格，使用前应仔细看清，尤其是要弄清楚所要用注射液的含量，以免因抽吸剂量错误而发生事故。②发生低血糖应紧急处理，避免产生不可恢复的脑损害。及早摄食糖果、饼干或糖水以缓解，较重者应立即静脉注射 50% 葡萄糖 40ml 以上。③为及时救治低血糖昏迷者，建议患者随身携带"急救告示卡"，并随身携带含糖食物以备自救。

2. 过敏反应 患者偶有注射部位红肿、瘙痒现象，通常在几日或几周内消失，如有局部反应发生，应立即告知医生。偶可引起全身过敏反应，出现全身皮疹、呼吸短促、气喘、血压下降、脉搏加快、多汗，严重者可危及生命。

3. 局部反应 注射部位可有皮肤发红、皮下结节和皮下脂肪萎缩等局部反应，故需经常更换注射部位。

4. 胰岛素抵抗 急性抵抗常由应激状况（如手术、感染、创伤、情绪激动等）引起，短时间内增加胰岛素的用量，消除诱因后可恢复治疗量。慢性抵抗原因复杂，可能与胰岛素抗体产生、胰岛素受体数目减少有关，可换用高纯度胰岛素或人胰岛素制剂，并适当调整用药量。

链接

胰岛素的混合

有时需要将短效胰岛素和中效胰岛素或长效胰岛素混合使用，一定要先抽取短效胰岛素，后抽取中效胰岛素或长效胰岛素。如果违反了这个原则，就可能使中效胰岛素或长效胰岛素进入短效胰岛素药瓶，从而导致整瓶短效胰岛素的性质发生改变。

操作步骤：①先将针头插入中效胰岛素或长效胰岛素瓶内，注入相当于所需胰岛素用量的空气后拔针，注意此时针头不能接触胰岛素药液；②然后按胰岛素抽取的步骤抽取准确量的短效胰岛素，拔除针头；③轻晃中效或长效胰岛素瓶将其混匀，瓶口向下，插入已抽取短效胰岛素的注射器针头，轻拉针芯，即可见胰岛素进入针管内，直至所需刻度后，拔出注射器。

第 2 节 口服降血糖药

糖尿病的药物治疗多基于 2 型糖尿病的两个主要异常病理生理改变——胰岛素分泌受损和胰岛素抵抗。口服降血糖药物根据作用机制的不同，可以分为促胰岛素分泌剂和非促胰岛素分泌剂两类。

 磺酰脲类

常用的磺酰脲类药物：①第一代：甲苯磺丁脲（tolbutamide，D860）、氯磺丙脲（chlorpropamide），目前少用；②第二代：格列本脲（glibenclamide，优降糖）、格列齐特（gliclazide）、格列吡嗪（glipizide）、格列喹酮（gliquidone），作用比第一代强、剂量小、不良反应相对较少，已广泛应用于临床；③第三代：格列美脲（glimepiride），能增加组织对胰岛素的敏感性而发挥降血糖作用，具有起效快、作用强、持续时间长、剂量小、安全低毒等特点。

【药理作用和临床应用】　主要是刺激胰岛 β 细胞分泌胰岛素，增加体内胰岛素的水平。适用于饮食治疗、运动治疗仍不能控制的非肥胖的 2 型糖尿病患者，必须在胰岛功能尚存时方可使用。格列本脲降糖作用最强，作用维持时间最长，也最容易发生低血糖反应；格列喹酮是作用维持时间最短、作用最弱的磺酰脲类药，主要从胆汁排泄，可改善肾脏血流，较少引起肾功能障碍，适用于肾功能轻度受损的糖尿病患者；第三代的格列美脲较少引起低血糖。

【不良反应及用药护理】

1. 低血糖　特别是老年患者和肝、肾功能不全者。注意剂量由小到大，按时定量进餐。服药后不进餐、少进餐或不恰当地增加运动量和运动时间都容易导致低血糖。

2. 其他　有胃肠道反应，如恶心、呕吐、腹胀等；少数患者会出现过敏反应，如皮肤瘙痒、皮疹等。

双胍类

常用的有二甲双胍（metformin，甲福明）和苯乙双胍（phenformin，苯乙福明）。

双胍类药物可以降低高血糖，减轻胰岛素抵抗，并协助改善脂代谢，降低血脂，减少对胰岛 β 细胞的脂毒性。在糖尿病治疗指南中推荐二甲双胍作为超重和肥胖 2 型糖尿病患者控制高血糖的一线用药。

可出现食欲下降、恶心、腹部不适、腹泻等胃肠道不适，与胰岛素或促胰岛素分泌剂联合使用时可增加低血糖发生的危险性。有乳酸酸中毒风险，故禁用于肝、肾功能不全，严重感染，严重缺氧或接受大手术的患者。

三 胰岛素增敏药

常用的是噻唑烷二酮类药，有罗格列酮（rosiglitazone）和吡格列酮（pioglitazone）。主要通过促进靶细胞对胰岛素的反应而增加胰岛素敏感性。在糖尿病治疗指南中推荐控制 2 型糖尿病患者高血糖的主要用药之一，尤其适用于胰岛素抵抗的患者。

胰岛素联合使用时体重增加和水肿表现明显，有潜在心力衰竭危险的患者可加重心力衰竭；与胰岛素或促胰岛素分泌剂合用时可增加发生低血糖的风险；用药期间注意检查肝功能，有活动性肝病或氨基转移酶增高超过正常上限 2.5 倍的患者禁用。

四 α-葡萄糖苷酶抑制药

常用的药物有阿卡波糖（acarbose）和伏格列波糖（voglibose）。与食物同服，通过抑制 α-葡萄糖苷酶，抑制糖类在小肠上部的吸收，降低餐后血糖。临床主要用于 2 型糖尿病，尤其是空腹血糖正常，而餐后血糖明显增高的糖尿病患者。

主要不良反应有胃肠道反应，如肠胀气、腹痛、腹泻等，少数患者出现低血糖反应。故服药时应从小剂量开始，逐渐加量。

五 餐时血糖调节药

格列奈类药物通过模拟胰岛素的生理性分泌，有效降低餐后血糖，具有吸收快、起效快和作用时间短的特点，需在餐前即刻服用。常用的有瑞格列奈（repaglinide）和那格列奈（nateglinide）。可引发低血糖，但发生频率和程度较磺酰脲类药物轻。

> **链接**
>
> **口服降血糖药的健康教育**
>
> 降糖药物宜从小剂量开始，逐渐加量。调整药量主要根据血糖的高低，每次调整幅度不宜太大，以免引起血糖的大幅波动。
>
> 当使用足量口服降糖药，空腹血糖仍然≥9.0mmol/L，同时糖化血红蛋白（HbAlc）仍然不能达标时，应当考虑使用胰岛素，能使其自身的胰岛β细胞充分休息，达到保护胰岛β细胞的作用。
>
> 选择适宜的用药时间，以保证药效。磺脲类药物应在餐前半小时服，瑞格列奈应于餐前即刻服；α-糖苷酶抑制剂与第一口饭嚼碎同服；双胍类药物对胃肠道有刺激，最好在餐后服用（二甲双胍肠溶片对胃刺激较小，也可在餐前或餐中服用）。
>
> 服用口服降糖药者不宜饮酒（尤其是空腹饮酒）。因乙醇可损害肝功能，尤其是能抑制糖异生而致低血糖。

护考链接

1. 患者，男，60岁，糖尿病病史15年。胰岛素治疗期间突然出现心悸、饥饿、出汗，随即意识不清。首要的措施为（ ）

A. 加大胰岛素剂量 　　B. 加用格列本脲 　　C. 静脉注射50%葡萄糖液

D. 静脉滴注碳酸氢钠溶液 　　E. 应用呼吸兴奋剂

分析：胰岛素最常见的是低血糖，表现为心悸、饥饿、出汗，严重的低血糖甚至会出现意识消失。抢救严重低血糖的应静脉注射50%葡萄糖液。故选C。

2. 1型糖尿病的主要治疗措施是（ ）

A. 饮食治疗 　　B. 运动治疗 　　C. 口服降糖药

D. 注射胰岛素 　　E. 服用降糖食品

分析：1型糖尿病主要是胰岛素分泌绝对不足，必须长期注射胰岛素治疗。故选D。

自 测 题

一、选择题

A₁型题

1. 不是胰岛素低血糖反应症状的是（ ）

A. 饥饿感 　　B. 出冷汗

C. 心悸 　　D. 震颤

E. 血压升高

2. 胰岛素不适用于（ ）

A. 糖尿病酮症酸中毒

B. 妊娠糖尿病

C. 需做手术的糖尿病

D. 2型糖尿病经口服降糖药治疗无效者

E. 低钾血症

3. 降血糖作用显效快、维持时间短，适用于糖尿病急救的是（ ）

A. 甲苯磺丁脲 　　B. 罗格列酮

C. 二甲双胍 　　D. 精蛋白锌胰岛素

E. 普通胰岛素

4. 可用于一般低血糖反应的有效措施是（ ）

A. 减少胰岛素用量

B. 立即食用糖果或含糖饮料

C. 就地休息

D. 立即输入氯化钠

E. 加大饭量

5. 为防止胰岛素注射部位皮下组织硬化及脂肪萎缩，应注意（　　）

A. 局部严密消毒　　B. 注射后局部消毒

C. 注射不可过深　　D. 经常更换注射部位

E. 药液温度不可过高

6. 配制混合胰岛素时，必须先抽吸胰岛素是为了防止（　　）

A. 发生中和反应

B. 胰岛素降解加速

C. 增加胰岛素的不良反应

D. 胰岛素的速效特性丧失

E. 降低精蛋白锌胰岛素的药效

A₂型题

7. 某糖尿病患者，因注射胰岛素后未及时进餐，出现头晕、心悸、出冷汗，该患者最可能是（　　）

A. 低血糖　　　　　B. 过敏性休克

C. 糖尿病性昏迷　　D. 糖尿病酮症酸中毒

E. 糖尿病合并感染

8. 患者，男，48 岁，患肥胖轻型糖尿病，治疗宜选用（　　）

A. 普通胰岛素　　　B. 二甲双胍

C. 氯磺丙脲　　　　D. 甘精胰岛素

E. 精蛋白锌胰岛素

9. 患者，女，26 岁，需要口服一种降糖药，该降糖药需要和第一口饭合用，那么该降糖药最有可能的是（　　）

A. 格列本脲　　　　B. 阿卡波糖

C. 瑞格列奈　　　　D. 罗格列酮

E. 二甲双胍

二、简答题

1. 胰岛素过量会产生什么不良反应？如何防治？

2. 简述口服降血糖药的分类和代表药。

（常维纬）

第32章 性激素类药

引言：性激素是指由性腺、胎盘、肾上腺皮质网状带等组织合成的甾体激素，具有促进性器官成熟、第二性征发育及维持性功能等作用。通过本章学习，要求掌握性激素类药物的药理作用、临床应用及不良反应，熟悉避孕药物的药理作用、临床应用及不良反应。根据药物的适应证合理用药，防治不良反应，能够在相应的医疗机构开展用药咨询及健康服务。

第1节 雌激素类药和抗雌激素类药

● 案例 32-1

患者，女，26岁，已婚。停经45日，伴恶心6日。患者无其他不适主诉。平素月经规律，经期5日，周期30日，末次月经2016年12月18日，自测尿妊娠试验阳性。医院就诊测血HCG升高，子宫附件超声提示早期妊娠。患者本人育有1女，无再生育要求，要求终止妊娠。根据患者情况，拟行药物流产。

问题：1. 药物流产具体方案是什么？
　　　2. 患者用药过程中的注意事项有哪些？

性激素（sex hormone）是性腺分泌的一类甾体激素，包括雌激素（estrogen）、孕激素（progestogen）和雄激素（androgen）。性激素类药物大多数为人工合成品及衍生物。性激素类药物通过细胞核内性激素受体发挥作用。避孕药影响生殖过程，从而达到避孕作用。常用的抗生育药大多属于雌激素和孕激素的复方制剂。

生殖过程包括精子和卵子的生成、受精、着床及胚胎发育等环节，整个过程依赖于下丘脑-垂体-性腺轴的神经内分泌调控。下丘脑分泌促性腺激素释放激素（GnRH）和催乳素抑制因子，经下丘脑的门脉系统运输到腺垂体。GnRH促使腺垂体分泌促性腺激素，包括卵泡刺激素（FSH）及黄体生成素（LH）。FSH可刺激卵巢的生长发育，并使LH受体增加。在FSH和LH的共同作用下，促使成熟卵泡合成和分泌雌激素。性激素对下丘脑、腺垂体的分泌功能具有正、负反馈调节作用，以维持性激素水平的动态平衡及生殖功能。

在男性体内，腺垂体释放的LH可促进睾丸间质细胞生长和增加睾酮的分泌，故LH又称为间质细胞雌激素（ICSH）。FSH则能促进男性睾丸曲细精管的成熟和精子的生成。雄激素同样可通过反馈机制抑制促性腺激素释放。

卵巢具有重要的卵子形成和分泌雌激素的功能。幼年卵巢处于相对静止状态；而在青春期来临后，下丘脑产生的 GnRH 刺激 FSH 和 LH 周期性分泌，从而使卵巢逐渐开始周期性变化并产生及分泌雌激素，促使子宫形成月经周期；随后，卵巢对促性腺激素逐渐停止反应，停经进入更年期。每一个月经周期受 FSH、LH 调控产生雌激素、孕激素的改变，使子宫内膜处于不同时期，并呈周期性改变（图 32-1）。

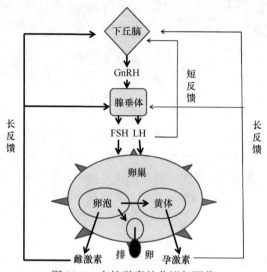

图 32-1　女性激素的分泌与调节

 雌激素类药

卵巢分泌的雌激素主要是雌二醇（estradiol），从妊娠期妇女的尿中提取出的雌酮（estrone）、雌三醇（estriol）及其他雌激素，多为雌二醇的代谢产物。天然雌激素中雌二醇活性最强，但口服效果较差；长效雌激素苯甲酸雌二醇、戊酸雌二醇（estradiol valerate）和环戊丙酸雌二醇等主要以注射剂型使用。以雌二醇为母体，现已人工合成许多能口服的高效、长效雌激素类药，如强效的炔雌醇（ethinylestradiol）、炔雌醚（quinestrol）等。雌三醇作用比雌二醇弱，但对阴道及子宫颈管具有选择性，其长效衍生物为尼尔雌醇（nilestriol）。己烯雌酚和氯烯雌醚则是合成的非甾体类药物，具有雌激素样作用，口服有效，作用维持时间较长。

【药理作用】　雌激素主要促进和调节女性性器官及第二性征的正常发育，但剂量不同可能会影响作用的性质。

1. 女性成熟　促进女性性器官的发育和成熟，如子宫、乳腺发育等，维持女性第二性征。

2. 对子宫的影响　促使子宫肌层和内膜增殖变厚，在孕激素的共同作用下，使子宫内膜发生周期性的变化，形成月经周期。雌激素刺激阴道上皮增生、浅表层细胞角化，并增加子宫平滑肌对缩宫素的敏感性。

3. 影响排卵　小剂量雌激素，在孕激素的配合下，刺激促性腺激素分泌，促进排卵，但大剂量通过负反馈机制能减少促性腺激素的释放，抑制排卵。

4. 乳腺增生发育和分泌　小剂量雌激素能刺激乳腺导管及腺泡的生长发育，促进泌乳；大剂量能抑制催乳素对乳腺的刺激作用，减少乳汁分泌。

5. 影响代谢　雌激素激活肾素-血管紧张素-醛固酮系统，促使醛固酮分泌增加，能促进肾小管对水、钠的吸收，故有轻度的水钠潴留作用，使血压升高；能增加骨骼的钙盐沉积，促进长骨骨骺愈合，减少骨钙的吸收，预防骨质疏松；大剂量能升高血清三酰甘油、磷脂和高密度脂蛋白水平，降低血清胆固醇和低密度脂蛋白水平。

6. 其他作用　雌激素可增加凝血因子Ⅱ、Ⅶ、Ⅸ、Ⅹ的活性，减少蛋白C、蛋白S和抗凝血酶Ⅲ，促进血液凝固。雌激素具有抗雄激素作用。

【临床应用】

1. 更年期综合征　又称围绝经期综合征。妇女更年期，由于卵巢功能降低，雌激素分泌不足，而垂体促性腺激素增多，使内分泌平衡失衡，出现一系列临床症状，如面颈潮红、全身发热、恶心、失眠、烦躁等。每个月经周期前21～25日补充10～50μg/d的雌激素可抑制垂体促性腺激素分泌，减轻各种症状。

2. 卵巢功能不全和闭经　用于卵巢功能不全引起的子宫、外生殖器及第二性征发育迟缓、闭经等。

3. 功能失调性子宫出血　由于体内雌激素水平低，子宫内膜创伤修复不良，引起持续少量阴道出血，雌激素促进子宫内膜增生，修复出血创面而止血。

4. 乳房胀痛及回乳　大剂量雌激素能干扰催乳素对乳腺的刺激作用，使乳汁分泌减少而退乳消痛。

5. 避孕　常与孕激素合用组成复方制剂用于避孕。

6. 晚期乳腺癌　能缓解绝经期5年以上的乳腺癌患者症状。绝经期以前的患者禁用，因可能促进肿瘤的生长。

7. 前列腺癌　大剂量雌激素抑制垂体促性腺激素的分泌，可使睾丸萎缩及雄激素分泌减少，且雌激素能拮抗雄激素的作用，故能治疗前列腺癌。

8. 骨质疏松　雌激素治疗骨质疏松尤其对绝经期骨质疏松有效，可减少骨质丢失，同时摄入适量的Ca^{2+}、维生素D及体育锻炼会增强雌激素的疗效。由于雌激素长期应用有风险，不作为首选药物。

9. 痤疮　雌激素能抑制雄激素分泌，拮抗雄激素作用。

10. 其他　老年性阴道炎及女阴干燥症可局部应用雌激素。小剂量雌激素长期应用可有效预防冠心病等心血管疾病。

【不良反应及用药护理】

1. 常见厌食、恶心、呕吐及头昏等。减少剂量或从小剂量开始逐渐增量的方法或注射用药可减轻症状。

2. 长期大量应用可使子宫内膜过度增生，发生子宫出血及增加子宫内膜癌的风险，子宫内膜炎患者慎用，妊娠3个月内禁用，妊娠中晚期慎重使用。雌激素对前列腺癌及绝经后乳腺癌患者有治疗作用，但禁用于其他肿瘤患者。

3. 可使水、钠潴留，长期大量应用可引起高血压、水肿及加重心力衰竭。

4. 雌激素在肝灭活，肝功能不良者慎用。

5. 雌激素可能会影响认知能力，在有些患者会引起严重的偏头痛。

二　抗雌激素类药

抗雌激素类药是指能与雌激素受体结合，拮抗雌激素作用的药物。常用药物包括氯米芬、他莫昔芬等。

氯米芬（clomiphene，氯底酚胺，克罗米芬）

【药理作用】 氯米芬在组织中有拮抗雌激素受体作用，显示出较强的抗雌激素活性，但也有较弱的雌激素样作用。低剂量的氯米芬能促进人促性腺激素释放，诱发排卵。排卵作用可能与它在下丘脑竞争雌激素受体，阻断雌激素负反馈作用有关。用药几日后可观察到血浆 LH、FSH 的升高。对男性则有促进精子生成的作用。但高剂量的氯米芬则明显抑制垂体释放促性腺激素。

【临床应用】 氯米芬主要用于无排卵或排卵稀少的不孕症，一个疗程（100mg/d，连续 5 日）诱导一次排卵。对卵巢和垂体功能完全丧失者无效。本药也可用于功能失调性子宫出血、月经紊乱、经前期紧张综合征、溢乳、晚期乳腺癌和长期应用避孕药后引起的闭经及男性不育症等的治疗。

【不良反应及用药护理】 可见面部潮红、恶心、头晕、乏力、腹胀、乳胀、皮疹、肝功能障碍等，大剂量长期应用可引起卵巢增大，可致多囊卵巢综合征。肝肾疾病、卵巢囊肿及其他妇科肿瘤患者禁用。

他莫昔芬（tamoxifen，三苯氧胺）

他莫昔芬口服吸收迅速，消除半衰期 7 日。主要经肝代谢，大部分以结合物形式由粪便排出，少量从尿中排泄。这类药物有一定的组织选择性，在骨、肝、脑等组织产生雌激素样作用以减轻绝经期的症状；而在乳腺、子宫等组织则产生拮抗雌激素的作用；能促使阴道上皮角化和子宫增重，防止受精卵着床，延迟排卵。可抑制雌激素依赖性肿瘤细胞的生长，临床常用于治疗已绝经的晚期乳腺癌患者，对雌激素受体阳性的乳腺癌患者效果较好。

雷洛昔芬（raloxifene）与他莫昔芬属于同一类药物，主要用于预防和治疗绝经后女性骨质疏松。国内报道，雷洛昔芬可显著增加初次用药的绝经后骨质疏松患者的骨密度，应用阿仑膦酸钠治疗 3～5 年后无效者，改用雷洛昔芬可显著降低骨质丢失率。

第 2 节　孕激素类药和抗孕激素类药

● 案例 32-2

患者，女，25 岁。停经 48 日，阴道少量流血 1 日。患者平素月经规律，经期 3 日，周期 28 日，末次月经 2016 年 12 月 10 日，自测尿妊娠实验阳性，患者于 1 日前无明显诱因出现阴道少量流血，色鲜红，无其他不适，随来医院，行超声检查提示宫内妊娠。患者初步诊断先兆流产，现无子女，有生育要求，行药物保胎治疗。

问题：1. 常用的保胎药物有哪些？
　　　2. 用药过程中有哪些注意事项？

天然孕激素主要是黄体分泌的黄体酮（progesterone，孕酮），妊娠 3～4 个月后黄体即萎缩，随后由胎盘分泌。临床应用多为人工合成品。按化学结构可分为两类：①17α-羟孕酮类：黄体酮衍生物，如醋酸甲羟孕酮（medroxyprogesterone，安宫黄体酮、甲孕酮）、醋酸甲地孕酮（megestrol）、氯地孕酮及长效的己酸孕酮；②19-去甲基睾酮类：其结构与睾酮相似，如炔诺酮（norethisterone）、双醋炔诺酮、炔诺孕酮等。黄体酮口服，首关效应明显，故肌内注射或舌下给药。人工合成的炔诺酮、甲地孕酮等，在肝脏破坏较慢，可口服。甲孕酮和甲地孕酮的微结晶混悬液和己酸孕酮的油溶液肌内注射，由于局部吸收缓慢而发挥长效作用。孕激素在血浆中蛋白结合率在90%以上。

 孕激素类药

【药理作用】

1. 对生殖系统作用 ①在雌激素作用的基础上，促进子宫内膜由增生期转化为分泌期，有利于孕卵的着床和胚胎的发育。在妊娠期可降低子宫对缩宫素的敏感性，抑制子宫收缩，起到保胎作用。②大剂量能抑制卵巢的排卵而避孕。③促进乳腺腺泡发育，为母乳喂养做准备。

2. 对代谢的影响 孕激素有抗醛固酮作用，促进 Na^+、Cl^- 排出而利尿。孕激素促进药物代谢，促进蛋白质分解，增加尿素氮的排泄。

3. 升高体温的作用 黄体酮通过下丘脑体温调节中枢影响散热过程，使月经周期的黄体相基础体温轻度升高。

【临床应用】

1. 功能失调性子宫出血 黄体功能不足，应用孕激素可使子宫内膜同步转为分泌期，停药后 3～5 天发生撤退性出血。自月经第 21 日起，肌内注射黄体酮 20mg/d，或口服醋酸甲羟孕酮，5～10mg/d，连用 5 日，可调节月经。

2. 痛经和子宫内膜异位症 采用雌、孕激素复合避孕药，抑制排卵和子宫痉挛性收缩。长周期、大剂量孕激素，使异位子宫内膜腺体萎缩、退化，可治疗子宫内膜异位症。自月经周期第 5 日起使用炔诺酮片 5mg，每日 3 次，共用药 4～6 个月；用醋酸甲地孕酮片每日 30mg，共用 6 个月。

3. 子宫内膜腺癌 大剂量孕激素可使子宫内膜腺体萎缩，部分患者病情缓解，症状改善。

4. 前列腺增生和前列腺癌 大剂量孕激素可减少睾酮分泌，促使前列腺细胞萎缩退化。

5. 先兆流产与习惯性流产 对黄体酮功能不足所致的先兆流产与习惯性流产可用大剂量孕激素治疗。

6. 避孕 单用或与雌激素组成复合制剂用于避孕。

【不良反应及用药护理】 偶见恶心、呕吐及头痛、乳房胀痛、腹胀等。部分可见性欲改变、多毛或脱发、痤疮。大剂量黄体酮可引起胎儿生殖器畸形。肝功能不全、动脉疾患高危者禁用。

 抗孕激素类药

抗孕激素类药物可干扰黄体酮的合成、阻断孕激素的受体，常与前列腺素类药配合使用，终止早期妊娠或用于紧急避孕。

米非司酮（mifepristone）

米非司酮是孕激素受体阻断药。同时也能阻断糖皮质激素受体，具有抗皮质激素活性。还有较弱的抗雄激素作用。可终止早孕、抗着床、诱导月经、促进子宫颈成熟、软化和扩张子宫颈等。主要用于终止早孕和紧急避孕。不良反应是引起子宫出血延长，恶心、腹泻和腹痛等。

第3节 雄激素类药和同化激素类药

 雄激素类药

雄激素类药包括雄激素和同化激素两类。天然雄激素睾酮（testosterone，睾丸素）主要有睾丸间质细胞分泌。临床多使用人工合成的睾酮衍生物，如甲睾酮（methyltestosterone，甲基睾酮）、丙酸睾酮（testosterone propionate，丙酸睾丸素）、十一酸睾酮（testosterone undecanoate）、美睾酮（mesterolone）、氟甲睾酮（fluoxymesterone）及苯乙酸睾酮（testosterone phenylacetate，苯乙酸睾丸素）等。

【药理作用】

1. 生殖系统作用　促进男性性器官及副性器官的发育和成熟，大剂量反馈性抑制腺垂体分泌促性腺激素，可减少女性卵巢分泌雌激素，并有直接抗雌激素作用。

2. 同化作用　能明显促进蛋白质的合成，减少蛋白质的分解，减少尿素生成，使尿素排泄减少，造成正氮平衡，因而促进生长发育，使肌肉发达。

3. 提高骨髓造血功能　雄激素既能刺激肾脏分泌红细胞生成素，又能直接兴奋骨髓合成亚铁血红素，故使红细胞生成增多。

4. 其他　促进免疫球蛋白合成，增强机体免疫功能及抗感染能力。尚有糖皮质激素样抗炎作用及降胆固醇作用。

【临床应用】

1. 替代疗法　无睾症或睾丸功能不足，男子性功能低下，用睾酮及其酯类进行替代治疗。

2. 更年期综合征及功能失调性子宫出血　通过对抗雌激素作用，使子宫血管收缩、内膜萎缩，对更年期综合征更为适合。

3. 晚期乳腺癌及卵巢癌　对晚期乳腺癌及卵巢癌有缓解作用。使用丙酸睾酮可抑制子宫肌瘤的生长。

4. 贫血　对于再生障碍性贫血可使骨髓功能得到改善，特别是红细胞生成加速。丙酸睾酮也可用于其他贫血治疗。目前，重组红细胞生成素已基本替代了雄激素在治疗贫血方面的临床应用。

5. 其他用途　各种消耗性疾病、骨质疏松、肌肉萎缩、生长延缓、长期卧床、损伤、放疗等状况，可用小剂量雄激素治疗，使患者食欲增加，加快体质恢复。

【不良反应及用药护理】　雄激素长期应用可引起女性男性化、黄疸和水钠潴留等。妊娠期妇女、前列腺癌和乳腺癌的患者禁用。肾炎、肾病综合征、高血压及心力衰竭患者慎用。

 同化激素类药

同化激素类药是对天然来源的雄激素进行结构改造，使雄激素活性减弱，蛋白同化作用增强的睾酮衍生物。常用药物有苯丙酸诺龙（nandrolone phenylpropionate）、氧雄龙（oxandrolone）、司坦唑醇（stanozolol，康力龙）及美雄酮（methandienone，去氢甲基睾丸素）等。主要用于严重烧伤、手术后慢性消耗性疾病、肿瘤恶病质患者和老年骨质疏松等蛋白质同化或吸收不足，以及蛋白质分解亢进或损失过多等情况。长期应用可引起水钠潴留及女性轻度男性化，偶见胆汁淤积性黄疸。肾炎、心力衰竭和肝功能不全者慎用，妊娠期妇女及前列腺癌患者禁用。服用时应同时增加食物中的蛋白质成分。

第4节 避 孕 药

避孕药（contraceptives）是指阻碍受孕或终止妊娠的一类药物。阻断生殖过程中任何一个环节均可达到避孕或终止妊娠的目的。临床应用的避孕药主要有抑制排卵药、干扰孕卵着床药、抗早孕药及影响精子生成的男用避孕药。

 主要抑制排卵的避孕药

最常用的女性避孕药由不同类型的孕激素和雌激素类药物配伍制成，可分为短效和长效避孕药，包括口服剂、注射剂及缓释剂三类。短效避孕药，如复方左炔诺孕酮片、复方炔诺酮（口服避孕片Ⅰ号）、复方甲地孕酮（口服避孕片Ⅱ号）等；长效避孕药，如左炔诺孕酮炔雌醚片、炔诺孕酮炔雌醚片等。不良反应有类早孕反应、闭经、子宫不规则出血、血栓性静脉炎、肺栓塞、体重增加、色素沉着等。肝炎、肾炎、乳房肿块、宫颈癌、血栓栓塞性疾病禁用。充血性心力衰竭、高血压、糖尿病需用胰岛素治疗的患者慎用。

 其他避孕药

目前，世界上尚无较成熟的男用避孕药可供广泛应用，棉酚（gossypol）是通过抑制精子生成而达到抗生育作用的。不良反应有胃肠道刺激症状、心悸、肝功能改变等。部分服药者发生低血钾无力症状。如果长期应用，个别人生育能力难以恢复。外用避孕药多是一些具有较强的杀精子作用的药物，可制成胶浆、片剂或栓剂等。常用的杀精子剂有壬苯醇醚（nonoxynol）、辛苯醇醚（octoxynol-9）及孟苯醇醚（menfegol）等。

 护考链接

雌激素的临床应用不包括（ ）

A. 绝经期综合征　　　B. 功能失调性子宫出血　　C. 水肿

D. 避孕　　　　　　　E. 乳房胀痛和退乳

分析：雌激素本身可以引起水钠潴留，加重水肿，故选C。

 自 测 题

一、选择题

A₁型题

1. 黄体酮治疗先兆流产，必须肌内注射的主要理由是（ ）

    A. 口服吸收缓慢

    B. 口服给药排泄快

    C. 肌内注射吸收迅速

    D. 肌内注射能维持较高浓度

    E. 口服后在胃肠及肝脏迅速破坏

2. 老年女性骨质疏松宜选用（ ）

    A. 黄体酮　　　B. 泼尼松　　　C. 甲睾酮

    D. 雌二醇　　　E. 炔诺酮

3. 雌激素类药与孕激素均可用于（ ）

    A. 子宫肌瘤　　　　B. 绝经期综合征

    C. 乳房胀痛　　　　D. 晚期乳腺癌

    E. 痤疮

A₂型题

4. 患者，女，25 岁，停经 45 日，阴道少量流血 2 日。患者平素月经规律，末次月经 2016 年 11 月 10 日，自测尿妊娠实验阳性，行超声检查提示宫内妊娠。患者初步诊断先兆流产，现无子女，有生育要求，该患者应用何种药物保胎治疗（　　）
   A. 黄体酮　　 B. 雌二醇　　 C. 睾酮
   D. 雌三醇　　 E. 米非司酮

A₃型题

（5、6 题共用题干）

患者，女，30 岁，未避孕未怀孕 5 年，平素月经规律，现有生育要求，于医院进行相应检查，基础体温呈单相型，排卵期超声监测提示可见多个未成熟卵泡，未见排卵，丈夫精液检查正常，考虑患者不孕原因为不排卵，故拟行促排卵治疗，指导患者受孕。

5. 该患者用下列哪一类药物进行促排卵治疗（　　）
   A. 氯米芬　　　　 B. 米非司酮
   C. 雌二醇　　　　 D. 睾酮
   E. 泼尼松龙

6. 下列关于氯米芬的叙述，正确的是（　　）
   A. 抑制卵巢雌激素合成，发挥抗雌激素作用
   B. 可用于卵巢囊肿的治疗
   C. 竞争性阻断孕激素受体
   D. 竞争性阻断雌激素受体
   E. 激动雌激素受体

二、简答题

1. 简述雌激素和孕激素对月经周期的影响。
2. 如何使用雌、孕激素治疗功能失调性子宫出血？

（刘　伟）

第33章　化学治疗药物概论

引言：自然界中存在很多人类肉眼看不见的微生物，其中细菌、病毒、立克次体、支原体、衣原体、螺旋体、真菌等是引起人类感染性疾病的常见病原体。抗微生物药是指能抑制或杀灭病原微生物、防治感染性疾病的一类药物，包括抗菌药、抗真菌药和抗病毒药。本章重点掌握抗菌药物常用术语。

第1节　化学治疗药物的基本概念及常用术语

对所有病原体（包括微生物、寄生虫）及肿瘤细胞所致疾病的药物治疗统称为化学治疗，抗微生物药、抗寄生虫药和抗恶性肿瘤药统称为化学治疗药。在应用各类抗菌药物治疗细菌所致疾病过程中，应注意机体、药物与细菌三者的相互关系（图33-1），以充分发挥药物的治疗作用。

抗菌药物的常用术语如下。

1. 抗菌药　指对细菌有抑制或杀灭作用的药物，包括抗生素（如青霉素类）和人工合成的抗菌药物（如磺胺类）。

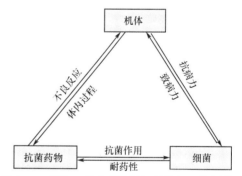

图33-1　机体、抗菌药物及细菌的相互作用关系

2. 抗生素　指由各种微生物（包括细菌、真菌、放线菌属）产生的，能杀灭或抑制他微生物的物质。分为天然抗生素和人工半合成抗生素，前者由微生物产生，后者是对天然抗生素进行结构改造获得的半合成产品。

3. 抗菌谱　指抗菌药物的抗菌范围，是临床选药的重要依据。对多种病原微生物有抑制或杀灭作用的抗菌药称为广谱抗菌药（如四环素）。仅对一种细菌或局限于某一菌属有抑制或杀灭作用的抗菌药称为窄谱抗菌药（如异烟肼只对结核分枝杆菌有效）。

4. 抑菌药和杀菌药　抑菌药指能抑制病原菌生长繁殖而无杀灭病原菌作用的药物，如大环内酯类、氯霉素、四环素类等；杀菌药指能杀灭病原菌的药物，如青霉素类、头孢菌素类、氨基糖苷类等。

5. 抗菌活性　指抗菌药物抑制或杀灭病原微生物的能力。衡量抗菌药物抗菌活性的指标是最低抑菌浓度（能抑制培养基内病原菌生长的最低药物浓度）和最低杀菌浓度（能够杀灭培养基内细菌或使细菌数减少99.9%的最低药物浓度）。

6. 抗生素后效应　指抗菌药物发挥抗菌作用后,药物浓度低于最低抑菌浓度甚至药物被消除后,细菌生长仍然受到持续抑制的效应。抗生素后效应长的药物可适当延长用药间隔时间,而疗效不减。

第 2 节　抗菌药的作用机制

抗菌药物主要是通过干扰细菌的生化代谢过程,影响其结构和功能而产生抑菌或杀菌作用。根据药物作用环节的不同,抗菌作用机制分为以下几类(图 33-2)。

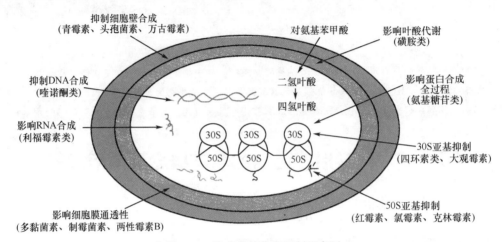

图 33-2　抗菌药物作用机制示意图

1. 抑制细菌细胞壁合成　细菌细胞壁位于细胞质膜外,不仅能维持细菌固有的外形,还能抵抗细胞内外较大的渗透压差,对维持细菌的正常结构和功能具有重要意义。β-内酰胺类抗生素有抑制转肽酶的作用,阻碍黏肽的合成,导致细菌细胞壁缺损,丧失屏障作用,菌体内的高渗透压使水分不断内渗,加上自溶酶的作用,使菌体肿胀、破裂而死亡。

2. 改变细菌胞质膜的通透性　细菌胞质膜是由类脂质和蛋白质分子构成的一种半透膜,位于细胞壁内侧,紧包着细胞质,具有渗透屏障和运输物质等功能。多黏菌素类抗生素能与细菌胞质膜中的磷脂结合,使膜功能受损;抗真菌药物两性霉素 B 能与真菌胞质膜上的麦角固醇选择性结合,使膜通透性增加,使菌体内的氨基酸、蛋白质、核酸等重要物质外漏,而导致菌体死亡。

3. 抑制细菌蛋白质合成　核糖体为蛋白质的合成场所。细菌的核糖体为 70S,由 30S 和 50S 亚基组成。氯霉素、林可霉素、大环内酯类抗生素通过作用于细菌的 50S 亚基,四环素类和氨基糖苷类作用于细菌的 30S 亚基,从而抑制细菌蛋白质合成,产生抑菌或杀菌。由于人体细胞的核糖体为 80S,由 40S 和 60S 亚基组成,故上述药物在临床常用剂量下对人体细胞的蛋白质合成无影响。

4. 抑制细菌核酸的合成　核酸包括脱氧核糖核酸(DNA)和核糖核酸(RNA)。二者能控制蛋白质的合成。很多药物是通过作用于 DNA 和 RNA 的合成而起抗菌作用的。喹诺酮类药物主要通过抑制细菌 DNA 促旋酶,阻碍细菌 DNA 复制而产生杀菌作用;磺胺类、甲氧苄啶通过抑制四氢叶酸合成,导致核酸合成障碍而抑制细菌的生长繁殖;利福平能与敏感菌 DNA 依赖性 RNA 聚合酶结合，抑制 mRNA 的合成而杀灭细菌。

第3节　化学治疗药的耐药性

耐药性是指病原体或肿瘤细胞与化学治疗药物多次接触后，对药物的敏感性降低或消失的现象。病原体对某一药物产生耐药性后，对其他药物也产生耐药的特性称为交叉耐药性，多见于化学结构相似的抗菌药物之间。耐药性产生的机制主要有以下几种方式。

1. 产生灭活酶　细菌产生的灭活酶，通过破坏抗菌药物的结构，使抗菌药物失去抗菌作用。灭活酶有水解酶和合成酶两类。水解酶如 β-内酰胺酶，可水解 β-内酰胺类抗生素的 β-内酰胺环而使其失活；合成酶又称钝化酶，可催化某些基团与药物分子结合，使药物失去抗菌活性。例如，对氯霉素耐药的革兰阳性和阴性杆菌能产生乙酰转移酶，使氯霉素转变为乙酰化氯霉素，失去抗菌活性。

2. 药物靶点改变或被保护

（1）药物靶点改变：①细菌靶蛋白的结构改变，使抗菌药物不易与之结合而失去抗菌活性，如链霉素耐药菌株的核糖体 30S 亚基上 P_{10} 蛋白结构发生改变后，使链霉素不能与之结合而产生耐药性；②细菌靶蛋白的数量增加，表现为抗菌药物存在时仍有足够量的靶蛋白可以维持细菌的生长繁殖，如对甲氧苄啶（TMP）耐药的大肠杆菌可产生大量与 TMP 亲和力低的二氢叶酸还原酶，以继续维持细菌的生长。

（2）产生保护药物靶点的蛋白质：新近在耐氟喹诺酮类药物的革兰阴性菌中发现细菌产生保护药物靶点的蛋白质，使细菌表现出耐药。

3. 降低细菌外膜通透性　细菌可通过多种方式阻止抗菌药物透过细胞膜进入菌体内而耐药。革兰阴性杆菌的细胞外膜对青霉素 G 具有屏障作用，形成了天然耐药性；细菌对四环素的耐药主要是由于细菌产生的三种蛋白质阻塞了细胞壁的水孔，使药物不能进入菌体内；铜绿假单胞菌和其他革兰阴性杆菌可因细胞壁水孔功能改变而对广谱青霉素类和头孢菌素类产生耐药。

4. 细菌改变代谢途径　对磺胺类耐药的细菌可直接利用外源性叶酸，也可通过产生较多的 PABA 或使二氢叶酸合成酶增多而耐药。

5. 主动药物外排　主动药物外排指细菌能将进入细胞内的多种抗菌药物主动泵出细胞外，导致细菌获得耐药性。此机制是细菌耐药的主要原因，在多数情况下，和其他机制一起导致细菌的多重耐药，越来越受到研究者的关注。大肠杆菌、金黄色葡萄球菌、铜绿假单胞菌、空肠弯曲杆菌均有主动外排系统，可将进入菌体内的药物泵出而致耐药。

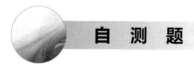

自　测　题

一、选择题

A₁型题

1. 药物抑制或杀灭病原菌的能力称（　　）

　　A. 抗菌药物　　　　B. 抗菌谱

　　C. 抗菌活性　　　　D. 耐受性

　　E. 抗菌后效应

2. 不仅有抑制微生物生长，且有杀灭病原菌作用的药物称为（　　）

　　A. 消毒防腐药　　　B. 杀菌剂

　　C. 抑菌剂　　　　　D. 抗菌谱

E. 抗生素

3. 关于抗生素的叙述，错误的是（　　　　）

A. 属于抗菌药

B. 包括天然品和人工半合成品

C. 是微生物代谢过程中产生的

D. 可抑制或杀灭其他病原微生物

E. 是人工合成抗菌药

4. 机体反复或长期应用抗菌药后，细菌对抗菌药的敏感性降低的现象称（　　　　）

A. 耐受性 　　　　B. 耐药性

C. 依赖性 　　　　D. 成瘾性

E. 以上皆否

5. 关于药物、机体、病原体三者之间关系的叙述，错误的是（　　　　）

A. 药物对机体有防治作用和不良反应

B. 机体对病原体有抵抗能力

C. 机体对药物有体内过程

D. 药物对病原体有抑制或杀灭作用

E. 病原体对药物产生耐受性

6. 通过抑制细菌细胞壁合成而产生抗菌作用的药物是（　　　　）

A. 青霉素类 　　　　B. 氨基糖苷类

C. 四环素类 　　　　D. 磺胺类

E. 氯霉素

7. 化学治疗药不包括以下哪些药物（　　　　）

A. 抗生素 　　　　B. 人工合成抗菌药

C. 抗寄生虫药 　　D. 抗恶性肿瘤药

E. 消毒防腐药

8. 药物的抗菌范围称（　　　　）

A. 抗菌药物 　　　　B. 抗菌谱

C. 抗菌活性 　　　　D. 耐受性

E. 抗菌后效应

9. 通过抑制细菌蛋白质合成而产生抗菌作用的药物是（　　　　）

A. 青霉素类 　　　　B. 氨基糖苷类

C. 头孢菌素类 　　　D. 磺胺类

E. 喹诺酮类

10. 通过影响细菌叶酸代谢而产生抗菌作用的药物是（　　　　）

A. 青霉素类 　　　　B. 氨基糖苷类

C. 磺胺类 　　　　D. 多黏菌素类

E. 喹诺酮类

二、简答题

1. 简述抗菌药物的作用机制。

2. 简述细菌的耐药机制。

3. 简述机体、病原体和药物三者之间关系。

（叶宝华）

第34章 β-内酰胺类抗生素

引言：β-内酰胺类抗生素（β-lactam antibiotics）是指化学结构中含β-内酰胺环的抗生素，包括青霉素类、头孢菌素类及其他β-内酰胺类。抗菌机制是通过与青霉素结合蛋白（penicillin-binding proteins，PBPs）结合，抑制细菌细胞壁的合成而产生抗菌作用，属于繁殖期杀菌药。本章重点掌握青霉素G的抗菌作用、临床应用、主要不良反应及用药护理，了解半合成青霉素及头孢菌素类的特点和应用。

第1节 青 霉 素 类

● 案例34-1

患者，女，45岁。因高热、咳嗽、咳痰来院就诊。血常规及胸片检查诊断为右大叶性肺炎。给予青霉素G治疗，2日后体温下降，1周后症状完全消失，2周后复查胸片：肺阴影消散。

问题：1. 青霉素G为何可治疗大叶性肺炎？
　　　2. 应用青霉素G应注意哪些问题？

青霉素类抗生素（penicillins）具有高效、低毒、价格便宜等特点，目前仍是临床上广泛应用的抗生素之一。

 天然青霉素

青霉素G（penicillin，苄青霉素）

青霉素G是从青霉菌培养液中提取的一种有机酸。临床常用其钠盐和钾盐。其干燥粉末在室温下保存数年仍有抗菌活性。但溶于水后极不稳定，易被酸、碱、醇、重金属、氧化剂等破坏，室温下放置24小时大部分降解失效，还可产生具有抗原性的物质如青霉烯酸等，易致过敏反应，故应现配现用。青霉素G口服可被胃酸和消化酶破坏，故不宜口服，通常作肌内注射和静脉给药。主要分布于细胞外液，不易透过血脑屏障，但在脑膜炎时，可在脑脊液中达到有效浓度。几乎全部以原形经尿排出。

【药理作用】　青霉素G抗菌活性强，抗菌谱窄，在细菌繁殖期低浓度抑菌，较高浓度杀菌。敏感菌主要有①大多数革兰阳性球菌，如溶血性链球菌、肺炎链球菌、甲型溶血性链球菌、不耐药的金黄色葡萄球菌等；②革兰阳性杆菌：如白喉棒状杆菌、炭疽杆菌、破伤风梭菌、产气荚膜梭菌、乳酸杆菌等；③革兰阴性球菌：脑膜炎球菌、淋病奈瑟球菌等；④螺旋体：梅毒螺旋体、钩端螺旋体、回归热螺旋体等；⑤放线菌：牛放线菌等。

【临床应用】 青霉素 G 为敏感菌引起感染的首选药。例如，溶血性链球菌引起的蜂窝织炎、丹毒、猩红热等；肺炎链球菌引起的大叶性肺炎、脓胸、支气管肺炎等。对革兰阳性杆菌引起的感染如白喉、破伤风、气性坏疽等在首选青霉素 G 的同时，应与相应的抗毒素合用。放线菌病需大剂量、长疗程用药。金黄色葡萄球菌、肺炎链球菌等对青霉素 G 较易耐药。

【不良反应】

1. 过敏反应 最常见，其发生率在各种药物中居首位。以皮疹、药热、血清病样反应较为多见，一般不严重，停药或服用 H_1 受体阻断药可消失。严重者可发生过敏性休克，在抗生素中发生率最高，约为万分之一。发生原因是青霉素溶液中的降解产物青霉噻唑蛋白、青霉烯酸、6-APA 高分子聚合物所致，机体接触后可在 5～8 日产生抗体，当再次接触时即产生变态反应。主要表现为心悸、面色苍白、胸闷、喉头水肿、脉搏细弱、出冷汗、血压下降、抽搐和昏迷等，若抢救不及时，可因呼吸困难和循环衰竭而死亡。

2. 赫氏反应 用青霉素 G 治疗梅毒和钩端螺旋体等感染时，可出现症状加剧现象，主要表现为全身不适、寒战、发热、咽痛、肌肉痛、心动过速等症状，甚至危及生命，称为赫氏反应。可能是因为大量病原体被杀死后释放的物质引起的。此反应一般发生于青霉素开始治疗后6～8 小时，于 12～24 小时消失。

3. 青霉素脑病 大剂量静脉给药时对大脑皮质产生直接刺激作用，可引起肌肉痉挛、抽搐、昏迷等反应，偶可引起精神失常，称青霉素脑病。此反应易出现于老年人和肾功能减退患者。

4. 其他 大剂量静脉滴注可引起高钠血症或高钾血症，特别是在患者肾功能下降时尤易发生，甚至引起心脏功能抑制。肌内注射有一定刺激性，可产生局部疼痛、红肿或硬结；鞘内注射可引起脑膜或神经刺激症状。

| 链接 |

青霉素的发现

英国细菌学家弗莱明（Fleming）于 1928 年在实验室用培养皿培养葡萄球菌时，偶然发现在没有加盖的培养皿中长出青灰色的霉菌，而霉菌附近的葡萄球菌消失了。经实验确认该霉菌属青霉菌属。英国牛津大学病理学家弗洛里（Florey）和德国的生物化学家钱恩（Chain）于 1940 年成功地从青霉菌中提得了一种能杀灭并阻止葡萄球菌蔓延的物质，即青霉素。青霉素是人类发现的第一个抗生素。1941 年，青霉素投入临床使用并获得成功。

【用药护理】

1. 用药前：①应该仔细询问患者过敏史，对青霉素 G 过敏者禁用，对其他药物过敏者慎用；②必须做皮试：凡初次用药、更换批号、停药 24 小时以上者，均应做皮肤过敏试验，皮试阳性者禁用；③应备好急救药品和抢救设备。

2. 用药时：①避免滥用和局部用药；②避免在患者饥饿时用药；③避免注射用具混用；④酸、碱、醇、酶、重金属及氧化剂等均可破坏青霉素 G，应避免配伍使用；⑤青霉素 G 在pH 5.0～7.5 比较稳定，临用时用灭菌生理盐水（pH 为 4.5～7.0）配制，最好不用 5% 葡萄糖溶液（pH 为 3.5～5.5）配制；⑥青霉素 G 不能用于鞘内注射，青霉素 G 钾盐不能快速静脉注射。

3. 用药后：注射后应观察 30 分钟，无反应者方可离去。一旦发生过敏性休克，应首先立即皮下或肌内注射肾上腺素 0.5～1.0mg，严重者应稀释后缓慢静脉注射或静脉滴注，并给予吸氧、升高血压，用糖皮质激素等抗休克治疗。

 半合成青霉素

为了克服天然青霉素抗菌谱窄，不耐酸、不耐酶（β-内酰胺酶）的缺点，1959 年以来人们对天然青霉素进行了化学改造，制成了具有不同特性的半合成青霉素（表 34-1）。其抗菌机制、不良反应、用药护理与天然青霉素相同，并与天然青霉素 G 有完全交叉过敏反应。

表 34-1　常用半合成青霉素作用特点比较

常用药物	作用特点及应用
1. 耐酸青霉素 青霉素 V（penicillin V）	（1）耐酸，可口服，但不耐酶 （2）抗菌谱同青霉素 G，抗菌作用较青霉素 G 弱 （3）仅用于轻型感染
2. 耐酸、耐酶青霉素 苯唑西林（oxacillin） 氯唑西林（cloxacillin） 双氯西林（dicloxacillin）	（1）耐酸，可口服 （2）耐酶，对耐青霉素 G 的金黄色葡萄球菌有效 （3）抗菌谱同青霉素 G，抗菌作用较青霉素 G 弱 （4）主要用于耐青霉素 G 的金黄色葡萄球菌感染
3. 广谱青霉素 氨苄西林（ampicillin） 阿莫西林（amoxicillin）	（1）耐酸，不耐酶 （2）抗菌谱广，对革兰阳性菌作用与青霉素 G 近似，对某些革兰阴性杆菌如伤寒杆菌、副伤寒杆菌、流感嗜血杆菌、大肠杆菌、志贺菌、百日咳鲍特菌等有作用 （3）可用于呼吸道感染、胃肠道感染、尿路感染、胆道感染、软组织感染等 （4）有胃肠道反应、皮疹等不良反应
4. 抗铜绿假单胞菌青霉素 羧苄西林（carbenicillin） 哌拉西林（piperacillin） 替卡西林（ticarcillin）	（1）不耐酸，不耐酶 （2）抗菌谱与氨苄西林相似，对革兰阳性菌作用较青霉素 G 弱，对革兰阴性杆菌作用强，对铜绿假单胞菌、变形杆菌有作用 （3）主要用于铜绿假单胞菌、变形杆菌、大肠杆菌感染
5. 抗革兰阴性杆菌青霉素 美西林（mecillinam） 替莫西林（temocillin）	（1）对革兰阴性杆菌作用强，但对铜绿假单胞菌无效；对革兰阳性菌作用弱 （2）主要用于革兰阴性杆菌所致的泌尿道、软组织感染等

第 2 节　头孢菌素类

头孢菌素类（cephalosporins）是以 7-氨基头孢烷酸为母核，连接不同侧链而成的一系列半合成抗生素。本类抗生素的活性基团也是 β-内酰胺环，与青霉素类具有相似的理化性质、生物活性、作用机制和临床应用。具有抗菌谱广、抗菌活性强、对 β-内酰胺酶稳定、过敏反应发生率较青霉素少等优点。按其发展的顺序及特点不同，目前分为四代。

第一代头孢菌素：供注射用的有头孢唑林（cefazolin）、头孢噻吩（cefalotin）、头孢匹林（cefapirin）等。供口服用的有头孢氨苄（cefalexin）、头孢羟氨苄（cefadroxil）等。供口服和注射用的有头孢拉定（cefradine）。

第二代头孢菌素：供注射用的有头孢孟多（cefamandole）、头孢呋辛（cefuroxime）、头孢替安（cefotiam）等。供口服用的有头孢克洛（cefaclor）、头孢呋辛酯（cefuroxime axetil）等。

第三代头孢菌素：供注射用的有头孢唑肟（ceftizoxime）、头孢噻肟（cefotaxime）、头孢曲松（ceftriaxone）、头孢磺啶（cefsulodin）等。供口服用的有头孢克肟（cefixime）、头孢地尼（cefdinir）、头孢布烯（ceftibuten）等。

第四代头孢菌素：供注射用的有头孢吡肟（cefepime）、头孢匹罗（cefpirome）、头孢立定（cefclidin）等。

【药理作用和临床应用】 头孢菌素类为杀菌药，抗菌机制与青霉素类相同，与细菌细胞膜上的青霉素结合蛋白（PBPs）结合，干扰细菌细胞壁的合成而产生抗菌作用。细菌对头孢菌素可产生耐药性，并与青霉素类之间有部分交叉耐药性。

第一代头孢菌素主要作用于革兰阳性球菌，抗菌作用比第二代、第三代强，对革兰阴性菌作用差。对青霉素酶稳定，但对β-内酰胺酶不稳定。主要用于治疗敏感菌所致的呼吸道和尿路感染、皮肤及软组织感染。

第二代头孢菌素对革兰阳性球菌的作用较第一代略差，对革兰阴性菌作用增强，对厌氧菌有一定作用，对铜绿假单胞菌无效。对β-内酰胺酶比较稳定。主要用于治疗敏感菌所致的胆道感染、肺炎、尿路感染和其他组织感染等。

第三代头孢菌素是国内目前临床上应用最广泛的一类抗菌药物。对革兰阳性球菌的作用较第一代、第二代差，对革兰阴性菌包括肠杆菌类、铜绿假单胞菌和厌氧菌有较强的作用。对β-内酰胺酶有较高稳定性。体内分布广，可在脑脊液中达到有效浓度。主要用于治疗危及生命的败血症、肺炎、脑膜炎、骨髓炎及严重的尿路感染，能有效地控制严重的铜绿假单胞菌感染。

第四代头孢菌素对革兰阳性菌、革兰阴性菌均高效，对β-内酰胺酶高度稳定，主要用于治疗对第三代头孢菌素耐药的细菌感染。

【不良反应】

1. 过敏反应 可有皮疹、药热、血管神经性水肿或血清病样反应等，过敏性休克罕见。但与青霉素有部分交叉过敏反应，青霉素过敏者有 5%～10%对头孢菌素类发生过敏反应，故对青霉素过敏者需做皮试。

2. 肾损害 第一代头孢菌素肾毒性较强，表现为蛋白尿、血尿、血中尿素氮升高等，尤其大剂量应用或与氨基糖苷类合用时肾损害明显。第二代头孢菌素较之减轻，第三代、第四代头孢菌素对肾脏基本无毒。

3. 胃肠反应 口服制剂如头孢氨苄、头孢拉啶等可引起恶心、呕吐、食欲缺乏等。

4. 其他 第三代、第四代头孢菌素久用可致二重感染；长期大量应用头孢孟多、头孢哌酮可致低凝血酶原血症或血小板减少而致出血；肌内注射有疼痛、局部硬结等；静脉注射时可见静脉炎；用药期间饮酒或食用含乙醇的饮料，可产生"双硫仑样"反应。

链接

"双硫仑样"反应

双硫仑是一种戒酒药物，服用后即使饮用少量的酒，身体也会产生严重不适，而达到戒酒目的。某些药物与双硫仑有相似的作用，用药后若饮酒，药物可抑制乙醛脱氢酶的活性，使乙醇转化为乙醛后不能进一步氧化，而使乙醛堆积，可出现面部潮红、头痛、头昏、恶心、呕吐、出汗、视物模糊，重者可出现呼吸困难、血压下降、心律失常、心力衰竭、休克甚至死亡等。头孢菌素类、甲硝唑、替硝唑、氯霉素、酮康唑、呋喃唑酮、甲苯磺丁脲、格列本脲、苯乙双胍等均可引起"双硫仑样"反应。

【用药护理】

1. 头孢菌素类与青霉素类有一定的交叉过敏反应，对青霉素过敏的患者，应慎用头孢菌素类；发生青霉素过敏性休克的患者，禁用头孢菌素类。用药前必须询问患者以前有无对头孢菌素类、青霉素类的过敏史。必须使用时应做皮肤过敏试验，并密切观察。发生过敏性休克时处理措施同青霉素。

2. 第一代头孢的肾毒性较大，肾功能不良者慎用；禁与氨基糖苷类抗生素、强效利尿药合用。头孢哌酮、头孢孟多、头孢米诺等可导致低凝血酶原血症或出血，不宜与抗凝血药、非甾体抗炎药合用。若有出血，可用维生素 K 治疗。

3. 口服该类药物应在饭前 1 小时或饭后 2~3 小时，避免食物影响药物的吸收。注意给药剂量和给药时间间隔，治疗期间或停药 3 日内忌酒或含乙醇饮料，防止出现"双硫仑样"反应。

第3节 新型 β-内酰胺类

碳青霉烯类（carbopenems）

碳青霉烯类抗生素常用药物有亚胺培南（imipenem）、帕尼培南（panipenem）、美罗培南（meropenem）等。具有抗菌谱广、抗菌活性强，对 β-内酰胺酶稳定，毒性低等特点。主要用于多重耐药但对本类药物敏感的需氧革兰阴性杆菌所致严重感染，包括由肺炎克雷伯菌、大肠杆菌等肠杆菌科细菌、铜绿假单胞菌等所致败血症、下呼吸道感染等。本类药物不宜用于治疗轻症感染，更不能作为预防用药。常见不良反应有恶心、呕吐、静脉炎、药疹、一过性血清氨基转移酶升高等；用量较大时，可导致惊厥、意识障碍等严重中枢神经系统反应。本类药物属于超广谱抗生素，长期应用易引起真菌感染，应加以注意。

亚胺培南在体内易被肾脱氢肽酶水解失活，临床所用制剂是与脱氢肽酶抑制剂西司他丁（cilastatin）等量配比的复方制剂，称为泰能（tienam），仅供注射用。美罗培南、帕尼培南等对该酶稳定，无需合用。

头霉素类（cephamycins）

头霉素类常用药物有头孢西丁（cefoxitin）、头孢美唑（cefmetazole）、头孢米诺（cefminox）等。头孢西丁为该类药物的代表药，其抗菌作用特点类似第二代头孢菌素，对厌氧菌有高效。对 β-内酰胺酶高度稳定，故对耐青霉素的金黄色葡萄球菌及对头孢菌素类的耐药菌有较强活性。在体内分布广，脑脊液中含量高。常用于治疗由需氧菌和厌氧菌引起的盆腔、腹腔及妇科的混合感染。常见不良反应有皮疹、静脉炎、蛋白尿等。

氧头孢烯类（oxacephems）

氧头孢烯类常用药物有拉氧头孢（latamoxef）、氟氧头孢（flomoxef）。抗菌谱和抗菌活性与第三代头孢菌素相似。对 β-内酰胺酶极稳定。脑脊液中、痰液中浓度高。临床主要用于呼吸道、泌尿道、胆道、妇科感染及败血症、脑膜炎等的治疗。不良反应以皮疹多见，偶见凝血酶原减少或血小板功能障碍而致出血。

单环 β-内酰胺类

氨曲南（aztreonam）是第一个用于临床的单环 β-内酰胺类抗生素。其抗菌谱窄，主要对革兰阴性菌有强大的抗菌作用，对革兰阳性菌和厌氧菌作用较弱。具有耐酶、低毒、体内分布广、与青霉素和头孢菌素无交叉过敏反应等特点。临床用于大肠杆菌、沙门菌属等引起的呼吸道、泌尿道、胆道等感染。不良反应少而轻，主要为胃肠不适、皮疹、血清氨基转移酶升高。

第4节　β-内酰胺酶抑制药

β-内酰胺酶抑制药（β-lactamase inhibitors）包括克拉维酸（clavulanic acid，棒酸）、舒巴坦（sulbactam，青霉烷砜）、他唑巴坦（tazobactam，三唑巴坦）。抗菌谱广，抗菌活性低。其作用是抑制 β-内酰胺酶，使抗生素中的 β-内酰胺环免遭水解，与 β-内酰胺类抗生素合用，有增效作用。

常用制剂有克拉维酸与阿莫西林配伍（奥格门汀）、克拉维酸与替卡西林配伍（替门汀）、舒巴坦与氨苄西林配伍（优立新）、舒巴坦与头孢哌酮配伍（舒普深）。

 护考链接

患者，男，出生后4日，患败血症需要用抗生素治疗。应选择的抗生素是（　　　）

A. 庆大霉素　　　　　B. 氯霉素　　　　　C. 氨基糖苷类抗生素

D. 青霉素 G　　　　　E. 卡那霉素

分析：患者为出生4日的婴儿，青霉素 G 毒性最低，宜作为首选药。故选 D。

 自　测　题

一、选择题

A₁ 型题

1. 青霉素 G 水溶液不稳定久置可引起（　　　）

A. 药效下降　　　　　B. 中枢不良发应

C. 诱发过敏反应　　　D. A＋B

E. A＋C

2. 下列有关青霉素 G 的错误叙述是（　　　）

A. 毒性低　　　　　　B. 价格低廉

C. 钠盐易溶于水　　　D. 水溶液性质稳定

E. 可引起过敏休克

3. 青霉素过敏性休克抢救应首选（　　　）

A. 去甲肾上腺素　　　B. 肾上腺素

C. 异丙肾上腺素　　　D. 抗组胺药

E. 多巴胺

4. 下列头孢菌素的叙述错误的是（　　　）

A. 抗菌机制与青霉素类相似

B. 与青霉素有部分交叉超敏反应

C. 第一代头孢菌素对铜绿假单胞菌无效

D. 第三代头孢菌素对 β-内酰胺酶有较高稳定性

E. 第三代头孢菌素对肾脏有一定毒性

5. 青霉素的抗菌谱不包括（　　　）

A. 脑膜炎球菌　　　　B. 螺旋体

C. 支原体　　　　　　D. 放线菌

E. 破伤风梭菌

6. 第三代头孢菌素的特点是（　　　）

A. 广谱及对铜绿假单胞菌、厌氧菌有效

B. 对肾脏基本无毒性

C. 耐药性产生快

D. A＋B

E. A＋C

7. 患儿，男，3周岁。患猩红热，按医嘱应用抗生素，首选的药物是（　　　）

A. 青霉素　　　　　　B. 阿司匹林

C. 维生素 C　　　　　D. 庆大霉素

E. 糖皮质激素

8. 对铜绿假单胞菌有效的药物是（　　　）

A. 青霉素　　　　　　B. 头孢曲松

C. 氨苄西林　　　　　D. 苯唑西林

E. 头孢氨苄

9. 属于抗铜绿假单胞菌的广谱青霉素类药物
是（　　）
　　A. 青霉素 V　　　　B. 氯唑西林
　　C. 氨苄西林　　　　D. 苯唑西林
　　E. 磺苄西林

10. 以下可以口服应用的抗生素是（　　）
　　A. 青霉素 G　　　　B. 头孢拉定
　　C. 头孢曲松　　　　D. 哌拉西林

　　E. 头孢哌酮

二、简答题

1. 简述青霉素 G 的不良反应及防治措施。
2. 简述半合成青霉素的分类及代表药物。
3. 比较四代头孢菌素的抗菌作用特点、临床
应用及不良反应。

（叶宝华）

第35章 大环内酯类、林可霉素类和多肽类抗生素

> 引言：大环内酯类（macrolides）是分子中共同具有大环内酯结构的抗生素，包括天然品和人工半合成品。其抗菌机制是抑制细菌蛋白质合成，为快速抑菌剂，高浓度时为杀菌药。本类药物之间有不完全交叉耐药性。本类药物常用于对青霉素类耐药或过敏的革兰阳性菌感染，以半合成大环内酯类效果更好。

第1节 大环内酯类抗生素

● 案例 35-1

患者，女，38岁。高热，寒战，继而出现咳嗽，胸痛，呼吸困难，无痰，血常规和胸片检查诊断为支原体肺炎。

问题： 宜选用哪类药物治疗？用药时需要注意哪些问题？

天然大环内酯类

主要药物有红霉素（erythromycin）、乙酰螺旋霉素（acetylspiramycin）、麦迪霉素（medecamycin）、麦白霉素（meleumycin）、交沙霉素（josamycin）、吉他霉素（kitasamycin）等。其特点：①抗菌谱比青霉素略广，对耐青霉素的金黄色葡萄球菌有较强作用；②对胃酸不稳定；③血药浓度较低，组织中浓度相对较高，但不易透过血脑屏障；④主要经胆汁排泄，对胆道感染效果好；⑤不良反应较大。

红霉素（erythromycin）

红霉素是从链霉菌培养液中提取得到。不耐酸，为避免口服时受胃酸的破坏，临床多制成肠衣片或酯化物，常用的有红霉素（erythromycin）、琥乙红霉素（erythromycin ethylsuccinate）、依托红霉素（erythromycin estolate），可供静脉滴注的乳糖酸红霉素（erythromycin lactobionate）。

【药理作用】 红霉素对革兰阳性菌有很强的抗菌作用，如金黄色葡萄球菌、表皮葡萄球菌、链球菌等；对部分革兰阴性菌如脑膜炎球菌、淋病奈瑟菌、百日咳鲍特菌、流感嗜血杆菌、弯曲杆菌及军团菌等有效；对某些螺旋体、肺炎支原体、衣原体、立克次体和厌氧菌也有抗菌作用。

【临床应用】 红霉素的抗菌效力不及青霉素，临床常用于对青霉素耐药的金黄色葡萄球

菌感染和对青霉素过敏者，首选用于军团菌肺炎、支原体肺炎、白喉带菌者，也用于治疗弯曲杆菌所致的肠炎、泌尿生殖系统衣原体感染等。

【不良反应】

1. 胃肠道反应　口服可引起恶心、呕吐、腹痛、腹泻等。

2. 局部刺激　静脉滴注浓度过高或速度过快，易发生血栓性静脉炎。

3. 肝损害　大剂量或长期应用尤其是在应用酯化红霉素时，可致氨基转移酶升高、肝大、黄疸等，一般停药后数日可自行恢复。

4. 其他　偶见药热、皮疹等过敏反应。每日剂量超过 4g 时，可出现耳鸣、听觉障碍，及时停药可逐渐消失。

【用药护理】

1. 注射剂应先用灭菌注射用水溶解后，以 5%葡萄糖注射液稀释，并先确定针头已刺入静脉内再缓慢输入。不可用 0.9%的氯化钠注射液溶解。

2. 肠溶片宜整片吞服，不宜与酸性药物同服，以免降低疗效和增加消化道反应。

3. 本类药物与四环素合用加重肝损害，故不宜合用。

4. 每日用药 4g 以上，应注意观察有无眩晕、耳鸣等症状，一旦出现应立即通知医生；长期使用应定期检查肝功能，肝功能不全者禁用。

二 半合成大环内酯类

常用药物有罗红霉素（roxithromycin）、克拉霉素（clarithromycin）、阿奇霉素（azithromycin）、泰利霉素（telithromycin）等。与天然大环内酯类比较有以下特点：①对胃酸稳定，生物利用度高；②血药浓度和组织细胞内药物浓度均增加，组织渗透好；③$t_{1/2}$ 长，用药次数少；④抗菌谱广，提高了对革兰阴性菌抗菌作用；⑤不良反应少而轻。

阿奇霉素（azithromycin）

阿奇霉素是唯一半合成的 15 元大环内酯类抗生素，其与红霉素相比，抗菌谱广，抗菌活性强，对革兰阴性菌的作用明显强于红霉素，对肺炎支原体的作用为本类药物中最强。口服吸收快，组织分布广，$t_{1/2}$ 长达 35～48 小时，为大环内酯类中最长者，每日仅需给药 1 次。临床用于敏感菌所致呼吸道、泌尿生殖系统、皮肤软组织感染的治疗。不良反应轻，大多数患者均能耐受，轻、中度肝肾功能不良者可以应用。

克拉霉素（clarithromycin）

克拉霉素为半合成的 14 元大环内酯类抗生素。对胃酸稳定，口服吸收快而完全，不受食物影响。但首关效应明显，生物利用度只有 55%，体内分布广泛，组织中药物浓度明显高于血中浓度，$t_{1/2}$ 为 4～6 小时。抗菌活性较红霉素强。主要用于敏感菌所致呼吸道、泌尿生殖系统、皮肤软组织感染及消化道幽门螺杆菌感染。不良反应发生率低，主要是胃肠反应。

第 2 节　林可霉素类抗生素

林可霉素（lincomycin，洁霉素）和克林霉素（clindamycin，氯洁霉素），在体内分布广泛，易分布于骨组织、关节等部位。克林霉素的抗菌活性是林可霉素的 4～8 倍。

【药理作用和临床应用】 对葡萄球菌、链球菌和大多数厌氧菌有强大的抗菌作用，对部分需氧革兰阴性球菌、支原体和沙眼衣原体也有抑制作用。抗菌机制与大环内酯类相同，能与敏感菌核糖体 50S 亚基结合，抑制蛋白质的合成。

临床常用于对青霉素过敏的革兰阳性菌及厌氧菌的感染，是金黄色葡萄球菌引起的急、慢性骨髓炎、关节感染的首选药，也可用于厌氧菌感染引起的口腔、腹腔和妇科感染。也可用于术后感染预防。

【不良反应及用药护理】 以胃肠反应常见，长期用药可引起假膜性肠炎，可用万古霉素和甲硝唑治疗。偶见皮疹、一过性中性粒细胞减少和血小板减少、黄疸等。过敏反应发生率不高，但死亡率高。用药时要注意：①由于药物作用的靶位和红霉素相同，两者不可联合使用；②此药不可静脉注射，静脉滴注时应限制滴速，0.6～1.2g 给药时间至少要达 1 小时；③本药具有神经肌肉接头阻滞的作用，与氨基糖苷类、麻醉药、肌肉松弛药等联用时，易发生呼吸抑制等不良后果；④肝功能不全者慎用，妊娠期患者确有指征方可慎用，哺乳期妇女用药期间应暂停哺乳。本类药物不推荐用于新生儿。

第 3 节 多肽类抗生素

 万古霉素类

万古霉素类包括万古霉素（vancomycin）、去甲万古霉素（norvancomycin）和替考拉宁（teicoplanin），对革兰阳性球菌有强大的杀灭作用，包括耐甲氧西林的葡萄球菌和肠球菌，对厌氧的艰难梭菌也有较好的作用。抗菌机制是抑制细菌细胞壁的合成，为繁殖期杀菌药。临床主要用于耐甲氧西林的葡萄球菌和肠球菌所致的严重感染，如败血症、心内膜炎、肺炎、骨髓炎及某些抗生素如林可霉素引起的假膜性肠炎，也可用于对青霉素类过敏患者的严重革兰阳性菌感染。不良反应中，万古霉素和去甲万古霉素的毒性较大，较大剂量应用可出现耳毒性、肾毒性，老年人更易发生。

 多黏菌素类

多黏菌素类包括多黏菌素 B（polymyxin B）和多黏菌素 E（polymyxin E），属于窄谱慢效杀菌药，只对多数革兰阴性杆菌如铜绿假单胞菌、大肠杆菌、流感嗜血杆菌、肠杆菌属等有强大的抗菌作用，对革兰阴性球菌、革兰阳性菌和真菌无效。本类药物主要作用于细菌胞质膜，可使膜通透性增加，使细菌细胞内重要物质外漏而造成细胞死亡。因其毒性大，临床主要用于敏感菌所致的五官、皮肤、黏膜感染及铜绿假单胞菌引起的败血症，以及泌尿道和烧伤创面感染。主要不良反应为肾毒性，可损伤肾小管上皮细胞，表现为蛋白尿、血尿等，肾功能不全者慎用。也可发生神经系统损害，导致眩晕、乏力、共济失调等，停药后可消失。

 杆菌肽类

杆菌肽类主要成分杆菌肽 A 对革兰阳性菌有强大抗菌作用，对耐 β-内酰胺酶的细菌也有抗菌作用；对革兰阴性球菌、螺旋体、放线菌也有一定作用；对革兰阴性杆菌无作用。本药的作用机制为抑制细菌细胞壁合成，同时对胞质膜也有损伤作用，使胞质内容物外漏，导致细菌死亡，属于慢效杀菌药。细菌对其耐药性产生缓慢，耐药菌株少见，与其他抗生素无交叉耐药性发生。本药口服不吸收，局部应用也很少吸收，故只能注射给药，主要经肾排泄，对肾有严重损害，临床仅用于局部抗感染，其优点是刺激性小，过敏反应少，不易产生耐药性，其锌盐制剂可增加抗菌作用。

自 测 题

一、选择题

A₁型题

1. 治疗军团病首选药物是（　　　）
   A. 红霉素　　　　　　B. 青霉素
   C. 土霉素　　　　　　D. 多西环素
   E. 四环素

2. 患者，男，18 岁，确诊金黄色葡萄球菌引起的急性骨髓炎，首选药是（　　　）
   A. 红霉素　　　　　　B. 乙酰螺旋霉素
   C. 四环素　　　　　　D. 林可霉素
   E. 土霉素

3. 治疗克林霉素引起的假膜性肠炎应选用（　　　）
   A. 头孢菌素　　　　　B. 氯霉素
   C. 万古霉素　　　　　D. 氨苄西林
   E. 羧苄西林

4. 下列哪项不是红霉素的不良反应（　　　）
   A. 胃肠反应　　　　　B. 肝毒性
   C. 大剂量有耳毒性　　D. 恶心、呕吐
   E. 过敏性休克发生率高

5. 对肝功能不全患者慎用下列何种抗生素（　　　）
   A. 青霉素　　　　　　B. 头孢曲松
   C. 红霉素　　　　　　D. 氨苄西林
   E. 林可霉素

6. 下列有关大环内酯类抗生素的叙述，错误的是（　　　）
   A. 作用机制为抑制菌体蛋白质合成
   B. 属杀菌剂
   C. 抗菌谱较广
   D. 乙酰螺旋霉素抗菌谱似红霉素而作用较弱
   E. 本类抗生素之间有交叉耐药性

7. 下列药物中对支原体肺炎首选的是（　　　）
   A. 林可霉素　　　　　B. 氯霉素
   C. 红霉素　　　　　　D. 氨苄西林
   E. 头孢唑林

8. 大环内酯类抗生素的抗菌作用机制是（　　　）
   A. 与核糖体 30S 亚基结合，抑制细菌蛋白质合成
   B. 抑制细菌细胞壁合成
   C. 与核糖体 50S 亚基结合，抑制细菌蛋白质合成
   D. 抑制细菌叶酸代谢
   E. 抑制细菌 DNA 合成

9. 万古霉素的作用机制是（　　　）
   A. 抑制细菌蛋白质合成
   B. 抑制细菌细胞壁合成
   C. 影响细菌胞质膜的通透性
   D. 影响细菌叶酸代谢
   E. 影响细菌 DNA 合成

10. 万古霉素与呋塞米合用可导致（　　　）
    A. 抗菌作用增强　　　B. 抗菌谱扩大
    C. 利尿作用增强　　　D. 耳毒性加重
    E. 超敏反应加重

二、简答题

1. 简述红霉素的抗菌作用、临床应用和不良反应。
2. 简述林可霉素类的抗菌作用和临床应用。

（叶宝华）

第36章　氨基糖苷类抗生素

引言：氨基糖苷类（aminoglycosides）是由氨基糖分子与非糖部分的苷元组成的，包括两类。一类为天然品，由链霉素和小单胞菌产生，如链霉素（streptomycin）、卡那霉素（kanamycin）、庆大霉素（gentamicin）、大观霉素（spectinomycin）、新霉素（neomycin）、西索米星（sisomicin）、阿司米星（astromicin）等；另一类为人工半合成品，如阿米卡星（amikacin）、奈替米星（netilmicin）等。本类药物对革兰阴性杆菌有强大抗菌作用，属于静止期杀菌药，常用于革兰阴性杆菌所致感染，但长期使用不良反应多且较严重，应加强用药监护。本章重点掌握氨基糖苷类抗生素的共同特点、用药护理和常用药物的特点。

一　氨基糖苷类抗生素的共同特征

1. **体内过程**　氨基糖苷类的极性和解离度均较大，口服难吸收，仅用于肠道感染和肠道消毒。全身感染宜肌内注射，因不良反应多，通常不主张静脉给药。血浆蛋白结合率较低（小于10%），主要分布在细胞外液，在肾皮质和内耳淋巴液中浓度较高，与其肾毒性、耳毒性直接相关，不易透过血脑屏障，可通过胎盘。主要以原形经肾排泄，故尿中药物浓度较高。碱化尿液，可增强抗菌活性。

2. **抗菌谱**　较广，对各种需氧革兰阴性杆菌有强大的抗菌活性，包括大肠杆菌、铜绿假单胞菌、变形杆菌属、肠杆菌属、克雷伯菌属、志贺菌属等；对耐药葡萄球菌有较好抗菌活性，对其他革兰阳性球菌有效；对革兰阳性杆菌和革兰阴性球菌作用较弱；对厌氧菌无效；部分药物对结核分枝杆菌有效，如链霉素、卡那霉素。抗菌机制是与敏感细菌核糖体30S亚基结合，抑制细菌蛋白质合成的全过程，属于静止期杀菌药。

3. **耐药性**　细菌可产生钝化酶，对氨基糖苷类抗生素易产生耐药性，本类药物不同品种间存在部分或完全交叉耐药性。

4. **不良反应**　①耳毒性：包括前庭神经和耳蜗神经损害。前庭神经损害表现为眩晕、恶心、呕吐、眼球震颤和共济失调，多见于链霉素和庆大霉素。耳蜗神经损害表现为耳鸣、听力下降甚至耳聋，多见于阿米卡星。②肾毒性：表现为蛋白尿、血尿、肾小球滤过率减少等，甚至发生少尿、急性肾坏死，多见于庆大霉素和阿米卡星。③过敏反应：可引起皮疹、发热、嗜酸粒细胞增多等，甚至发生过敏性休克。其中链霉素过敏性休克的发生率仅次于青霉素，但死亡率较青霉素高。④神经肌肉阻滞：大剂量可阻断神经肌肉接头，出现四肢软弱无力、呼吸困难甚至呼吸停止。

二 氨基糖苷类抗生素的用药护理

1. 临床应用时应注意其用药剂量和疗程，应定期检查听力和肾功能，尤其是用于老年人和儿童时。一旦出现眩晕、耳鸣或肾功能损害，应立即通知医生，并及时调整用量或停药。有条件可进行血药浓度监测。

2. 本类药物局部刺激性强，宜采用深部肌内注射，并注意更换注射部位。

3. 神经肌肉接头阻断作用在合用全身麻醉药、肌肉松弛药时明显。应准备好钙剂和新斯的明等解救药。

4. 链霉素可引起过敏反应，用药前需做皮试。若发生过敏性休克，抢救措施同青霉素，还应静脉注射葡萄糖酸钙抢救。

5. 注意药物的相互作用：①与肌松药或镇静药合用，可增强神经肌肉阻滞作用；②与两性霉素 B、第一代头孢菌素类、万古霉素、强效利尿药等合用，可增加耳毒性；③本类药物不能与青霉素同瓶滴注或混合注射，以防本类药物活性降低；④本类药物不宜联用，以免毒性增加；⑤老年人、儿童、肾功能不全者慎用，重症肌无力患者、哺乳期和妊娠期妇女禁用。

三 常用的氨基糖苷类抗生素

链霉素（streptomycin）

链霉素是 1944 年从链霉菌培养液中提取，并最早应用于临床的氨基糖苷类抗生素，也是第一个治疗结核病的药物。目前临床主要用于：①结核病，是治疗结核的一线药物；②鼠疫和兔热病，为首选药；③与青霉素合用治疗溶血性链球菌等引起的心内膜炎。

毒性大，可引起耳毒性、肾毒性、过敏反应、神经肌肉接头阻滞。因其不良反应发生率高、耐药菌株增多，故应用范围日渐缩小。

庆大霉素（gentamicin）

庆大霉素是从小单胞菌的培养液中分离获得。临床主要用于革兰阴性菌引起的重症感染如尿路感染、败血症、骨髓炎、肺炎和腹膜炎等；与 β-内酰胺类抗生素联合治疗心内膜炎及烧伤患者合并铜绿假单胞菌感染，亦可局部用于皮肤感染和眼、耳、鼻部感染。

不良反应主要有肾毒性、耳毒性、神经肌肉阻滞，偶见过敏反应甚至过敏性休克。由于其耐药性和不良反应较大，现多选用阿米卡星等代替。

阿米卡星（amikacin，丁胺卡那霉素）

阿米卡星在同类药物中抗菌谱最广，主要用于对其他的氨基糖苷类抗生素耐药的革兰阴性杆菌包括铜绿假单胞菌所致的呼吸道、腹腔、泌尿道、生殖道、骨、关节和软组织等部位的感染。

不良反应发生率低，耳毒性强于庆大霉素，肾毒性低于庆大霉素。

奈替米星（netilmicin）

奈替米星抗菌谱与庆大霉素相似，耐酶性能强，对耐其他氨基糖苷类的革兰阴性杆菌及耐青霉素的金黄色葡萄球菌感染仍有效。临床主要用于敏感菌所致的各种感染。其耳、肾毒性在同类药物中最小。

自 测 题

一、选择题

A_1型题

1. 具有耳毒性的抗生素是（　　　）
   A. 奈替米星　　　　B. 青霉素
   C. 头孢菌素　　　　D. 克林霉素
   E. 多黏菌素

2. 有关氨基糖苷类抗生素的错误叙述项是（　　　）
   A. 溶液性质较稳定
   B. 易透过胎盘，妊娠期妇女禁用
   C. 对革兰阴性菌作用强
   D. 对厌氧菌作用强
   E. 口服不易吸收

3. 对铜绿假单胞菌感染有效的一组药物是（　　　）
   A. 羧苄西林、多黏菌素、庆大霉素和妥布霉素
   B. 羧苄西林、氨苄西林、头孢氨苄和多黏菌素
   C. 卡那霉素、妥布霉素、多黏菌素和红霉素
   D. 阿米卡星、庆大霉素、氯霉素和苯唑西林
   E. 阿米卡星、庆大霉素、氯霉素和林可霉素

4. 关于阿米卡星的叙述错误的是（　　　）
   A. 是卡那霉素的半合成衍生物
   B. 有肾毒性和耳毒性
   C. 对肠道革兰阴性菌产生的钝化酶稳定
   D. 可口服治疗全身感染
   E. 可用于对其他氨基糖苷类耐药菌株的感染

5. 对铜绿假单胞菌及耐药金黄色葡萄球菌均有效的抗生素是（　　　）
   A. 庆大霉素　　　　B. 青霉素 G
   C. 红霉素　　　　　D. 苯唑西林
   E. 氨苄西林

6. 氨基糖苷类抗生素无效的细菌是（　　　）
   A. 结核分枝杆菌　　B. 革兰阴性菌
   C. 耐药金葡菌　　　D. 铜绿假单胞菌
   E. 厌氧菌

A_2型题

7. 患者，男，23 岁，上臂严重烫伤，住院 5 日后出现铜绿假单胞菌感染，此时宜选用的治疗方案是（　　　）
   A. 青霉素+庆大霉素
   B. 苯唑西林+庆大霉素
   C. 羧苄西林+庆大霉素
   D. 氨苄西林+庆大霉素
   E. 链霉素+庆大霉素

8. 患者，男，25 岁，大面积烧伤后铜绿假单胞菌感染，同时伴肾功能严重损害，应选用药物是（　　　）
   A. 庆大霉素　　　　B. 羧苄西林
   C. 氯霉素　　　　　D. 卡那霉素
   E. 链霉素

9. 患者，女，23 岁，急性尿路感染，用庆大霉素治疗，同时还可加用下列哪个药，以增加疗效（　　　）
   A. 维生素 B_6　　　B. 碳酸氢钠
   C. 碳酸钙　　　　　D. 维生素 C
   E. 氯化铵

10. 患者，男，60 岁，确诊为耐药金黄色葡萄球菌心内膜炎，查肾功能不良，青霉素皮试阴性，选用药物是（　　　）
    A. 庆大霉素　　　　B. 青霉素 G
    C. 头孢唑林　　　　D. 苯唑西林
    E. 阿米卡星

二、简答题

1. 简述氨基糖苷类抗生素的不良反应及用药护理事项。

2. 简述氨基糖苷类抗生素的常用药及其临床应用。

（叶宝华）

第37章　四环素类抗生素和氯霉素

引言：四环素类与氯霉素类抗菌谱广，对革兰阳性菌、革兰阴性菌、立克次体，支原体、衣原体和螺旋体均有抗菌作用，故常称广谱抗生素。本类药物抗菌作用一般，属于快效抑菌药，长期应用不良反应较多，临床现已很少使用。

第1节　四环素类抗生素

四环素类常用包括天然品（如四环素、土霉素）和半合成品（如多西环素、米诺环素、美他环素等）。

【药理作用和临床应用】　四环素类通过与核糖体 30S 亚基结合，抑制细菌蛋白质合成而发挥广谱快效抑菌作用，高浓度也有杀菌作用，但总体不如 β-内酰胺类和氨基糖苷类抗生素。抗菌活性依次为米诺环素＞多西环素＞美他环素＞四环素＞土霉素。

细菌对本类药物易产生耐药性，由于耐药菌株日益增多，不良反应较多，临床应用较少。主要选用半合成品，用于治疗立克次体引起的斑疹伤寒、Q 热、恙虫病等及支原体肺炎，为首选药。对布鲁氏菌感染及霍乱有明显疗效。

【不良反应】

1. 局部刺激　口服常见恶心、呕吐、厌食、腹胀等症状，饭后服或与食物同服可减轻。静脉滴注易引起静脉炎。

2. 二重感染（菌群失调）　长期应用广谱抗生素后，体内敏感菌被抑制，不敏感菌乘机大量繁殖，造成新的感染，称为二重感染，又称菌群失调。多见于老、幼和体质衰弱、抵抗力低及合用糖皮质激素或抗肿瘤药的患者。常见的二重感染：①真菌感染：白念珠菌引起的鹅口疮、肠炎等。②难辨梭菌所致的假膜性肠炎，表现为剧烈的腹泻、发热、肠壁坏死、体液渗出甚至休克。一旦发生应立即停药，并口服甲硝唑或万古霉素治疗。

3. 影响骨骼和牙齿的生长　四环素类易在新形成的骨和牙釉质中沉积，并与钙相结合，而使牙齿出现黄染、釉质发育不全（俗称四环素牙）或抑制骨骼生长。

4. 其他　长期大剂量使用，可致肝损害，也可加重肾损害，多见于妊娠期妇女并伴有肾功能不良者。偶见过敏反应。

【用药护理】

1. 四环素类宜饭后口服，不能用茶水送服。乳制品、碳酸氢钠和多价金属离子（如 Ca^{2+}、

Mg^{2+}、Fe^{2+}、Al^{3+}）均能减少四环素类吸收，不能同服。确需合用时，应间隔 3 小时以上。因刺激性大，不宜肌内注射。静脉滴注应稀释后缓慢滴注，病情好转后即改口服给药。

2. 观察感染症状是否减轻、消失，监测体温、脉搏和血常规。注意观察患者的口腔、肠道有无异常，定期做 X 线胸片及肝功能检查。

3. 对四环素类过敏患者禁用，妊娠期、哺乳期妇女和 8 岁以下儿童禁用。

4. 由于米诺环素可致头晕、倦怠等，汽车驾驶员、从事机器操作及高空作业者应避免服用该品。

第2节 氯 霉 素

【药理作用和临床应用】　氯霉素抑制细菌蛋白质的合成而产生抑菌作用，属广谱快效抑菌药。对革兰阴性菌作用强于革兰阳性菌。对伤寒杆菌、副伤寒杆菌作用最强，对流感嗜血杆菌、脑膜炎球菌和百日咳鲍特菌作用也较强，对衣原体、支原体和立克次体也有较好疗效。因不良反应严重，现已少用，可用于治疗伤寒杆菌和其他沙门菌属感染；局部用药可治疗敏感菌所致的眼部感染，如沙眼。

【不良反应】

1. 抑制骨髓造血功能　表现为白细胞与血小板减少，并伴贫血，严重者可导致再生障碍性贫血，发生率低（1/3 万），但死亡率高。

2. 灰婴综合征　新生儿、早产儿大剂量应用可引起恶心、呕吐、腹胀、呼吸困难、循环衰竭、皮肤苍白等症状，称为灰婴综合征。一般用药 2～9 日发生，症状出现后 2～3 日病死率高达 40%。较大儿童和成人在用药剂量过大或肝功能不全时也可发生类似中毒症状。

3. 其他　消化道反应、二重感染、视神经炎和视力障碍、皮疹、药热等。葡糖-6-磷酸脱氢酶缺陷者还可出现溶血性贫血。

【用药护理】

1. 用药前、后及用药过程中，定期检查血常规，发现异常及时停药。用药时间不宜过长。

2. 对氯霉素过敏患者禁用，妊娠期和哺乳期妇女、早产儿、新生儿、肝肾功能不良者及葡糖-6-磷酸脱氢酶缺陷者慎用。

3. 氯霉素为肝药酶抑制剂，与口服抗凝血药、口服降血糖药等合用时应监测凝血酶原时间、血糖，注意调整药物剂量。

护考链接

1. 长期应用广谱抗生素可诱发哪种感染（　　）
A. 致病性大肠杆菌感染　　　B. 空肠弯曲菌感染　　　C. 白念珠菌感染
D. 轮状病毒感染　　　E. 柯萨奇病毒感染
分析：长期应用广谱抗生素可引起二重感染，常见真菌感染和耐药金黄色葡萄球菌感染，故选 C。

2. 再生障碍性贫血多由哪种药物引起（　　）
A. 磺胺药　　　B. 抗癌药　　　C. 氯霉素
D. 苯巴比妥　　　E. 保泰松
分析：氯霉素有抑制骨髓作用，可引起再生障碍性贫血，故选 C。

自 测 题

一、选择题

A₁型题

1. 四环素类的不良反应中错误项是（   ）
   A. 空腹口服易引起胃肠道反应
   B. 可导致幼儿乳牙釉质发育不全、牙齿发黄
   C. 可引起二重感染
   D. 不引起超敏反应
   E. 长期大量静脉滴注，可引起严重肝损害

2. 氯霉素临床应用受限的主要原因是（   ）
   A. 超敏反应
   B. 二重感染
   C. 有严重的造血系统毒性
   D. 细菌耐药性多见
   E. 脑脊液浓度高，血液浓度低

3. 用药期间不宜从事高空作业、驾驶和机械操作的四环素类是（   ）
   A. 四环素　　　　B. 多西环素
   C. 米诺环素　　　D. 土霉素
   E. 金霉素

4. 四环素类药物抗菌谱不包括（   ）
   A. 立克次体　　　B. 衣原体
   C. 革兰阳性菌　　D. 真菌
   E. 支原体

5. 不宜用于铜绿假单胞菌感染的药物是（   ）
   A. 多黏菌素　　　B. 四环素
   C. 羧苄西林　　　D. 阿米卡星
   E. 头孢他啶

6. 下列哪项不是影响四环素疗效的因素（   ）
   A. 与氢氧化铝同服
   B. 与铁剂同服
   C. 与氢氧化钙同服
   D. 与维生素C同服
   E. 三硅酸镁同服

A₂型题

7. 患者，男，30岁，患斑疹伤寒应选用药物是（   ）
   A. 四环素　　　　B. 克林霉素
   C. 链霉素　　　　D. 青霉素
   E. 红霉素

8. 患者，女，65岁，因患严重细菌性痢疾（菌痢）用何种药物治疗后引起白细胞明显减少（   ）
   A. 阿米卡星　　　B. 青霉素
   C. 氯霉素　　　　D. 头孢哌酮
   E. 四环素

9. 患者，男，7岁，因反复患上呼吸道感染，长期服药引起牙齿黄染。该药可能是（   ）
   A. 链霉素　　　　B. 青霉素
   C. 庆大霉素　　　D. 红霉素
   E. 四环素

10. 患者，男，30岁，因患伤寒选用氯霉素治疗，应注意定期检查（   ）
    A. 肝功能　　　　B. 肾功能
    C. 尿常规　　　　D. 血常规
    E. 肝脾肿大

二、简答题

1. 简述四环素临床应用、不良反应及用药注意事项。
2. 简述氯霉素临床应用、不良反应及用药注意事项。

（叶宝华）

第38章 人工合成抗菌药

引言：感染性疾病除了应用抗生素治疗以外，还有人工合成抗菌药物，临床应用广泛。人工合成抗菌药有哪几类？其抗菌作用特点是什么？如何正确选择药物，提高治疗质量？本章要求掌握人工合成抗菌药的分类、抗菌作用及临床应用，掌握氟喹诺酮类药物的临床应用和不良反应，能正确选用并进行正确的用药护理。

第1节 喹诺酮类

● 案例38-1

患者，女，55岁。2日前晚饭后突然上腹部疼痛，为持续性疼痛，难以忍受。疼痛向右肩部放射，伴有恶心、呕吐两次，呕吐物为胃内容物及黄色苦味液体，曾用阿托品治疗，腹痛无缓解。既往体健，经检查确诊为急性胆道感染。

问题：1. 急性胆道感染选用哪种药物治疗效果较好？说明理由。

2. 应告知患者该药有哪些主要的不良反应与用药注意事项？

一 概述

喹诺酮类药（quinolones）是一类含有 4-喹诺酮母核基本结构的人工合成抗菌药。根据药物化学结构、抗菌作用特点等分为四代。第一代以萘啶酸（nalidixic acid）为代表，1962年合成，仅对大肠杆菌等少数革兰阴性杆菌有作用，用于尿路感染，因抗菌谱窄，疗效弱，已被淘汰。第二代以吡哌酸（pipemidic acid）为代表，1974年合成，抗菌谱有所扩大，抗菌作用有所增强，但只对革兰阴性杆菌有作用，口服吸收较少，但可达到有效尿药浓度，不良反应明显减少，主要用于急慢性肠道感染和尿路感染。第三代以诺氟沙星（norfloxacin）为代表，还有环丙沙星（ciprofloxacin）、氧氟沙星（ofloxacin）等，20世纪70年代末陆续合成，在喹诺酮基本结构上引入氟原子，称为氟喹诺酮类药物。第四代主要为20世纪90年代后期至今研制的氟喹诺酮类，如莫西沙星（moxifloxacin）、加替沙星（gatifloxacin）等。抗菌作用强，抗菌谱进一步扩大，增加了抗厌氧菌和铜绿假单胞菌作用，对结核分枝杆菌、嗜肺军团菌、支原体、衣原体的杀灭作用也得到了进一步加强，对多数致病菌所致疾病的临床疗效已达到或超过了 β-内酰胺类抗生素，且不良反应较少。现在临床使用的主要是氟喹诺酮类药物。

　　氟喹诺酮类口服吸收良好，食物一般不影响吸收，但金属阳离子如 Fe^{2+}、Ca^{2+}、Mg^{2+} 等减少本类药物的吸收。血浆蛋白结合率低，分布较广泛，肺脏、肾脏、前列腺、尿液、胆汁、粪便、巨噬细胞和中性粒细胞的药物含量均高于血浆。少数药物如氧氟沙星、左氧氟沙星、洛美沙星和加替沙星部分经肝脏代谢，70%以上以原形经肾脏排出；其他药物大多数以原形经肾排泄。

　　【抗菌作用】　氟喹诺酮类药属于广谱杀菌药。对革兰阴性菌有较强的杀菌作用，对革兰阳性菌也有良好的抗菌作用，对厌氧菌有一定作用。个别药物对结核分枝杆菌、军团菌、衣原体和支原体也有作用。

　　喹诺酮类通过抑制细菌 DNA 促旋酶，使细菌 DNA 无法维持正常的形态和功能，进而影响 DNA 的复制，影响细菌有丝分裂而杀菌。

　　喹诺酮类药之间有交叉耐药性。常见的耐药菌有金黄色葡萄球菌、大肠杆菌和铜绿假单胞菌。

　　【临床应用】　氟喹诺酮类药物具有抗菌谱广、抗菌活性强、口服吸收良好、与其他类别的抗菌药物之间无交叉耐药等特点，临床应用广泛。

　　1. 泌尿生殖系统感染　如单纯性尿路感染、急性或慢性膀胱炎、前列腺炎、奈瑟菌性尿道炎等。

　　2. 消化系统感染　如急性胃肠炎、急性或慢性菌痢、中毒性菌痢、伤寒或副伤寒、胆道感染等。伤寒沙门菌对本类药物高度敏感，可代替氯霉素作为首选。

　　3. 呼吸系统感染　如细菌性支气管炎和肺炎、支原体、衣原体及军团菌肺炎。

　　4. 骨关节感染　如急性或慢性骨髓炎、化脓性关节炎，本类药渗入骨组织超过其他抗菌药，故常作为骨关节感染的首选药。

　　5. 其他　用于皮肤和软组织感染，如疖、痈、创伤和烧伤创面感染；用于眼、耳、鼻、喉敏感菌的感染；氧氟沙星、司帕沙星可用于治疗结核。

　　【不良反应】

　　1. 胃肠反应　表现为恶心、呕吐、腹痛、腹泻或便秘等症状，大剂量时易出现。

　　2. 中枢神经系统反应　与茶碱类和非甾体抗炎药合用易发生此不良反应，大剂量时出现头痛、眩晕、失眠、烦躁等症状，严重者出现复视、幻觉、幻视和惊厥等反应。

　　3. 变态反应　常表现为药疹、红斑、瘙痒等皮肤反应，个别患者出现光敏反应，停药后可恢复。用药期间应避免日照。

　　4. 骨关节损害　在未成年动物实验中发现可影响软骨和关节发育，儿童可引起关节疼痛及肿胀，故儿童、妊娠期妇女不宜应用。

　　5. 其他　大剂量或长时间应用可损害肝、肾功能。

　　【用药护理】　氟喹诺酮类药物可抑制茶碱、咖啡因、华法林、呋喃妥因在体内的消除，使其血药浓度升高，发生中毒；抗酸药、抗胆碱药减少喹诺酮类药物的吸收而减弱效应。与非甾体抗炎药合用易诱发惊厥和癫痫等。

二　常用的氟喹诺酮类药物

诺氟沙星（norfloxacin，氟哌酸）

　　诺氟沙星是第一个合成的氟喹诺酮类药。口服吸收少，血药浓度低，食物影响其吸收，广泛分布于全身各组织，主要以原形经肾排泄。抗菌谱广，对大多数革兰阴性菌和革兰阳性菌均有较强的杀灭作用。临床主要用于敏感菌所致的肠道、胆道、泌尿道及呼吸道感染。

氧氟沙星（ofloxacin，氟嗪酸）

氧氟沙星口服吸收快而完全，血药浓度高，体内分布广，突出特点是脑脊液和尿液中药物浓度很高，胆汁中药物浓度更高。抗菌谱广，对革兰阳性菌和革兰阴性菌均有较强作用，主要用于敏感菌所致的泌尿道、肠道、胆道、呼吸道、生殖道、耳鼻喉、眼及皮肤软组织等部位的感染，也用于多重耐药的伤寒杆菌、副伤寒杆菌和结核分枝杆菌感染。不良反应少且轻，以胃肠反应为多见，偶见神经系统症状及氨基转移酶升高等。

环丙沙星（ciprofloxacin，环丙氟哌酸）

环丙沙星是氟喹诺酮类中应用最广的药物。口服血药浓度低，穿透力强，分布广，肺、扁桃体、前列腺等器官组织浓度均高于血药浓度。抗菌谱广，体外抗菌活性是氟喹诺酮类中最强的，对第三代头孢菌素类或氨基糖苷类耐药的革兰阳性菌和革兰阳性菌仍有很高的抗菌活性，对肺炎链球菌和多数厌氧菌无作用。主要用于呼吸道、消化道、泌尿道、生殖道、皮肤软组织、骨关节、腹腔、盆腔及眼、耳鼻喉等部位的感染。

氟罗沙星（fleroxacin，多氟沙星）

氟罗沙星口服易吸收，生物利用度可达到99%，每日给药1次即可获得显著的临床疗效。抗菌谱广，体内抗菌活性强于其他喹诺酮类药物，但体外抗菌活性却略低于环丙沙星。主要用于艾滋病患者的细菌感染。不良反应较多见，主要表现为胃肠反应和神经系统反应及光敏反应。

莫西沙星（moxifloxacin，莫昔沙星）

莫西沙星为第四代喹诺酮类，于1999年被批准用于临床。本药既保留了喹诺酮类对革兰阴性菌的高度抗菌活性，又增强了对革兰阳性菌的抗菌活性，作用强于环丙沙星，对多数革兰阳性菌如金黄色葡萄球菌、肺炎链球菌和厌氧菌作用强，对结核分枝杆菌作用较强，且对军团菌、幽门螺杆菌、结肠弯曲菌、衣原体及支原体也具有较强的抗菌活性，对肠杆菌科细菌、铜绿假单胞菌的作用不及环丙沙星。临床用于敏感菌引起的呼吸道、泌尿道和皮肤软组织等感染。不良反应少有发生，光敏反应轻。

第2节　磺胺类药和甲氧苄啶

● 案例 38-2

患者，男，14岁。前2日上呼吸道感染，今日发热，颈部强直，头痛，频繁呕吐呈喷射状。急入院，诊断为流行性脑脊髓膜炎。立即予以抗感染治疗，降低体温，保持呼吸道通畅，降低颅内压等措施。

问题：1. 流行性脑脊髓膜炎首选哪类药物？
　　　　2. 应如何做好该类药物用药护理？

一　磺胺类药

磺胺类药（sulfonamides）于20世纪30年代用于防治全身性感染，是应用最早的人工合成抗菌药。由于耐药菌株的出现及高效、低毒抗菌药的问世和发展，部分磺胺类药的临床应用被抗生素和喹诺酮类取代，但由于其对流行性脑脊髓膜炎和鼠疫疗效显著，且性质稳定、价格低廉、使用方便，尤其是磺胺类与甲氧苄啶协同作用的发现，大大降低了细菌耐药性，使磺胺类药在临床治疗某些感染性疾病时仍有一席之地。

【抗菌作用】 磺胺类药物抗菌谱较广，对大多数革兰阳性菌和革兰阴性菌均有较强的抑制作用。其中对溶血性链球菌、肺炎链球菌、脑膜炎球菌、痢疾志贺菌高度敏感；对淋病奈瑟菌、鼠疫耶尔森菌、流感嗜血杆菌较敏感；对葡萄球菌、大肠杆菌、沙眼衣原体、放线菌也有效；但对病毒、支原体、立克次体、螺旋体无效。

细菌生长繁殖需要叶酸，但对磺胺类敏感的细菌不能直接利用叶酸，必须以对氨基苯甲酸（PABA）和二氢蝶啶为原料，在二氢叶酸合成酶的催化下合成二氢叶酸，然后在二氢叶酸还原酶作用下生产四氢叶酸，四氢叶酸经活化后可作为一碳单位转移酶的辅酶，参与嘌呤和嘧啶的合成。磺胺类药化学结构与PABA相似，能与PABA竞争性结合二氢叶酸合成酶，抑制二氢叶酸的合成，从而阻碍嘌呤和嘧啶的合成，抑制细菌生长繁殖（图 38-1）。磺胺类对已合成的叶酸无效，属于慢效抑菌药。人类能直接利用外源性叶酸，不受本类药的影响。

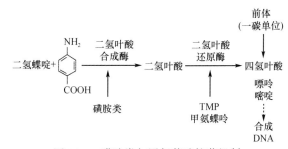

图 38-1 磺胺类与甲氧苄啶抗菌机制

（一）用于全身感染的磺胺类药

短效类如磺胺异噁唑（SIZ）和中效类如磺胺嘧啶（SD）、磺胺甲噁唑（SMZ）抗菌作用强，血药浓度高，临床比较常用；长效类如磺胺多辛抗菌作用弱，血药浓度低，易出现过敏反应，目前临床已少用。

大部分药物口服易吸收，血药浓度高，血浆蛋白结合率为25%～95%，广泛分布于全身各组织和体液，易透过胎盘屏障，磺胺嘧啶较易透入脑脊液，有利于流行性脑脊髓膜炎的治疗。主要经肝乙酰化灭活，代谢产物及部分原形经肾排泄，尿道中药物浓度较高，有利于治疗尿路感染。

【临床应用】

1. 防治流行性脑脊髓膜炎 首选磺胺嘧啶，此药易透过血脑屏障，疗效较好。

2. 尿路感染 用于敏感菌引起的尿道炎、膀胱炎和肾盂肾炎。通常选用尿液中药物浓度较高的磺胺异噁唑、磺胺甲噁唑。

3. 呼吸道感染 用于敏感菌引起的急慢性呼吸道感染、扁桃体炎、支气管炎、大叶性肺炎。常选用磺胺嘧啶或复方新诺明（磺胺甲噁唑与甲氧苄啶的复方制剂）。

4. 肠道感染 轻度肠道感染选用肠道难吸收的柳氮磺吡啶（SASP）即可。严重的感染如志贺菌痢和伤寒也可选用肠道易吸收的磺胺类药，一般选用复方新诺明。

5. 其他感染 如磺胺嘧啶与链霉素联合可用于治疗鼠疫和布鲁氏菌病。

【不良反应】

1. 肾脏损害　用于全身感染的磺胺类药物及其乙酰化物尿中溶解度均较低,酸性尿液降低其溶解度,易析出结晶,出现结晶尿、血尿、管型尿等,损害肾脏,磺胺嘧啶较易发生,长期大量应用时磺胺甲噁唑也有发生,磺胺异噁唑较少见。服药时多饮水或加服等量碳酸氢钠碱化尿液均可增加其溶解度。出现结晶尿则立即停药,失水、休克、肾功能不全及老年人应当慎用或禁用。

2. 过敏反应　皮疹、药热等多见,偶见多形性红斑和剥落性皮炎。如出现过敏反应须立即停药,严重者给予抗组胺药和糖皮质激素治疗。

3. 血液和造血系统反应　可引起白细胞减少、再生障碍性贫血及血小板减少,与抑制骨髓造血和过敏反应有关。葡糖-6-磷酸脱氢酶缺乏者可发生急性溶血性贫血。

4. 其他反应　可出现消化道反应,饭后服用或同服碳酸氢钠可减轻。也可引起肝损害。少数患者表现为头痛、眩晕和精神不振等中枢神经系统反应。新生儿可出现黄疸和溶血反应。药物也可透入乳汁中,故新生儿、哺乳期女性及临产妇均禁用。

【用药护理】　PABA 与二氢叶酸合成酶的亲和力比磺胺类药强,磺胺类单用或用量不足均易发生耐药现象,与甲氧苄啶合用可延缓耐药性的产生,且常采用首剂加倍的给药方法,以保证有足够的抑菌浓度;坏死组织及脓液中含有大量 PABA,故应用磺胺类时应先清创排脓,清洗伤口;局麻药普鲁卡因可产生 PABA,降低磺胺类疗效,注意避免合用。

（二）用于肠道感染的磺胺类药

柳氮磺吡啶（SASP）

口服不易吸收,大部分进入远端小肠和结肠。本身无抗菌作用,在肠道的碱性条件和局部微生物作用下,生成磺胺吡啶和 5-氨基水杨酸,前者有微弱的抗菌作用,后者有抗炎和抗免疫作用。临床主要用于治疗溃疡性结肠炎、直肠炎及肠道术前消毒。长期应用可引起胃肠道反应及过敏反应。葡糖-6-磷酸脱氢酶缺乏者可发生急性溶血性贫血。

（三）局部外用的磺胺类药

磺胺嘧啶银（SD-Ag）

磺胺嘧啶银由磺胺嘧啶和银盐结合而成,兼有磺胺嘧啶与硝酸银的作用。前者具有抗菌作用,几乎对所有的病原菌和真菌都有抑制作用,尤其是对铜绿假单胞菌有强大作用;后者具有收敛和促进创面愈合作用。临床外用于烧伤和烫伤创面铜绿假单胞菌感染。局部应用有轻微刺激反应。如吸收过多可致肝、肾损害及血液系统反应。

磺胺米隆（SML）

磺胺米隆抗菌谱广,对革兰阳性菌和革兰阴性菌均有作用,特别是对铜绿假单胞菌、金黄色葡萄球菌和破伤风梭菌有较强的作用。本品与其他磺胺类药的化学结构不同,故抗菌作用不受创面坏死组织、脓液和 PABA 的影响,局部外用能迅速渗入创面及焦痂中,且有促进创面上皮组织生长的作用。临床主要用于烧伤和大面积创伤后创面感染。用药局部有疼痛和灼伤感,偶见过敏反应。

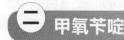 甲氧苄啶

甲氧苄啶（trimethoprim，TMP）

甲氧苄啶又称磺胺增效剂。口服吸收快而完全,迅速分布于全身各组织和体液,脑膜炎时

的脑脊液中药物浓度能达到血药浓度的50%以上，大多以原形经肾排泄。抗菌谱与磺胺类相似（图38-1），作用稍强于磺胺类。单用易产生耐药性，其抗菌机制是抑制细菌二氢叶酸还原酶，阻止二氢叶酸还原为四氢叶酸，如与磺胺类合用可双重阻断细菌的叶酸代谢，阻止细菌核酸合成，抑制细菌繁殖。故常使用 TMP 与 SMZ 组成的复方磺胺甲噁唑，即复方新诺明，使磺胺类抗菌效应增强，同时延缓耐药性的产生。临床主要用于敏感菌引起的呼吸道、肠道及尿路感染，还可用于伤寒或其他沙门菌感染及流行性脑脊髓膜炎的治疗。

甲氧苄啶毒性较小，常见胃肠道反应及皮疹等过敏反应，大剂量久用可干扰人体叶酸代谢，引起巨幼细胞贫血、白细胞及血小板减少等，必要时可给予甲酰四氢叶酸制剂。本品可致畸，妊娠期、哺乳期妇女、新生儿、造血功能不全者禁用。

第3节 其他人工合成抗菌药

 硝基咪唑类

甲硝唑（metronidazole，灭滴灵）

口服吸收良好，生物利用度达80%以上，体内分布广泛，可进入唾液、乳汁，也可进入脑脊液，正常人脑脊液的浓度可达血药浓度的50%。主要经肝脏代谢，代谢产物及少量原形主要由尿排泄，少量由粪排出。

【抗菌作用和临床应用】

1. 抗厌氧菌作用 甲硝唑对各种厌氧菌有强大的抗菌作用，主要用于治疗厌氧菌引起的口腔、肠道、呼吸道、骨关节、女性生殖系统等部位的感染。

2. 抗阿米巴虫作用 甲硝唑对肠内、肠外阿米巴滋养体均有强大的杀灭作用，是治疗肠内、肠外阿米巴病的首选药。因在肠腔内药物浓度低，对肠内阿米巴滋养体效果差，单用甲硝唑治疗时，复发率高，需要与其他抗肠内阿米巴病药合用以便根治。

3. 抗滴虫作用 甲硝唑对阴道毛滴虫有直接杀灭作用。口服可分布于阴道分泌物、精液和尿液中，对男性、女性滴虫感染均有较好疗效，女性患者联合阴道局部用药及夫妻同治，疗效更佳。

4. 抗贾第鞭毛虫作用 对贾第鞭毛虫滋养体有强大杀灭作用。

【不良反应及用药护理】 常见不良反应有头痛、恶心、呕吐、口干等。偶见眩晕、共济失调和肢体麻木等神经系统症状，停药后可恢复。甲硝唑的代谢产物可使尿液呈深红色。肝功能严重损害者会导致本品代谢缓慢，药物易在体内蓄积，应予减量，且应进行血药浓度监测。本品可抑制乙醛脱氢酶，用药期间应禁止饮酒。长期大量应用有致癌和致突变作用，妊娠期妇女禁用。

 硝基呋喃类

硝基呋喃类药物为广谱抗菌药，对革兰阳性菌和革兰阴性菌均有作用，属于杀菌药。其抗菌机制是抑制乙酰辅酶 A，干扰菌体糖代谢。细菌不易产生耐药性，但毒性较大，不适合全身性感染。常用的药物有呋喃妥因和呋喃唑酮。

呋喃妥因（nitrofurantoin，呋喃坦啶）

口服吸收迅速而完全，吸收后大部分迅速从尿液中排泄，血药浓度低，不适用于全身感染。但尿液中浓度较高，有利于敏感菌引起的尿道炎、膀胱炎、肾盂肾炎及前列腺炎等急性泌尿系统感染的治疗，酸化尿液可增强其抗菌活性。主要不良反应有胃肠道反应；大量应用或肾功能不全者可出现肢体麻木、感觉异常等周围神经炎；久用可引起间质性肺炎和肺纤维化；偶见皮疹、药热等过敏反应；葡糖-6-磷酸脱氢酶缺乏者可发生急性溶血性贫血。肾功能不全者慎用。

呋喃唑酮（furazolidone，痢特灵）

呋喃唑酮口服吸收差，肠道药物浓度高，对多数致病菌有抑制作用，主要用于肠炎、细菌性痢疾、伤寒、副伤寒等肠道感染性疾病。对幽门螺杆菌有抑制作用，可用于其引起的胃窦炎、胃溃疡及十二指肠溃疡，与甲硝唑和铋制剂合用疗效更佳。栓剂可用于治疗阴道毛滴虫病。不良反应与呋喃妥因相似，但少见且轻微。

 护考链接

患者，男，23 岁，服用磺胺类药治疗上呼吸道感染时，同服碳酸氢钠，其目的是（　　）

A. 减少不良反应　　　　B. 增强抗菌活性　　　C. 扩大抗菌谱

D. 促进磺胺类药的吸收　　E. 延缓磺胺类药的排泄

分析：磺胺类药及其乙酰化物尿中溶解度均较低，易析出结晶，加服碳酸氢钠碱化尿液可增加溶解度。故选 A。

 自 测 题

一、选择题

A₁型题

1. 预防和治疗厌氧菌感染的最佳药物是（　　）
   - A. 青霉素
   - B. 吡哌酸
   - C. 甲硝唑
   - D. 磺胺嘧啶
   - E. 喹诺酮类

2. 治疗立克次体感染所致的斑疹伤寒首选（　　）
   - A. 青霉素
   - B. 四环素
   - C. 磺胺嘧啶
   - D. 链霉素
   - E. 氧氟沙星

3. 通过抑制 DNA 促旋酶发挥作用的是（　　）
   - A. 红霉素
   - B. 环丙沙星
   - C. 氯霉素
   - D. 磺胺类
   - E. 四环素

4. 氟喹诺酮类可用于结核病的是（　　）
   - A. 氧氟沙星
   - B. 环丙沙星
   - C. 诺氟沙星
   - D. 伊诺沙星
   - E. 以上都不是

5. 以下对磺胺药的叙述，错误的是（　　）
   - A. 磺胺类药物之间无交叉耐药性
   - B. 抗菌谱广
   - C. 为抑菌药
   - D. 易引起肾毒性
   - E. 常与 TMP 合用

6. 小儿禁用喹诺酮类的原因是由于该类药物易引起（　　）
   - A. 骨关节病变
   - B. 胃肠道反应
   - C. 过敏反应
   - D. 肝功能损害
   - E. 肾功能损害

7. 预防磺胺类产生肾毒性的措施不包括（　　）
   - A. 长期用药应定期做尿液检查
   - B. 多饮水
   - C. 老年人及肾功能不全者慎用或禁用
   - D. 同服碱性药物

E. 同服酸性药物

A₂型题

8. 患者，近一段时间感阴道瘙痒、分泌物增多，医生诊断为阴道毛滴虫病，下列哪种药物治疗效果最佳（　　）

A. 甲硝唑 　　　　 B. 利福平

C. 红霉素 　　　　 D. 呋喃唑酮

E. 诺氟沙星

9. 患者，突发高热伴发冷、寒战，继而出现腹痛腹泻，大便开始为稀便，很快转变为黏液脓血便，诊断为急性细菌性痢疾，最好选用下列何种抗菌药（　　）

A. 利福平 　　　　 B. 诺氟沙星

C. 红霉素 　　　　 D. 氨苄西林

E. 甲硝唑

10. 患者，近几日眼内有异物感，分泌物增多，并伴有畏光、流泪，诊断为沙眼，应选用下列何种磺胺类药（　　）

A. 磺胺嘧啶银 　　 B. 磺胺甲噁唑

C. 磺胺醋酰钠 　　 D. 磺胺米隆

E. 磺胺嘧啶

二、简答题

1. 简述第三代氟喹诺酮类药物的特点、临床应用及不良反应。

2. 磺胺类药引起肾损害的原因是什么？如何防治？

3. 简述甲硝唑临床应用和不良反应。

（黄传辉）

第39章 抗结核药

引言：结核病是由结核分枝杆菌感染引起的一种慢性传染病，可涉及肺、肾、淋巴结等多个组织和器官，其中以肺部感染最为多见。抗结核药有哪些？如何正确选择、使用抗结核药？如何做好用药护理和指导，提高抗结核治疗质量？本章要求掌握一线抗结核药异烟肼、利福平、乙胺丁醇、吡嗪酰胺的临床应用、不良反应和用药护理，熟悉二线抗结核药的临床应用特点，掌握抗结核药联合用药的原则，为治疗结核病奠定基础。

● 案例 39-1

患者，男，31 岁。因低热伴咳嗽到医院就诊，患者自述 1 个月前开始出现低热，下午明显，体温最高不超过 38℃。咳少量白色黏痰，无咯血和胸痛，自认为是感冒，服用抗感冒药和止咳药，无明显好转。因家庭原因未及时就诊，近日逐渐感到乏力明显、嗜睡，且常伴夜间盗汗。经胸部 X 线片及 PPD 实验初步诊断为肺结核。

问题：1. 肺结核早期治疗可选用的药物有哪些？

2. 使用所选的抗结核药有哪些不良反应？在治疗过程中有哪些注意事项？

一 一线抗结核药

链接

结 核 病

结核病曾给人类带来严重的危害，随着科技的进步，其流行性得到有效控制。20 世纪 30 年代以前，由于缺乏有效的抗结核分枝杆菌药，其治疗受到限制，治愈率仅为 25%，死亡率居所有疾病之首。20 世纪 50 年代后随着链霉素、异烟肼、利福平等大量抗结核药的出现，化学疗法逐渐成为治疗结核病的主要手段，治愈率达到 90%，甚至达 100%。但近年来，由于耐药性结核分枝杆菌的感染及治疗不规范等多种原因，使结核病疫情回升，范围变广，重新成为危害人类健康的严重传染病。

异烟肼（isoniazid，雷米封）

【药理作用】 异烟肼对结核分枝杆菌具有高度选择性，对繁殖期的结核分枝杆菌有杀灭作用，对静止期结核分枝杆菌有抑制作用。其作用机制是通过抑制结核分枝杆菌细胞壁分枝菌酸的合成而阻止细胞壁合成，导致细胞壁缺损，最终导致细菌死亡。由于分枝菌酸仅存于结核分枝杆菌中，因此异烟肼对其他细菌无抗菌作用。

异烟肼口服吸收快而完全，1～2 小时后血药浓度达高峰，血浆蛋白结合率低。吸收后广泛分布于全身体液和组织中，脑膜炎时脑脊液中的浓度可与血浆浓度相近。穿透力强，可渗入关节腔、胸腔积液、腹水及纤维化或干酪化的结核病灶中，也易透入细胞内，杀灭已被吞噬的结核分枝杆菌。异烟肼大部分在肝脏中经乙酰化酶代谢为乙酰化异烟肼和异烟酸，代谢物及少量原形药物经肾排泄。

人体对异烟肼乙酰化的速率有明显的种族和个体差异，可分为快乙酰化型和慢乙酰化型，前者 $t_{1/2}$ 短，为 0.5～1.5 小时，尿中乙酰化代谢物较多，不良反应以肝损害为多；后者 $t_{1/2}$ 长，为 2～5 小时，尿中乙酰化代谢物较少，不良反应多为周围神经炎。中国快乙酰化型较多，约占 50%，慢乙酰化型约占 25%。

【临床应用】 抗结核分枝杆菌作用强、毒性小、口服方便、价格便宜，是目前临床防治各型结核病最重要的药物。单独用药易产生耐药性，因此，除预防或治疗轻症结核病可单用外，其他治疗均应与其他抗结核药联合应用，以延缓耐药性的产生并增强疗效。对粟粒性结核和结核性脑膜炎，应增加剂量，延长疗程，必要时采用注射给药。

【不良反应】

1. 周围神经炎 表现为四肢麻木、震颤、肌肉疼痛、肌肉萎缩等，多见于大剂量、长期使用时。产生原因与异烟肼促进维生素 B_6 的排泄有关，同服维生素 B_6 可防治。

2. 肝脏损伤 治疗量会导致氨基转移酶暂时性升高，不需停药，可逐渐恢复。大剂量或长期使用可出现黄疸、肝细胞坏死，多见于快乙酰化患者和嗜酒者。与利福平合用肝毒性增强，肝病患者慎用。

3. 中枢神经系统反应 用药过量时出现兴奋、失眠、精神错乱等症状，可能是维生素 B_6 缺乏影响中枢神经递质 γ-氨基丁酸的合成所致，给予维生素 B_6 可减轻该反应。有癫痫或精神病史患者慎用。

4. 其他反应 偶见皮疹、药热及粒细胞减少等过敏反应。也可见恶心、呕吐等胃肠道反应。

【用药护理】

1. 异烟肼长期服用每日剂量超过 0.5g 时，注意观察有无周围神经炎症状，同时注意加服维生素 B_6。

2. 异烟肼与利福平、乙胺丁醇等联合应用时，应注意肝功能变化，有肝区不适等症状时，应及时告知医生。

3. 用药期间应定期检查肝功能，肝病患者慎用。

4. 异烟肼为肝药酶抑制剂，可增强苯妥英钠、香豆素类口服抗凝血药的疗效，糖皮质激素可减弱异烟肼的作用，另外服用异烟肼期间禁止饮酒和饮用含乙醇的饮料。

利福平（rifampicin，甲哌利福霉素）

利福平为人工合成的广谱抗菌药。口服吸收迅速而完全，吸收后可分布于全身各组织，本品穿透力强，亦能进入结核空洞、脑脊液、胸腔积液、腹水、痰液及胎盘。本药主要经肝脏代谢，经胆汁排泄，可形成肝肠循环。

【药理作用】 本品为广谱抗菌药，对结核分枝杆菌有强大的抗菌作用，与异烟肼相近，而较链霉素强。此外，对麻风杆菌、革兰阴性菌、革兰阳性球菌特别是耐药金黄色葡萄球菌也有很强的抗菌作用，对某些病毒和沙眼衣原体也有抑制作用。利福平通过特异性抑制细菌 DNA 依赖性 RNA 聚合酶，阻碍 mRNA 合成而发挥抗菌作用，对人和动物细胞的 RNA 聚合酶无影响。

【临床应用】　常与其他抗结核药联合用于各种结核病的防治；用于麻风病和耐药金黄色葡萄球菌及其他敏感菌所致的感染；因胆汁中浓度较高，可用于重症胆道感染；治疗敏感菌所致的沙眼、急性结膜炎、病毒性角膜炎。

【不良反应】

1. 胃肠反应　常见恶心、呕吐、腹痛腹泻等症状，一般不严重。

2. 肝脏毒性　长期使用可出现氨基转移酶升高、黄疸、肝脏肿大等症状，肝病患者、嗜酒者或与异烟肼合用时较易发生。

3. "流感综合征"　大剂量间歇给药时可出现发热、寒战、肌肉酸痛等类似流感的症状。

4. 其他　个别患者可出现皮疹、药热等过敏反应。

【用药护理】

1. 本药及代谢产物呈橘红色，可经粪便、尿液、唾液、泪液、汗液、痰液排出体外，并将这些分泌物染成橘红色，应提前告知患者。

2. 本品为肝药酶诱导剂，连续服用可加快自身及其他药物的代谢。

3. 食物及对氨基水杨酸均影响其吸收，应空腹服用，与对氨基水杨酸合用，给药间隔为 8～12 小时。

4. 结核分枝杆菌易对利福平产生耐药性，故不宜单独使用。应与异烟肼等抗结核药合用产生协同作用，并延缓耐药性的产生。

乙胺丁醇（ethambutol）

乙胺丁醇为人工合成的抗结核药，易溶于水，性质稳定。乙胺丁醇口服吸收良好，可迅速分布于组织与体液，脑膜炎时可进入脑脊液，主要以原形由肾脏排泄，肾功能不全者应慎用，易发生蓄积中毒。

乙胺丁醇属于窄谱抗菌药，对繁殖期的结核分枝杆菌有较强的抑制作用，对其他细菌无效。其抗菌机制是干扰菌体 RNA 的合成而导致菌体死亡。单用易产生耐药性，但与其他抗结核药无交叉耐用性，对异烟肼、链霉素等耐药的结核分枝杆菌对本品仍有较高的敏感性。应与其他抗结核药联合应用于各型肺结核及肺外结核的治疗。

不良反应较少见。但连续大量使用可产生严重的毒性反应，如视神经炎，表现为视力减退、视野缩小、红绿色盲等，使用过程应注意定期检查视力，如有此类症状，应及时停药并给予维生素 B_6，可恢复正常。也可见胃肠反应、过敏反应、肝肾功能损害。

吡嗪酰胺（pyrazinamide）

吡嗪酰胺口服吸收快而完全，广泛分布于全身各组织与体液中，脑脊液中浓度亦很高，主要经肝脏代谢，经肾排泄，尿中浓度高。吡嗪酰胺能有效杀死细胞内结核分枝杆菌，在酸性环境中抗菌作用增强，单用容易出现耐受性，与其他抗结核药无交叉耐药性，常与其他抗结核药联合应用以治疗各型结核病。

该药大剂量长期应用时易发生肝大、肝区压痛、氨基转移酶升高等肝脏损害，因此用药期间应定期检查肝功能，肝功能不良患者慎用。另外，该药能抑制尿酸排泄，诱发痛风。

链霉素（streptomycin）

链霉素是最早用于抗结核病的药物。其穿透性差，不易渗入纤维化、干酪化病灶内，也不易透过血脑屏障，体内仅有抑制作用，疗效不及异烟肼与利福平。结核分枝杆菌对链霉素易产生耐药性，且长期使用耳毒性发生率高，目前临床仅与其他抗结核药联合使用，是一线抗结核药中应用最少的。

二 其他抗结核药

对氨基水杨酸（para-aminosalicylic acid，PAS）

对氨基水杨酸口服易于吸收，可分布于各组织、体液及干酪化病灶中，不易渗入细胞内和脑脊液。主要经肝脏代谢，部分原形及代谢物从肾排泄，肝肾功能不全者慎用。该药通过竞争性抑制二氢叶酸合成酶，干扰细菌叶酸的合成，进而产生抗结核分枝杆菌作用，对其他细菌无效。对氨基水杨酸仅对细胞外的结核分枝杆菌有抑菌作用，抗菌谱窄、疗效较一线抗结核药差。单独应用不易产生耐药性，常与异烟肼和链霉素合用，可增强疗效、延缓耐药性的产生。

最常见的不良反应为恶心、呕吐、腹痛、腹泻等消化道症状和肝、肾损害，饭后服药或加服抗酸药可减轻消化道反应，碱化尿液可减轻肾损害；偶见皮疹、药热、皮炎等过敏反应。

氧氟沙星（ofloxacin）

氧氟沙星属于喹诺酮类抗菌药，抗菌谱广，抗菌活性强，对耐异烟肼、链霉素、对氨基水杨酸的结核分枝杆菌依然有效，不良反应少且轻，以胃肠反应为多见，偶见神经系统症状及氨基转移酶升高。

三 抗结核药的应用原则

1. 早期用药　结核病早期多为渗出性反应，局部血液循环良好，利于药物渗入病灶内，且早期病灶内结核分枝杆菌生长旺盛，对药物敏感，一旦确诊为结核病后应立即治疗，以获得良好疗效。

2. 联合用药　联合用药可交叉杀灭对其他药物耐药的菌株，延缓耐药性的产生，提高疗效、降低复发率、减轻毒性。一般以异烟肼为基础，两药联合加利福平为最佳，对于粟粒性结核或结核性脑膜炎需要三药、四药联合应用。

3. 适量用药　药量不足，组织内难以到达有效治疗浓度，且易产生耐药性而导致治疗失败；剂量过大则易产生严重不良反应而使治疗难以继续。

4. 坚持全程规律用药　结核病是一种慢性、易复发的疾病，过早停药或随意改变药物剂量、品种容易导致复发。因此为了彻底治愈应坚持全程规律用药。目前广泛采用的短期疗法（6～9个月）为一种强化疗法，主要采用异烟肼和利福平联合使用，如病灶广泛，病情严重，可采用三联或者四联。

 护考链接

患者，男，49岁，因食欲差、乏力、咳嗽、咳痰，痰中带血丝月余就诊。X线胸片检查显示两肺有阴影，痰液涂片抗酸染色（+）。诊断：肺结核。

1. 以下药物中不能用于抗结核的是（　　）

A. 异烟肼　　B. 乙胺丁醇　　C. 链霉素　　D. 庆大霉素　　E. 氧氟沙星

分析：庆大霉素没有抗结核作用。故选D。

2. 患者采取抗结核治疗，3个月后出现失眠、精神兴奋、四肢麻木等症状，该药可能是（　　）

A. 异烟肼　　B. 乙胺丁醇　　C. 氧氟沙星　　D. 吡嗪酰胺　　E. 链霉素

分析：异烟肼长期应用引起中枢兴奋和周围神经炎症状。故选A。

3. 合用以下哪个药物可以防治异烟肼的不良反应（　　　）

A. 维生素 B_{12}　　B. 维生素 B_6　　C. 维生素 C　D. 维生素 B_1　E. 维生素 D

分析：异烟肼长期应用引起周围神经炎，与异烟肼促进维生素 B_6 的排泄有关，同服维生素 B_6 可防治。故选 B。

 自 测 题

一、选择题

A_1 型题

1. 各类型的结核病首选药是（　　　）

 A. 链霉素　　　　　B. 利福平

 C. 异烟肼　　　　　D. 乙胺丁醇

 E. 吡嗪酰胺

2. 下列哪项不属于利福平的不良反应（　　　）

 A. 过敏反应　　　　B. 胃肠道反应

 C. 肝损害　　　　　D. 周围神经炎

 E. 流感综合征

3. 利福平的抗菌机制是（　　　）

 A. 抑制细菌 mRNA 的合成

 B. 增加细菌胞质膜通透性

 C. 抑制细菌蛋白质合成

 D. 抑制细菌 DNA 合成

 E. 抑制细菌细胞壁合成

4. 关于吡嗪酰胺的特点，哪一个是错误的（　　　）

 A. 不易进入脑脊液和细胞内

 B. 有肝毒性

 C. 可诱发痛风

 D. 易产生耐药性

 E. 在酸性环境中，作用较强

5. 下列关于异烟肼的叙述，错误的是（　　　）

 A. 对结核分枝杆菌选择性高，作用强

 B. 对繁殖期和静止期结核分枝杆菌均有杀灭作用

 C. 对细胞内的结核分枝杆菌无效

 D. 单用易产生耐药性

 E. 抗菌机制是抑制分枝菌酸的合成

二、简答题

1. 简述抗结核药的临床应用原则。

2. 比较异烟肼和利福平的抗菌谱、临床应用和不良反应。

（黄传辉）

第40章 抗病毒药和抗真菌药

> 引言：除细菌感染以外，病毒和真菌感染亦十分普遍，分别要用抗病毒药和抗真菌药治疗。抗病毒药和抗真菌药有哪些？如何选用抗病毒药及抗真菌药？本章要求掌握抗病毒药和抗真菌药的种类、作用特点和不良反应。

第1节 抗 病 毒 药

● 案例 40-1

患者，女，38岁。近日口周有灼烧感，随即出现红斑，在红斑或正常皮肤上出现簇集性小水疱群，疱液清澈透明。经检查诊断为单纯性疱疹病毒感染。

问题：1. 该感染可用哪些药物治疗？
2. 所选药物有哪些不良反应与用药护理措施？

病毒是一种结构简单、不具有细胞结构，具有遗传、复制等生命特征的微生物。主要由DNA或RNA组成核心，因此有DNA病毒和RNA病毒之分，核酸外包以蛋白质外壳，无完整的酶系统，不能独立代谢，需寄生于宿主细胞内，利用宿主细胞代谢系统进行增殖。其增殖过程包括吸附、穿入与脱壳、生物合成与组装、成熟与释放四个过程。抗病毒药通过阻止病毒增殖过程或增强宿主抗病毒能力而发挥抗病毒作用。目前常用的药物有阿昔洛韦、利巴韦林、金刚烷胺、齐多夫定等。

 抗 HIV 药

齐多夫定（zidovudine，AZT）

齐多夫定口服吸收快，可通过血脑屏障，是第一个被批准用于治疗人类免疫缺陷病毒（HIV，艾滋病病毒）感染的药物，是目前治疗艾滋病的首选药。口服或静脉给药，可减轻艾滋病及艾滋病相关综合征，常与拉米夫定合用。

常见的不良反应有头痛、恶心、呕吐、牙龈出血等，部分患者可出现骨髓抑制。肝功能不全者慎用，妊娠期、哺乳期妇女禁用。

二 抗疱疹病毒药

阿昔洛韦（aciclovir，无环鸟苷）

阿昔洛韦为人工合成的嘌呤核苷类广谱抗疱疹病毒药。通过抑制 DNA 聚合酶，阻止病毒 DNA 合成，几乎不影响正常细胞。对疱疹病毒作用强，对单纯疱疹病毒、水痘带状疱疹病毒的选择性高；对乙型肝炎病毒也有一定作用。临床主要作单纯疱疹病毒感染的首选药，局部用于疱疹性角膜炎、带状疱疹；口服或静脉注射用于生殖器疱疹、疱疹性脑炎、乙型肝炎。不良反应较少，可见皮疹、恶心、厌食等。静脉给药可出现静脉炎。有致畸作用，小儿，哺乳期、妊娠期妇女禁用。

同类药物还有伐昔洛韦（valaciclovir）、喷昔洛韦（penciclovir）、泛昔洛韦（famciclovir）等。

三 抗流感病毒药

利巴韦林（ribavirin，病毒唑）

利巴韦林为广谱抗病毒药，对多种 DNA 病毒和 RNA 病毒的复制均有抑制作用。敏感的 DNA 病毒有腺病毒、疱疹病毒、痘病毒等；敏感的 RNA 病毒有呼吸道合胞病毒、甲型流感病毒、乙型流感病毒、麻疹病毒、鼻病毒、流行性出血热病毒等，对肝炎病毒也有抑制作用。主要用于治疗甲、乙型流感，呼吸道合胞病毒肺炎及支气管炎，小儿腺病毒肺炎，麻疹，带状疱疹，单纯疱疹病毒角膜炎，流行性出血热及甲型、丙型肝炎。口服有消化道反应，大剂量可致白细胞减少，心脏损害。有较强的致畸作用，妊娠期妇女禁用。

金刚烷胺（amantadine）

金刚烷胺作用于病毒复制早期，阻止 RNA 病毒进入宿主细胞，且干扰病毒脱壳和核酸释放过程。特异性抑制甲型流感病毒，主要用于甲型流感病毒感染的防治，还可用于帕金森病的防治。不良反应有厌食、恶心、头晕、失眠等，癫痫患者、幼儿、妊娠期及哺乳期妇女禁用。

四 抗肝炎病毒药

干扰素（interferon，IFN）

干扰素有 α、β、γ 三种主要类型，是机体（包括淋巴细胞、巨噬细胞、成纤维细胞）在病毒感染或受其他诱导剂刺激后产生的一类具有多种生物活性的糖蛋白。临床常用的是采用基因重组技术生产的 α-干扰素。干扰素具有广谱抗病毒作用，作用于未受感染细胞表面的干扰素受体，诱导其产生抗病毒蛋白，阻断病毒蛋白的合成、翻译与装备，进而抑制病毒增殖。对 RNA 和 DNA 病毒均有作用，主要用于急性病毒感染性疾病（如流行性感冒、流行性腮腺炎、病毒性心肌炎、乙型脑炎）和慢性病毒感染性疾病（如慢性活动性肝炎、巨细胞病毒感染性疾病）等。此外，还有抗恶性肿瘤和免疫调节作用，对肾细胞癌、黑色素瘤等有治疗作用。

口服无效，仅能注射给药。不良反应常见胃肠反应和中枢神经系统症状，少数出现白细胞和血小板减少，停药可恢复。大剂量应用可出现共济失调、精神失常等症状。

第2节 抗真菌药

 案例40-2

患者，男，28岁。近几年双足足掌常出现水疱，并逐渐扩展，夏天多发，瘙痒难忍，经检查诊断为真菌感染。

问题：1. 以上药物可选用哪些药物治疗？

2. 所选药物有哪些不良反应与用药护理措施？

真菌感染可分为浅部真菌感染和深部真菌感染两类。浅部真菌感染常由各种癣菌引起，主要侵犯皮肤、毛发、指甲等，引起各种癣症，发病率高，但危险性小，常用灰黄霉素及局部应用的咪唑类药物进行治疗。深部真菌感染通常由白念珠菌和新型隐球菌等引起，主要侵犯内脏和深部组织，引起炎症、坏死等，发病率低，但危害性大甚至危及生命，治疗药物有两性霉素B及咪唑类、三唑类抗真菌药等。

一 抗生素类

灰黄霉素（griseofulvin）

灰黄霉素系从灰黄霉菌液中提取的非多烯类抗生素。口服不易吸收，进食脂肪类食物或将其微粉化有利于吸收，分布于各组织，以皮肤、脂肪、毛发及指甲组织含量最高，尤其易沉积于新生皮肤和甲板的角质层，当感染真菌的角质蛋白代谢脱落后，新生正常组织即可取代之。主要经肝代谢，经肾排泄。半衰期长。

【药理作用和临床应用】　抗菌谱窄，对表皮癣菌、小孢子菌和毛癣菌等皮肤癣菌均有较强的抑制作用，对其他真菌及细菌无效。抗菌机制主要是干扰真菌DNA的合成，抑制真菌生长。主要用于头癣、甲癣、体癣等各种癣菌，疗效良好，但容易复发，复发后再治疗仍然有效。不易透过表皮角质层，故外用无效。口服不良反应多，且疗程长，现已少用。

【不良反应及用药护理】　不良反应较多但不严重，常见有恶心、呕吐、腹泻等消化道反应及头痛、眩晕、嗜睡等中枢反应。偶见白细胞减少等。大剂量应用对动物有致癌、致畸作用，因此局部一般性感染禁用本药。

两性霉素B（amphotericin）

两性霉素B属于多烯类抗生素，因具有亲水和亲脂两种特性而得名。口服和肌内注射给药均难吸收，且刺激性大，故常采用静脉滴注给药。血浆蛋白结合率＞90%，不易进入脑脊液，主要经过肾排泄，碱化尿液可促进其排泄。

【药理作用和临床应用】　本品为广谱抗深部真菌药，抗菌机制是选择性与真菌细胞膜麦角固醇结合，使细胞膜上形成微孔而使细胞膜的通透性增加，引起菌体内物质外漏，导致真菌死亡。对细菌无效，对多种深部真菌均有强大作用，是目前治疗深部真菌感染的首选药。主要用于各种真菌性肺炎、心内膜炎、败血症、泌尿系统感染和脑膜炎等。治疗真菌性脑膜炎时，需配合小剂量鞘内注射。口服仅用于治疗肠道念珠菌感染。局部外用于眼科、妇产科及皮肤真菌感染。

【不良反应及用药护理】　毒性较大，不良反应较多见。静脉滴注时，尤其是初次给药，可出现急性毒性反应，表现为寒战、高热，常伴有头疼、眩晕、厌食、恶心呕吐及血压下降等，静脉滴注时临时配制可减轻这些严重反应，浓度不宜超过 0.1mg/ml，必要时可与地塞米松合用；滴注过快时可出现心室纤颤和心搏骤停。鞘内注射时可出现严重头痛、下肢疼痛，甚至可致下肢瘫痪。尚有不同程度的肾损害、肝损害、低钾血症、贫血等。偶见变态反应。

 唑类

唑类药物包括咪唑类和三唑类，均为人工合成广谱抗真菌药，前者如克霉唑、酮康唑等，主要作为局部用药；后者如氟康唑等，均可口服给药治疗全身真菌感染。通过抑制真菌依赖细胞色素 P_{450} 的 14-α-去甲基酶而抑制真菌细胞膜麦角固醇的合成，使真菌细胞膜通透性增加，胞内重要物质外漏，造成真菌死亡。

克霉唑（clotrimazole，三苯甲咪唑）

克霉唑口服吸收差，能诱导肝药酶，连续用药数日血药浓度降低。为广谱抗真菌药，对阴道毛滴虫和某些革兰阳性菌也有作用。对浅部真菌和深部真菌均有抑制作用，对深部真菌作用不如两性霉素 B，对浅部真菌中的皮肤真菌作用强，对头癣无效。主要供外用，治疗体癣、手足癣和耳道真菌感染；栓剂可用于真菌性阴道炎；口含片治疗鹅口疮。不良反应较多且严重，胃肠道反应明显，也可出现肝损害等。

酮康唑（ketoconazole）

酮康唑是新型咪唑类口服广谱抗真菌药。口服易吸收，难以透入脑脊液，阴道黏液内浓度与血药浓度相当。对多种浅部真菌和深部真菌都有强大的抗菌活性，对深部真菌感染疗效相当或优于两性霉素 B，对浅部真菌相当或优于灰黄霉素，主要用于白念珠菌感染，也用于皮肤真菌感染。酸性环境利于本品吸收，宜就餐时或餐后立即服用，抗酸药、M 受体阻断药、H_2 受体阻断药均干扰其吸收。口服给药不良反应多，胃肠反应和皮疹多见，可引起月经紊乱及肝损害，故全身应用受限，外用疗效较好。

氟康唑（fluconazole）

氟康唑口服易吸收，不受胃液 pH 影响，体内分布广泛，可透入脑脊液，真皮药物浓度可达血药浓度的 5 倍。主要以原形经肾排泄。抗真菌谱广，对浅部真菌和深部真菌均有作用，体内抗菌活性比酮康唑强 5～20 倍，突出特点是对新型隐球菌和白念珠菌作用强。主要用于新型隐球菌脑膜炎、白念珠菌及球孢子菌感染、各种皮肤和指甲的真菌感染、预防器官移植、白细胞减少及白血病等患者的真菌感染。不良反应是本类药中最轻者，可见胃肠道反应、过敏反应及无症状的氨基转移酶升高。妊娠期妇女禁用。

伊曲康唑（itraconazole）

伊曲康唑口服吸收好，餐时或餐后服用可促进其吸收。体内分布广，血浆蛋白结合率高于90%，组织中浓度高于血药浓度，尤其是皮肤、指甲等角质组织药物浓度更高，且停留时间可达数月。经肝代谢，经胆汁及肾排泄。

抗真菌谱较氟康唑广，作用强。抗菌机制除了抑制细胞色素 P_{450} 酶系，阻止麦角固醇合成，使真菌细胞膜通透性增加外，还抑制真菌细胞壁的合成，导致真菌细胞内的营养物质外漏，真菌死亡。对白念珠菌、新型隐球菌、孢子菌及曲霉菌均有良好的抗菌作用。对深部真菌感染的芽生菌病、隐球菌病、孢子菌病、组织胞质菌病等均有良好疗效。口服对指甲真菌感染效果好，也用于阴道念珠菌感染、口腔及皮肤真菌感染。不良反应少且轻，主要表现为胃肠道反应和红斑、瘙痒等过敏反应，也有头痛、头晕等。

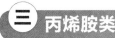

三 丙烯胺类

特比萘芬（terbinafine，疗霉舒）

特比萘芬为丙烯胺类抗皮肤真菌药，口服吸收迅速，亲脂性强，分布范围广，以皮肤、角质分布多且存留时间长，主要经肝代谢、经肾排泄。抗菌谱广，皮肤癣菌、双相真菌、丝状真菌及某些酵母菌均有杀灭作用，其中对皮肤癣菌作用最强。抗菌机制是通过干扰真菌细胞壁的合成而发挥作用，体外抗皮肤真菌活性比伊曲康唑高10倍。具有作用快、疗效好、复发率低、毒性小等优点，主要用于甲癣、体癣、股癣等浅部真菌感染，也用于黏膜和内脏念珠菌感染。口服胃肠道反应多见，少数患者有皮疹出现，偶见氨基转移酶升高。

四 嘧啶类

氟胞嘧啶（flucytosine）

氟胞嘧啶为人工合成的广谱抗深部真菌药。能进入真菌细胞内，转变为氟尿嘧啶，选择性干扰真菌核酸及蛋白质合成而抗代谢，对真菌呈现毒性作用。对念珠菌属、隐球菌属等作用较强，对着色真菌、少数曲霉菌也有一定作用，对其他真菌作用差。主要用于念珠菌、隐球菌和着色真菌感染，疗效不及两性霉素B，但强于酮康唑。能透入脑脊液，故也用于隐球菌性脑膜炎。单用易产生耐药性，常与两性霉素B合用。不良反应少，可见胃肠反应、过敏反应等，大剂量应用可致肝损害和骨髓抑制，还可引起脱发，妊娠期妇女慎用。

护考链接

患者，女，57岁，糖尿病病史15年。因胆囊炎静脉滴注头孢他啶7日后，外阴灼痛、瘙痒，白带增多呈豆腐渣状。诊断：白念珠菌性阴道炎。

患者不能选择的治疗药物是（　　）

A. 灰黄霉素　　B. 克霉唑　　C. 两性霉素B　　D. 制霉菌素　　E. 酮康唑

分析： 因灰黄霉素抗菌谱窄，对表皮癣菌、小孢子菌和毛癣菌等皮肤癣菌有较强的抑制作用，对其他真菌及细菌无效，主要用于浅部真菌病感染。故选A。

自测题

选择题

A₁型题

1. 对浅表癣菌感染和深部真菌感染均有效的广谱抗真菌药是（　　）
   A. 红霉素　　　　　B. 酮康唑
   C. 两性霉素B　　　D. 制霉菌素
   E. 以上都不是

2. 对浅表癣菌感染有效的药物是（　　）
   A. 克霉唑　　　　　B. 伊曲康唑
   C. 两性霉素B　　　D. 制霉菌素
   E. 土霉素

3. 下列可以用来治疗真菌性肺炎、心包膜炎的是（　　）
   A. 阿昔洛韦　　　　B. 左旋咪唑
   C. 两性霉素B　　　D. 阿糖胞苷
   E. 克霉唑

4. 下列可以用来治疗体癣、手足癣的是（　　）
   A. 阿昔洛韦　　　　B. 左旋咪唑
   C. 两性霉素B　　　D. 阿糖胞苷
   E. 克霉唑

（黄传辉）

第41章 消毒防腐药

> 引言：消毒在预防疾病传染、卫生防疫及创伤急救等方面有着重要意义。本类药物的具体使用方法、适用范围、所需浓度等是护士必须掌握的内容。本章要求熟悉消毒防腐药的作用特点。

第1节 概　　述

● 案例 41-1

患者，男，42 岁。左耳流脓 1 年，脓稀不臭。检查发现左耳鼓膜有穿孔，鼓室有黏液。

问题： 该患者可用哪些药物进行治疗？说明理由。

消毒药是指能迅速杀灭病原微生物的药物；防腐药是指能抑制微生物生长繁殖的药物。低浓度的消毒药也可作为抑菌药使用，而高浓度的防腐药在某些条件下可作为消毒药使用，故总称消毒防腐。这类药物对病原微生物及机体组织细胞无明显选择性，且毒性较大，故一般不作全身用药，主要用于体表（包括皮肤、黏膜、创面等）、器械、器具、排泄物及周围环境等消毒的外用药。消毒防腐药虽然不能作全身用药，但在预防疾病传染、消毒隔离、卫生防疫及创伤急救等方面发挥重要作用。

 分类

1. 根据应用范围分类：用于环境、用具、器械的消毒防腐药和用于皮肤黏膜消毒防腐药。
2. 根据化学性质分类：醇类、醛类、酚类、酸类、氧化剂类、卤素类及表面活性剂类。

作用机制

消毒防腐药杀菌或抑菌的作用机制主要有以下几种方式。

1. 使细菌蛋白质变性、沉淀，以杀灭或抑制微生物的生长繁殖，如酚类、醇类、醛类、重金属盐类等。
2. 干扰细菌生命必需的酶系统，如重金属类、氧化剂类、卤素类等。
3. 氧化作用，如氧化剂、氯化物等。

4. 破坏细胞膜或改变细胞膜的通透性，使细胞内物质外渗而死亡。

第2节　常用消毒防腐药

 醇类

乙醇（alcohol，酒精）

乙醇为无色透明、易燃、易挥发的液体，是性质稳定、应用广泛的消毒药。

【药理作用和临床应用】　乙醇在 20%～75%浓度范围内，抗菌作用强度与浓度成正比。75%乙醇（*V*/*V*）能渗入细菌细胞内，使细菌蛋白质变性、凝固，杀菌作用最强；若高于此浓度，则可使细菌细胞膜表面迅速形成一层凝固蛋白的保护膜，不利于乙醇向菌体内部渗透，反而降低乙醇的消毒作用；而乙醇浓度太低，虽易渗透到细菌细胞内，但达不到杀菌作用；对芽胞无效，对病毒效果差，对真菌作用不稳定。

主要用于皮肤消毒（注射部位、手术野、手的卫生消毒）、体温计、器械消毒（浸泡 30 分钟以上）；20%～30%（*V*/*V*）乙醇溶液用于高热患者的物理退热；长期卧床患者用 50%（*V*/*V*）乙醇涂擦局部受压的皮肤可促进局部血液循环，防止压疮的发生；75%乙醇（*V*/*V*）用于皮肤、器械消毒；无水乙醇注于神经干，可缓解三叉神经痛、坐骨神经痛。

【不良反应及用药护理】

1. 乙醇对黏膜的刺激性较大，不能用于黏膜和创面的抗感染。

2. 少数人可发生过敏反应，引起皮疹、心悸、头痛等症状。

3. 本品可增强苯扎溴铵（新洁尔灭）、含碘消毒剂及戊二醛等的作用。

 醛类

甲醛（formaldehyde，蚁醛）

【药理作用和临床应用】　本类药物可与蛋白质中的氨基结合，使蛋白质变性、沉淀，能杀死细菌、芽胞、真菌和病毒。其杀菌力强于酚类。40%甲醛溶液又称福尔马林（formalin），能杀灭各类微生物，包括细菌芽胞、真菌及病毒，属于广谱杀菌剂。

常用 4%甲醛溶液（即 10%福尔马林溶液）固定标本、保存尸体及疫苗；用于房间消毒时，每立方米取甲醛 1～2ml，加等量水，加热蒸发；室内物品和房间消毒也可用氧化法产生甲醛气体消毒；用 2%福尔马林溶液浸泡 1～2 小时可进行器械消毒；牙科用甲醛配成干髓剂，使牙髓失活。

【不良反应及用药护理】

1. 本品对人体的毒性及对皮肤黏膜的刺激性较大。可产生接触性皮炎。

2. 因挥发性强，其蒸气对黏膜和呼吸道有强烈刺激性，可引起流泪、咳嗽、气管炎。

3. 可使皮肤角质化。误服可腐蚀消化道，剂量大时可致死。

 酚类

苯酚（phenol，石炭酸）

苯酚为无色结晶，有特殊气味。本品溶于水及有机溶剂，易吸收、有毒，仅供外用。能使病原体蛋白质变性、凝固，也可增加病原体胞质膜通透性，使胞内物质外渗而呈现抗菌作用。对细菌和真菌都有作用，对芽胞和病毒无作用。

0.2%溶液有抑菌作用，1%以上浓度可杀灭一般细菌，对芽胞、病毒效果较差；0.5%～1%水溶液或2%软膏用于皮肤止痒；1%～2%酚甘油溶液用于中耳炎，可消炎止痛；3%～5%苯酚溶液用于手术器械和房屋的消毒；5%溶液在24小时内可杀灭结核分枝杆菌。苯酚软膏可治疗神经性皮炎、慢性湿疹。高浓度对皮肤、黏膜有腐蚀作用。

甲酚皂溶液（saponated cresol solution，来苏儿，lysol）

甲酚皂溶液为含50%甲酚的肥皂溶液，杀菌力比苯酚强3倍，毒性及腐蚀性较小，是常用的低效消毒剂。甲酚皂溶液只能杀灭细菌菌体，不能杀灭芽胞和肝炎病毒。2%溶液用于手、皮肤、橡胶手套的消毒；3%～5%溶液用于器械及用具的消毒，该浓度还可用于排泄物、厕所的消毒，临用时加水配制。不能用作食具和厨房的消毒。

四 酸类

酸类解离后的氢离子与菌体蛋白中的氨基结合，形成蛋白质盐类化合物，使菌体蛋白质变性或沉淀而发挥杀菌作用。有些可通过改变周围环境的pH来影响细菌的生长繁殖。

过氧乙酸（peracetic acid）

过氧乙酸为无色透明液体，呈弱酸性，易挥发，有很强的醋酸味。具有刺激性，性质不稳定，其稀释液易分解，在15～25℃保存不宜超过2日，需临用前配制。

【药理作用和临床应用】 过氧乙酸为强氧化剂，可破坏微生物通透性屏障结构，甚至溶解微生物。对细菌的菌体和芽胞、真菌、病毒都有高效杀灭作用。0.1%～0.2%溶液用于洗手消毒，浸泡1分钟即可；0.3%～0.5 %溶液用于器械消毒，浸泡15分钟；0.04%溶液熏蒸或喷雾用于食具、空气、墙壁、地面、家具等消毒。

【不良反应】 较高浓度的过氧乙酸溶液对皮肤、黏膜有强烈刺激性，甚至引起灼伤，因过氧乙酸对物品有一定的腐蚀性，原液严禁与金属接触。

苯甲酸（benzoic acid，安息香酸）

本药具有挥发性，pH越低，其抗菌作用越强。可加入食品或药品中作防腐剂（0.05%～0.1%），可用于食物防腐。常与水杨酸配成复方制剂用于治疗浅部真菌感染，如体癣、手足癣等。

硼酸（boric acid）

硼酸刺激性小，对细菌、真菌有较弱的抑制作用。主要用于皮肤、黏膜、伤口和角膜的冲洗消毒。不宜用于乳头擦洗，以免婴儿中毒，大面积创伤用药可产生吸收中毒，严重者可致循环衰竭。

五 氧化剂类

过氧化氢溶液（hydrogen peroxide solution，双氧水）

【药理作用和临床应用】 本品遇有机物或酶释放出新生态氧，产生较强的氧化作用，可杀灭细菌繁殖体、芽胞、真菌和病毒在内的各种微生物，但杀菌力较弱。作用时间短，穿透力弱，且受有机物的影响。由于本品接触创面时可产生大量气泡，能机械地松动脓块、血块、坏死组织及与组织粘连的敷料，有一定的清洁作用。1%溶液用于化脓性中耳炎和口腔炎、扁桃体炎和坏死性牙龈炎等的局部冲洗；3%溶液可用于冲洗创面，松动痂皮；也可用于丙烯树脂制成的外科埋植物、不耐热的塑料制品、餐具、饮水、食品等的消毒。

【不良反应及用药护理】

1. 对皮肤、黏膜有强刺激性，避免用手直接接触高浓度过氧化氢溶液，可发生灼伤。

2. 禁与有机物、碱、碘化物及强氧化剂配伍。

3. 不能注入胸腔、腹腔等密闭体腔或腔道、气体不易逸散的深部脓疮，以免产气过速，可导致栓塞或扩大感染。

4. 过氧化氢对有色织物有褪色和漂白作用，对金属、织物有腐蚀作用。性质不稳定，遇光易变质、遇碱易水解，应密闭避光，凉处存放。

高锰酸钾（potassium permanganate）

【药理作用和临床应用】 高锰酸钾作为一种强氧化剂，能氧化微生物体内的活性基团，有较强杀菌作用。还原后形成氧化锰与蛋白质形成复合物，低浓度时有收敛作用，高浓度时具有刺激、腐蚀作用。0.01%～0.02%溶液洗胃，用于某些药物、毒物中毒；0.1%～0.5%溶液用于膀胱及创面清洗；0.02%溶液用于阴道冲洗或坐浴，可治疗白带过多或痔疮；0.1%溶液用于蔬菜、水果消毒（浸泡5分钟）。

【不良反应及用药护理】

1. 内服可引起胃肠道刺激症状，严重时出现呼吸和吞咽困难等。中毒时，应用温水或添加0.5%药用炭洗胃，并内服牛奶、豆浆或氢氧化铝凝胶，以延缓吸收。

2. 本品水溶液久置易还原成 MnO_2 而失效。故药液现用现配。

 卤素类

聚维酮碘（povidone iodine，碘伏，iodophor）

本品为棕红色液体。本品是由碘与表面活性聚乙烯吡咯烷酮络合形成的络合碘，表面活性剂可使碘缓慢释放，呈现杀菌作用。

【药理作用和临床应用】 本品为强效、广谱消毒剂，对细菌、真菌、衣原体、支原体、病毒均有效，对结核分枝杆菌、细菌芽胞和真菌孢子作用较弱且需要时间较长，故一般不用作芽胞消毒。主要用于：①注射部位皮肤消毒，用原液（有效碘含量0.5%）涂抹2次，持续时间2分钟；②黏膜创伤或感染，用0.1%溶液冲洗或涂擦；③医疗器械及污染物消毒，将原液稀释10～20倍，浸泡30～60分钟。

【用药护理】

1. 本品在低温下，可析出少量沉淀，温热后可复原，不影响。

2. 碘伏用于皮肤消毒时，无需脱碘，其残留物仍具有消毒作用。

3. 碘与水、乙醇的化学反应受光线催化，使消毒力下降变快。因此必须置棕色瓶中避光。

碘酊（iodine tincture，碘酒）

碘酊为含有2%碘及1.5%碘化钾的乙醇溶液。2%碘酊用于一般皮肤或感染处消毒；3%～5%碘酊用于手术野皮肤消毒，稍干后，用75%乙醇脱碘以减少对皮肤的刺激；2%碘甘油用于牙龈感染和咽炎时涂擦咽部；500ml水加入2%碘酊2～3滴，可作饮水消毒。对黏膜及皮肤有刺激性，不宜用于破损皮肤、会阴皮肤、眼和口腔黏膜的消毒。

七 表面活性剂类

本类药物能降低表面张力，乳化和清除油脂，故又称清洁剂。同时能吸附在细菌细胞膜上，改变细胞膜的通透性，使菌体内物质外渗而杀菌。其杀菌作用强大、显效快、刺激性小、性质稳定。在碱性环境中作用最强，在酸性环境中杀菌效果显著降低。

苯扎溴铵（benzalkonium bromide，新洁尔灭）

苯扎溴铵杀菌作用快而强，毒性低、渗透力强，无刺激性，是目前常用的消毒防腐药之一。主要通过改变胞质膜的通透性，也可使细菌蛋白质变性。但不能杀灭细菌芽胞和分枝杆菌，对真菌作用弱，也不能杀灭病毒。

0.05%～0.1%苯扎溴铵用于术前洗手消毒（浸泡5分钟）；0.1%苯扎溴铵用于皮肤黏膜、食具及器械消毒（浸泡30分钟），金属器械需加0.5%亚硝酸钠防锈。

偶见过敏反应。不宜用于眼科器械、膀胱镜、合成橡胶及铝制品的消毒，也不宜用于排泄物、分泌物、污水的消毒。本药为季铵类，忌与碱性物质，如肥皂、合成洗涤剂合用，以免被中和而失效。

氯己定（chlorhexidine，洗必泰）

氯己定是一种含氯的表面活性剂。其作用强、毒性低、无刺激性，抗菌谱广。对革兰阳性菌、革兰阴性菌、铜绿假单胞菌、真菌等均有杀灭作用；对芽胞、病毒无效。对结核分枝杆菌和细菌芽胞仅有抑制作用。

其效力与碘酊相似，但无皮肤刺激性，亦不染色，适于面部、会阴部及儿童手术野准备。0.02%溶液用于术前洗手消毒（浸泡3分钟）；0.5%的氯己定醇溶液可用于手术野及皮肤消毒；0.05%溶液冲洗伤口及用于牙周炎、牙根炎的冲洗；0.5%氯己定软膏用于烧伤、烫伤、创伤表面消毒。0.1%溶液用于器械消毒，金属器械需加0.5%亚硝酸钠防锈。

几乎无毒，偶见过敏反应。

第3节 消毒防腐药的选择

消毒防腐药种类繁多，应根据消毒目的、要求及消毒防腐药的特点综合考虑，合理选用。

1. 用于皮肤、黏膜消毒 应选用起效快、作用强、刺激性小、对皮肤黏膜腐蚀性小的消毒防腐药，如75%乙醇、碘伏、苯扎溴铵溶液、硼酸。

2. 用于创伤黏膜消毒 应选用刺激性小、吸收少、不受脓液影响的消毒防腐药，如0.1%高锰酸钾溶液、碘伏、0.01%苯扎溴铵溶液。

3. 用于环境、器械消毒 环境消毒应选用喷洒性的消毒剂，如酚类、醛类；器械消毒应选用性质稳定、无腐蚀性的消毒剂，如75%乙醇、0.1%苯扎溴铵溶液。

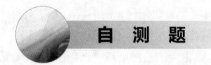

自 测 题

一、选择题

A₁型题

1. 下列关于过氧化氢的描述，错误的是（　　）

A. 高浓度对皮肤及黏膜有腐蚀性

B. 遇氧化物或还原物即迅速分解

C. 遇光稳定，不易变质

D. 可用于急性化脓性外耳道炎

E. 成人一次5～10滴

2. 下列药物不属于消毒防腐药的是（　　）

　　A. 苯酚　　　　　　B. 盐酸麻黄碱

　　C. 过氧化氢　　　　D. 硼酸

　　E. 碘伏

3. 急性化脓性中耳炎鼓膜穿孔后局部治疗有误的是（　　）

　　A. 1%酚甘油滴耳剂滴耳

　　B. 3%过氧化氢清洗外耳道

　　C. 局部应用抗生素水溶液

D. 脓液减少，炎症消退后可用甘油或乙醇制剂滴耳

E. 炎症确已消退而穿孔长期不愈者可做鼓膜成形术

二、简答题

1. 何谓消毒药、防腐药，两者有何区别？

2. 简述常用消毒防腐药乙醇、苯酚、碘伏、高锰酸钾、苯扎溴铵的作用、用途及注意事项。

（黄传辉）

第42章 抗寄生虫药

引言：通过本章学习，掌握抗阿米巴药、抗滴虫药、抗肠蠕虫病药的临床应用，掌握抗疟药的环节及临床应用，了解抗血吸虫药、抗丝虫药的临床应用及不良反应。能够指导疟疾感染区人群或将要前往疟疾感染区的人群正确用药治疗及预防；能够进行良好的沟通，指导用药咨询。

第1节 抗 疟 药

● 案例 42-1

患者，男，20岁。畏寒、寒战、高热6日。隔日发作1次，热退后正常，怀疑为疟疾，服用氯喹、伯氨喹，2日后症状控制。继续服用药物患者出现腰背部疼痛，酱油色小便，尿量减少。追问病史，患者曾半个月前去海南旅游。查体：生命体征平稳，巩膜轻度黄染，双肺呼吸音清晰，心律齐，腹软，无压痛、反跳痛，肝脏肋下可触及，脾左肋下1cm，尿常规：尿胆原（+++），尿胆红素（−），血常规：血红蛋白90g/L。

问题：1. 该患者最可能诊断是什么？

2. 抗疟药的不良反应是什么？

疟疾是一种经按蚊传播的、由疟原虫感染引起的寄生虫病。现有的抗疟药主要通过对疟原虫生活史的某个阶段产生杀灭作用而发挥治疗效应。

疟原虫的生活史和抗疟药的作用环节

寄生于人体的疟原虫有间日疟原虫（plasmodium vivax）、恶性疟原虫（plasmodium falciparum）、三日疟原虫（plasmodium malariae）和卵形疟原虫（plasmodium ovale）四种，分别引起间日疟、恶性疟、三日疟和卵形疟，其中恶性疟患者的病死率最高。疟原虫的生活史可分为雌性按蚊体内的有性生殖阶段和人体内的无性生殖阶段，见图42-1。

（一）人体内的无性生殖阶段

1. 原发性红细胞外期感染　携带疟原虫的雌性按蚊叮咬人体时，其唾液中的疟原虫子孢子传入人体血液，侵入肝细胞内，生成大量裂殖子。对此期有杀灭作用的药物（如乙胺嘧啶），可起病因性预防作用。

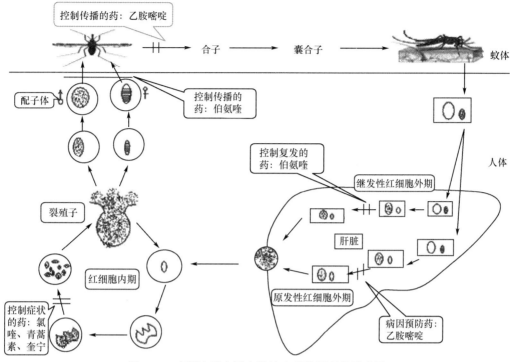

图 42-1 疟原虫的生活史及抗疟药作用环节示意图

2. 继发性红细胞外期 间日疟原虫和卵形疟原虫的原发性红细胞外期裂殖子释放至血液后，侵入肝细胞内，称为继发性红细胞外期。能杀灭继发性红细胞外期的药物（如伯氨喹）对间日疟和卵形疟有防止复发、起到根治的作用。

3. 红细胞内期 原发性红细胞外期裂殖子释放至血液后，破坏红细胞，释放出大量裂殖子及其代谢产物，刺激机体引起寒战、高热等症状。目前应用的抗疟药大部分为红细胞内期裂殖体杀灭药，如青蒿素及其衍生物、氯喹、奎宁、甲氟喹和咯萘啶等，有控制症状发作和症状抑制性预防作用。

（二）雌性按蚊体内的有性生殖阶段

红细胞内期疟原虫一方面不断进行裂殖体增殖，另一方面也产生雌、雄配子体。按蚊在叮人吸血时，雌、雄配子体随血液进入蚊体，两者结合成合子，进一步发育产生子孢子，移行至唾液腺内，成为感染人的直接传染源。伯氨喹对各种疟原虫的配子体均有较强的杀灭作用，故可防止疟疾传播；乙胺嘧啶能抑制雌、雄配子体在按蚊体内发育，亦有控制疟疾传播和流行的作用。

 常用抗疟药

氯喹（chloroquine）

氯喹在胃肠道吸收，也能在肌内和皮下注射部位迅速吸收，常用恒速缓慢静脉滴注或皮下、肌内小剂量给药。口服给药较为安全，氯喹在红细胞中的浓度为血浆内浓度 10～20 倍，而在被疟原虫感染的红细胞内的浓度又比正常红细胞高 25 倍。肝脏代谢，血浆 $t_{1/2}$ 约为 48 小时，随粪便排泄。

【临床应用】

1. 抗疟作用　氯喹用于治疗疟疾急性发作，可迅速控制临床症状，多数患者在使用治疗量氯喹24～48小时就可完全停止发热，48～72小时的外周血涂片可呈疟原虫阴性。对间日疟、三日疟、卵形疟和敏感的恶性疟，氯喹仍可作为首选治疗药物。

2. 抗肠外阿米巴病、华支睾吸虫病、肺吸虫病　氯喹对肝脏等器官具有特殊的亲和力，有利于杀灭肝内的阿米巴原虫。

3. 免疫抑制作用　对系统性红斑狼疮、肾病综合征和类风湿关节炎等结缔组织疾病亦有一定缓解作用。另可用于治疗光敏性疾病。

【不良反应及用药护理】　氯喹在治疗量不良反应较少，有头晕、头痛、眼花、食欲减退、恶心、呕吐、腹痛、腹泻、皮肤瘙痒、皮疹甚至剥脱性皮炎、耳鸣、烦躁等。注射给药速度太快时，可出现氯喹急性毒性，表现为低血压、心功能被抑制、心电图异常甚至心脏停搏。注射剂量超过5 g可引起死亡。

奎宁（quinine）

【药理作用和临床应用】　奎宁抗疟原虫的作用机制与氯喹相仿，用于控制临床症状，作用较氯喹弱，维持时间短。极少产生耐药性，临床主要用于耐氯喹或耐多药的恶性疟，尤其是严重的脑型疟。

【不良反应及用药护理】

1. 金鸡纳反应　主要表现为恶心、呕吐、耳鸣、头痛、听力和视力减弱，甚至发生暂时性耳聋。多见于重复给药时，停药可恢复。

2. 心血管反应　大剂量的奎宁对心肌有抑制作用。

3. 特异质反应　少数患者能引起急性溶血，发生寒战、高热、血红蛋白尿和急性肾衰竭甚至死亡。

4. 其他　奎宁能刺激胰岛细胞，引起高胰岛素血症和低血糖。可兴奋子宫，妊娠期妇女禁用。

青蒿素（artemisinin）

青蒿素是从菊科植物黄花蒿中成功分离、提取出来的有效成分。血浆 $t_{1/2}$ 为4小时，在红细胞内的浓度低于血浆中的浓度。分布于全身各组织，以肠、肝、肾的含量较多，可透过血脑屏障进入脑组织。药物在体内很快代谢失活，代谢物大部分经肾排泄，部分经胆汁排泄。

【药理作用】　本药对良性疟及恶性疟红细胞内期滋养体和裂殖体均有强大杀灭作用，对继发性红细胞外期无效。目前研究发现青蒿素还具有抗血吸虫的作用，并具有抗炎、调节免疫和抗肿瘤等多方面的药理作用。口服吸收迅速，0.5～1小时后血药浓度达峰值，

【临床应用】　本药为一种高效、速效、安全的抗疟药，适用于间日疟、恶性疟的症状控制，以及耐氯喹和多药耐药的恶性疟原虫感染的治疗，也可用于治疗凶险型恶性疟，如脑型疟、黄疸型疟疾等，特别是对脑型疟抢救较好。世界卫生组织已正式推荐将青蒿素复方药物作为治疗疟疾的首选药物。

【不良反应及用药护理】　有恶心、呕吐及腹泻等胃肠道反应。偶见心脏传导阻滞，剂量相关性、可逆性网织红细胞和中性粒细胞数降低及暂时性氨基转移酶升高。肌内注射可引起局部疼痛和硬块。妊娠早期妇女慎用。

链接

青 蒿 素

青蒿素是我国科学家自主研发的新药，以青蒿素为主的药物组合是目前治疗疟疾的标准方案。20世纪60年代初，全球疟疾疫情难以控制。1967年5月23日在北京召开"全国疟疾防治研究协作会议"。1969年屠呦呦加入该项目组，从几千种中药的提取物中不断筛选，终于在1971年取得了有明显抗疟效果的青蒿中性提取物。1972年，该提取物被命名为青蒿素。2015年屠呦呦荣获诺贝尔生理学或医学奖。

伯氨喹（primaquine）

伯氨喹是人工合成的8-氨基喹啉类衍生物，对良性疟的红细胞外期及各型疟原虫的配子体均有很强杀灭作用，是目前控制复发及传播的首选药。对红细胞内期疟原虫作用弱，对恶性疟红细胞内期无效，不能控制症状发作，需和氯喹合用。毒性较大，用量大时易引起疲倦、头昏、恶心、呕吐、腹痛等不良反应，少数人可出现药热、粒细胞缺乏和高铁血红蛋白血症等。

乙胺嘧啶（pyrimethamine）

乙胺嘧啶抑制疟原虫的二氢叶酸还原酶，使二氢叶酸不能还原成四氢叶酸，而抑制疟原虫的繁殖能力，对恶性疟和良性疟的原发性红细胞外期有抑制作用，是疟疾病因性预防的首选药。起效慢，不能直接杀灭配子体，但含药血液进入蚊体，可阻止疟原虫在蚊体内的有性生殖，起到控制传播的作用。合用磺胺类药物，双重阻断疟原虫的叶酸代谢，可提高其抗疟效果，减少耐药性产生。毒性低、较安全，长期大剂量服用可引起巨幼细胞贫血或白细胞减少。长期应用应检查血常规，妊娠期及哺乳期妇女禁用。

第2节 抗阿米巴药和抗滴虫药

一 抗阿米巴药

阿米巴病是由溶组织内阿米巴感染引起的一种人兽共患寄生虫病。没有任何临床表现而只在其粪便内查到包囊的感染者，称为带囊者。该原虫主要寄生于人体结肠，少数病例结肠壁中的阿米巴也可随血流运行或偶以直接侵袭方式，到达肝、肺、脑、皮肤、子宫颈、阴道等处，引起相应部位阿米巴溃疡或阿米巴脓肿。因此阿米巴病是一种可累及许多脏器和组织的全身性疾病。

甲硝唑（metronidazole，灭滴灵）

甲硝唑口服吸收迅速，吸收后广泛分布在各组织和体液中，主要在肝脏代谢，代谢产物与原形药主要经肾排泄，少量经乳汁排泄。

【药理作用和临床应用】

1. 抗阿米巴作用　甲硝唑对肠内、肠外阿米巴滋养体均有强大的杀灭作用。

2. 抗滴虫作用　对男、女性泌尿生殖系统滴虫感染患者都具有良好疗效，是治疗阴道毛滴虫的首选药物。

3. 抗厌氧菌作用　对厌氧性革兰阳性菌和阴性菌都有较强的抗菌作用，对脆弱拟杆菌感染尤为敏感。

4. 抗贾第鞭毛虫作用 甲硝唑是目前治疗贾第鞭毛虫最有效的药物。

【不良反应及用药护理】 甲硝唑不良反应轻微，以消化道反应为主，可出现恶心、呕吐、食欲缺乏、口干、金属味感、腹痛、腹泻等。少数出现周围神经疾病或共济失调及惊厥。可干扰乙醇代谢，用药期间饮酒或服用含乙醇的饮料可引起乙醛聚集，导致双硫仑样反应。妊娠期和哺乳期妇女禁用。

抗滴虫药

滴虫阴道炎是由阴道毛滴虫所引起的妇科常见寄生虫病，滴虫寄生于妇女的阴道、尿道，男性的尿道、前列腺，引起阴道炎或前列腺炎，多通过性接触而传染。

抗滴虫病首选药为甲硝唑、替硝唑（tinidazole），此外尚有乙酰胂胺（acetorsol）。

第 3 节 抗血吸虫药和抗丝虫药

抗血吸虫药

血吸虫病由血吸虫寄生于人体而引起，主要病原体有日本血吸虫、曼氏血吸虫、埃及血吸虫等。

吡喹酮（praziquantel）

吡喹酮是广谱的抗吸虫、抗绦虫药，口服吸收迅速，在肝脏迅速代谢，代谢产物主要经肾脏排泄，其次通过胆汁排泄。治疗各型血吸虫的首选药物。主要不良反应为胃肠道反应、心脏毒性及神经系统症状。

抗丝虫药

淋巴丝虫病（简称丝虫病）为丝虫寄生于人体淋巴系统所引起的寄生虫病，在所有寄生虫病中，其致残率位居第二位。

乙胺嗪（diethylcarbamazine）

乙胺嗪口服易吸收，适用于班氏丝虫、马来丝虫感染，作为首选药。毒性甚低，偶可引起食欲减退、恶心、呕吐、乏力、失眠等。患者可出现畏寒、发热、头痛、肌肉关节酸痛、皮疹、瘙痒等反应。

第 4 节 抗肠蠕虫病药

常用的抗肠蠕虫病药

我国肠蠕虫病以肠道线虫（蛔虫、钩虫、蛲虫和毛鞭虫等）感染最为普遍。常用的有抗线虫药如阿苯达唑、甲苯咪唑、左旋咪唑、哌嗪、噻嘧啶等。常用的抗绦虫药，如氯硝柳胺。

阿苯达唑（albendazole，肠虫清）

阿苯达唑具有高效、低毒、广谱等特点。对多种肠道线虫、绦虫和吸虫的成虫及虫卵有杀灭作用。用于多种线虫的混合感染，疗效优于甲苯达唑；也可用于棘球蚴病、囊虫病及吸虫病的治疗。不良反应较少，一般可出现恶心、食欲减退、头昏、失眠等，数小时后可自行缓解。在治疗猪囊尾蚴病和棘球蚴病时，由于释放出异体蛋白质，可致癫痫、视力障碍、颅内高压、脑水肿甚至脑疝等中枢神经反应，用药时应密切观察病情。

甲苯咪唑（mebendazole，甲苯达唑）

甲苯咪唑是高效、广谱驱肠蠕虫药，对蛔虫、蛲虫、钩虫、鞭虫、绦虫和粪类圆线虫等均有效。主要用于蛔虫、蛲虫、钩虫、鞭虫、绦虫等感染，有效率在 90% 以上，尤其适用于上述蠕虫的混合感染。不良反应较少，少数人有腹痛、腹泻及腹部不适等胃道肠反应；偶见剥脱性皮炎、脱发等。对动物有致畸胎作用，故 2 岁以下的儿童及妊娠期妇女禁用。

左旋咪唑（levamisole）

左旋咪唑是广谱抗肠虫药。对多种线虫有杀灭作用，对蛔虫的作用较强。作用机制为选择性地抑制虫体肌肉内琥珀酸脱氢酶的活性，减少虫体所需要的能量，使虫体麻痹，失去附着于肠壁的能力而排出体外。主要用于蛔虫感染、钩虫和蛔虫混合感染。对丝虫病和囊虫病也有一定的疗效。本药还具有增强免疫的作用，临床试用于类风湿关节炎、红斑狼疮及肿瘤的辅助治疗等。有胃肠道反应及皮疹，偶见肝功能异常。肝、肾功能不全者禁用。

哌嗪（piperazine）

哌嗪对蛔虫和蛲虫作用较强。其作用机制是阻断神经肌肉接头处的胆碱受体，改变虫肌细胞膜对离子的通透性，减少能量的供应，导致肌肉麻痹而排出体外。治疗蛔虫病有良好的效果。偶见胃肠道反应，如恶心、呕吐、腹痛、腹泻等，过量可致短暂性震颤、共济失调等神经系统反应。肾功能不全、神经系统疾病者禁用。

噻嘧啶（pyrantel）

噻嘧啶为广谱抗肠虫药。对蛔虫、钩虫、蛲虫和毛圆线虫均有作用，具有高效、广谱及副作用小的特点。主要用于治疗蛔虫、钩虫、蛲虫感染及混合感染，如与左旋咪唑合用可提高疗效。不良反应较轻，可有恶心、呕吐等消化道症状，少数患者可见头痛、眩晕等。心、肝、肾严重病变者慎用。妊娠期妇女及 1 岁以下婴儿禁用。

氯硝柳胺（niclosamide，灭绦灵）

氯硝柳胺口服不易吸收，在肠道中保持高浓度，对多种绦虫成虫有杀灭作用，对牛肉绦虫、猪肉绦虫及短膜壳绦虫均有效。主要用于驱除牛肉绦虫、猪肉绦虫及短膜壳绦虫，驱虫效力强。不良反应较轻，以恶心、呕吐、轻度腹痛等反应较常见。当虫体在肠内被消化而释放出虫卵，可因药物的致吐作用而使虫卵逆流入胃，引起囊虫病。因此在治疗猪肉绦虫病前宜先服小量氯丙嗪或甲氧氯普胺止吐，服药 2～3 小时后再服硫酸镁导泻，使绦虫节片在消化前排出。

二 抗肠蠕虫病药的合理选用

治疗肠蠕虫病需采用综合疗法。如合并感染，选择无刺激性的广谱驱蛔虫药物，驱肠虫药在肠道局部发挥作用，避免药物吸收，空腹或半空腹时服药为宜。未能根治者需进行再次治疗，需间隔 1～2 周。

自 测 题

一、选择题

A₁型题

1. 与磺胺类药合用对疟原虫叶酸代谢产生双重阻断作用的是（　　）

A. 乙胺嘧啶　　　B. 伯氨喹

C. 青蒿素　　　　D. 奎宁

E. 甲氟喹

2. 能控制疟疾复发又能阻断疟疾传播的药物（　　）

A. 乙胺嘧啶　　　B. 伯氨喹

C. 磺胺类药　　　D. 氯喹

E. 蒿甲醚

3. 只对肠外阿米巴病有效的药物是（　　）

A. 甲硝唑　　　　B. 氯喹

C. 替硝唑　　　　D. 阿苯达唑

E. 左旋咪唑

A₂型题

4. 患者，女，30岁，诊断为滴虫阴道炎，首选的药物是（　　）

A. 氯喹　　　　　B. 甲硝唑

C. 克霉唑　　　　D. 制霉菌素

E. 乙酰唑胺

A₃/A₄型题

（5、6题共用题干）

患者，男，10岁。因阵发性腹痛、恶心、呕吐2日入院。患者自7岁开始出现一过性脐部周围隐痛，呈钻顶样疼痛，曾驱虫治疗。入院查体：体温37.1℃，右上腹部轻压痛，超声提示可见胆管扩张，内可见线条状游走的虫体，血常规提示嗜酸粒细胞比例稍升高，诊断为胆道蛔虫病。

5. 患者给予驱虫治疗时最好选用（　　）

A. 甲苯达唑　　　B. 哌嗪

C. 氯喹　　　　　D. 乙胺嗪

E. 甲硝唑

6. 本案例中的患者若并发严重的胆道细菌感染，经验性治疗不考虑使用的抗菌药物是（　　）

A. 青霉素　　　　B. 红霉素

C. 氨苄西林　　　D. 头孢哌酮

E. 头孢他啶

二、简答题

1. 患有滴虫阴道炎的患者使用甲硝唑治疗，如何进行用药护理？

2. 在应用抗疟药时，患者出现酱油色尿的原因是什么？哪些药物可以导致酱油色尿？

（刘　伟）

第43章 抗恶性肿瘤药物

引言：常见的恶性肿瘤根据组织来源不同可分为癌和肉瘤两大类，可以破坏正常器官的结构和功能，对机体产生较大的影响及危害。掌握抗恶性肿瘤药物的临床应用、不良反应及用药护理，熟悉抗恶性肿瘤药物的分类及临床应用原则。了解抗恶性肿瘤药物的作用机制。根据适应证合理选择药物，并能够防治不良反应，指导患者合理用药。

第1节 概 述

● 案例 43-1

患者，女，38 岁。右侧乳房无痛性结节半年。患者半年前洗澡时无意间发现右侧乳房花生米大小结节。遂来医院就诊，超声提示右侧乳腺外上象限可见直径约 2cm 大小结节，血运丰富，取活检并做病理检查提示乳腺癌。

问题：1. 若患者合并化疗，应该选用什么药物，用药护理是什么？
　　　2. 该患者治疗原则是什么？

恶性肿瘤严重威胁人类健康，近年来发病呈上升趋势。恶性肿瘤采取手术治疗、化学治疗、放射治疗和生物治疗等综合措施，其中化学治疗（chemotherapy，简称化疗）占有重要地位。

 抗恶性肿瘤药物的基本作用

肿瘤细胞分为增殖细胞群、静止细胞群（G_0 期）和无增殖能力细胞群。增殖细胞群占全部的肿瘤细胞群中的比率称为生长比率（growth fraction，GF）。根据 GF 大小，将 GF 值接近于 1 的，称为增长迅速的肿瘤细胞群，它们对药物敏感，如急性白血病、霍奇金病和绒毛膜上皮癌等；将 GF 值为 0.01～0.5 的称为增长缓慢的肿瘤细胞群，它们对药物不敏感，如慢性白血病和许多实体瘤。G_0 期细胞代谢十分缓慢，暂时不会分裂增殖。但当各种原因如药物导致增殖细胞群大量死亡时，G_0 期细胞就可进入增殖周期，成为肿瘤复发的根源。肿瘤细胞从一次分裂结束到下一次分裂结束的时间称细胞增殖周期，该过程分为四个（时相）：G_1 期（DNA 合成前期）；S 期（DNA 合成期）；G_2 期（DNA 合成后期或有丝分裂准备期）；M 期（有丝分裂期）。另外，在 G_1/S 期、S/G_2 期及 G_2/M 期的交界时段存在着细胞周期时相控制点（checkpoint），精密地控制着细胞周期的运行。抗肿瘤药物的作用机制多是干扰或阻遏核酸及蛋白质代谢的生化过程而发挥抗肿瘤作用，见图 43-1。

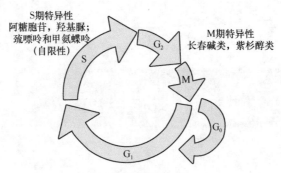

图 43-1　细胞周期及抗肿瘤药物作用的时相性

 抗恶性肿瘤药物分类

（一）按细胞增殖周期分类

1. 细胞周期非特异性抗肿瘤药　对细胞周期内各期细胞及非增殖期细胞均有杀灭作用,破坏 DNA 结构、影响其复制或转录功能，包括烷化剂、抗肿瘤抗生素和铂类配合物。

2. 细胞周期特异性抗肿瘤药　主要对细胞周期中某一期细胞有杀灭作用,影响 DNA 合成（抑制 S 期）如抗代谢药，或抑制有丝分裂（抑制 M 期）的药物如长春碱类药物，均产生细胞周期特异性的抗肿瘤作用。此类药物还包括紫杉醇类和鬼臼毒素类等。

（二）按作用机制分类

1. 干扰核酸（DNA、RNA 及其前体）的生物合成　此类药物主要为抗代谢药物，主要作用于 DNA 合成期（S 期）细胞。①胸苷酸合成酶抑制药，如氟尿嘧啶；②嘌呤核苷酸互变抑制药，如巯嘌呤；③二氢叶酸还原酶抑制药，如甲氨蝶呤；④DNA 聚合酶抑制药，如阿糖胞苷；⑤核苷酸还原酶抑制药，如羟基脲。

2. 影响 DNA 结构　药物直接破坏 DNA 结构或抑制拓扑异构酶活性，影响 DNA 复制和修复功能。常用的烷化剂、顺铂及卡铂、丝裂霉素类、博来霉素、喜树碱及鬼臼毒素类。

3. 干扰转录过程及组织 RNA 合成　药物干扰转录过程,阻止 mRNA 合成,如放线菌素类、蒽环类和普卡霉素类抗肿瘤抗生素。

4. 影响蛋白质合成与功能药物　影响蛋白质的功能，如长春新碱及紫杉醇类、三尖杉酯碱类及 L-门冬酰胺酶。

5. 影响激素平衡药物　通过调控激素的平衡，抑制某些激素依赖性肿瘤的生长，如肾上腺皮质激素、雌激素及抗雌激素类药、雄激素及抗雄激素类药、孕激素等。

6. 其他机制　诱导肿瘤细胞分化，如维 A 酸；促进肿瘤细胞凋亡，如三氧化二砷；抑制肿瘤血管增生，如抗内皮生长因子抗体；影响肿瘤细胞增殖相关信号转导机制，如伊马替尼等。

（三）按化学结构和来源分类

抗恶性肿瘤药物包括人工合成品及天然药物。可细分为烷化剂、抗代谢药、抗肿瘤抗生素、抗肿瘤植物药、激素类药等。

三 抗恶性肿瘤药物常见不良反应

多数抗肿瘤药物选择性低，治疗指数小，毒性大，在杀伤肿瘤细胞的同时，也杀伤正常组织的细胞。主要的不良反应包括胃肠道反应，骨髓抑制，皮肤及毛发损害，免疫抑制，致畸及肝、肾、膀胱、肺、心脏、耳的毒性。

第2节　常用抗恶性肿瘤药物

一 干扰核酸生物合成的药物

干扰核酸生物合成的药物，又称抗代谢药（antimetabolites），是指能与体内代谢物发生特异性结合，从而影响或拮抗代谢功能的药物，通常它们的化学结构与体内的核酸或蛋白质代谢物相似。

甲氨蝶呤（methotrexate，MTX）

甲氨蝶呤为二氢叶酸还原酶抑制药，主要作用于 S 期，属于周期特异性药物。口服吸收程度与剂量有关；静脉给药后，呈三时相消除，主要以原形经肾脏排泄。临床用于治疗儿童急性白血病、绒毛膜上皮癌、恶性葡萄胎、卵巢癌、头颈部肿瘤及消化道癌等。常见不良反应为肝硬化及口腔、消化道黏膜损伤。其骨髓毒性较大，表现为白细胞及血小板减少，甚至全血象下降。为减轻骨髓抑制，可肌内注射甲酰四氢叶酸钙作为救援剂。

巯嘌呤（6-mercaptopurine，6-MP）

巯嘌呤为嘌呤核苷酸互变抑制药或嘌呤核苷酸合成抑制药。干扰嘌呤代谢、阻碍 DNA 合成，作用于肿瘤细胞 S 期及其他期，使细胞不能增殖。口服吸收不完全，经肝脏代谢，与食物或口服抗生素同服会降低其吸收。临床主要用于儿童急性淋巴细胞和粒细胞性白血病的治疗，大剂量亦用于治疗绒毛膜上皮癌等。主要不良反应为骨髓抑制、黄疸及胃肠反应等。

阿糖胞苷（cytarabine，Ara-C）

阿糖胞苷为胞苷及脱氧胞苷类似物，它主要杀伤 S 期细胞，属细胞周期特异性药物，口服吸收少，静脉给药，经肾排泄。临床主要用于治疗成人急性淋巴细胞白血病（acute lymphoblastic leukemia，ALL）或单核细胞白血病；对恶性淋巴瘤亦有一定疗效，但须与柔红霉素等合用。鞘内注射用于治疗脑膜白血病及淋巴瘤常需与甲氨蝶呤交替使用。主要不良反应为骨髓抑制、胃肠道反应、肝功能异常及高尿酸血症。

羟基脲（hydroxycarbamide，HU）

羟基脲为核苷酸还原酶抑制药，选择性作用于 S 期细胞。口服吸收，可透过血脑屏障，在母乳中大量存在，主要在肝脏代谢，经肾脏排泄。临床主要用于治疗慢性粒细胞白血病、晚期黑色素瘤、宫颈癌和卵巢癌。主要不良反应为骨髓抑制、胃肠道反应、间质肺炎、皮疹、脱发、致畸及高尿酸血症等。妊娠期妇女禁用。

氟尿嘧啶（fluorouracil，5-FU）

氟尿嘧啶是胸苷酸合成酶抑制药或拮抗嘧啶代谢药，干扰蛋白质合成，对各期细胞都有效。口服吸收不规则，需静脉给药，原形经肾脏排泄，其余大部分被肝脏及其他组织代谢。临床用于治疗食管癌、胃癌、结肠癌、直肠癌、胰腺癌、肝癌、卵巢癌、子宫癌、乳腺癌、鼻咽癌、膀胱癌及前列腺癌等。主要不良反应为胃肠道反应、骨髓毒性、小脑共济失调征（急性小脑综合征）及口腔黏膜炎、皮疹、色素沉着等。

二　影响 DNA 结构和功能的药物

环磷酰胺（cyclophosphamide，CTX）

环磷酰胺为细胞周期非特异性药，使 DNA 烷化并形成交叉联结，影响 DNA 功能。小剂量口服，生物利用度大，肝脏代谢，经肾脏排泄。临床主要用于恶性淋巴瘤、多发性骨髓瘤、急性淋巴细胞性白血病（ALL）、儿童神经母细胞瘤，也用于卵巢癌、乳腺癌、肺癌等。具有免疫抑制作用，用于某些自身免疫性疾病及抗器官移植排斥反应。主要不良反应为脱发、骨髓抑制、出血性膀胱炎等。

白消安（busulfan，马利兰，myleran）

白消安为细胞周期非特异性抗肿瘤药，是一种双功能的烷化剂，对粒细胞生成有显著的抑制作用。临床主要用于治疗慢性粒细胞白血病，对真性红细胞增多症及原发性血小板增多症也有一定疗效。主要不良反应为骨髓抑制、出血性膀胱炎、肺纤维化、癫痫发作、皮肤色素沉着、性功能减退及高尿酸血症等。

卡莫司汀（carmustine，卡氮芥、双氯乙亚硝脲）

卡莫司汀属于细胞周期非特异性药，对 G_1/S 过渡期细胞作用最强，与 DNA 交联外，也与 RNA 交联而发挥作用，静脉给药，肝代谢，肾脏排泄。临床主要用于中枢神经系统肿瘤，也可治疗多发性骨髓瘤、霍奇金病、非霍奇金淋巴瘤、黑色素瘤等。常见不良反应为骨髓抑制、胃肠道反应、肺毒性、肾毒性及肝毒性，偶见神经炎。

塞替派（thiotepa，TSPA）

塞替派为细胞周期非特异性药，属乙酰亚胺类。主要用于治疗乳腺癌、卵巢癌、黑色素瘤和膀胱癌等。局部刺激大，常用作静脉或动脉注射，以及腔内注射。对骨髓抑制作用较强，可引起白细胞及血小板减少等。

博来霉素（bleomycin，BLM）

博来霉素主要作用于 G_2 期及 M 期，干扰细胞分裂增殖，并延缓 S/G_2 边界期及 G_2 期时间。口服吸收差，须注射给药。它分布广泛，以皮肤、肺及淋巴组织中浓度较高。临床主要用于治疗头、颈、口腔、食管、阴茎、外阴、子宫颈等部位的鳞状上皮癌及淋巴瘤和睾丸癌。不良反应包括肺毒性，可引起肺间质炎性样变或肺纤维化。还可见骨髓抑制、发热和脱发等。

顺铂（cisplatin，顺氯氨铂，DDP）

顺铂是由两个氯原子和两个氨基与二价铂结合的化合物，进入体内氯解离后，二价铂与 DNA 上的碱基鸟嘌呤、腺嘌呤和胞嘧啶交叉联结而破坏 DNA 的结构和功能。抗瘤谱较广，对多种实体肿瘤有效，是迄今治疗非精原细胞性睾丸瘤最有效的药物，抗卵巢癌、头颈部鳞癌、膀胱癌、前列腺癌、淋巴肉瘤及肺癌等。主要不良反应为胃肠道反应、肾脏毒性、造血功能低下及听力减退等。

卡铂（carboplatin，CBP）

卡铂为第二代铂类抗肿瘤药。该药在血浆中大部分以母体形式存在，不与血浆蛋白结合，经肾脏排泄消除。用于治疗小细胞肺癌、卵巢癌、睾丸癌及头颈部肿瘤等。胃肠道反应、肾及耳毒性比顺铂低，主要毒性反应是骨髓抑制。

喜树碱（camptothecin，CPT）

喜树碱能特异性地抑制 DNA 拓扑异构酶 I，干扰 DNA 功能，对 S 期细胞作用较强，也作用于 G_2 期细胞，属细胞周期特异性抗肿瘤药。临床用于治疗结肠癌、直肠癌、卵巢癌、小细胞肺癌、胃癌、膀胱癌、肝癌、绒毛膜上皮癌、头颈部肿瘤及急慢性淋巴细胞白血病等。主要有胃肠道反应，骨髓抑制，少数有脱发、皮疹等，较严重的是膀胱毒性。

三 干扰转录过程和阻止 RNA 合成的药物

放线菌素 D（actinomycin D，DACT，更生霉素）

放线菌素从链霉菌属中分离，属细胞周期非特异性、窄谱抗肿瘤药。药物对 G_1 期作用较强且使 G_1/S 期的转化受阻。临床用于治疗实体瘤如肾母细胞瘤、横纹肌肉瘤、神经母细胞瘤等，也用于治疗睾丸癌、绒毛膜上皮癌。常见胃肠道反应、骨髓抑制及免疫抑制反应。妊娠期用药可致胎儿畸形。

多柔比星（doxorubicin，ADM，阿霉素）

多柔比星从真菌培养液中分离获得，对 S 期细胞有较强的杀灭作用，并延缓 G_1 期及 G_2/M 期进程，为细胞周期非特异性药。临床主要用于治疗恶性淋巴瘤、乳腺癌、急性及慢性白血病；对胃癌、肺癌、睾丸癌、膀胱癌、宫颈癌、甲状腺癌及黑色素瘤也有效。不良反应主要为心脏毒性、骨髓抑制及胃肠道反应。

四 影响蛋白质合成的药物

长春碱（vinblastine，VLB）及长春新碱（vincristine，VCR）

两药是细胞周期特异性药物，能抑制肿瘤细胞的有丝分裂。口服吸收不完全，故静脉给药。在肝脏代谢，随胆汁排泄，少部分经肾脏排泄。临床用于急性白血病、恶性淋巴瘤、绒毛膜上皮癌、乳腺癌、头颈部肿瘤、肾母细胞瘤等。不良反应为骨髓抑制、神经毒性、麻痹性肠梗阻、复视、眼睑下垂及声带麻痹等。常见胃肠道反应、脱发、乏力、头晕及失眠等。药物从血管外漏可引起疼痛和局部组织坏死。

紫杉醇（paclitaxel，PTX）

紫杉醇是从植物紫杉和红豆杉树皮中提取的有效成分，属于细胞周期特异性药。水溶性小，采用静脉输注，肝脏代谢，以原形经肾脏排泄。临床用于转移性卵巢癌和乳腺癌，也用于食管癌、肺癌、头颈部癌、脑癌及淋巴瘤等。不良反应为骨髓抑制、周围神经性病变、肌肉痛、心脏毒性等。罕见肠穿孔。

多西他赛（docetaxel，多西紫杉醇）

多西他赛为紫杉醇的半合成同类物，临床用于治疗转移性卵巢癌、乳腺癌、肺和头颈部癌。多西他赛可导致严重但短暂的中性粒细胞减少，引起周围神经病变和无力的程度轻，发生过敏反应的概率低。还可引起体液潴留、水肿、皮肤反应、胃肠道反应等。

三尖杉酯碱类

三尖杉酯碱（cephalotaxin）及高三尖杉酯碱（homoharringtonine）系从三尖杉植物的枝叶及树皮中提取获得的有效成分，属细胞周期非特异性药。临床主要用于急性粒细胞白血病，疗效显著，对急性单核细胞白血病也有效。特殊毒性反应有心动过速、心肌缺血及心肌受损的心脏毒性，还有骨髓抑制和胃肠反应等。

L-门冬酰胺酶（L-asparaginase，L-ASP）

L-门冬酰胺酶系大肠杆菌培养液中提取的水解酶，使血清中 L-门冬酰胺水解，导致肿瘤细胞从外界获得 L-门冬酰胺量减少而阻碍蛋白质合成。口服被破坏，静脉注射较肌内注射血药浓度高出 10 倍，淋巴组织中药物浓度较高，不能通过血脑屏障。少量经肾排泄。临床主要用于治疗急性淋巴细胞白血病（ALL）。不良反应主要为过敏反应、肝功能损害、胃肠道反应、困倦、脱发等，偶见过敏反应，同时需做皮试。

五 调节体内激素平衡的药物

某些肿瘤如内分泌腺及生殖器的肿瘤与体内相应的激素平衡失调有关，若能改变体内环境，解除失调，可达到抑制肿瘤生长的目的，如糖皮质激素、雌激素类、雄激素类及抗雌激素药。

糖皮质激素常用的有泼尼松、泼尼松龙和地塞米松等，属于细胞周期非特异性药物。用于治疗急性淋巴细胞白血病和恶性淋巴瘤。

雌激素类药常用的有己烯雌酚及雌二醇等，用于男性前列腺癌及绝经期乳腺癌。

雄激素类常用的有丙酸睾酮、甲睾酮，用于治疗晚期乳腺癌，尤其是有骨髓转移者或男性乳腺癌。

抗雌激素药常用的有氯米芬、他莫昔芬及雷洛昔芬，主要用于治疗乳腺癌。

第3节 抗恶性肿瘤药物的应用原则

目前临床常用的抗恶性肿瘤药对肿瘤细胞的选择性差，对人体毒性更大，且肿瘤细胞容易产生耐药性，应根据患者的机体情况、肿瘤的病理类型、侵及范围和发展趋势，制订合理的用药方案，以提高疗效、降低毒性、延缓耐药性的发生。

用药原则主要是根据细胞增殖周期、药物的作用机制、抗瘤谱及药物毒性用药。并能够选择合理的给药方法，提高机体的抗恶性肿瘤能力及减少耐药性的发生。

 护考链接

甲氨蝶呤的骨髓毒性可用下列哪种药物减轻（　　　）

A. 维生素 B_{12}　　　B. 硫酸亚铁　　　C. 亚叶酸钙

D. 叶酸　　　E. 红细胞生成素

分析：甲氨蝶呤的骨髓毒性主要是其对抗叶酸而产生，可用亚叶酸钙对抗，故选 C。

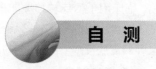 自 测 题

一、选择题

A_1 型题

1. 关于甲氨蝶呤，下列选项中错误的是

（　　）

A. 抑制二氢叶酸还原酶发挥作用

B. 有致畸作用

C. 对儿童急性白血病和绒毛膜癌疗效好

D. 用大量叶酸可减轻骨髓毒性

E. 可致肝、肾毒性

2. 下列哪种药物对肉瘤疗效好（　　）

   A. 博来霉素　　　　B. 丝裂霉素

   C. 卡莫司汀　　　　D. 环磷酰胺

   E. 甲氨蝶呤

3. 环磷酰胺发挥抗肿瘤作用的作用机制是（　　）

   A. 影响 DNA 结构和功能

   B. 影响激素水平

   C. 阻止 DNA 合成

   D. 干扰蛋白合成和功能

   E. 干扰转录过程和阻止 RNA 合成

A₃/A₄型题

（4、5 题共用题干）

患者，女，55 岁。术后病理诊断为右侧乳腺恶性肿瘤，已经绝经，雌激素受体阳性。

4. 该患者可口服下列哪种药物治疗（　　）

   A. 紫杉醇　　　　　B. 他莫昔芬

   C. 长春新碱　　　　D. 甲地孕酮

   E. 糖皮质激素

5. 该药物属于下列哪一大类（　　）

   A. 烷化剂　　　　　B. 抗肿瘤抗生素

   C. 抗代谢药　　　　D. 抗肿瘤植物药

   E. 抗肿瘤激素

二、简答题

1. 简述抗肿瘤药物的主要不良反应。

2. 哪些抗肿瘤激素可用于治疗绝经期女性的乳腺癌？简述其异同点。

（刘　伟）

第44章 影响免疫功能的药物

> 引言：影响免疫功能的药物主要是通过作用于免疫应答的中间环节而发挥免疫调节作用，包括免疫增强剂和免疫抑制剂两种，对免疫缺陷性疾病、自身免疫性疾病、器官移植的排斥反应等免疫功能异常所致的疾病有很大的临床应用价值。通过学习本章内容了解免疫调节药的分类、作用机制、临床应用及不良反应，为今后应用本类药物提供理论性用药指导。

免疫系统包括参与免疫反应的各种细胞、组织和器官，如胸腺、淋巴结、扁桃体、脾及分布在全身体液和组织中的淋巴细胞和浆细胞。免疫系统在抗原刺激下发生的一系列变化称为免疫反应，主要分三个阶段：①抗原识别阶段，巨噬细胞和免疫活性细胞处理和识别抗原；②淋巴细胞活化阶段，淋巴细胞接受抗原刺激后分化增殖并产生免疫活性物质；③抗原清除阶段，致敏淋巴细胞和抗体发挥作用将抗原灭活并从体内清除。其主要的生理功能是识别、破坏和清除异物，维持机体内环境稳定。但当机体免疫功能异常时，可出现病理免疫反应，表现为机体的免疫功能低下或过度增强。影响免疫功能的药物就是通过作用于上述的某些环节而发挥免疫增强或抑制作用，用于防治免疫异常所致的疾病。

第1节 免疫增强药

● 案例44-1

患者，男，65岁。肺癌手术后，免疫功能低下，体质差。

问题：1. 该患者可用的增强免疫力的药物有哪些？

2. 用药中应注意什么问题？

免疫增强药是一类能激活免疫活性细胞，增强机体免疫功能的药物，主要用于免疫缺陷疾病、慢性感染性疾病，也常用于肿瘤的辅助治疗。常用药物有卡介苗、左旋咪唑、转移因子、干扰素和胸腺素等。

卡介苗（bacillus calmette-guerin，BCG）

卡介苗是牛型结核分枝杆菌的减毒活菌苗，临床上长期用于预防结核病，此外卡介苗还是非特异性免疫增强剂，能提高巨噬细胞的吞噬功能，促进T细胞增殖，增强抗体反应和抗体依

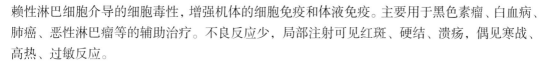

赖性淋巴细胞介导的细胞毒性，增强机体的细胞免疫和体液免疫。主要用于黑色素瘤、白血病、肺癌、恶性淋巴瘤等的辅助治疗。不良反应少，局部注射可见红斑、硬结、溃疡，偶见寒战、高热、过敏反应。

左旋咪唑（levamisole，LMS）

左旋咪唑是一种口服有效的免疫增强剂，对正常机体的免疫功能几乎不影响，但对免疫功能低下者，可促进抗体的生成，可使受抑制的 T 淋巴细胞和巨噬细胞的功能恢复正常。主要用于免疫功能低下或免疫缺陷所致的复发性和慢性感染，如小儿复发性呼吸道感染等；也可用于肿瘤的辅助治疗；对自身免疫性疾病，如类风湿关节炎、系统性红斑狼疮等也有较好疗效。不良反应主要有恶心、呕吐、头晕、腹痛、白细胞及血小板减少等。

干扰素（interferon，IFN）

干扰素是由病毒或干扰素诱导剂诱导宿主细胞产生的一类糖蛋白，包括干扰素 α、β、γ，现可用 DNA 重组技术生产重组人干扰素。其可增强巨噬细胞的吞噬作用和细胞毒性，调节 T 细胞和 NK 细胞的活性，从而发挥免疫调节作用。此外还具有抗病毒、抗肿瘤作用。

临床主要用于病毒感染性疾病，如流感、病毒性角膜炎、乙型肝炎、带状疱疹等；还可用于抗肿瘤治疗，如成骨肉瘤、肾细胞癌、黑色素瘤、肝癌等。常见不良反应有流感样症状，表现为发热、寒战、头痛等，大剂量可引起白细胞和血小板减少等。

白介素-2（interleukin-2，IL-2）

白介素-2 又称 T 细胞生长因子，是由 T 辅助细胞产生的，现用基因工程生产，称人重组白介素-2。可诱导 T 细胞增殖，促进 B 细胞产生抗体，活化巨噬细胞，增强 NK 细胞和 LAK 细胞（淋巴因子激活的杀伤细胞）的活性，诱导干扰素的产生。临床主要用于黑色素瘤、肾细胞癌、霍奇金病等恶性肿瘤；也可与抗艾滋病药合用于艾滋病的治疗及细菌、病毒感染的辅助治疗。不良反应常见有发热、寒战、恶心、呕吐、神经系统症状等。

胸腺素（thymosin）

胸腺素是从胸腺分离的一组活性多肽，现可用基因工程生物合成。其可促进 T 细胞分化成熟，并调节成熟 T 细胞的多种功能，从而调节胸腺依赖性免疫应答反应，发挥免疫增强作用。此外还具有抗病毒作用。临床用于胸腺依赖性免疫缺陷疾病、肿瘤及某些自身免疫性疾病和病毒感染。不良反应轻，少见过敏反应。

转移因子（transfer factor，TF）

转移因子是从健康人的白细胞提取的一种小分子肽类物质，可以将供体的细胞免疫信息转移给受体的淋巴细胞，使之获得供体样的免疫功能，作用可持续 6 个月，但不转移体液免疫，不起抗体作用。临床用于先天性或获得性细胞免疫缺陷的补充治疗，试用于某些难以控制的病毒性或真菌感染。不良反应轻，少数人出现皮疹、皮炎等过敏反应。

第 2 节 免疫抑制药

● 案例 44-2

患者，女，58 岁。3 个月来感觉疲乏无力、低热、体重下降。近 2 周出现典型关节症状，表现为关节肿痛、晨僵。入院，诊断为类风湿关节炎。

问题： 1. 该患者可以采用哪些药物治疗？为什么？

2. 在应用上述药物时要注意什么？

免疫抑制剂是一类具有抑制机体免疫功能作用的药物，临床主要用于自身免疫性疾病和器官移植的排斥反应。常用的药物有环孢素、肾上腺皮质激素类药物、环磷酰胺、硫唑嘌呤、抗淋巴细胞球蛋白等。

环孢素（cyclosporin）

环孢素是从多孢木霉菌和柱孢霉菌的代谢产物中提取的含 11 个氨基酸组成的环状多肽，现已人工合成。本品可口服或静脉注射给药，但口服吸收慢而不完全，个体差异大，生物利用度仅 20%～50%，口服后 3～4 小时血浆药物浓度达峰值，$t_{1/2}$ 为 12～17 小时，主要经肝脏代谢，经胆汁排泄，有明显的肝肠循环。

环孢素能选择性抑制 T 细胞的功能，可抑制 T 细胞的活化，抑制辅助性 T 细胞产生白介素-2，抑制淋巴细胞产生干扰素。但对 B 细胞、巨噬细胞的抑制作用弱。临床主要用于器官移植后的排斥反应，如肾、肝、心、肺、皮肤、角膜及骨髓移植；也可用于自身免疫性疾病，如类风湿关节炎、系统性红斑狼疮等。

常见的严重的不良反应为肾损害，发生率为 70%，表现为少尿、血清肌酐和尿素氮水平升高；另有肝毒性，可见黄疸、氨基转移酶升高等，用药期间应检测肝、肾功能；此外还有食欲减退、嗜睡、牙龈增生、胃肠功能紊乱等。

他克莫司（tacrolimus，FK506）

他克莫司是从链霉菌属中分离出的 23 元大环内酯类抗生素。可口服或静脉注射给药，口服吸收快，生物利用度为 25%，1～2 小时达峰，经肝脏代谢后经肠道排泄。他克莫司作用机制与环孢素相似，但作用更强，其结合细胞内蛋白形成复合物，抑制白介素-2 基因转录，产生强大的免疫抑制作用。临床主要用于器官移植的排斥反应和自身免疫性疾病。不良反应与环孢素相似，肾损害和神经毒性发生率更高。

硫唑嘌呤（azathioprine，Aza）

硫唑嘌呤是常用的抗代谢药，在体内转化为巯嘌呤发挥作用。其通过干扰嘌呤代谢抑制嘌呤核苷酸生成，从而抑制 DNA、RNA 和蛋白质的合成，进而抑制 T 细胞、B 细胞和 NK 细胞的效应，产生免疫抑制作用，对 T 细胞的抑制作用强于 B 细胞。主要用于器官移植的排斥反应及自身免疫性疾病。主要的不良反应为骨髓抑制，此外还有胃肠道反应、口腔食管溃疡、肝损害等。

环磷酰胺（cyclophosphamide，CTX）

环磷酰胺是常用的烷化剂，其免疫抑制作用强大而持久，对多种免疫细胞有很强的细胞毒作用，可杀伤增殖期淋巴细胞，使循环中的淋巴细胞数量减少，对 B 细胞的抑制作用更强。临床主要用于防治排斥反应和糖皮质激素不能缓解的自身免疫性疾病。不良反应有骨髓抑制、胃肠反应等。

肾上腺皮质激素（adrenocortical hormones）

肾上腺皮质激素类常用的药物有泼尼松、泼尼松龙和地塞米松等，作用广泛而复杂，随剂量不同而异。其对免疫反应的多个环节都有抑制作用，可抑制巨噬细胞的吞噬作用，抑制淋巴细胞的 DNA 合成，破坏淋巴细胞使循环中淋巴细胞减少，抑制抗体的生成等，产生强大的抗免疫作用。主要用于自身免疫性疾病和器官移植的排斥反应。

抗淋巴细胞球蛋白（antilymphocyte globulin，ALG）

抗淋巴细胞球蛋白是以人的淋巴细胞为免疫抗原，免疫马、兔等动物后，从免疫动物血清中分离出的抗人淋巴细胞免疫球蛋白，需冻干保存，现已可用单克隆抗体技术生产。抗淋巴细胞球蛋白可与淋巴细胞结合，在血清补体的参与下，使淋巴细胞裂解，从而产生免疫抑制作用。主要用于器官移植的排斥反应，也可用于自身免疫性疾病，如肾小球肾炎、系统性红斑狼疮、类风湿关节炎等。不良反应有过敏反应，用药前应皮试；还可引起寒战、发热、关节疼痛、血小板减少等。

 护考链接

> 患者，男，52岁，高血压病史19年，右肾衰竭行肾脏移植。半年后患者出现蛋白尿、肾功能慢性进行性减退、高血压等症状。患者应选择下列何种药物（　　）
> A. 干扰素　　　　　B. 胸腺素　　　　　C. 环孢素
> D. 左旋咪唑　　　　E. 白介素-2
> **分析**：环孢素临床主要用于器官移植产生的排斥反应，也可用于自身免疫性疾病等。故选 C。

自 测 题

一、选择题

A₁型题

1. 地塞米松不用于（　　）
   A. 痛风
   B. 系统性红斑狼疮
   C. 类风湿关节炎
   D. 肾病综合征
   E. 血小板减少性紫癜

2. 下列无免疫抑制作用的是（　　）
   A. 硫唑嘌呤　　　B. 左旋咪唑
   C. 环孢素　　　　D. 环磷酰胺
   E. 他克莫司

3. 既可抑制白介素-2 生成，又可抑制干扰素生成的是（　　）

   A. 地塞米松　　　B. 环磷酰胺
   C. 硫唑嘌呤　　　D. 左旋咪唑
   E. 环孢素

4. 具有抗病毒作用的免疫增强药是（　　）
   A. 卡介苗　　　　B. 干扰素
   C. 白介素-2　　　D. 环孢素
   E. 左旋咪唑

二、简答题

1. 常用的免疫增强药有哪些？有哪些主要用途？
2. 比较环孢素与地塞米松的免疫抑制作用有何不同？

（李天民）

第45章 解毒药

引言：急性中毒是临床上常见的危重症之一，其起病急骤，病情变化迅速，不及时治疗常危及生命。急性中毒的处理原则是清除未吸收毒物，防止继续吸收；然后给予特效解毒药并进行对症治疗。特效解毒药是一类具有高度专一性解除毒物对机体损害的药物，在急性中毒的抢救中占重要地位。掌握有机磷酸酯类中毒的特效解救药的解毒机制、不良反应和用药护理；熟悉其他解毒药的作用特点和不良反应。

第1节 有机磷酸酯类农药中毒的解毒药

● 案例 45-1

患者，女，35岁。20分钟前口服敌敌畏约50ml急诊入院。患者呈嗜睡状，呕吐数次，大汗淋漓，口吐白沫，小便失禁，有肌肉震颤。查体瞳孔直径1～2mm，对光反射迟钝，肺部有湿啰音，言语不清。诊断为有机磷农药中毒。治疗：立即用2%碳酸氢钠溶液反复洗胃，同时静脉注射阿托品10mg/次，共3次，另碘解磷定1g稀释后静脉注射。

问题：1. 简述有机磷农药中毒的机制。

2. 有机磷中毒后洗胃时要注意什么？

3. 特效解毒药是什么？此时使用阿托品的原则是什么？

 一 概述

有机磷酸酯类（organophosphates）简称有机磷，主要是农业和环境杀虫剂，如乐果（rogor）、敌敌畏（DDVP）、敌百虫（dipterex）、对硫磷（parathion）、马拉硫磷（malathion）等。有些还用作战争毒气，如沙林（sarin）、梭曼（soman）等。中毒患者中职业性中毒以经皮肤吸收和呼吸道吸入常见，非职业中毒以口服中毒常见。

（一）中毒机制

有机磷酸酯类可与胆碱酯酶结合，生成难以水解的磷酰化胆碱酯酶而失去活性，导致体内的 ACh 不能被水解而大量堆积，进而激动胆碱受体引起一系列有机磷酸酯类中毒症状。若不及时抢救，磷酰化胆碱酯酶在数分钟或数小时内发生"老化"，生成更加稳定的单烷氧基磷酰化胆碱酯酶，此时即使使用胆碱酯酶复活药，也难以恢复其活性，必须等新生的胆碱酯酶生成，才能水解 ACh。

（二）中毒症状

1. 急性中毒 有机磷酸酯类使胆碱酯酶失活后造成 ACh 堆积，过度激动胆碱受体后，主要表现出 M 样症状、N 样症状和中枢症状。

（1）M 样症状：表现为恶心、呕吐、腹痛、腹泻、大小便失禁、大汗淋漓、流涎、视物模糊、瞳孔缩小、支气管痉挛、呼吸困难、心率减慢、血压下降等。

（2）N 样症状：激动 N_N 受体引起心动过速、血压升高，激动 N_M 受体引起肌肉震颤、抽搐。

（3）中枢症状：表现为先兴奋，如躁动不安、失眠、谵妄，后转为抑制，出现昏迷、呼吸抑制、循环衰竭。

2. 慢性中毒 常发生在长期接触农药的生产工人中，主要表现为血中胆碱酯酶活性持续下降，症状有头痛、头晕、记忆力减退、多汗、乏力、失眠等，偶有肌束颤动和瞳孔缩小。

（三）解救原则

1. 清除毒物 发现中毒患者时，及时将患者撤离现场。经皮肤吸收中毒者，可用温水或肥皂水清洗皮肤。经消化道中毒者，一般用 2% 的碳酸氢钠溶液或 1∶5000 高锰酸钾溶液反复洗胃，再用硫酸镁导泻。须注意，敌百虫中毒时禁用碱性溶液清洗皮肤或洗胃，碱性溶液会让其转化为毒性增强的敌敌畏，对硫磷中毒时禁用高锰酸钾溶液洗胃，高锰酸钾会将其转化为毒性更大的对氧磷。

2. 应用解毒药 除采取吸氧、补液等措施外，应及时使用解毒药物 M 受体阻断药和胆碱酯酶复活药。

 常用解毒药

（一）M 受体阻断药

阿托品（atropine）

阿托品是抢救有机磷酸酯类中毒的特异性解毒药，能迅速解除 M 样症状，对中枢症状也有一定的疗效。应用阿托品的原则是早期、足量、反复用药，达到阿托品化后再改用维持量，阿托品化的指征是瞳孔散大、颜面潮红、皮肤干燥、肺部湿啰音减少或消失、意识转为清醒或轻度烦躁不安等。但阿托品对 N 受体无作用，不能缓解骨骼肌震颤等 N 样症状，也不能恢复胆碱酯酶的活性，故中度和重度中毒的患者，还必须合用胆碱酯酶复活药。

（二）胆碱酯酶复活药

氯解磷定（pralidoxime chloride）

氯解磷定水溶性高，溶液稳定，可肌内注射或静脉给药。其进入体内后能与磷酰化胆碱酯酶中的磷酰基结合，形成磷酰化胆碱酯酶-氯解磷定复合物，复合物裂解后游离出胆碱酯酶，恢复水解 ACh 的活性。此外，氯解磷定还可与体内游离的有机磷结合，形成无毒的磷酰化氯解磷定，而随尿排出，阻止继续抑制胆碱酯酶。用于解救有机磷酸酯类中毒时，可迅速缓解骨骼肌震颤等 N 样症状，但对 M 样症状效果差，故需与阿托品合用。应尽早给药，首剂足量，重复给药至中毒症状消失、病情稳定后停药。

肌内注射有轻微疼痛；静脉注射过快可引起头痛、眩晕、乏力、视物模糊、恶心及心动过速；过量可抑制胆碱酯酶导致神经肌肉传导阻滞甚至呼吸抑制。

碘解磷定（pralidoxime iodide）

碘解磷定的作用、用途与氯解磷定相似，但作用弱。水溶性小且不稳定，久置可释放出碘。

不能肌内注射，只能静脉给药。

第2节 氰化物中毒的解毒药

氰化物是作用迅速的剧毒物质，常见的有氢氰酸、氰化钾和氰化钠，桃仁、苦杏仁、枇杷仁等都含有氰苷，水解后可产生氢氰酸，过量食用也可致中毒。

氰化物进入体内后，释放氰离子，其可与细胞色素氧化酶的 Fe^{3+} 结合，形成氰化细胞色素氧化酶，使细胞色素氧化酶失去传递电子的功能，导致组织细胞不能利用血液中的氧，引起细胞缺氧窒息而中毒。

解救氰化物中毒时必须联合使用氧化剂和供硫剂。氧化剂如亚硝酸钠可使体内部分血红蛋白氧化成与氰离子亲和力大的高铁血红蛋白，后者与游离的和已结合的氰离子生成氰化高铁血红蛋白，恢复了细胞色素氧化酶的活性。再用供硫剂硫代硫酸钠，其可与游离的氰离子及氰化高铁血红蛋白中的氰离子结合，形成无毒的硫氰酸盐，由尿排出而达到解毒目的。

亚硝酸钠（sodium nitrite）

亚硝酸钠是氧化剂，易溶于水，口服易吸收。其在体内可使血红蛋白氧化为高铁血红蛋白，后者与氰离子亲和力强，能有效清除血液中游离的氰离子，并夺取已经与细胞色素氧化酶结合的氰离子，从而恢复细胞色素氧化酶的活性，故能有效解救氰化物中毒。亚硝酸钠有扩张血管的作用，静脉注射过快会引起血压骤降，故应缓慢静脉注射。

亚甲蓝（methylene blue）

亚甲蓝又名美蓝，是氧化还原剂。小剂量（1～2mg/kg）时，在还原型辅酶 I 脱氢酶的作用下，生成还原型亚甲蓝，后者能将高铁血红蛋白还原为血红蛋白，可用于亚硝酸盐、苯胺、伯氨喹等引起的高铁血红蛋白血症。大剂量（5～10mg/kg）时，可使血红蛋白氧化为高铁血红蛋白，用于解救氰化物中毒，但疗效不及亚硝酸钠。

本药不能皮下注射，会引起组织坏死。大剂量静注可引起头痛、头晕、恶心、出汗、腹痛和心前区疼痛等。用药后尿液呈蓝色，排尿时尿道口有刺痛感。

硫代硫酸钠（sodium thiosulfate）

硫代硫酸钠又名大苏打，结构中有活泼的硫原子，在转硫酶的作用下，可与氰离子或与高铁血红蛋白结合的氰离子相结合，形成无毒的硫氰酸盐，由尿排出而解毒。主要用于解救氰化物中毒，也可用于砷、汞、铋等金属中毒。此外本药还有抗过敏作用，用于治疗皮肤瘙痒、荨麻疹等。

第3节 重金属及类金属中毒的解毒药

重金属和类金属主要包括铜、铅、汞、锑、铬、砷等。其进入体内后可与含巯基的酶相结合，抑制酶的活性，导致机体中毒。常用的解毒药有含巯基的解毒药和依地酸钙钠，可与重金属和类金属结合成稳定、可溶、无毒的络合物，由尿排出而达到解毒目的。

二巯丙醇（dimercaprol）

二巯丙醇分子中含有两个巯基，与金属或类金属的亲和力较大，能与体内的金属或类金属结合形成无毒的络合物，也可夺取已与酶结合的重金属或类金属，恢复酶的活性。主要用于砷、汞、铬、铋、铜等中毒。本药解救重金属中毒，为竞争性解救，应及早、足量、反复给药才会有满意的疗效。

不良反应较多，常见有恶心、呕吐、头痛、腹痛、视物模糊等；大剂量可引起血压升高、心率加快。肝、肾功能不全者慎用。

二巯丁二钠（sodium dimercaptosuccinate）

二巯丁二钠易溶于水，但水溶液不稳定，应临用时配置。其解毒机制与二巯丙醇相同，但对锑剂的解毒效果比二巯丙醇强 10 倍。主要用于锑、铅、汞、砷中毒，也可用于预防铬、钴、镍中毒，对肝豆状核变性也有排铜和缓解症状的作用。毒性小，注射后可引起头痛、恶心、口臭、乏力等症状，表现轻重与注射速度相关。

青霉胺（penicillamine）

青霉胺为青霉素的代谢产物，是含巯基的氨基酸，对铜、汞、铅有较强的络合作用，进而由尿排出。对铜中毒的疗效好，是治疗肝豆状核变性病的首选药，也可用于解救铅、汞中毒。

不良反应较多，常见有头痛、乏力、恶心、腹痛、腹泻；严重时出现发热、皮疹、白细胞减少等；本药与青霉素有交叉过敏反应，用药前须做青霉素过敏试验，对青霉素过敏者禁用。

依地酸钙钠（calcium disodium edetate，解铅乐）

依地酸钙钠可与铅、铜、铬、镉、镍等金属离子络合，形成稳定可溶的络合物而失去毒性，最后由尿排出。临床主要用于急、慢性铅中毒，也可用于铜、镉、锰、镍等中毒，对放射性元素如镭、铀、钍等引起的损害也有防治效果。

不良反应有短暂的头晕、恶心、乏力、关节酸痛等；大剂量可引起肾损害，用药期间须检查尿常规，如出现血尿、蛋白尿、管型尿，应及时停药。肾功能不全者慎用。

第4节　有机氟农药中毒的解毒药

有机氟农药主要有氟乙酰胺和氟乙酸钠，氟乙酰胺进入体内后，被酰胺酶脱氨生成氟乙酸，氟乙酸与辅酶 A 生成氟乙酰辅酶 A，再与草酰乙酸结合形成氟柠檬酸，后者导致三羧酸循环障碍而引起中毒。中毒后主要表现为中枢神经系统和心脏受累。主要的解救药为乙酰胺。

乙酰胺（acetamide，解氟灵）

乙酰胺的化学结构与氟乙酰胺的结构相似，能竞争性结合酰胺酶，阻止氟乙酰胺转变为氟乙酸，延长了氟乙酰胺的中毒潜伏期，解除氟乙酰胺的中毒症状而挽救患者生命。肌内注射时局部疼痛显著，可适量加入 0.5% 的普鲁卡因。

第5节　蛇毒中毒的解毒药

蛇毒是毒蛇分泌的有毒物质，主要包括神经毒素，如金环蛇、银环蛇分泌的毒素；血液循环毒素，如竹叶蛇、响尾蛇分泌的毒素；混合毒素，既有神经毒素，又有血液循环毒素，如眼镜蛇、蝮蛇分泌的毒素。神经毒素主要引起头晕眼花、吞咽困难、颈项强直、抽搐等症状，血液循环毒素主要引起溶血、出血、心肌损害、心力衰竭等症状。若不及时抢救，可因呼吸麻痹、休克而死亡。特效的解毒药是抗蛇毒血清。

精制抗蛇毒血清（purified antivenin）

给马、骡等动物反复注射蛇毒，使其体内产生抗体后制备的球蛋白制剂，毒蛇种类较多，抗原各不相同，故抗蛇毒血清有含单克隆抗体和多克隆抗体之分。我国已生产出治疗蝮蛇、眼镜蛇、五步蛇、金环蛇、银环蛇等中毒的抗蛇毒血清。精制抗蛇毒血清是快速、特效的抗蛇毒血清，能中和蛇毒，治疗相应的毒蛇咬伤。主要不良反应为过敏反应，用药前须做过敏试验。

护考链接

患者，女，23 岁，2 小时前口服敌百虫入院，昏迷，瞳孔缩小，双肺可闻及湿啰音，心率 60 次/分，律齐，无杂音。

1. 下列处理措施错误的是（　　）

A. 静脉注射阿托品　　　　B. 静脉注射氯解磷定　　　C. 清水洗胃

D. 硫酸钠导泻　　　　　　E. 2%碳酸氢钠洗胃

分析：敌百虫中毒时禁用碱性溶液清洗皮肤或洗胃，碱性溶液会让其转化为毒性增强的敌敌畏，故选 E。

2. 患者反复大剂量注射阿托品后，原中毒症状缓解或消失，但又出现兴奋、心悸、瞳孔扩大、视近物模糊、排尿困难等症状，此时应采用（　　）

A. 用山莨菪碱对抗新出现的症状　　　B. 用毛果芸香碱对抗新出现的症状

C. 用东莨菪碱以缓解新出现的症状　　　D. 继续应用阿托品可缓解新出现症状

E. 用肾上腺素以缓解新出现的症状

分析：出现以上症状提示阿托品过量中毒，应用毛果芸香碱对抗。故选 B。

自 测 题

选择题

A₁型题

1. 解救有机磷酸酯类中毒时，阿托品不能缓解的症状是（　　）

    A. 中枢症状　　　　B. 流涎、出汗

    C. 骨骼肌震颤　　　D. 瞳孔缩小

    E. 胃肠痉挛

2. 治疗锑中毒效果较好的是（　　）

    A. 二巯丙醇　　　　B. 二巯丁二钠

    C. 青霉胺　　　　　D. 亚甲蓝

    E. 亚硝酸钠

3. 氰化物中毒的机制是因为其抑制了（　　）

    A. 胆碱酯酶

    B. 细胞色素氧化酶

    C. Na^+，K^+-ATP 酶

    D. 叶酸还原酶

    E. H^+，K^+-ATP 酶

4. 既可用于亚硝酸盐中毒，又可用于氰化物中毒的是（　　）

    A. 二巯丁二钠　　　B. 青霉胺

    C. 氯解磷定　　　　D. 亚甲蓝

    E. 乙酰胺

5. 具有抗过敏作用，可用于荨麻疹的解毒药是（　　）

    A. 阿托品　　　　　B. 美蓝

    C. 硫代硫酸钠　　　D. 亚硝酸盐

    E. 二巯丙醇

6. 具有扩血管作用，静脉注射过快会引起血压骤降的是（　　）

    A. 亚硝酸钠　　　　B. 二巯丙醇

    C. 依地酸钙钠　　　D. 美蓝

E. 硫代硫酸钠

7. 对铜中毒疗效较好的是（　　）

   A. 青霉胺　　　　B. 硫代硫酸钠

   C. 依地酸钙钠　　D. 美蓝

   E. 乙酰胺

A₂型题

8. 患者，男，40 岁，3 小时前口服苦杏仁约
   300g 后出现恶心、呕吐、口舌麻木、腹痛、
   腹泻，来院就诊。根据病史和表现症状，

诊断为苦杏仁中毒，最适宜的解毒药物是

（　　）

   A. 阿托品+氯解磷定

   B. 亚硝酸钠

   C. 二巯丙醇

   D. 亚硝酸钠+硫代硫酸钠

   E. 依地酸钙钠

（李天民）

实 验 指 导

实验 1　不同剂量对药物作用的影响

【实验目的】

1. 掌握小鼠的正确捉拿方法和腹腔注射方法。

2. 观察不同剂量的水合氯醛溶液对小鼠作用的差异。

【实验材料】

1. 动物：小鼠。

2. 药品：2%水合氯醛溶液。

3. 器材：烧杯、普通天平、1ml 注射器、鼠笼。

【实验步骤】

1. 每组取小白鼠 3 只，分别编号，涂色标记，称其体重。观察正常活动情况。

2. 分别腹腔注射 2%的水合氯醛溶液，1 号鼠给予 0.05ml/10g，2 号鼠给予 0.15ml/10g，3 号鼠给予 0.5ml/10g。

3. 小鼠给药后分别放入 3 个鼠笼中，观察有无中枢抑制、自主活动减少、翻正反射消失甚至死亡的现象发生，准确记录反应的时间，并比较 3 只鼠的反应快慢和现象有何不同。

注：本实验也可用 0.5%、2%、4%的苯甲酸钠咖啡因溶液 0.1ml/10g 腹腔注射，观察小鼠有无中枢兴奋、呼吸加深加快及惊厥的现象发生。

【实验结果】　将实验结果整理填入下表。

鼠号	体重（g）	药物及用量	用药前情况	用药后反应
1				
2				
3				

【注意事项】

1. 腹腔注射时，以 45° 进针，缓缓注入药液；使小鼠处于头低位，内脏移向上腹，避免伤及内脏。

2. 惊厥是指四肢、躯干与颜面骨骼肌不自主强直、阵挛性抽搐。以小鼠后肢强直为惊厥指标。

3. 成年小鼠的呼吸频率为 140～210 次/分，注意观察胸部两侧背毛活动以判断实验中呼吸的变化。

【实验作业】

1. 临床给药为什么要选择合适的给药剂量?

2. 什么是无效量、最小有效量、治疗量、极量、最小中毒量和致死量?

3. 临床评价药物安全性的指标有哪些? 其意义分别是什么?

实验 2　不同给药途径对药物作用的影响

【实验目的】

1. 观察以不同给药途径给予同等剂量硫酸镁时, 所引起药理作用有何不同。

2. 掌握小鼠的灌胃给药方法。

【实验材料】

1. 动物: 小白鼠 2 只。

2. 器材: 普通天平、1ml 注射器、灌胃器、鼠笼。

3. 药品: 10%硫酸镁溶液。

【实验步骤】

1. 取体重相似的小白鼠 2 只, 编号、称重, 观察其正常活动。

2. 甲鼠腹腔注射 10%硫酸镁溶液 0.2ml/10g, 乙鼠用 10%硫酸镁溶液 0.2ml/10g 灌胃, 置于鼠笼中, 观察给药后反应。

【实验结果】　将实验结果整理填入下表。

鼠号	体重	药物及用量	给药途径	用药前情况	用药后反应
甲					
乙					

【注意事项】

1. 两只小鼠体重相似, 以减少实验误差。

2. 给小鼠灌胃时, 灌胃器沿小鼠咽后壁缓缓送入, 不要误入气管, 不要刺破食管。

3. 给药量要准确。

4. 小鼠灌胃能耐受的最大容积为 0.5～0.8ml。

【实验作业】

1. 硫酸镁注射给药、口服给药的药理作用各是什么?

2. 硫酸镁有哪些临床应用?

3. 硫酸镁过量引起的血压下降最好选用何药解救?

实验 3　药物对家兔瞳孔的影响

【实验目的】

1. 观察拟胆碱药、抗胆碱药及拟肾上腺素药对兔眼瞳孔的影响。

2. 掌握拟胆碱药、抗胆碱药及拟肾上腺素药的药理作用并分析实验结果。

【实验材料】

1. 动物: 家兔。

2. 药品: 1%硫酸阿托品溶液、1%硝酸毛果芸香碱溶液、0.5%水杨酸毒扁豆碱溶液、1%

去氧肾上腺素溶液。

3. 器材：兔固定器、剪刀、量瞳尺、眼药瓶、手电筒。

【实验步骤】

1. 每组取无眼疾的家兔 2 只，放入兔固定器。为避免刺激睫毛引起眨眼，将睫毛剪去。在适度的光照下，用量瞳尺测量两侧瞳孔大小（mm）。用手电筒灯光观察对光反射，即突然从侧面照射兔眼，如瞳孔随光照而缩小，则为对光反射阳性，否则为阴性。取对光反射阳性的家兔参加实验。

2. 给药：甲兔左眼滴 1%硫酸阿托品溶液，右眼滴 1%硝酸毛果芸香碱溶液；乙兔左眼滴 1%去氧肾上腺素溶液，右眼滴 0.5%水杨酸毒扁豆碱溶液。滴药后 10 分钟，在同样的光照下，再测甲、乙两兔左、右眼的瞳孔大小和对光反射。

3. 滴眼方法：用拇指、示指将下眼睑拉成杯状，同时用中指压住鼻泪管，然后滴入药液，轻轻揉动眼睑，使药液与角膜充分接触，并使其在眼眶中存留 1.5 分钟，然后放手任其自溢。

4. 如滴硝酸毛果芸香碱溶液及水杨酸毒扁豆碱溶液的瞳孔已缩小，在该眼的结膜囊内再滴入硫酸阿托品溶液 2 滴，10 分钟后检查瞳孔大小和对光反射。

【实验结果】　将实验结果填入下表。

兔号	眼睛	药物	瞳孔（mm）		对光反射	
			用药前	用药后	用药前	用药后
甲	左	阿托品				
	右	毛果芸香碱				
		再滴阿托品				
乙	左	去氧肾上腺素				
	右	毒扁豆碱				
		再滴阿托品				

【注意事项】

1. 测量瞳孔时不能接触或刺激角膜，光照强度及角度务须前后一致，否则将影响测瞳结果。

2. 观察对光反射只能用闪射灯光。

3. 不要用被药液污染的手揉眼。

【实验作业】

1. 试述毛果芸香碱、阿托品、毒扁豆碱、去氧肾上腺素对眼睛的作用机制和临床用途。

2. 简述阿托品的药理作用和临床用途。

3. 兔双眼去除动眼神经后，左眼滴毛果芸香碱，右眼滴毒扁豆碱，两眼的瞳孔会有怎样不同的变化，为什么？

实验 4　传出神经系统药物对家兔动脉血压的影响

【实验目的】

1. 观察传出神经系统药物对兔动脉血压的影响及药物之间的相互作用。

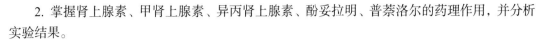

2. 掌握肾上腺素、甲肾上腺素、异丙肾上腺素、酚妥拉明、普萘洛尔的药理作用，并分析实验结果。

【实验材料】

1. 动物：家兔。

2. 药品：0.1mg/ml 盐酸肾上腺素溶液、0.1mg/ml 重酒石酸去甲肾上腺素溶液、0.05mg/ml 硫酸异丙肾上腺素溶液、10mg/ml 甲磺酸酚妥拉明溶液、10mg/ml 盐酸普萘洛尔溶液、30mg/ml 戊巴比妥钠溶液或 200mg/ml 氨基甲酸乙酯（乌拉坦）、500U/ml 肝素溶液、生理盐水。

3. 器材：生物机能实验系统、手术台、手术器械、动脉插管、动脉夹、静脉插管、气管插管、压力传感器、注射器、三通管、纱布、丝线等。

【实验步骤】

1. 麻醉、固定动物：取家兔 1 只，称重，以 20%乌拉坦耳缘静脉注射 5ml/kg，麻醉后仰卧位固定于手术台上。

2. 打开生物机能实验系统。在"输入信号"下拉菜单中选择"1 通道"的"压力"，在"1 通道"连接压力传感器，调节合适参数。

3. 手术：剪去颈部的毛。在颈部做长 3～4cm 的正中切口，分离出气管并作一"T"形切口，插入气管插管，用粗线结扎固定，以保持呼吸道通畅。分离出一侧颈总动脉，结扎其远心端；在相距 2～3cm 的近心端放置动脉夹以阻断血流。将已充满肝素溶液的动脉插管连接到压力传感器，然后在靠近扎线处，用眼科剪刀剪一"V"形切口，将动脉插管朝向心方向插入，用线结扎固定。打开动脉夹及压力传感器上的三通管，动脉压的波动即可通过生物机能实验系统监测描记。

4. 待血压稳定后，记录一段正常曲线。然后用头皮针建立耳缘静脉给药通道，依次给予下列药物。

（1）观察拟肾上腺素药对血压的作用及 α 受体阻断药对其作用的影响。

1）0.1 mg/ml 盐酸肾上腺素溶液 0.1ml/kg。

2）0.1 mg/ml 重酒石酸去甲肾上腺素溶液 0.1ml/kg。

3）0.05 mg/ml 硫酸异丙肾上腺素溶液 0.1ml/kg。

4）10 mg/ml 甲磺酸酚妥拉明溶液 0.2ml/kg，缓慢注入。

5）5 分钟后，依次重复 1）、2）、3）。

（2）观察拟肾上腺素药对血压的作用及 β 受体阻断药对其作用的影响。

1）盐酸肾上腺素（剂量同上）。

2）重酒石酸去甲肾上腺素（剂量同上）。

3）硫酸异丙肾上腺素（剂量同上）。

4）10 mg/ml 盐酸普萘洛尔溶液 0.1ml/kg，缓缓注入。

5）5 分钟后依次重复 1）、2）、3）。

【注意事项】

1. 每次给药后均注入 3ml 生理盐水，以冲洗管内残留药物。待血压恢复原水平或平稳后再给下一药物。

2. 麻醉药应缓慢注射，且注意观察。麻醉应适量，过浅动物会挣扎，过深容易抑制呼吸，出现麻醉意外。

3. 拟肾上腺素药静脉注射时速度要快，抗肾上腺素药应缓慢注入。

4. 实验室温度应控制在 15～25℃为宜。

【实验结果】 将描记的曲线图编辑打印。

【实验作业】

1. 比较肾上腺素、去甲肾上腺素、异丙基肾上腺素、酚妥拉明对心血管系统作用的异同点。

2. 酚妥拉明引起的低血压能否用肾上腺素升压? 为什么?

实验 5　苯巴比妥钠的抗惊厥作用

【实验目的】

1. 观察苯巴比妥钠对尼可刹米引起惊厥的缓解作用。

2. 掌握苯巴比妥钠的药理作用和临床应用。

3. 掌握尼可刹米的药理作用、临床应用、不良反应和用药护理。

【实验材料】

1. 动物:小鼠。

2. 药品:0.5%苯巴比妥钠溶液、2.5%尼可刹米溶液、生理盐水。

3. 器材:天平,鼠笼,1ml 注射器。

【实验步骤】

1. 取小鼠 4 只,称重,分为甲、乙两组,每组 2 只。

2. 分别腹腔注射下列药物,甲组:0.5%苯巴比妥钠溶液 0.1ml/10g,乙组:同法注射生理盐水 0.1ml/10g 作为对照。

3. 15 分钟后各组小鼠分别腹腔注射 2.5%尼可刹米溶液 0.2ml/10g,观察 20 分钟内出现惊厥的动物数 (以后肢伸直为惊厥指标)。

【实验结果】 将实验结果整理填入下表。

鼠号	药物及剂量 (i.p.)	有无惊厥	惊厥	
			发生时间 (分)	持续时间 (分)
甲	先注射 0.5%苯巴比妥钠____ ml 后注射 2.5%尼可刹米溶液___ ml			
乙	先注射生理盐水___ ml,后注射 2.5%尼可刹米溶液_____ml			

【注意事项】

1. 注射过量尼可刹米致惊厥的小白鼠比较兴奋,捉拿和给药时需注意安全。

2. 腹腔注射部位和给药剂量要准确。

【实验作业】

1. 惊厥的常见病因是什么?

2. 常用的抗惊厥药物有哪些?

3. 如何护理惊厥患者?

实验 6　氯丙嗪和阿司匹林对动物体温的影响

【实验目的】

1. 观察氯丙嗪和阿司匹林对动物体温的作用。

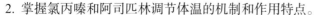

2. 掌握氯丙嗪和阿司匹林调节体温的机制和作用特点。

【实验材料】

1. 动物：家兔。

2. 药品：1%氯丙嗪溶液、1.5%阿司匹林混悬液、生理盐水、液状石蜡。

3. 器材：肛门体温计、婴儿秤、兔固定器、注射器、冰袋。

【实验步骤】

1. 取家兔 2 只，称重，编号，观察家兔正常活动。

2. 给家兔逐一测量体温。待家兔安静后将兔臀部抬高，右手拿肛表，将水银柱甩到 35℃ 以下，末端涂石蜡少许，插入肛门约 5cm。3 分钟后取出，读取体温度数。

3. 甲兔肌内注射 1%氯丙嗪溶液 1ml/kg，乙兔灌胃 1.5%阿司匹林混悬液 10ml/kg。给药后立即在两兔腹股沟放置冰袋，分别于给药后 20 分钟、40 分钟、60 分钟各测 1 次体温，观察其变化。

【实验结果】 将实验结果整理填入下表。

兔号	体重（kg）	药物及剂量	冰袋降温	给药前体温	给药后体温			给药前后最大温差
					20 分钟	40 分钟	60 分钟	
甲								
乙								

【注意事项】

1. 家兔最好在实验前 24 小时就放在实验的环境中，分笼喂养。实验时室温须恒定。

2. 家兔正常体温一般在 38～39.5℃，体温过高者对致热原的反应性差。

3. 家兔应健康，雌兔应无孕。

【实验作业】

1. 比较氯丙嗪和阿司匹林对体温的调节作用及临床应用的异同点。

2. 简述氯丙嗪的不良反应和用药护理措施。

3. 简述阿司匹林的临床应用、不良反应和用药护理措施。

实验 7 肝素的抗凝血作用

【实验目的】

1. 观察肝素对凝血时间的影响。

2. 掌握肝素的药理作用、临床应用和不良反应。

【实验材料】

1. 动物：家兔。

2. 药品：0.5%肝素溶液。

3. 器材：医用酒精、注射器、采血针、一次性定量采血管、药棉等。

【实验步骤】

1. 取家兔 1 只，用采血针刺破耳缘静脉，将一次性定量采血管充盈。

2. 每半分钟将采血管折断一小截，观察有无丝状物出现，并记录从取血到有丝状物出现的时间，作为正常凝血时间。

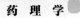
3. 然后从另一侧耳缘静脉注射 0.5% 肝素溶液 0.5ml/kg,3 分钟后按上述方法记录凝血时间,观察有无变化。

【实验结果】 将实验结果整理填入下表。

凝血时间（分钟）
给药前
给药后

【注意事项】

1. 应将兔耳缘静脉的毛清理干净,以免影响采血。

2. 待耳缘静脉出血至一满滴后采血,才容易充盈采血管。

【实验作业】

比较肝素、华法林、枸橼酸钠的抗凝血作用机制、特点、临床用途、主要不良反应及过量中毒的解救药物。

实验 8　呋塞米的利尿作用

【实验目的】

1. 观察呋塞米的利尿作用。

2. 掌握家兔导尿管法收集尿液的方法。

3. 掌握呋塞米的药理作用、临床应用和不良反应。

【实验材料】

1. 动物:雄性家兔,体重 2～3kg。

2. 药品:1% 呋塞米注射液、生理盐水、3% 戊巴比妥钠。

3. 器材:(导尿管法)兔手术台、婴儿秤、开口器、导尿管、注射器、量筒、烧杯等。

【实验步骤】

1. 每组取家兔 1 只,称重。

2. 用温水按 30ml/kg 灌胃后,仰卧位固定于兔手术台。

3. 先将导尿管用液状石蜡润湿,自尿道口轻轻插入导尿管 8～10cm,进入膀胱后,可见尿液滴出。将导尿管固定,轻压腹部使膀胱内积存的尿液全部排出。记录 30 分钟正常尿量。

4. 自耳缘静脉注射 1% 呋塞米注射液 0.5ml/kg,每隔 5 分钟收集一次尿液,连续 6 次,合并各次尿液。记录给药后 30 分钟总尿量。

【实验结果】 综合各组实验数据填入下表。

尿量（ml）						总尿量（ml）
5 分钟	10 分钟	15 分钟	20 分钟	25 分钟	30 分钟	
给药前						
呋塞米						

【注意事项】

1. 实验动物一般在实验前 15 小时禁食（不禁水）,以减少粪便对实验的干扰。

2. 实验时最好先给动物水负荷，否则会导致少尿甚至脱水现象。

【实验作业】

1. 简述利尿药的分类、代表药物和作用部位。

2. 呋塞米的作用机制、作用特点和临床用途是什么？

3. 简述呋塞米的不良反应及防治措施。

实验 9　糖皮质激素对红细胞膜的保护作用

【实验目的】

1. 观察氢化可的松对细胞膜的保护作用。

2. 掌握糖皮质激素的药理作用、临床应用、不良反应和用药护理。

【实验材料】

1. 动物：家兔。

2. 药品：0.5%氢化可的松溶液、生理盐水、4%桔梗溶液、2%红细胞混悬液。

3. 器材：5ml 量筒 1 个、试管 3 支、试管架 1 个、离心机 1 台、冰箱等。

【实验步骤】

1. 取试管 3 支，各加入 2%红细胞混悬液 3ml，第 1 管加生理盐水 1.5ml，第 2 管加生理盐水 1.0ml，第 3 管加 5%氢化可的松溶液 1.0ml 轻轻摇匀。

2. 30 分钟后第 2、3 管各加 4%桔梗煎剂 0.5ml，摇匀。每 2～3 分钟观察一次，记录是否有溶血反应。

【实验结果】　将实验结果填入表中。

试管号	给药	结果
1	2%红细胞液 3ml + 生理盐水 1.5ml	
2	2%红细胞液 3ml + 生理盐水 1.0ml + 4%桔梗煎剂 0.5ml	
3	2%红细胞液 3ml + 5%氢化可的松 1.0ml + 4%桔梗煎剂 0.5ml	

注：（2%红细胞混悬液制备）取家兔 1 只，取血，并除去纤维蛋白，置于刻度离心管中，加入生理盐水适量后离心，倾去上层液，再反复用生理盐水洗 2～3 次，待离心后上层液呈无色澄明为止，放入冰箱储存（经冰箱冷藏 3～5 日的红细胞稳定性提高）。临实验前倾去上层清液，取 2ml 红细胞混悬液加生理盐水至 100ml 即得。

【注意事项】

1. 将红细胞生理盐水混悬液置于冰箱冷藏室储存 3～5 日再用，比新鲜配制的效果更好。

2. 桔梗煎剂需新鲜配制，滤液浓度一定要准确。

3. 加入桔梗溶液后，要随时观察实验结果。观察时可将 3 支试管并排对光比较。

【实验作业】

1. 联系临床解释氢化可的松对细胞膜的保护作用有何意义？

2. 糖皮质激素的临床用途有哪些？

3. 糖皮质激素长期用药的不良反应有哪些，应如何防治？

实验 10　链霉素急性毒性反应及氯化钙的解救作用

【实验目的】

1. 观察硫酸链霉素急性毒性反应及氯化钙的解救作用。

2. 掌握氨基糖苷类抗生素的不良反应和解救措施。

【实验材料】

1. 动物：家兔。

2. 药品：25%硫酸链霉素溶液、5%氯化钙溶液、生理盐水。

3. 器材：婴儿称、注射器等。

【实验步骤】

1. 取家兔 1 只，称重。

2. 在家兔双侧后肢肌内注射 25%硫酸链霉素溶液 2.4ml/kg。观察毒性反应。观察指标包括呼吸、肌张力、翻正反射、站立情况等。

3. 待毒性作用明显后，立即耳缘静脉注射 5%氯化钙溶液 1.6ml/kg。观察家兔呼吸、肌张力、翻正反射、站立情况的改变。

【注意事项】

1. 氯化钙应缓慢静脉注射。

2. 肌内注射链霉素一定要回抽，以免将药液注入血管。

【实验结果】　将实验结果填入表中。

用药情况	呼吸	肌张力	翻正反射	站立情况
用链霉素前				
用链霉素后				
用氯化钙后				

【实验作业】

1. 氨基糖苷类抗生素的主要不良反应及防治措施有哪些？

2. 简述氨基糖苷类抗生素的共同作用特点。

实验 11　有机磷酸酯类中毒及其解救

【实验目的】

1. 观察阿托品和解磷定对有机磷酸酯类农药中毒的解救效果，并掌握解救机制。

2. 掌握有机磷酸酯类农药中毒的机制和症状。

【实验材料】

1. 动物：家兔。

2. 药品：5%敌百虫溶液、0.1%硫酸阿托品溶液、2.5%磷酸碘解磷定溶液。

3. 器材：兔固定器，注射器，小鼠灌胃器，婴儿秤。

【实验步骤】

1. 取家兔 2 只，称重编号，观察并记录其活动情况、呼吸、瞳孔大小、唾液分泌、大小便、肌张力及有无肌震颤等生理指标。

2. 家兔耳缘静脉注射 5%敌百虫溶液 2.0ml/kg，密切观察并记录上述各项生理指标的变化。

3. 待出现明显中毒症状后，甲兔立即静脉注射 0.1%硫酸阿托品溶液 1ml/kg，乙兔立即静脉注射 2.5%碘解磷定溶液 2ml/kg 和 0.1%硫酸阿托品溶液 2ml/kg，密切观察各项生理指标的变化，注意两种处理结果的区别和给药后好转的时间。

【实验结果】 将实验结果填入下表。

兔号	体重	药物 及剂量	呼吸 情况	瞳孔 大小	唾液 分泌	大小 便情况	肌 张力	肌 震颤	好转 时间
甲		给敌百虫前							
		5%敌百虫							
		0.1%阿托品							
乙		给敌百虫前							
		5%敌百虫							
		2.5%碘解磷定							
		0.1%阿托品							

【注意事项】

1. 敌百虫可通过皮肤吸收，接触后应立即用清水冲洗干净。

2. 中毒症状明显时，给解救药要及时、迅速，否则动物因抢救不及时而死亡。

【实验作业】

1. 有机磷农药中毒的症状有哪些？

2. 阿托品、碘解磷定解救有机磷中毒的机制和用药原则是什么？

（马瑜红　叶宝华）

参 考 文 献

陈树君，秦红兵. 2014. 护理药理学. 第 3 版. 北京：人民卫生出版社

陈有亮. 2013. 全国卫生专业技术资格考试习题集丛书. 北京：人民卫生出版社

褚杰，袁玲. 2014. 药理学. 西安：西安交通大学出版社

董志. 2012. 药理学. 第 3 版. 北京：人民卫生出版社

樊一桥，陈俊荣. 2016. 药理学. 北京：科学出版社

国家药典委员会. 2015. 中华人民共和国药典. 2015 年版. 二部. 北京：中国医药科技出版社

黄刚，方士英. 2016. 护理药理学. 北京：人民卫生出版社

黄幼霞. 2012. 用药护理. 上海：第二军医大学出版社

林桦，张虹. 2013. 药理学. 第 2 版. 北京：中国医药科技出版社

刘斌. 2015. 药理学案例版. 第 2 版. 北京：科学出版社

刘春杰. 2015. 药理学. 河南：河南科学技术出版社

罗跃娥. 2016. 药理学. 第 2 版. 北京：人民卫生出版社

乔国芬，娄建石，陶亮. 2014. 药理学应试习题集. 北京：北京大学医学出版社

秦爱萍. 2016. 药理学. 天津：天津科学技术出版社

屈刚. 2013. 药理学. 北京：科学出版社

孙建平. 2014. 全国卫生专业技术资格考试习题集丛书. 北京：人民卫生出版社

谭安雄. 2014. 药理学. 第 2 版. 北京：人民卫生出版社

王志亮，张彩霞. 2016. 护用药理学. 北京：人民卫生出版社

王志亮，张彩霞. 2016. 药理学. 北京：人民卫生出版社

吴基良. 2012. 药理学案例版. 第 2 版. 北京：科学出版社

吴艳，王迎新. 2016. 药理学. 北京：人民卫生出版社

杨宝峰. 2010. 药理学. 第 7 版. 北京：人民卫生出版社

杨宝峰. 2013. 药理学. 第 8 版. 北京：人民卫生出版社

杨世杰. 2010. 药理学. 第 2 版. 北京：人民卫生出版社

姚永萍. 2015. 护理药理学案例版. 北京：科学出版社

叶菜英，李锦平. 2014. 药理学. 北京：中国协和医科大学出版社

朱依谆. 2016. 药理学. 第 8 版. 北京：人民卫生出版社

药理学教学标准

（72 学时）

 课程性质和课程任务

　　药理学是护理、助产专业的一门重要专业基础课程，是基础医学与临床医学的应用型桥梁学科，是研究常用药物的药理作用、临床应用、不良反应及用药监护的一门应用学科。本课程的前修课程包括人体结构与功能学、医学免疫学与微生物学、病理学、生物化学等医学基础课，后续课程是内科、外科、妇产科、儿科等护理学各科专业课。其主要内容包括：①药物作用及作用机制、临床应用及不良反应；②药物的体内过程及常用药动学参数对合理用药的意义；③影响药物作用因素；④训练学生基本的用药护理能力和技能，如用药注意事项、不良反应监测与防治措施、合理用药咨询与宣教等。

　　本课程是高职高专护理、助产专业的必修课程。主要任务是培养护理、助产专业的学生掌握药理学基础知识和技能，能正确地执行医嘱，观察药物的疗效与不良反应，做好用药监护，指导临床合理用药，确保临床用药安全有效，为后期学习护理专业知识和职业技能奠定基础，提高学生岗位适应能力。

 课程教学目标

（一）职业素养目标

1. 具有良好的职业道德和伦理观念，自觉尊重服务对象的人格，保护其隐私。

2. 具有良好的医疗安全与法律意识，自觉遵守医疗卫生、药品管理和使用等相关法律法规，依法实施药物治疗和用药护理措施。

3. 具有健康的心理和认真负责的职业态度，能予服务对象以人文关怀。

4. 具有勤学善思的学习习惯、细心严谨的工作作风、较强的适应能力，具有团队合作的职业意识及良好的沟通能力，关心尊重爱护患者。

5. 具有终身学习的理念，在学习和实践中不断地思考问题、研究问题、解决问题。

（二）专业知识和技能

1. 掌握药理学的基本概念和理论。

2. 掌握临床常用药物的药理作用、临床应用、不良反应、用药监护的知识。

3. 具备解释和执行处方的能力，具备对处方所用药物正确评价的能力。

4. 具备对药物治疗有效监护的能力和对药物不良反应进行有效判断和处理的能力。

5. 具备对患者及服务对象进行合理用药指导的能力。

药 理 学

三 教学内容和要求

教学内容	教学要求			教学活动参考
	了解	熟悉	掌握	
第1章 药理学绪言				理论讲授 多媒体演示
一、药理学的研究内容和学科任务	✓			
二、药理学在护理、助产专业的研究内容		✓		
三、护理人员在用药护理中的职责	✓			
四、药品的基本知识		✓		
第2章 药物效应动力学				
第1节 药物作用的基本规律				
一、药物的基本作用			✓	理论讲授
二、药物作用的类型		✓		多媒体演示
三、药物作用的选择性			✓	分组讨论
四、药物作用的两重性			✓	归纳总结
第2节 药物的量效关系				
一、药物的剂量				
二、量效关系		✓		
第3节 药物作用机制				
一、药物作用的受体机制			✓	
二、药物作用的其他机制	✓			
第3章 药物代谢动力学				理论讲授 多媒体演示
第1节 药物的跨膜转运				分组讨论 归纳总结
一、被动转运	✓			
二、主动转运	✓			
第2节 药物的体内过程				
一、药物的吸收		✓		
二、药物的分布			✓	

教学内容	教学要求			教学活动参考
	了解	熟悉	掌握	
三、药物的生物转化			✓	
四、药物的排泄			✓	
第3节 药物代谢动力学的重要参数				
一、血药浓度-时间曲线	✓			
二、生物利用度	✓			
三、药物的消除		✓		
四、血浆半衰期			✓	
五、稳态血药浓度			✓	
六、表观分布容积	✓			
第4章 影响药物作用的因素				理论讲授 多媒体演示 动物实验 分组讨论
第1节 药物方面的因素				
一、药物的化学结构			✓	
二、药物的剂量	✓			
三、药物的剂型		✓		
四、给药途径		✓		
五、给药时间和间隔		✓		
六、联合用药和药物的相互作用			✓	
第2节 机体因素				
一、年龄	✓			
二、性别	✓			
三、遗传因素	✓			
四、疾病状态	✓			
五、心理因素	✓			
六、长期用药引起的机体反应性变化	✓			
●实验：				
不同剂量对药物作用的影响			✓	
不同给药途径对药物作用的影响			✓	

教学内容	了解	熟悉	掌握	教学活动参考
第5章 传出神经系统药理学概述				理论讲授 多媒体演示 归纳总结
第1节 传出神经的分类和递质				
一、传出神经的解剖学分类	√			
二、传出神经的递质		√		
三、传出神经按递质分类		√		
第2节 传出神经递质的生物合成与代谢				
一、乙酰胆碱的生物合成与代谢	√			
二、去甲肾上腺素的生物合成与代谢	√			
第3节 传出神经受体的分类、分布及生理效应				
一、传出神经受体的分类及分布		√		
二、传出神经系统的生理效应		√		
第4节 传出神经系统药物的作用方式和分类				
一、传出神经系统药物的作用方式		√		
二、传出神经系统药物的分类		√		
第6章 胆碱受体激动药和抗胆碱酯酶药				理论讲授 多媒体演示
第1节 胆碱受体激动药				
一、M、N受体激动药			√	
二、M受体激动药		√		
第2节 抗胆碱酯酶药			√	
第7章 胆碱受体阻断药				理论讲授 多媒体演示 分组讨论
第1节 M受体阻断药				

教学内容	了解	熟悉	掌握	教学活动参考
一、阿托品类生物碱			√	归纳总结
二、阿托品的合成代用品		√		
第2节 N受体阻断药				
一、神经节阻断药		√		
二、骨骼肌松弛药		√		
第8章 肾上腺素受体激动药				理论讲授 多媒体演示 分组讨论
第1节 α、β受体激动药			√	
第2节 α受体激动药			√	
第3节 β受体激动药			√	
第9章 肾上腺素受体阻断药				理论讲授 多媒体演示 动物实验 分组讨论
第1节 α受体阻断药			√	
第2节 β受体阻断药			√	
●实验				
药物对家兔瞳孔的影响			√	
传出神经系统药物对家兔动脉血压的影响			√	
第10章 局部麻醉药				理论讲授 多媒体演示 分组讨论 归纳总结
第1节 局部麻醉药的基本药理作用				
一、局麻药的药理作用		√		
二、局麻药的不良反应及用药护理			√	
第2节 局部麻醉药的给药方法				
第3节 常用局部麻醉药			√	
第11章 镇静催眠药				理论讲授 多媒体演示 动物实验 分组讨论 归纳总结
第1节 苯二氮䓬类			√	
第2节 巴比妥类		√		
第3节 其他类	√			
●实验				
苯巴比妥钠的抗惊厥作用			√	
第12章 抗癫痫药和抗惊厥药				理论讲授

教学内容	教学要求			教学活动参考	教学内容	教学要求			教学活动参考
	了解	熟悉	掌握			了解	熟悉	掌握	
第1节 抗癫痫药				多媒体演示	第2节 阿片受体部分激动药			√	分组讨论
一、常用抗癫痫药			√	分组讨论					归纳总结
二、抗癫痫药的应用原则		√		归纳总结	第3节 其他类镇痛药	√			
第2节 抗惊厥药		√			第4节 阿片受体阻断药		√		
第13章 治疗中枢神经系统退行性疾病药				理论讲授 多媒体演示	第16章 解热镇痛抗炎药和抗痛风药				理论讲授 多媒体演示
第1节 抗帕金森病药				分组讨论 归纳总结	第1节 解热镇痛抗炎药				分组讨论 归纳总结
一、拟多巴胺药			√		一、基本药理作用		√		
二、中枢性抗胆碱药			√		二、常用解热镇痛抗炎药		√		
第2节 治疗阿尔茨海默病药					三、解热镇痛抗炎药的用药原则		√		
一、胆碱酯酶抑制药		√			第2节 抗痛风药				
二、M受体激动药		√			一、抑制尿酸生成药		√		
第14章 抗精神失常药				理论讲授 多媒体演示	二、促进尿酸排泄药		√		
第1节 抗精神病药				动物实验	三、抑制痛风炎症药		√		
一、吩噻嗪类			√	分组讨论 归纳总结	第17章 中枢兴奋药和促大脑功能恢复药				理论讲授 多媒体演示
二、硫杂蒽类		√			第1节 中枢兴奋药				分组讨论 归纳总结
三、丁酰苯类		√			一、主要兴奋大脑皮质的药物		√		
四、其他类抗精神病药	√				二、主要兴奋呼吸中枢的药物		√		
第2节 抗躁狂药	√				第2节 促大脑功能恢复药	√			
第3节 抗抑郁药									
一、三环类抗抑郁药		√			第18章 作用于血液及造血系统的药物				
二、去甲肾上腺素再摄取抑制药		√			第1节 促凝血药				理论讲授
三、5-羟色胺再摄取抑制药		√			一、促进凝血因子生成药			√	多媒体演示 动物实验
四、其他抗抑郁药		√			二、抗纤维蛋白溶解药			√	分组讨论
第4节 抗焦虑药		√			三、促进血小板生成药		√		归纳总结
●实验					四、作用于血管的促凝血药		√		
氯丙嗪和阿司匹林对动物体温的影响		√							
第15章 镇痛药				理论讲授 多媒体演示					
第1节 阿片受体激动药									
一、阿片生物碱类			√						
二、人工合成镇痛药			√						

教学内容	教学要求			教学活动参考	教学内容	教学要求			教学活动参考
	了解	熟悉	掌握			了解	熟悉	掌握	
第2节 抗凝血药和抗血栓药					一、肾上腺素受体激动药			√	分组讨论 归纳总结
一、抗凝血药			√		二、茶碱类			√	
二、抗血栓药		√			三、M胆碱受体阻断药			√	
第3节 抗贫血药和造血细胞生长因子					四、糖皮质激素类药			√	
					五、过敏介质阻释药			√	
一、抗贫血药			√		第2节 镇咳药				
二、造血细胞生长因子	√				一、中枢性镇咳药		√		
第4节 血容量扩充药					二、外周性镇咳药		√		
●实验					第3节 祛痰药				
肝素的抗凝血作用			√		一、痰液稀释药		√		
第19章 抗变态反应药物				理论讲授 多媒体演示	二、黏痰溶解药		√		
第1节 H₁受体阻断药		√			第22章 子宫平滑肌收缩药和舒张药				理论讲授 多媒体演示
第2节 钙剂		√			第1节 子宫平滑肌收缩药			√	
第20章 作用于消化系统的药物				理论讲授 多媒体演示 分组讨论 归纳总结	第2节 子宫平滑肌舒张药			√	
第1节 助消化药	√				第23章 利尿药和脱水药				理论讲授 多媒体演示 动物实验
第2节 抗消化性溃疡药					第1节 利尿药				
一、抗酸药		√			一、利尿药作用的生理学基础			√	分组讨论 归纳总结
二、抑制胃酸分泌药			√		二、利尿药的分类			√	
三、胃黏膜保护药		√			三、常用利尿药			√	
四、抗幽门螺杆菌药			√		第2节 脱水药			√	
第3节 止吐药与促胃肠动力药					●实验				
一、止吐药		√			呋塞米的利尿作用			√	
二、促胃肠动力药		√			第24章 抗高血压药				理论讲授 多媒体演示 分组讨论 归纳总结
第4节 泻药与止泻药					第1节 抗高血压药的分类			√	
一、泻药			√		第2节 常用抗高血压药				
二、止泻药		√							
第5节 肝胆疾病用药					一、利尿药			√	
一、利胆药和结石溶解药		√			二、钙通道阻滞药			√	
二、治疗肝性脑病药	√				三、肾素-血管紧张素-醛固酮系统抑制药			√	
第21章 作用于呼吸系统的药物				理论讲授 多媒体演示	四、β受体阻断药			√	
第1节 平喘药									

教学内容	了解	熟悉	掌握	教学活动参考
第3节 其他抗高血压药				
一、α₁受体阻断药			√	
二、血管平滑肌扩张药			√	
三、中枢性降压药	√			
四、肾上腺素能神经末梢阻滞药	√			
五、神经节阻断药		√		
六、钾通道开放药			√	
第4节 抗高血压药物的合理应用原则			√	
第25章 抗充血性心力衰竭药				理论讲授 多媒体演示 分组讨论 归纳总结
第1节 肾素-血管紧张素-醛固酮系统抑制药				
一、血管紧张素转化酶抑制药		√		
二、血管紧张素Ⅱ受体阻滞药		√		
三、醛固酮受体阻断药		√		
第2节 利尿药			√	
第3节 β受体阻断药			√	
第4节 正性肌力药				
一、强心苷类			√	
二、非苷类正性肌力药			√	
第5节 血管扩张药			√	
第26章 抗心律失常药				理论讲授 多媒体演示 分组讨论 归纳总结
第1节 抗心律失常药的基本作用和分类				
一、心律失常的电生理学机制		√		
二、抗心律失常药的分类和基本作用		√		
第2节 常用抗心律失常药				
一、钠通道阻滞药			√	
二、β受体阻断药			√	
三、延长动作电位时程药			√	
四、钙通道阻滞药			√	
第27章 抗心绞痛药				理论讲授 多媒体演示 分组讨论 归纳总结
第1节 硝酸酯类			√	
第2节 β受体阻断药			√	
第3节 钙通道阻滞药			√	
第28章 抗动脉粥样硬化药				理论讲授 多媒体演示 分组讨论 归纳总结
第1节 调血脂药				
一、HMG-CoA还原酶抑制剂			√	
二、胆汁酸螯合剂		√		
三、烟酸类		√		
四、苯氧酸类		√		
第2节 抗氧化剂			√	
第3节 多烯脂肪酸类	√			
第4节 保护动脉内皮药	√			
第29章 肾上腺皮质激素类药				理论讲授 多媒体演示 动物实验 分组讨论 归纳总结
第1节 糖皮质激素类药			√	
第2节 盐皮质激素		√		
第3节 促肾上腺皮质激素及皮质激素抑制药		√		
●实验				
糖皮质激素对红细胞膜的保护作用		√		
第30章 甲状腺激素类药和抗甲状腺药				理论讲授 多媒体演示 分组讨论 归纳总结
第1节 甲状腺激素			√	
第2节 抗甲状腺药				
一、硫脲类			√	
二、碘及碘化物			√	
三、放射性碘			√	

教学内容	了解	熟悉	掌握	教学活动参考
四、β受体阻断药			√	
第31章 胰岛素和口服降血糖药				理论讲授 多媒体演示 分组讨论 归纳总结
第1节 胰岛素			√	
第2节 口服降血糖药				
一、磺酰脲类		√		
二、双胍类		√		
三、胰岛素增敏药		√		
四、α-葡萄糖苷酶抑制药	√			
五、餐时血糖调节药	√			
第32章 性激素类药				自学 归纳总结
第1节 雌激素类药和抗雌激素类药				
一、雌激素类药	√			
二、抗雌激素类药	√			
第2节 孕激素类药和抗孕激素类药				
一、孕激素类药	√			
二、抗孕激素类药	√			
第3节 雄激素类药和同化激素类药				
一、雄激素类药	√			
二、同化激素类药	√			
第4节 避孕药				
一、主要抑制排卵的避孕药	√			
二、其他避孕药	√			
第33章 化学治疗药物概论				理论讲授 多媒体演示 分组讨论 归纳总结
第1节 化学治疗药物的基本概念及常用术语			√	
第2节 抗菌药的作用机制			√	
第3节 化学治疗药的耐药性	√	√		
第34章 β-内酰胺类抗生素				理论讲授 多媒体演示 分组讨论 归纳总结
第1节 青霉素类				
一、天然青霉素			√	
二、半合成青霉素			√	
第2节 头孢菌素类			√	
第3节 新型β-内酰胺类		√		
第4节 β-内酰胺酶抑制药			√	
第35章 大环内酯类、林可霉素类和多肽类抗生素				
第1节 大环内酯类抗生素				理论讲授 多媒体演示 分组讨论 归纳总结
一、天然大环内酯类		√		
二、半合成大环内酯类			√	
第2节 林可霉素类抗生素			√	
第3节 多肽类抗生素				
一、万古霉素类	√			
二、多黏菌素类		√		
三、杆菌肽类		√		
第36章 氨基糖苷类抗生素				理论讲授 多媒体演示 分组讨论 动物实验 归纳总结
一、氨基糖苷类抗生素的共同特征		√		
二、氨基糖苷类抗生素的用药护理			√	
三、常用氨基糖苷类抗生素			√	
●实验				
链霉素急性毒性反应及氯化钙的解救作用			√	
第37章 四环素类抗生素和氯霉素				自学 归纳总结
第1节 四环素类抗生素		√		
第2节 氯霉素		√		

续表

教学内容	了解	熟悉	掌握	教学活动参考
第38章 人工合成抗菌药				理论讲授 多媒体演示 分组讨论 归纳总结
第1节 喹诺酮类				
一、概述		√		
二、常用的氟喹诺酮类药物			√	
第2节 磺胺类药和甲氧苄啶				
一、磺胺类药			√	
二、甲氧苄啶			√	
第3节 其他人工合成抗菌药				
一、硝基咪唑类			√	
二、硝基呋喃类	√			
第39章 抗结核药				理论讲授 多媒体演示
一、一线抗结核药			√	
二、其他抗结核药		√		
三、抗结核药的应用原则		√		
第40章 抗病毒药和抗真菌药				自学 归纳总结
第1节 抗病毒药				
一、抗HIV药	√			
二、抗疱疹病毒药	√			
三、抗流感病毒药	√			
四、抗肝炎病毒药	√			
第2节 抗真菌药				
一、抗生素类	√			
二、唑类	√			
三、丙烯胺类	√			
四、嘧啶类	√			
第41章 消毒防腐药				自学 归纳总结
第1节 概述				
一、分类	√			
二、作用机制	√			
第2节 常用消毒防腐药				
一、醇类	√			

教学内容	了解	熟悉	掌握	教学活动参考
二、醛类	√			
三、酚类	√			
四、酸类	√			
五、氧化剂类	√			
六、卤素类	√			
七、表面活性剂类	√			
第3节 消毒防腐药的选择	√			
第42章 抗寄生虫药				理论讲授 多媒体演示 自学 分组讨论 归纳总结
第1节 抗疟药				
一、疟原虫的生活史和抗疟药的作用环节		√		
二、常用抗疟药			√	
第2节 抗阿米巴药和抗滴虫药				
一、抗阿米巴药		√		
二、抗滴虫药		√		
第3节 抗血吸虫药和抗丝虫药				
一、抗血吸虫药		√		
二、抗丝虫药		√		
第4节 抗肠蠕虫病药				
一、常用的抗肠道蠕虫病药		√		
二、抗肠道蠕虫病药的合理选用		√		
第43章 抗恶性肿瘤药物				理论讲授 多媒体演示 自学 分组讨论 归纳总结
第1节 概述				
一、抗恶性肿瘤药物的基本作用			√	
二、抗恶性肿瘤药物分类	√			
三、抗恶性肿瘤药物常见不良反应			√	

教学内容	教学要求			教学活动参考
	了解	熟悉	掌握	
第2节 常用抗恶性肿瘤药物				
一、干扰核酸生物合成的药物		√		
二、影响DNA结构和功能的药物		√		
三、干扰转录过程和阻止RNA合成的药物		√		
四、影响蛋白质合成的药物		√		
五、调节体内激素平衡的药物		√		
第3节 抗恶性肿瘤药物的应用原则				
第44章 影响免疫功能的药物				自学 归纳总结
第1节 免疫增强药	√			
第2节 免疫抑制药	√			

教学内容	教学要求			教学活动参考
	了解	熟悉	掌握	
第45章 解毒药				理论讲授 多媒体演示 自学 归纳总结
第1节 有机磷酸酯类农药中毒的解毒药				
一、概述			√	分组讨论
二、常用解毒药			√	动物实验
第2节 氰化物中毒的解毒药		√		
第3节 重金属及类金属中毒的解毒药		√		
第4节 有机氟农药中毒的解毒药		√		
第5节 蛇毒中毒的解毒药			√	
●实验				
有机磷酸酯类中毒及其解救			√	

四 学时分配建议（72 学时）

教学内容	学时数		
	理论	实践	小计
第1章 药理学绪言	1		1
第2章 药物效应动力学	2.5	2	4.5
第3章 药物代谢动力学	2.5		2.5
第4章 影响药物作用的因素	1		1
第5章 传出神经系统药理学概述	1		1
第6章 胆碱受体激动药和抗胆碱酯酶药	1	1	2
第7章 胆碱受体阻断药	2		2
第8章 肾上腺素受体激动药	2		2
第9章 肾上腺素受体阻断药	1	3	4
第10章 局部麻醉药	0.5		0.5
第11章 镇静催眠药	1	2	3
第12章 抗癫痫药和抗惊厥药	1		1
第13章 治疗中枢神经系统退行性疾病药	0.5		0.5

续表

教学内容	学时数		
	理论	实践	小计
第 14 章 抗精神失常药	2	1	3
第 15 章 镇痛药	2		2
第 16 章 解热镇痛抗炎药和抗痛风药	1.5		1.5
第 17 章 中枢兴奋药和促大脑功能恢复药	0.5		0.5
第 18 章 作用于血液及造血系统的药物	2	2	4
第 19 章 抗变态反应药物	0.5		0.5
第 20 章 作用于消化系统的药物	1.5		1.5
第 21 章 作用于呼吸系统的药物	1.5		1.5
第 22 章 子宫平滑肌收缩药和舒张药	0.5		0.5
第 23 章 利尿药和脱水药	2	2	4
第 24 章 抗高血压药	2		2
第 25 章 抗充血性心力衰竭药	2		2
第 26 章 抗心律失常药	2		2
第 27 章 抗心绞痛药	1		1
第 28 章 抗动脉粥样硬化药	1		1
第 29 章 肾上腺皮质激素类药	2	1	3
第 30 章 甲状腺激素类药和抗甲状腺药	1		1
第 31 章 胰岛素和口服降血糖药	1		1
第 32 章 性激素类药	1		1
第 33 章 化学治疗药物概论	0.5		0.5
第 34 章 β–内酰胺类抗生素	1.5		1.5
第 35 章 大环内酯类、林可霉素类和多肽类抗生素	1		1
第 36 章 氨基糖苷类抗生素	1	2	3
第 37 章 四环素类抗生素和氯霉素	0.5		0.5
第 38 章 人工合成抗菌药	1		1
第 39 章 抗结核药	0.5		0.5
第 40 章 抗病毒药和抗真菌药	0.5		0.5
第 41 章 消毒防腐药	0.5		0.5
第 42 章 抗寄生虫药	0.5		0.5
第 43 章 抗恶性肿瘤药物	1		1
第 44 章 影响免疫功能的药物	0.5		0.5
第 45 章 解毒药	1	2	3
合计	54	18	72

五 教学标准说明

（一）适用对象与参考学时

广泛征询临床医生、护理专家的建议，突出"三基"，即基本知识、基础理论、基本技能，实施任务驱动、工学结合的特色，使教材内容充分体现针对性、应用性、实用性、先进性、可读性。本教学大纲适合高职高专护理、助产专业使用，总学时 72 学时，其中理论教学 54 学时，实践教学 18 学时。

（二）教学要求

1. 理论部分的要求分为掌握、熟悉、了解 3 个层次。掌握是指对所学的知识能够熟练运用，能综合分析和解决临床工作中的实际问题。熟悉是指对所学的知识基本掌握并会应用所学的技能。了解是指能够理解和记忆学过的基本知识点。

2. 本课程重点突出以能力为本位的教学理念，在实践技能方面分为熟练掌握和学会 2 个层次。熟练掌握指能够独立娴熟地进行正确操作。学会指在老师指导下能够进行正确操作。

（三）教学方法与手段

1. 注重 "工学结合"：根据教学内容，将相关的理论知识、实践技能融于一体。以临床护理岗位工作流程为依据，包含教师选择典型案例→理论学习、实验操作→评价、总结的循环过程。由于理实一体化的教学强调角色模拟、真实岗位的实践，提高了学生岗位适应能力。实践教学应做到教、学、做一体，充分调动学生学习的积极性、主动性，注重培养学生的实践技能，实现与工作岗位的无缝对接，提高学生岗位胜任能力。

2. 充分利用多媒体课件、视听光盘、教学仪器等常用课程资源和现代化教学资源，激发学生的学习兴趣，促进学生对知识的理解和掌握。每章以真实案例为载体，科学设计学习型任务。在教学方法上，灵活采用角色扮演、情景教学等多种学习方法，使学生可以完成既定的任务学习，收集管理信息，构造自己的知识库，更有利于学生培养人际沟通能力与团结协作的精神。

3. 课程考核应注重学生的应用知识能力、学习能力、动手能力的考核，考核内容主要包括出勤情况、测验提问、实践考核和理论考试等多种形式，全方位考评学生能力。

自测题选择题参考答案

第1章
1. D 2. B 3. A 4. C 5. C 6. E 7. B 8. C

第2章
1. A 2. D 3. E 4. D 5. E 6. A 7. C 8. B 9. B 10. A 11. C 12. C 13. E 14. B

第3章
1. C 2. A 3. B 4. C 5. B 6. D 7. A 8. D 9. D 10. D 11. E 12. C 13. A 14. E 15. D 16. B
17. B 18. B 19. B 20. D 21. B 22. B 23. B 24. C 25. E

第4章
1. B 2. D 3. B 4. A 5. A 6. C 7. E 8. D

第5章
1. B 2. A 3. C 4. C 5. A 6. A 7. D 8. E 9. E 10. C

第6章
1. C 2. B 3. C 4. A 5. B 6. A 7. D 8. C 9. C 10. A

第7章
1. B 2. E 3. E 4. D 5. C 6. A 7. C 8. A 9. B 10. C 11. A 12. C

第8章
1. B 2. D 3. E 4. E 5. D 6. E 7. E 8. D 9. C 10. E 11. E 12. E 13. C

第9章
1. C 2. B 3. E 4. D 5. D 6. D 7. A 8. B 9. D 10. C

第10章
1. C 2. B 3. C 4. A 5. E 6. A

第11章
1. D 2. B 3. A 4. A 5. A 6. B 7. C 8. B 9. E 10. A 11. C

第12章
1. B 2. B 3. C 4. E 5. D 6. C 7. B 8. B 9. D 10. B 11. E

第13章
1. A 2. C 3. D 4. B 5. B 6. D 7. D 8. A 9. B 10. D 11. A 12. A 13. D

第14章
1. D 2. D 3. A 4. C 5. C 6. D 7. D 8. C 9. D 10. B 11. D 12. B 13. C 14. C 15. B 16. D

第15章
1. E 2. C 3. C 4. B 5. E 6. E 7. D 8. A 9. B 10. B 11. C 12. D 13. C 14. A 15. E

第16章
1. B 2. A 3. E 4. A 5. D 6. D 7. E 8. D 9. D 10. E 11. B 12. D 13. B 14. B

第17章
1. B 2. C 3. B 4. C 5. A 6. E

第18章
1. B 2. B 3. C 4. C 5. C 6. A 7. C 8. E 9. A 10. A

第19章
1. A 2. D 3. C 4. C

第20章
1. A 2. E 3. C 4. C 5. A 6. C 7. B 8. D 9. D 10. D 11. E

第21章
1. B 2. C 3. A 4. A 5. C 6. B 7. A

第22章
1. E 2. A 3. B 4. E 5. A

第 23 章

1. C　2. A　3. B　4. D　5. C　6. D　7. A　8. A　9. B　10. C　11. C　12. E　13. E　14. C

第 24 章

1. A　2. B　3. B　4. C　5. A　6. C　7. D　8. E　9. A　10. A　11. D　12. A　13. D　14. B　15. D　16. C
17. D　18. A　19. D　20. C　21. D

第 25 章

1. D　2. A　3. C　4. A　5. C　6. E　7. B　8. A　9. B　10. D　11. A　12. D　13. A　14. C　15. E　16. D
17. E　18. C　19. B　20. A

第 26 章

1. B　2. C　3. D　4. D　5. E　6. A　7. D　8. A　9. C　10. A

第 27 章

1. D　2. B　3. C　4. D　5. A　6. A　7. A　8. D　9. D　10. C

第 28 章

1. A　2. A　3. C　4. E　5. B　6. A　7. B　8. C

第 29 章

1. D　2. B　3. A　4. A　5. D　6. D　7. E　8. B　9. C　10. A　11. D　12. B　13. E　14. D　15. E　16. A

第 30 章

1. B　2. E　3. E　4. D　5. D　6. D　7. C　8. E　9. C　10. C　11. E　12. B　13. C　14. E

第 31 章

1. E　2. E　3. E　4. B　5. D　6. D　7. A　8. B　9. B

第 32 章

1. E　2. D　3. B　4. A　5. A　6. D

第 33 章

1. C　2. B　3. E　4. B　5. E　6. A　7. E　8. B　9. B　10. C

第 34 章

1. E　2. D　3. B　4. E　5. C　6. D　7. A　8. B　9. E　10. B

第 35 章

1. A　2. D　3. C　4. E　5. C　6. B　7. C　8. C　9. B　10. D

第 36 章

1. A　2. D　3. A　4. D　5. A　6. E　7. C　8. B　9. B　10. D

第 37 章

1. D　2. C　3. C　4. D　5. B　6. D　7. A　8. C　9. E　10. D

第 38 章

1. C　2. B　3. B　4. A　5. A　6. A　7. E　8. A　9. B　10. C

第 39 章

1. C　2. D　3. A　4. A　5. C

第 40 章

1. B　2. A　3. C　4. E

第 41 章

1. C　2. B　3. A

第 42 章

1. A　2. B　3. B　4. B　5. B　6. A

第 43 章

1. D　2. D　3. A　4. B　5. E

第 44 章

1. A　2. B　3. E　4. B

第 45 章

1. C　2. B　3. B　4. D　5. C　6. A　7. A　8. D